"十三五"国家重点图书出版规划项目

国家出版基金项目
NATIONAL PUBLICATION FOUNDATION

旴

旴江医学（分科研究第一辑）

医学外科学集萃

XUJIANG YIXUE WAIKEXUE JICUI

王　萍　杨海燕　主编

江西科学技术出版社

图书在版编目(CIP)数据

盱江医学外科学集萃 / 王萍,杨海燕主编. -- 南昌:
江西科学技术出版社,2020.12
(盱江医学 / 陈明人主编. 分科研究. 第一辑)
ISBN 978 - 7 - 5390 - 7613 - 3

Ⅰ.①盱… Ⅱ.①王… ②杨… Ⅲ.①中医外科学 -
研究 - 抚州 - 古代 Ⅳ.①R26

中国版本图书馆 CIP 数据核字(2020)第 243855 号

国际互联网(Internet)地址:
http://www.jxkjcbs.com
选题序号:ZK2020330
图书代码:D20010 - 101
出 品 人:温　青
策划编辑:张　旭
责任编辑:王凯勋　宋　涛
责任印制:夏至寰

盱 江 医 学 外 科 学 集 萃

XUJIANG YIXUE WAIKEXUE JICUI

王萍　杨海燕　主编

出版 发行	江西科学技术出版社有限责任公司
社址	南昌市蓼洲街 2 号附 1 号
	邮编:330009　电话:(0791)86615241　86623461(传真)
印刷	雅昌文化(集团)有限公司
经销	各地新华书店
开本	710mm × 1000mm　1/16
字数	403 千字
印张	31.5
版次	2020 年 12 月第 1 版　2020 年 12 月第 1 次印刷
书号	ISBN 978 - 7 - 5390 - 7613 - 3
定价	140.00 元

前　言

　　肇始于盱江流域的盱江医学流派名家众多、著述丰富,是中国传统医药的宝贵遗产,其中的盱江医学外科学成就斐然,对当代临床有着很好的指导和临床实践价值。然而,一直以来,盱江医学中有关外科学的研究,还只是零散地分布于各个著作当中,未有一本集盱江医学外科学内容之大成的专著出现,因此,本书编写的目的即为实现这一目标。

　　中医外科学是研究和诊疗那些发于人体体表,肉眼可见,有形可征且治疗方法以外治法为主的疾病的临床学科。其在古代内容涵盖广泛,后随着学科内容愈加丰富,诊疗水平愈加专业,逐渐有五官科、骨伤科等从外科学中独立出来。为了能更好地指导当代中医外科学临床实践,特按照现代中医外科学的涉及范围编排内容,主要内容包括疮疡、皮肤性病、乳腺病、肛门直肠疾病、泌尿男性前阴病、瘿、瘤、岩、外伤性疾病、周围血管病以及肠痈等。

　　本书分为十一章。前四章主要展示盱江医学外科学的整体概况,使读者对盱江医学外科学的主要特点、主要医家和著作等有初步了解。后七章以当代外科学疾病分类为依据,对盱江医学主要著作中的外科学内容进行了梳理,将每一个疾病相关内容按照成书年代由远及近进行引述。因为后世著作时常会引述前人著作的内容,故书中有些内容会存在重复,但有助于读者从中理清学术渊源的脉络,把握学术的传承与创新。在各类疾病病理内容介绍之后附有盱江医学主要著作中有代表性的外科学医案,部分医案虽不是原著作者所示,但也是后世名家的经验补录,这些医案可使读者在了解疾病论治的基础上,从临床实践角度把握医家的临床诊疗特点。此外,因外科疾病名称复杂,不同时代、医家会有差异,本书中的疾病归类可能会有所偏差;另因本书重在从外科疾病中体现中医的学术传承,主要纳入的是外科常见病证,对部分怪症内容并未录用。

因学识有限,故本书仍以整理分类为主,未有过多妄议之笔,读者在研读过程中,自可有所体悟。

编者

2019 年 10 月 16 日于南昌

目 录

第九章　盱江医学外科学外生殖器疾病及性病论治

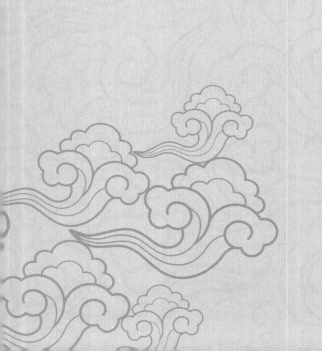

第一章
盱江医学外科学
概述

第一节 旴江医学外科学发展简史

旴江流域医家、医著概况

旴江医学源远流长,是我国古代四大地方医学群体(旴江医学、岭南医学、新安医学、孟河医学)中起源较早的医学群体,在中国医学史上占有重要地位,对中医学的发展影响深远。据考证,旴江医学,分布于江西旴江(抚河)干支流涉及的广昌、南丰、南城、黎川、资溪、金溪、乐安、宜黄、崇仁、抚州(临川)、东乡、丰城、樟树(清江)、进贤、南昌、新建等16个市县区,有医家一千余人,医籍七百余种。旴江医家对中医外科的发展作出了重要贡献。

旴江流域自古以来是中国宗教文化的一大中心,早在公元前86—前74年,浮丘公驻足南城麻姑山修行、炼丹、制药,此后的张陵、葛玄、郑隐、许逊、葛洪等均在旴江流域各名山修道行医,他们积累的炼丹制药经验促进了中医外科用药的发展。如葛洪,江苏丹阳人,曾隐居于豫章西山、南城麻姑山及吴平阁皂山修行,其所著《抱朴子内篇》总结前人炼丹术的经验,促进了制药化学的发展。

在两晋南北朝到隋唐五代这段时期,中医外科有了进一步的发展。葛洪所著《肘后救卒方》总结了许多有价值的外科治疗经验,如其记载的海藻治疗瘿病,是世界上最早用含碘食物治疗甲状腺疾病的案例;用狂犬脑组织敷贴创口预防狂犬病的被动免疫疗法开创了免疫法治疗狂犬病的世界先例。唐代豫章人喻义撰成《疗痈疽要诀》《疮肿论》,为国内较早的外科专著。

宋代临川人陈自明,撰有《妇人大全良方》,集宋代及以前妇科学之大成,是中国现存最早的妇科专著,被誉为"中国妇科奠基之作",书中有关"乳岩"(即乳癌)的论述,为世界之最早。宋代的中医外科学家更加注重整体和局部的关系,并把辨证论治进一步用于外科临床,提倡扶正与祛邪相结合、内治与外治相结合。陈自明又首编以外科命名的专著《外科精要》,其集宋代及以前外科学成就,重点论述了痈疽发背的诊断、鉴别和灸法、用药等,认为外科用药应根据经络虚实,因证施治,不能拘泥于热毒内攻而专用寒凉药物,提出痈疽的内因、外因、内外因的病因论点,重视整体和内外结合治疗,是一部很有价值的外科学专著。

元代南丰人江东山,习儒而善医,擅疮肿科,曾收危亦林为徒,授其疮肿科医术。元代南丰名医危亦林编撰的《世医得效方》,记录了丰富的正骨、金镞、疮肿相关临床知识,对中医伤科的发展有很大贡献,书中记载的麻醉药组成、适应证和剂量等是世界上已知最早的全身麻醉文献。元代南昌名医范文儒,擅治痔疮,其特色方法是"先攻之以毒药,去恶肉,然后养之以善药,长新肉",理学家吴澄赞曰:"其方秘,其术奇,而能者鲜也。"元代赵宜真撰有《仙传外科秘方》,书中博采民间验方,收方 400 余首,所论以外科痈疽为主,亦涉及危症、猝死、妇产等杂症。

到了明清两代,涌现了大量名医和重要中医著作,并形成了众多中医流派,中医外科学发展进入了的全盛时期。盱江医家群体中出现了万全、龚居中和邹岳等中医外科发展史中的重要医家,还出现了龚廷贤、李梴等著名中医学家,他们著作中也涉及了大量外科学内容。明代南昌人万全,精儿科、针灸等,撰有《万氏秘传外科心法》。金溪龚居中撰有《外科活人定本》,是书论治外科病证,涉及瘰瘤、流注、麻风、杨梅、疮癣及头、面、耳、鼻、口舌、牙、喉诸疮,内外兼治,膏丹丸散并举。龚居中所撰的《外科百效全书》论治全身、四肢、腹背、二阴、皮肤、面、牙、舌、咽喉诸病,先论证候、次述治法。南城曾鼎撰著的《外科宗旨》和南城邹岳撰著的《外科真诠》重视外科的阴阳辨证。他们二人认为外科病证不仅有纯阴纯阳之分,更有半阴半阳之分。半阴半阳证表现为坚硬微痛,皮色淡红;治法以和营解毒为主,内服加减活命饮,外敷乌龙膏,溃后仍宜托里。诊断上不像"全生派"王维德偏于望色而略于脉诊,主张久病仍当以脉定虚实,而经络、切脉、症状辨证均很重要。也不一概禁用刀针,关键是辨别有脓无脓,根据部位深浅正确用刀。书中还载有许多外科怪病。

明清时期,还有许多包含中医外科内容的综合性医著出现。金溪龚廷贤撰有《万病回春》,是书为一部涉及内、外、妇、儿、五官诸科的综合性医籍。龚廷贤还撰有《云林神彀》,是书记载各科疾病证治,选方颇多,有些是内府秘方,为一部综合性医籍。金溪涂绅撰有《百代医宗》,是书涉及男、妇、小儿、内外诸科,方论俱佳,被后人赞为"医学之指南,百代之宗主"。明代南丰人李梴,将其数十年积累起来的学术心得,以《医经小学》为蓝本,撰成《医学入门》九卷。

这一时期还出现了众多擅长外科的名医。如明代南丰人谢廷高,精医术,曾游西湖,遇异人授以海上方,悬壶于市,擅临床诸科,尤精骨伤,为人治病甚效,人称"接骨谢仙人"。明代金溪县龙兴寺僧人释心斋,精于疡科,宿瘤如杯、毒痈满背者,皆能疗治,人比之扁鹊。其徒周僧、李僧,擅外科,善疗毒。明代进贤人雷时震,以医闻名,通晓诸科,尤精外科,被选为太医院吏目,后升御医、光禄寺丞。明代南昌人王大国,早年曾患痰疾,遇异人治愈,遂师事之,殚心研究《素问》及秘藏诸方,精医术,擅外科。其子王开,传父业,擅外科。清代临川人谢怀翎,以儒通医,擅针灸、内、外科,下传五代,其子谢用章,擅外、眼、喉科,撰《喉症十九种临证手录》《眼喉药方录》。

第二节　旴江医学主要外科专著

一、陈自明《外科精要》

陈自明,字良甫,一作良父,晚年自号药隐老人,宋代临川(今江西抚州市临川区)人,出身医学世家,三代行医。宋嘉熙元年(1237)时任建康府(一说建昌府)明道书院医谕(相当于现医学教授),宋景定癸亥年(1263)任宝唐习医,并曾在东南各地行医。陈自明既是一位学识渊博的书院教授,又是一位临床经验十分丰富的医学大家。陈自明虽"家世大方脉",但其一生勤学博览,治学广泛,潜心著述。著有《妇人大全良方》《外科精要》《备急管见大全良方》《诊脉要诀》。其著作为中医妇科、外科的学科建制奠定了基础,对后世中医学的专科发展贡献尤大。

陈自明编撰《外科精要》是因为他认为痈疽等外科疾病为杂病之首,但在他那个时代的外科已经没落。如其在序言中言:"凡痈疽之疾,比他病最酷,圣人推为杂病之先。自古虽有疡医一科,及鬼遗等论,后人不能深究,于是此方沦没,转乖迷涂。今乡井多是下甲人专攻此科。然沾此疾,又多富贵者。《内经》云:大凡痈疮,多失于膏粱之人。仆家世大方脉,每见沾此疾者十存一二,盖医者少有精妙能究方论者。闻读其书,又不能探赜索隐,及至临病之际,仓促之间,无非对病阅方,遍试诸药。况能疗痈疽、持补割、理折伤、攻牙疗痔,多是庸俗不通文理之人,一见文繁,即使厌弃。"因此,他以《集验背疽方》(宋·李迅撰)、《外科新书》(宋·伍起予撰)等书为基础整理撰成《外科精要》，共六十篇，正如序言中提到："如近代名医李嗣之、伍起予、曾孚先辈，编集上古得效方论要诀，愚因暇日，采摭群言，自立要领，或先或后，不失次序。其中重复繁文者削之，取其言简意尽，纲领节目，整然不紊。庶几览者，如指诸掌，虽不能尽圣人之万一，使临病之际，便有所主，毋致渴而穿井，斗而铸兵者乎！"

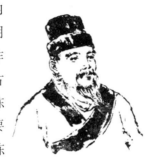

书中对痈疽的病因、病机、诊断、治疗等，都做了全面而精要的阐述。尤其对痈疽的浅深、寒热、虚实、缓急、吉凶等辨析甚详，且多有独到之处。陈自明认为外科疮疡病虽见于外表，而实根于内脏。所以他非常重视整体治疗，主张针药兼施，内外合治。外施针灸"以泄毒气"，内服汤药"把定脏腑"。明代薛己校注此书时说陈自明"虽以疡科名其书，而其治法固多合外内之道。如作渴、泄泻、灸法等论，诚有以发《内经》之微旨，殆亘古今所未尝道及者，可传之万世而无弊也"。这是对陈自明医术的高度评价。后来元代朱震亨的《外科精要发挥》，汪机的《外科理例》，多取材于此书。可以说陈自明在外科（疮疡）学方面，也起到了承前启后、继往开来的作用。

陈自明

二、万全《万氏秘传外科心法》

万全，字全仁，号密斋，明代医家。万全祖孙三代皆为医，其祖父万杏坡，南昌（今江西南昌）人，以擅长治疗儿科疾病而著称，但去世早。其父亲万筐（号菊轩）继承了万杏坡的遗志，以医为业，后因兵乱迁居湖北罗田大河岸，数年后，医名大噪，树立了"万氏小儿科"的声望。万全以擅长治疗儿科、妇科、痘疹病症著称于世。其所著《万密斋医学全书》（含《万氏家传育婴秘诀》《万氏家传广嗣纪要》《万氏家传妇女科》《万氏家传痘疹心法》《万氏家传伤寒摘锦》《万氏家传保命歌括》《万氏家传幼科发挥》《万氏家传玉痘疹》《万氏家传养生四要》《万氏家传片玉心书》十部）对临床医学具有较高参考价值。此外，据《万氏家谱》记载，还有三十七种抄本未付印，现除《万氏秘传外科心法》和《万氏家传点点经》两种外，余均已失传。

《万氏秘传外科心法》共十二卷，采用图文并茂的形式，从面图形、背图形、侧图形分别介绍各种外科疾病，并分述了儿科、妇科的相关外科疾病。

万氏善于学习古代医籍,能从中既领会其常,更悟其变。比如将皮肉筋脉喻为脏腑枝叶,生动具体地反映了内脏与体表的内在联系。《圣济总录》赞曰:"倡五善七恶学说以来,历代外科专著均有论述,然而,阐发此说简明扼要,中肯实用者,莫过于万氏所言。"万氏还将常见疡疾诊疗要点编为诗词,便于习诵。万氏诊察外疡的方法,表现在病位重脏腑经络,病因察内虚外实,疡形视散漫收束。万氏既重视内治,也注重外治,

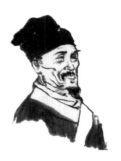

万全

在强调早期手术的同时,又反对滥施刀砭,对外科学发展有一定的影响。

三、龚廷贤《复明眼方外科神验全书》

龚廷贤,字子才,号云林,别号悟真子,江西金溪人,明代著名医家。龚氏出身世医家族,与其父龚信、其侄龚懋官一门三代均做过太医院医官。龚氏既继承家技又熟读百家医书,医理贯通,遵循古法而不拘泥古方。曾妙手施补法治愈鲁王妃臌胀病症,婉拒其千金之酬,鲁王亲赐匾额"医林状元",赞誉其"真儒医也"。其一生撰写了许多著作,如《古今医鉴》《种杏仙方》《云林神彀》《万病回春》《寿世保元》《鲁府禁方》及《复明眼方外科神验全书》等。

《复明眼方外科神验全书》,又名《新锲鳌头复明眼方外科神验全书》《眼方全书》,是龚廷贤所撰眼科、外科两部方书的合本。其中外科分为"疮疡总论""急救神方"和"凡例"三部分。其中疮疡总论对痈疽瘰疬流注等方论均有涉及。其首先叙述了疮疡辨证治疗原则和用药法象,进而以治某病证的方为纲,述及所适应病证、药物组成、方药制备用法、化裁应用,并后附类似方药。

四、龚居中《外科百效全书》和《外科活人定本》

龚居中,字应圆,号如虚子、寿世主人,明末著名医学家,豫章云林(今江西金溪)人。其先攻举业,因病而弃文从医,继承家学。一生著作丰富,临床各科皆有建树,传世的医著有《痰火点雪》《内科百效全书》《女科百效全书》《幼科百效全书》《外科百效全书》《(新刊太医院校正)小儿痘疹医镜》《外科活人定本》《万寿丹书》(《五福丹书》《万寿仙书》)《经验良方寿世仙丹》等。

《外科百效全书》,又名《外科百效秘授经验奇方》《新刻秘授外科百效全

书》《图像外科百效全书》，属中医外科学著作。书凡六卷(一作四卷)，书末附有《外科补遗秘授经验奇方》(简称《经验奇方》)。卷一为总论，载医论十一篇，阐述疮疡病变的脉因证治等；后五卷为分论，卷二至卷四将疮疡按人体部位划分为脑颈、胸腹、背腰、臂腿、手足、遍身等六部，分部之下再详细分述各病的证治规律等；卷五和卷六分述杂治、急救、中毒、误吞、虫兽伤等疾患的治法方药。全书列证七十余种，插图近三十幅，并辅以文字说明，皆形象生动、直观易懂。整体来说，全书以《医

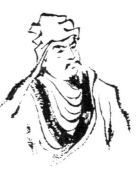

龚居中

学入门》为蓝本，兼收录《古今医鉴》《秘传外科方》《跌损妙方》等书，增补以龚氏本人的家传方、自创方、经验方、医案等内容。总体特点是既交叉引用，又完整抄录。

《外科活人定本》全书无序跋，有目录，分为四卷，共约八万字。本书几乎囊括了所有中医外科的病证：卷一首叙调治心法，阐发经义，概述疮疡病因、病机、治则和辨证等，次为秘传口诀，十善、十恶证候、服药性、搽药性、敷药法及外科常用药方，继按图形分述脑发、痄腮毒、发背、骑马痈、对口发、搭手、鬓发、肩发等三十种病证。卷二按图形分述赤面疔、蝼蛄三串、赤面风、上眼丹、下眼丹等五十种病证。卷三述瘿瘤、疮癣、流注、大麻风、杨梅疮诸病及头面、耳、鼻、口舌、牙、喉诸疮症图形。卷四叙述杖疮、折伤、破伤风等疾病及误吞、诸刺、中毒、虫兽伤等。卷末附经验通用方三十二首。《外科活人定本》内容未见于作者其他著作，如《外科百效全书》，也未见于其他医家著作，与龚廷贤《古今医鉴》内容基本无重合之处，应为龚居中的专著。

五、邹岳《外科真诠》

邹岳，字五峰，号东山，清代盱江(今江西南城)人，父景波以医名世，然早殁。初习儒，为邑诸生，继父志业医。邹岳洞晓针药，精习经方，著有《医医说》(已佚)和《外科真诠》。

邹氏认为外科书籍卷帙浩繁，真诠隐晦，遂博采外科诸书，删繁就简，分门别类，将师授之心法，不传之秘方，可法之医案，撰成《外科真诠》。本书有"虽《肘后》奇书，不是之过"的美誉，"每婴小疾，屡试屡验"。

全书分上下两卷。上卷记载疮疡总论、治疮疡要诀、膏散丹方和发有定

位之各部位疮疡,共计271种外科疾患;下卷囊括发无定位部、小儿部及怪症外科疾病。书末附经络图注、内景图说、脉学提要、疮疡杂症揭要、十二经补泻温凉药品大略和其老师胡俊心、吴锦堂的外科医案。

《外科真诠》主要学术特点:

(1)全生观点为主,博采众家之长。"全生派"将阴阳作为辨证论治纲领,反对滥用刀针和丹药,倡导宣开腠理排毒外出,以温通法为主要大法。开篇即指出外科疾病"第一宜辨阴阳","若不辨症之阴阳,纯用苦寒攻逐,名为清火消毒,实则败胃戕生"。治疗方面认为,"头为诸阳之首,巅乃髓海所居,此处患毒,不可轻敷凉药,逼毒入脑"。该书并非只注重全生思想,如"凡毒用药,当分初、中、末之异",是吸收了正宗派"消、托、补"思想。而强调正确使用刀针和丹药,又与王维德有所不同。

(2)首列外科纲领,注重经络脉学。邹岳认为"医学难明,皆由纲领不清",因此开篇即列五条,挈其要领,以阴阳、善恶、气血、经络、脉息为外科疾病所宜详辨者。注重以局部皮损症状和十二经络循行部位来判断疮疡气血之盛衰,认为"外科经络最关紧要",故将疮疡发病部位、预后等与经络、五脏紧密联系,"医者能按各经之虚实治之,其效自有捷于影响者已"。他还批评一些外科医生以辨色为主而轻视脉诊,认为脉诊在外科疾病诊治中占有重要地位,尤其是"久病之人及妇女不便观看处,又当以脉定其虚实"。

(3)诊断方法丰富,重视鉴别诊断。邹岳倡导四诊合参,尤其强调望局部皮损的部位、形态和颜色在辨证中的作用。邹氏充分汲取高秉钧所著《疡科心得集》一书立论以鉴别诊断为主的特点,在《外科真诠》一书中也注重鉴别诊断,有助于提高临床诊疗水平。

(4)用药见解独到,外治疗法独特。《外科真诠》擅长使用毒性药、动物药和引经药,还有许多独到的用药心得。如消阳毒坚肿用蒲公英,消阴毒坚肿用续断。《外科真诠》发前人未发之,认为委中毒不可用黄芪,用则足不能伸;开口之毒不可用皂角刺,恐其翻口。全书所载外治法十分丰富,包括外用药物、手术、砭镰法、针灸等。

(5)调摄尤重饮食,外科亦治未病。邹岳对外科疾病的治疗十分讲求生活调摄,注重治未病,以防疾病加重或复发。如汤火疮不可用冷水井泥浸渍,席疮当用软衬,漆疮当忌浴热水等。在疾病的调养中尤其注重饮食宜忌,并顾护脾胃。如痔疮宜空腹热服汤药,然后以美膳压之,并忌生冷、五辛、火酒、硬物、大料、湿面之类,以免犯胃。

第二章

盱江医学论外科
疾病病因与病机

论外科疾病病因病机

盱江医学主要外科学著作对痈疽等外科疾病产生的病因病机均有所阐释。在诸多病因病机中，陈自明强调了"毒"这一概念，认为"痈疽多因食物积毒而得之"，并引用《素问》及华佗所言予以证实。而涉及具体的外科疾病时，其病因病机往往非常复杂。这些具体内容见于后续篇章，在此不再赘述。

盱江医学相关论述

《外科精要》（宋·陈自明 撰）

【卷上】马益卿先生痈疽论第十二

夫人有四肢五脏，一觉一寐，呼吸吐纳，精气往来，流而为荣卫，畅而为气色，发而为声音，阳用其形，阴用其精，此又常数之所同也。至其失也，蒸则生热，否则生寒，结而为瘤赘，陷而为痈疽，凝而为疮癣，愤则结瘿，怒则结瘤。又五脏不和，则九窍不通，六气不和，则留结为痈，皆经络涩滞，气血不流畅，风毒乘之而致然也。

【卷上】《三因方》痈疽叙论第十三

痈疽瘰疬，不问虚实寒热，皆由气郁而成。《经》亦云：气宿于经络，与血俱涩而不行，壅结为痈。不言热之所作而后痈者，此乃因喜怒忧思有所郁而成也，此属内因。又《论》云：有热，被风冷搏之，血脉凝泣不行，热气壅结而成，亦有阴虚，阳气凑袭，寒化为热，热成则肉腐为脓者，此属外因，寒热风湿所伤而成也。又服丹石及炙煿酒面，温床厚被所致，或尽力房室，精虚气竭所致者，此属不内外因所伤而成也。又《论》云：疖者，节也。痈者，壅也。疽者，沮也。如是但阴阳不平，有所壅节，皆成痈疽。又曰：阴滞于阳则发痈，阳滞于阴则发疽。

【卷上】论痈疽其源第二十

夫痈疽之源，多因于气，或云因于热。以仆之管见，亦是因于气，因于热，然多因食物积毒而得之。或问云：何以见之是毒？按《素问》云，痈疽多生于膏粱之人。夫膏粱之人，水陆之味，俱收并蓄，房劳太过，便服补药，或服乳石，或饵丹砂，殊不知五脏六腑，皆被热毒之气日夕熏煮，致令肉腐，血化为脓。近代方论但略云宣热拔毒，皆无明文。仆观古贤所用之药，却合其理，如用绿豆粉、犀角、矾石、国老膏、追毒丸,皆是解毒之剂。如此则云"毒"之一字明矣。仆于是遍寻方论,只有华佗《中藏经》所言是毒,今人不复知之,并录于后,庶使后人服宣热拔毒之药,不必疑矣。

【卷上】华佗论痈疽第二十一

夫痈疽疮肿之作者,皆五脏六腑蓄毒,不流则皆有矣,非独因荣卫壅塞而发者也。其行也,有处;其主也,有归。假令发于喉舌者,心之毒;发于皮毛者,肺之毒;发于肌肉者,脾之毒;发于骨髓者,肾之毒;发于下者,阴中之毒;发于上者,阳中之毒;发于外者,六腑之毒;发于内者,五脏之毒。故内曰坏,外曰溃,上曰从,下曰逆。发于上者得之速,发于下者得之缓;感于六腑则易治,感于五脏则难疗也。又近骨者多冷,近虚者多热。近骨者久不愈,则化成血虫;近虚者久不愈,则传气成漏。成虫则多痒少痛,或先痒后痛;生漏则多痛少痒,或不痛不痒。内虚外实者,多痛少痒。血不止则多死,脓疾溃则多生。或吐逆无度,饮食不时,皆痈疽之使然。种候万端,要在凭详,治疗之法,列在后篇。

【卷中】痈疽发背分表里证论第二十三

《伍氏方论》曰:痈疽发背者,五脏六腑不调所生也。五脏主里,气行经络而沉;六腑主表,气行经络而浮。二者皆因喜怒不测,饮食不节,阴阳不调,则脏腑不和,荣卫虚,腠理开,寒气客于经络之间,经络为寒所折,则荣卫稽留于脉。又曰:荣者,血也,卫者,气也。荣血受寒,则涩而不行,卫气从之,与寒相搏,壅遏不通。又曰:气者,阳也。阳气蕴积则生热,寒热不散,故积成痈脓。又曰:腑气浮行于表,故痈肿浮高易治;脏血沉寒主里,故疽肿平陷,状如牛颈之皮,因而内蚀,伤骨烂筋,为难治。又曰:人五脏六腑俞穴,皆在背上,凡作疾证,易伤脏腹,多致坏病。又曰:人多服丹石及钟乳更生散;及炙煿酒面,温床厚被,并尽力房劳,精虚气耗,至中年有消渴、消中、消肾之病,多发痈疽。所以然者,体虚热而荣卫否涩故也。又曰:疖者节也,痈者壅也,疽者沮也。一寸至二寸为疖,二寸至五寸为痈,五寸至一尺为疽,一尺至二尺为竟体疽。大抵痈疽脉洪数甚者难治,脉微涩者易愈。

《万氏秘传外科心法》(明·万全 撰)

【卷之一】总论大法

《内经》曰:"诸痛痒疮,皆属于心。"又曰:"营气不从,逆于肉理,乃生痈肿。"又曰:"膏粱之变,足生大疔。"又曰:"汗出偏沮,使人偏枯,汗出见湿,乃生痤疿。"又曰:"开阖不得,寒气从之,乃生大偻。"地之湿气盛则寒,皮肉筋脉,即此数者而穷之,则知脏腑结病之枝叶。内无郁热蕴蓄于中,外无湿热侵害于内,则气血和平,肌肉轻快,痈从何来,疽从何生!

《寿世保元》(明·龚廷贤 撰)

【卷九·外科诸症】痈疽

夫痈疽疮疖者,皆由气血不和,喜怒不时,饮食不节,寒暑不调,使五脏六腑之气,怫郁于内,以致阴阳乖错,气血凝滞而发也。亦有久服丹石燥热之药,热毒结深,而发为痈疽也。

夫此疾多生于膏粱富贵之人。以其平昔所食肥腻炙煿,安坐不劳,嗜欲无节,以致虚邪热毒内攻,煎熬气血而成也。痈者,壅也,大而高起属乎阳,六腑之气所生也,其脉浮数。疽者,沮也,平而内发属乎阴,五脏之气所成也,其脉沉数。疮者,其总名也,疖者,有头小疮也。《经》云:诸痛痒疮,皆属心火。盖心主血而行气,若气血凝滞,夹心火之热而生痈疽之类也。然所感有浅深,故所发有轻重大小之不同也。六腑积热,腾出于外,肌肉之间,其发暴甚。

《医学入门》(明·李梴 撰)

【卷五 外科】痈疽总论

痈者,壅也,为阳,属六腑。毒腾于外,其发暴而所患浮浅,不伤筋骨。疽,沮也,为阴,属五脏。毒攻于内,其发缓而所患沉深,伤筋蚀骨。凡年壮,气血胜毒则顺;年老,毒胜气血则险。有内因饮食积毒者,《经》曰:膏粱之变,足生大疔。荣气不从,逆于肉理。荣气即胃气,胃和则荣卫顺,而滋养皮肤。膏粱金石,厚衣烘被,以致蕴热脏腑,湿热聚下,烧烁肾水,阴火炽盛,八脉沸腾,经隧凝滞,故水谷精微,不能上行阳道,反逆聚肉之腠理而成痈。有外感风寒湿蕴毒者,《经》曰:地之湿气,感则害人皮肉。又曰:诸痛肿筋挛骨痛者,此寒气之肿,八风之变也。盖风湿外侵,郁久为热,自膀胱左迁,移热小肠,小肠移热于胆。风性上冲,疮形高,色赤作痛,小则为疖,大则为痈而已,非若疽之自里也。有因心气郁结,饥饱劳役,房室过度,水竭火炎痰凝气滞而成。所谓相火能为疮疡,诸痛痒疮疡,皆属心火是也。因火有君相,疮分微甚,或郁痛而不甚肿,或虚肿而不甚痛,虽然病该三因,总皆湿热。丹溪云:人身血行脉中，气行脉外，气血周流不息。唯寒湿搏之，则凝滞而行迟；火热搏之，则沸腾而行速。气为邪郁，津液为痰为饮，积久渗入脉中，血为之浊，此阴滞于阳而为痛；血为邪郁，隧道或溢或结，积久溢出脉外，气为之乱，此阳滞于阴而为疽。盖阳气无形，阴血有质，必湿热泣血，而后发为痈疽。故《局方》曰：痈疽皆热胜血也。又曰：二热相搏，热化为脓。盖热非湿，则不能腐坏肌肉为脓，譬如夏热诸物皆不坏烂，坏烂者，交秋湿热大行之际，此理甚明。

《外科活人定本》（明·龚居中 撰）

【卷之一】调治心法

《内经》曰：诸痛痒疮疡，皆属于心。又：营气不从，逆于肉理，乃生痈肿。又曰：膏粱之变，足生大疔。又曰：汗出偏疽，使人偏枯。汗出见湿，乃生痤痱。此数者而穷之也，则知腑脏者，受病之根源，皮肉者，结病之枝叶也。向使内无郁热蕴蓄于外，外无湿热浸窜于内，气血和平，肌肉轻快，痛从何生，疽从何作也？

至于伤寒流注，由可汗而失汗，由可和而失和，汗滞皮肤，毒阻骨髓，故生斯毒。从下流而上者，毒生必少，从上流而下者，毒生必多。亦须解毒清热，拔毒宣热，可内消而愈也。解表消肌，以羌活胜湿汤。拔毒宣热，以千金消毒饮。切不可骤用膏药贴，以闭塞其毒。

至若痰核瘿瘤之病，瘰疬马疬之疮，俱由湿热生痰，痰盛生火，火盛生热，热急则疮毒作成矣。皆由内蕴七情，外感六欲，宜清痰降火之剂，宣热拔毒之方。既甚必用外消，始觉行艾灸，勿信下工妄行烂割。

第三章

盱江医学论外科疾病诊断与辨证

第一节　辨外科疾病类别

盱江外科学认为:外科疾病涉及痈疽类、皮肤病类等多种疾病。此处外科疾病的辨别是指痈疽类疾病的鉴别,即痈、疽、发、疔、疖。这些疾病的鉴别主要是从发病原因、部位、症状体征等进行区分。

痈,一般由于热发于脏腑之间,皮肿光软,肿高根阔,小则一寸至三寸,大四五寸余者。

疽,有头疽一般为五脏风毒积热,攻注于肌所致,其发猛恶,初生一头,如痦癗白色焦枯,触之而痛应心;无头疽一般为五脏热毒流于骨髓,附骨而生所致,可溃。

发,多因酒食过度,厚味适口,心志不遂,郁热不伸,专生膊内等薄肉处,小孔如蜂窠,或由五脏郁热,毒流骨髓,附骨如生,经日方觉,大如伏瓜。

疔,多因五脏积热,六腑受伤,或冲冒禽兽之毒,剥受牛羊之秽所致,始生黍米大,不知谨护而触犯之。

疖,一般由于热发于皮肤之间、肌肉之上,以浮肿为主要表现,其特点为微肿根小,不过一二寸者。

盱江医学相关论述

《万氏秘传外科心法》(明·万全 撰)

【卷之一】总论大法

又当辨是痈是疽,是疔是发背。热发于肌肉之上,微肿根小,不过一二寸者为疖;热发于脏腑之间,肿高根阔,大四五寸余者为痈;五脏热毒流于骨髓,附骨而生者为疽;酒食过度,厚味适口,心志不遂,郁热不伸,专生膊内处,小孔如蜂窠,皆是发也。若疔毒,乃五脏积热,六腑受伤,或冲冒禽兽之毒,剥受牛羊之秽,始生黍米大,不知谨护而触犯之,轻者必重,重者必死。

《寿世保元》(明·龚廷贤 撰)

【卷九 外科诸症】痈疽

皮肿光软,侵表广大者,痈也。五脏风毒积热,攻注于肌肉,其发猛恶,初生一头,如痦癗白色焦枯,触之而痛应心者,疽也。热发于皮肤之间,是以浮肿,根小不过二三寸者,疖也。

《医学入门》(明·李梴 撰)

【卷五 外科】痈疽总论

阔一寸至二寸为疖;一寸至五寸为痈;五寸至一尺为疽;一尺至二尺为竟体疽。未溃色紫黑坚硬,已溃深陷如岩为癌。四畔生如牛唇黑硬,为瘰。无头,面色淡红为瘤。四轮肿起为痈;沉溃为疽。发出于外者,为外疽;隐伏肠胃者,为内疽。

《外科活人定本》(明·龚居中 撰)

【卷之一】调治心法

所谓痈疽发疔疖毒,又当辨分明,然后用药施治,庶不差误。故热发于皮肤之间,浮肿根小,至大不过一二寸者为疖。热发于脏腑之内,腾出于肌肉之间,肿高根阔为痈。五脏郁热,毒流骨髓,附骨如生,经日方觉,大如伏瓜,为酒色迷真,厚味适口。或心不遂,郁不得伸,毒生于薄肉处,小孔如蜂窝,此发也。若夫疔毒,乃五脏积热,六腑受伤,或冲冒禽兽之毒,剥葱牛马之秽。始生如黍米大,不知谨护而误触犯之,轻者必重,重者必危矣。

第二节 辨表里内外虚实阴阳

表里、寒热、虚实、阴阳,被中医诊断学称为"八纲",八纲辨证是辨证的总纲,通过辨八纲可以从总体上对疾病的病位、病性、邪正盛衰等作出判断。旴江医家也对痈疽类疾病辨证诊断进行了相关阐述,进而指明了此类疾病的特点,从轻重缓急等方面明确了疾病的治疗方向与预后。如陈自明在《外科精要》中论述如何从初发表现区分疽的外发和内发,及区分阳痈与阴疽;李梴、龚居中、邹岳等不仅叙述了阳发和阴发,还提到了"半阴半阳"的概念。尤其是龚居中在《外科活人定本》中进一步论述了痈疽类疾病阳中之阴、阴中之阳的具体表现。

旴江医学相关论述

《外科精要》(宋·陈自明 撰)

【卷中】察疽发有内外之别第二十四

李氏云：初发疽时，一粒如麻豆大，身体便发热，生疽处肉亦热，肿大而高，多生疼痛，破后肉色红紫，此为外发。虽大若盆碗，如用药有理，百人百可活。如初发疽时，不拘大小，身体无热，自觉倦怠，生疽处亦不热，数日之间，渐渐开大，不肿不高，不疼不痛，低陷而坏烂，破后肉紫色黑，此为内发。有此证者，未发见之先，脏腑已溃烂，百人百不救，虽有神仙之药，亦付之无可奈何。

【卷中】辨痈疽发背阴阳浅深缓急治法第二十五

曾氏云：凡痈疽初发至微者，切不可欺。若初发肿臀便高者，势虽急而毒气却浅，盖散越于表，此乃六腑不和为痈，其证属阳，虽急而易疗。若初发至微如粟粒，甚则如豆许，与肉俱平，或作赤色，时觉痒痛，痒时慎勿抓破，其证乃五脏不调为疽，属阴，盖毒气内蓄已深，势虽缓而难治。故人初不以为事，至于祸至而不自觉，况感此疾者，神守不定，安能自察？其受病有阴阳、浅深、缓急之别，全藉医者精察，随证治之，毫厘不差，则疾无不愈。倘不分别，一例投药，以幸其中，鲜有不致危殆者。况阴阳显晦，似是而非，虽缓而急，虽急而缓，苟不加察，死生分焉。凡痈疽之候，先须明辨阴阳之证，更当诊其脉与外证，以为权衡。若加精审，治疗对病，则举获万全之效。诊其脉浮数而洪紧者，其疮肿臀作，常身热烦渴，饮食知味，此乃六腑不和，大则为痈，小则为疖，其势虽急，投以凉剂，亦多全活。若诊其脉沉细而伏，或沉紧而数，初发之疮甚微，或无疮头，身不发热而内躁，体重烦疼，情绪不乐，胸膈痞闷，食不知味，或恶闻食气，此五脏不调为疽，属阴。盖痈疖则属腑，故发之浮而浅，其势虽急而缓；疽则属脏，毒气内蓄之深，势虽缓而反急。二证皆荣血不调，逆于肉理，肉腐为脓。非谓阳证治之以冷，阴证治之以热，但别其痈疖则属六腑，发于外而为阳；疽则属五脏，蓄于里、发之深而为阴也。经云：阳行也速，阴行也缓，阳之体轻，阴之体重。故痈证虽急而浅，疽证虽缓而深，故浅者易愈，深者难疗。痈则浮而易识，疽则深而难辨。辨之早、治之速、无变恶证，则为尽善。急投五香连翘汤，甚者转毒散及神仙截法，更多服黄矾丸、国老膏，防托毒气，免致内攻。余遍搜百家之论，皆宜当头隔蒜及泥饼灸之，大小多寡，并依集内之法。灸罢仍服诸防托等药，治之贵早，治疗迟则难保其全活。况婴斯疾者，举世皆云难疗，方书亦不详究。故疾才觉讳而且惧，自然心惊神怖，志守不定，遂使毒气乘虚内攻，变证百出，扰扰万绪，甘心自弃，轻委庸人，束手待毙。曾不若下俚之人，粗衣粝食，耐病忍痛，无力命医，殊无惊扰，虽不急治，却多全活。盖心志内定,精神不散,饮食如常,毒不内攻,其疮易溃,不妄针药,自不害人。此又有贤愚贵贱之别也。今之名外科者,多是胶柱,不善变通,立性粗率,唯以针刀为快,始用毒药涂搽其外,内施冷药以虚其胃,外以涂药闭塞毛窍,致使毒气无从所出,内外交攻,血气溷乱,则正气愈亏,邪气滋盛,其疮肿癙,根脚散阔,而患者疼痛昏迷。恣其所措,毒气烂漫,却云痛者易疗,操心刚狠,轻视人命,以规微利,却以软言慰谕病者,殊不兴念人之痛楚,顷刻难堪,反以毒药麻痹好肉,务施刀剪,云去蠹肉,如此为医,与屠剑何异哉?言至于此,恻然寒心。

《世医得效方》（元·危亦林 撰）
【卷十九 疮肿科】总说

焮赤肿高者为实,软慢冷肿者为虚。

《万氏秘传外科心法》（明·万全 撰）
【卷之一】总论大法

凡治痈疽,先辨虚实阴阳。《经》云:"诸痛为实,诸痒为虚,诸痛为阳,诸疽为阴"。

《万病回春》（明·龚廷贤 撰）
【卷之八】痈疽

假如肿痛热渴、大便闭结者,邪在内也……肿焮作痛、寒热头疼者,邪在表也……焮肿痛甚者,邪在经络也……微肿微痛而不作脓者,气血虚也……漫肿不痛,或不作脓,或脓成不溃者,血气虚甚也……色黯而微肿痛,或脓成不出,或腐肉不溃者,阳气虚寒也。

《医学入门》（明·李梴 撰）
【卷五 外科】痈疽总论

痈疽有大而愈者,有微如豆而死者。阳发,初起皮薄作热,色赤焮肿疼痛,溃后肉色红活,此为外发,更加身健能食,发热便秘,脉数有力,为纯阳,易治。阴发,初起皮厚不热。色黯微肿,硬如牛皮,不痛陷软,不作脓不溃,微开阔,破后肉色紫黑,此为内发。未溃脏腑已前坏烂,更加身倦少食,不热便利,脉软无力，为纯阴，不治。又有半阴半阳，似肿非肿，似痛非痛，似赤非赤，似溃非溃，脉数无力。

《外科活人定本》（明·龚居中 撰）

【卷之一】调治心法

凡治痈肿，先辨虚实，不过阴阳二症而已。发于阳者为痈、为热、为实；发于阴者为疽、为冷、为虚。故阳发则皮薄，色赤肿高，多有椒眼数十而痛；阴发则皮厚，色淡肿硬，状如牛皮而不痛。又有阳中之阴，似热而非热，虽肿而实虚，若赤而不燥，欲痛而无脓，既浮而复消，外盛而内腐。阴中之阳，似冷而非冷，不肿而实，微赤而燥，有肿而痛，外虽不盛，而内实烦闷。阳中之阴，其人多肥，肉紧而内虚。阴中之阳，其人多瘦，肉缓而内实。而又有阳变为阴者，草医凉剂之过也；阴变为阳者，大方热药之骤也。然阳变阴者其症多，犹可返于阳，故多生。阴变而阳者其症少，不复能为阳矣，故多死。然间有生者，必得明医调治合法，百中得一耳。

《外科百效全书》（明·龚居中 撰）

【卷之一】痈疽辨论

凡人初生疮之时，便觉壮热恶寒，拘急头痛，精神不宁，烦躁饮冷者，其患疮疽必深也。若人患疮疽，起居平和，饮食如故，其疮疽必浅也。

【卷之一】痈疽总论

痈疽毒要气血胜，内外因皆湿热凝。纯阳焮赤溃敛易，健食便秘肿而疼。纯阴色黯只微肿，硬如牛皮不痛焉。又有半阴半阳症，似肿非肿疼非疼，似赤非赤溃非溃，用药回阳乃可生。挟风多痒挟气痛，湿肿挟食寒热增。唯有虚疮色淡白，热疮焮赤十分疼。金石药毒蕴成者，坚硬如石不痛焉。虚劳瘦弱荣卫涩，患处重如金石然。

《外科真诠》（清·邹岳 撰）

【卷上】疮疡总论

纯阳之毒，高肿焮痛，来势暴急；纯阴之毒，清冷坚硬，皮色不变，不痛或痒，来势缓慢；半阴半阳之毒，坚硬微痛，皮色淡红。大抵疮毒纯阳固多，纯阴原少，唯半阴半阳之毒居多，阳者轻而易愈，阴者重而难瘥。

第三节　辨气血

痈疽类外科疾病多是以局部肿疡为主要表现,气血的壅滞是其常见病机,而患者气血的盛衰也往往影响痈疽类疾病的具体表现。旴江医家对痈疽类疾病的气血病机有许多论述,其中邹岳在《外科真诠》中对患者不同状态(气血壮、气血亏、气虚血热、血虚气实等)下的疾病表现及转归的不同有独到论述。

旴江医学相关论述

《外科真诠》(清·邹岳 撰)

【卷上】疮疡总论

气血壮者其色红润,其形高肿,脓水稠粘,神清气朗。气血亏者,其色淡白,其形平塌,脓水清稀,神色痿惫。若气虚血热者,根红散漫。血虚气实者,色淡肿痛。且手足十二经,各有气血多少之分。如手少阳三焦、足少阴肾、足太阴脾,多气少血;手厥阴心包络、手太阳小肠、足太阳膀胱,多血少气;手阳明大肠、足阳明胃,多气少血,此其大较也。多血少气者易愈,多气少血者难疗。气多之经可行其气,血多之经可破其血,不可执一也。总之,气血盛者,毒虽重大,犹可望其全生,气血衰者,毒即些小,亦当防其变迁也。

第四节　辨经络

辨别外科疾病所属经络,对于判断该疾病的转归和确定治疗方法具有重要作用,如邹岳在《外科真诠》所述:"治病不知经络,犹捕贼不知界分也。"旴江外科著作对各痈疽类疾病所属经络进行了总结,并根据相关经络气血的多少对疾病预后进行了判断。

旴江医学相关论述

《医学入门》(明·李梴 撰)

【卷五 外科】痈疽总论

脑发,属督脉、足太阳经;鬓发,手足少阳经;眉发,手足太阳、少阳经;颐发、髭发，足阳明经；腮发，手阳明经；背发，中属督脉，余皆足太阳经；腋发，手太阳经；乳痈，内阳明，外少阳经，乳头足厥阴经。肾痈，足太阳经；外肾痈；足厥阴经；腿发，外足三阳，内足三阴经；喉痈、脐痈，任脉、足阳明经；穿裆发，督、冲、任三脉；跨马痈、囊痈，足厥阴经。内疽：肺痈，手太阴经；肠痈，手太阳、阳明经；胃脘痈，足阳明经。唯少阳、少阴、太阴多气少血；厥阴、太阳多血少气，肉皆难平。唯手足阳明，气血俱多。疮属肾经者最重，脾肺二经者次之，他经者又次之。

《外科真诠》(清·邹岳 撰)

【卷上】疮疡总论

人身之有经络，犹地理之有界分。治病不知经络，犹捕贼不知界分也。如疮疡生于头顶中间，即属督脉经之病；生于头项两边，即属足太阳膀胱经之病；生于面，生于乳，即属足阳明胃经之病；生于耳前后，即属足少阳胆经之病；生于肋，即属足厥阴肝经之病；生于手心，即属手厥阴心包络之病；生于足心，即属足少阴肾经之病；生于背为诸阳，背之中心，督脉所主；生于腹为诸阴，腹之中心，任脉所主；臂膊外即手之三阳经所行；臂膊内即手之三阴经所存；足内股即足之三阴经所属；足外股即足之三阳经所属；生于目，肝经病也，生于耳，肾经病也；生于鼻，肺经病也；生于口，心经病也；生于唇口，脾经病也。医者能按各经之虚实治之，其效自有捷于影响者也。且诸经有危险之毒，不可不知。头项，百会痈一也；当胸，心漏二也；背中，对心发三也；两腰，肾俞发四也；腹中，脐痈五也；尾闾，鹳口发六也；谷道，悬痈七也；腿上，伏兔疽八也。医者遇此症候，总宜补养气血，方能转危为安。更有不治之毒，板疬，失营，乳岩、肾漏，如此四症，虽有良医，弗能救援，治之得法，不过苟延岁月而已。

上牙属肾，下牙属大肠，牙肉亦然，交牙亦属胃。下腭属脾，舌下属心。

腿牙头患毒，彻骨痛者，以肾经为主。欠住痛者，以肝经为主。漫肿当以脾经为主。天庭中心虽属督脉，但此处又是离宫，用药必须带住心经。人中患毒，以阳明为主。鼻梁内外，以肺为主。玉茎属肝，马口属小肠，囊属肝，子属肾，子之系属肝。

第五节　辨痈疽头处及脓之有无、生熟浅深

外科痈疽类疾病的病程分为初期、中期成脓期和后期溃脓期，不同时期的治法各异。因此，判断是否成脓、脓头所在等是诊疗外科痈疽类疾病的重要依据。盱江医家在诸多著作中提到有许多非常实用的判断方法，如陈自明在《外科精要》中提到"若小按即痛者，脓浅也。大按方痛者，脓深也。按之而不复起者，脓未成也。按之而即起者，脓已成也"，后世诸家基本认同并沿用此判断；而判断脓点所在，就如《万氏秘传外科心法》中记载"以纸浸湿贴之，干处是正脓点"，是为经验之谈。

盱江医学相关论述

《外科精要》（宋·陈自明 撰）

【附录】疮疡隐括关键处治之法

若小按即痛者，脓浅也。大按方痛者，脓深也。按之而不复起者，脓未成也。按之而即起者，脓已成也。

《世医得效方》（元·危亦林 撰）

【卷十九·疮肿科】总说

若按而后痛者，其脓深，小按即痛者，其脓浅。按之软而复者有脓，按之强而不复者无脓。

《万氏秘传外科心法》（明·万全 撰）

【卷之一】总论大法

凡治痈肿，须看有脓无脓，当看正处偏处，以手按之，热则有脓，不热无脓，以纸浸湿贴之，干处是正脓点。

《万病回春》 明·龚廷贤 撰

【卷之八】痈疽

凡人初觉痈疽发背，已结未结，赤热肿痛，先以湿纸覆其上，立视，候其纸先干处即是结疽头处。

痈疽,大按乃痛者,病深;小按便痛者,病浅。按之处陷不复者,无脓;按之处即复者,有脓。不复者,可消。若按之都牵强者,未有脓也;按之半软者,有脓也。又手按上下不热者无脓;若热甚者有脓。

《寿世保元》(明·龚廷贤 撰)

[卷九 外科诸症]痈疽

一凡大按乃痛者病深。小按便痛者病浅。按之处陷不复者无脓。按之处陷即复者有脓,不复者可消。若按之都牵强者,未有脓也。按之半软者,有脓也。又,手按上下不热者无脓,若热甚者有脓。四周坚中软者,此为有脓审也。一边软亦可有脓。都坚者,此为恶核,或有气也。都软者,此为有血,血瘤也。

《医学入门》(明·李梴 撰)

[卷五 外科]痈疽总论

脓成者,当验其生熟浅深而针之。若肿高而软者,发于血脉;肿下而坚者,发于筋脉;肉色不变者,附于骨也。按之热者有脓,不热者无脓;按之便痛者脓浅,大按方痛者脓深;按之陷而不起者脓未成,按之而复起者脓已成;按之都软者无脓,不痛者血瘤,痛者气瘤;按之一边软者有脓。

《外科活人定本》(明·龚居中 撰)

[卷之一]调治心法

凡破痈毒,须认有脓无脓,须看正处偏处。以手按之,热则有脓,不热则无也。以湿纸贴之,干则是正处,不干则不是也。然后将针开之,针勿嫌口阔,盖针口大而脓不尽也。

[卷之一]秘传口诀

按得沉而即起是黄水,按得沉而缓起是糟脓。按得实而甚痛内是血,按得实而不痛内是气。小而有头便是疖,大而无头便是毒。毒已开口掩药末,痛不开口插锭子。要用煎药,托出外来,不必内消。更用敷药涂四围,无不效验。

《外科百效全书》(明·龚居中 撰)

[卷之一]痈疽辨论

用手按之,热则有脓,不热则无脓。重按乃痛,脓之深也;轻按即痛,脓之浅也。按之不甚痛者,未成脓也;按之即复起者,有脓也。按之陷而不起者,无脓也，必是水也。

《外科真诠》（清·邹岳 撰）

【卷上】治疮疡要诀

凡刺毒，须认有脓无脓，皮色皱黄，用手按之，手起而即复者有脓，手起而不复者无脓。重按乃痛，脓之深也，轻按即痛，脓之浅也。

第六节　辨脉

外科之证候并非全然是热证，也同样要分清内外寒热虚实。旰江医家通过辨脉或症脉相参进行病证鉴别及病机、转归等的判断，这体现了脉症结合的必要性。如痈疽初期的发热恶寒、脉浮而紧与风寒表实证的鉴别；痈疽未溃之先与既溃之后的易收功之脉和难收功之脉。

旰江医学相关论述

《外科精要》（宋·陈自明 撰）

【卷上】读《家传》别脉辨证论第十六

《伍氏论》曰：痈疽之疾有二十余证，瘰发、瘤发、石发、岩发、蜂巢发、莲子发、椒眼发、连珠发、竟体发，有肠痈内发，脑发、背发、眉发、腮颔发、肺痈、肾痈、奶痈、脐痈、臀发、腿发，外有手发、足发、穿当发，须痈，瓜瓠发。大率随病浅深，分证内外，便行施治，不可迟缓，毋致孔洪，方为妙手。凡痈疽始作，便有发热恶寒，或有痛处，脉浮而紧，是欲为痈疽，非伤寒之候也。

【卷上】痈疽证治第十七

陈无择云：病者脉数，身无热，反洒淅恶寒，若有痛处，背发其痛肿。欲知有脓无脓，以手掩之，若热者为脓，不热者为无脓，此亦大略说也。若脉不数不热而疼者，盖发于阴也。不疼尤是恶证，不可不知。凡热盛脉数，即用漏芦并单煮大黄等汤；不甚热，脉缓弱，只投连翘汤，其他依四节八事次序，更推三因，以用其药，未有不全济也。

《万氏秘传外科心法》（明·万全 撰）

【卷之一】总论大法

凡诊外科脉,如未溃之先,宜洪大拍指,按之有力,举之健浮。既溃之后,按之宜沉健,举之宜轻浮,此易收功之脉也。若未溃之先,脉来沉缓,不疾不数;既溃之后,脉来健实,或大或洪,此难收功之脉也。若前后俱得微弱之脉,此危症也,经年月日,难获全功。

《万病回春》（明·龚廷贤 撰）

【卷之八】痈疽

痈疽脉数,浮阳沉阴。浮数不热,但恶寒侵。若知痛处,急灸或针。洪数病进,将有脓淫。滑实紧促,内消可禁。宜托里者,脉虚濡迟。或芤涩微,溃后亦宜。长缓易治,短散则危。结促代见,必死无疑。

《外科活人定本》（明·龚居中 撰）

【卷之一】调治心法

凡诊外科脉,未溃之先,要洪大拍指,按之有力,举之健浮;既溃之后,要沉健应指,按之略健,举之轻浮,此易为收功也。若未溃之先,脉来沉缓,不紧不数;既溃之后,脉来健实,或大或洪,此难以收功也。若得痈肿,脉来前后微弱,此危症也。须要养气养血,健胃和中,如参、芪、归、术之类,一日不可遗也。

《外科百效全书》（明·龚居中 撰）

【卷之一】痈疽脉法

痈疽脉数,浮阳沉阴。浮数不热,但恶寒侵,若知痛处,急灸或针。共数病进,将有脓淫。滑实紧促,内消可禁。宜托里者,脉虚濡迟,或芤涩微,溃后亦宜。长缓易治,短散则危。结促代见,必死无疑。凡诸脉,浮数脉应当发热,其不发热而反洒淅恶寒,若有痛处,必发痈疽。脉微而迟反发热,弱而数反振发寒,当发痈疽。脉浮而数,身体无热,形嘿嘿,胸中微燥,不知痛之所在,其人必发痈疽。

《外科真诠》（清·邹岳 撰）

【卷上】疮疡总论

疮疡未溃之先,脉宜有余;已溃之后,脉宜不足。浮也、滑也、实也、弦也、洪也、长也、紧也、数也、牢也、沉也、伏也、促也,皆有余之脉。微也、细也、迟也、缓也、芤也、涩也、濡也、弱也、短也、虚也、革也、结也、动也、散也,皆不足之脉。未溃而见有余,毒气盛也,攻之不必迟疑;已溃而见不足,元气虚也,补之乃为至当。倘未溃而见不足之脉,毒气陷而元气虚,须补阳以发毒,人参、黄芪不可缓也。已溃而见有余之脉,毒气盛而元气滞,须补阴以化毒,地黄、当归亟宜投也。

第七节　辨善恶生死顺逆

痈疽类疾病并非全然小疾,如果不引起足够的重视,也会出现危急之候。旴江医家详细观察了痈疽类疾病的临床证候表现,总结出了发病过程中提示预后的恶候与善候,包括痈疽类本身的局部表现和全身性表现。不同医家总结的善恶之候表现有所差异。陈自明等还进一步针对善恶之候的预后与调理进行了原则性阐述。

旴江医学相关论述

《外科精要》(宋·陈自明 撰)

[卷中]辨痈疽发背阴阳浅深缓急治法第二十五

故善恶之证,全在医之工拙所致,故愚不得不辨明之。如烦躁时嗽,腹痛渴甚,泄利无度,小便如淋,一恶也;脓出大泄,焮痛尤盛,脓色败臭,不可近之,二恶也;喘粗短气,恍惚嗜卧,三恶也;未溃先黑,久陷,面唇青黯便污者,四恶也;肩项不便,四肢沉重,五恶也;不能下食,服食而呕,食不知味,六恶也;声嘶色脱,唇鼻青黑,面目四肢浮肿,七恶也;更有气噫痞塞,咳逆身冷,自汗无时,瞪目耳聋,恍惚惊悸,语言颠错,是皆恶证也。所谓五善者,动息自宁,饮食知味,一善也;便利调匀,二善也;脓溃肿消,色鲜不臭,三善也;神彩精明,语气清朗,四善也;体气和平,五善也。五善见三则善,七恶见四必危。若五善并至,则善无以加;七恶骈臻,则恶之剧矣。故善治斯疾者,乘其势浅,毒不内攻,善证具备,若其势既盛,则谨于防托,庶不内攻。苟不善治,失于防托,则毒气深攻,其七恶之证,则随即而至矣。恶证既备,百家方论,皆莫能救,唯有骑竹马法灸之,可以夺人之危于将死之际。余躬试其验,罄露所得,奚敢有一毫之隐耶!如痈疽发背等疮,治法大略相似,但要精加审度,疗之于未危之先,庶收万全之效。勿以势缓而忽视,勿以势急而怆惶,莫而后发,万举万全。若其势既见，不同其他，便用隔蒜灸之，使毒发越于外，则不致内攻，杀人之速也。其患处当头得灸，便成疮口良，文火艾既透，则疮口滋润，或出恶水，痛势亦定；兼服五香连翘汤，纵使未能顿减其势，亦少缓矣。更以骑竹马法灸之，则随即见效。若得疾已过七日，则不须用蒜灸，无益矣。只用骑竹马法灸之，仍服五香连翘汤，甚则转毒散，立见功效。此所谓要识轻重缓急也。倘疾势之骤，须急以灸火当头引泄，使不内攻，非灸法则无良策。艾火之后，疾势既定，有少艾火流行，初不为害，但服托里散、国老膏、黄矾丸，自然安妥，但依将理法爱护，自无他虞。

经云：诸痛痒疮，皆属于心。心，君也，犹家主焉。疾如凶人，然家主衰则凶人得以肆其暴。闻是疾者，尚且惊惧，况身履其危，安得不动心哉？心君不动，邪气莫能干犯，如主正于凶人岂能自恣？明理之士，睹此毋以为言之赘焉。

【卷中】论善恶形证第二十六

问曰：五善七恶，可得闻乎？答曰：食饮如常，一善也；实热而大小便涩，二善也；内外病相应，三善也；肌肉好恶分明，四善也；用药如所料，五善也。渴发而喘，精明眼角向鼻，大小便反滑，一恶也；气绵绵而脉濡，与病相反，二恶也；目中不了了，精明陷，三恶也；未溃肉黑而陷，四恶也；已溃青黑，腐筋骨黑，五恶也；发痰，六恶也；发吐，七恶也。

【卷中】论生死形证第二十七

问曰：病有至甚而生，有微而至死，病证难辨，死生何从决乎？答曰：发背透膜者，死，不治（此言肝俞以上）。未溃肉陷而青，唇黑便污者，死（此言坏脏便于瘀血）。溃喉者不治，阴入腹者不治，入囊者死，鬓深及数者不治（谓如及寸余者）。在颐后一寸三分，毒锐者，不治。无此者生，流注虽多，疗之必愈。（论出郑氏《卫济宝书》）

【卷中】形证逆顺务在先明论第二十八

论曰：夫痈疽破溃之后，其形候有逆有顺，眼白睛黑而眼小，一恶也；不能下食，纳药而呕，食不知味，二恶也；伤痛渴甚，三恶也；髀项中不便，四肢沉重，四恶也；声嘶色脱，唇鼻青黑，面目四肢浮肿，五恶也；烦躁时嗽，腹痛渴甚，泄利无度，小便如淋，六恶也；脓血大涩，焮痛尤盛，脓色败臭，不可近之，七恶也；喘粗短气，恍惚嗜卧，八恶也；未溃先黑，久陷面青，唇黯便污者，九恶也。更有气噎痞塞，咳嗽身冷，自汗无时，瞪目耳聋，恍惚惊悸，语言颠错，皆是恶证。所谓五善者，动息自宁，饮食知味，一善也；便利调匀，二善也；神采精明,语声清朗,三善也;脓溃肿消,色鲜不臭,四善也;体息和平,五善也。五善见三则吉,诸恶见四必危。若五善并至,则善无以加;七恶骈臻,则恶之剧矣。又有疽发所在,有不可治者何? 脑上诸阳所会,穴则髓出;颈项上近咽喉,药饵饮食之所通,一有所碍,两不能进;肾俞上与肾相抵,命之所系,穴即透空,又不可着艾,三处有疽,并为难治。(此论见李氏、伍氏方)

自泻呕吐,不进饮食,诊之而肾脉最虚,此等古人皆以为不治之疾,然尚有救疗之理。

《伍氏方论》曰:夫痈发背者,皮薄肿高,多有椒眼数十粒;疽发背者,皮肤顽硬,状如牛颈之皮,二证皆宜灼艾。痈成脓则宜针,其铁宜用马衔铁为之,形如韭叶样,两面皆利。

《万氏秘传外科心法》(明·万全 撰)

[卷之一] 总论大法

夫痈毒发背之生,有五善七恶,不可不辨。动静自宁,饮食知味,一善也;大小便均调,二善也;神气清,语声明,三善也;脓溃肿散,色鲜不臭,四善也;身体最和平,起居如一,五善也。五善俱见则善,无以加矣。若眼白睛黑,两目紧小,唇青疮黑,一恶也;胫膊难转,四肢沉重,眼闭、口张、耳聋,二恶也;不饮食,不纳药,或不知味,痛极渴甚,三恶也;痰喘气急,面色青黑,目闭口开,四恶也;时出冷汗,恍惚嗜卧,语言颠倒,五恶也;烦躁咳嗽,腹中利泻,小便混浊,六恶也;肿高痛甚,脓水腥臭,七恶也。七恶俱全,则不可治。五善见三则吉,七恶见四则危。

《寿世保元》(明·龚廷贤 撰)

[卷九 外科诸症] 痈疽

夫疮有五善七恶,不可不辨。若动息自宁,饮食知味,一善也。便利调匀,二善也。脓溃肿消,色鲜不臭,三善也。神彩精明,语音清朗,四善也。体气和平,五善也。如烦躁时嗽,腹痛渴甚,泄利无度,小便如淋,一恶也。脓血大泄,焮痛尤甚,臭恶难近,二恶也。喘粗短气,恍惚嗜卧,三恶也。未溃先黑,久陷,面青唇黯便污者,四恶也。肩项不便,四肢沉重,五恶也。不能下食,服药而呕,食不知味,六恶也。声嘶色脱,唇鼻青黑,面目四肢浮肿,七恶也。更有气噎痞塞,咳逆身冷,自汗无时,目眩耳聋,恍惚惊悸,语言颠倒,皆是恶症。五善见三则善,七恶见四必危。五善并至,则吉而安。七恶全见,必危而死矣。

《医学入门》(明·李梴 撰)

【卷五 外科】痈疽总论

五善:动息自宁,饮食知味,一也;便利调匀,二也;脓溃肿消,水鲜不臭,三也;神彩精明,语音清朗,四也;体气和平,五也。此属腑证,病微邪浅,若能慎节,勿药自愈。七恶,乃五脏亏损之证,外似有余,而内实不足。大渴发热,或泄泻淋闭者,邪火内淫,一恶也。脓血既泄,肿痛尤甚,脓色臭败者,胃虚火盛,二恶也。目视不正,黑睛紧小,白睛青赤,瞳仁上视者,肝肾阴虚而目系急,三恶也。喘粗短气,恍惚嗜卧者,脾肺虚火,四恶也。肩背不硬,四肢沉重者,脾肾亏损,五恶也。不能下食,服药而呕,食不知味者,胃气虚弱,六恶也。脾肺俱虚,七恶也。

《外科活人定本》(明·龚居中 撰)

【卷之一】调治心法

夫痈疽发背之生,中有五善七恶,不可不辨。动息自宁,饮食知味,一善也;大小二便均调,二善也;神气清明,语声爽朗,三善也;脓溃肿消,色鲜不臭,四善也;身体平和,起居如一,五善也。五善俱见,则善无以加矣。若眼白睛黑,两目紧小,唇青疮黑,一恶也;膊项难转,四肢沉重,目闭耳聋,二恶也;不能饮食,纳药呕吐,不知味,痛急渴甚,三恶也;声嘶色脱,面青气喘弗宁,四恶也;冷汗虚时出,恍惚嗜卧,语言颠倒,五恶也;烦躁咳嗽,腹痛泻痢,小便淋浊,六恶也;脓血大泄,肿㶸尤甚,脓血腥臭,疼痛不止,七恶也。七恶俱全,则恶不可言矣。五善见之则吉,七恶见之则危。

十善症候:眼明语真,饮食不减。身无潮热,红色肿起。盗汗无侵,不烦不渴。脉洪应指,痛不可忍。药攻即出,颜色如常。十恶症候:眼花乱语,饮食呕吐。浑身潮热,疮口黑色。盗汗不止,心烦口渴。痰涌咳嗽,不痛不红。大便泄泻,臭不可闻。

《外科百效全书》(明·龚居中 撰)

【卷之一】痈疽总论

一善身安食知味,二善大小二便调,三善溃消脓不臭,四善神清语音长,五善体气和平好,此属腑症病微良。一恶烦躁口干渴,或泄或闭或淋沥;二恶溃后肿痛甚,脓色臭败不可当;三恶目视必不正,黑睛紧小白睛赤;四恶乃喘粗短气,且兼恍惚喜卧床;五恶脾肾二经亏,肩背不便四肢重;六恶是胃气弱虚,呕药食少不知味;七恶声嘶唇鼻青,面目四肢肿且黄。阳虚寒战腹疼甚,自汗呃逆雷鸣肠,虚极发躁欲坐井,蓦然变痉身反张,阴虚晡热夜不寐,消渴便活血难藏。五善见三容易治,七恶见四真恶疮。又有一般无名肿,疖疽瘰疬也同方。

《**外科真诠**》(清·邹岳 撰)

【卷上】疮疡总论

饮食知味,一善也;便尿调匀,二善也;脓出毒消,色鲜不臭,三善也;神气消爽,声音响亮,四善也;脉息有神,不违时令,五善也。疮口干黑,不知痛痒,一恶也;食少不化,服药作呕,二恶也;声嘶色脱,面青气喘,三恶也;大渴发热,泄泻淋闭,四恶也;恍惚嗜卧,语言颠倒,五恶也;四肢沉重,面目浮肿,六恶也;脉息无神,躁动不和,七恶也。语云五善见三则吉,七恶得四则凶。吉者生之兆,凶者死之机也。

第四章
盱江医学论外科疾病治法与方药

第一节　疾病不同阶段论治

痈疽类疾病有其大致的发生、发展规律,在不同阶段有不同的临床表现和内在病机。盱江医家按初起、脓成、脓溃、脓尽等不同阶段对痈疽类疾病的治疗提出了不同的具体方案,体现了他们对治疗此类疾病有着清晰的思维脉络。

盱江医学相关论述

《外科精要》(宋·陈自明 撰)

【卷上】治痈疽用药大纲第十八

李氏云:前方所著,靡不周备,但欲使用药者,不可不知之尔。然人能逐一玩味猥说,深思用药之意,临时看其病证,次第用药,无有不效。近时有亲旧得此病,为愚医所惑,或用君臣药,或用草药,其疾益甚,痛楚日增,然后回心,杜绝众医,只用愚方,间蒙下问,但指示三五,与之服饵,无有不安者。今略书用药要领,与夫先后之序,画一于后:

初觉得背疽之疾,便合服内托散(又名乳香万全散)。后来方免变证,口舌无疮。此药但可服十数服而止,便以骑竹马灸法灸之,或用隔蒜灸法灸之亦可。

即合继服五香连翘汤。此药如大便宽快,内热既退,即合住服。若一二日之后,大便再秘,须合再服,要取利毒气至尽,然后住服,亦合看病人虚实,量其轻重而进药。

疽破后,多服洪氏排脓内补散,若无呕逆之证,用酒调下;有呕逆之证,只用木香汤调。此一药,若痈疽破后,当终始服饵,不可辍。陈无择云:当在第四节用。言之甚当。

痈疽初作之时,便要着艾。既灸之后,便宜用麦饭石膏,四围涂敷,以护其根脚,不可使开,中心却要留痈口如钱大,使毒气出;如痈渐小,随其大小敷之,直候疽破脓溃之后,口收只有径寸许,却用神异膏贴敷,却住用麦饭石膏。

痈疽才破有口,便合用猪蹄汤洗,其初连日洗;五日后,间日洗;欲安之际,三日一洗。

痈疽既破,脓血溃多,五七日后,方可用神异膏贴,若根脚小,五日后贴;

如阔大,须七日、十日后,可贴敷。

痈口将收之际,最忌用急涩敛口之药,只宜用神异膏贴,其详已载"饮食居处戒忌篇"。多见昧者破此一段,不过病者厌于将理,医者急欲获利,不思毒气发泄未尽,其疾再来,人命自此不救,更将论医者贪利,更易前方篇所论。深思熟虑,以人命为重,阴功厚利,一举两全,岂不美哉!

疽疾将安之际,宜多服加味十全汤,以补其气,而庶使肌肉易生故也。

前后病背疽之人,多是先发渴而后背疽作,或有背疽安而后发渴疾,因此不救者甚多。若有渴疾之人,宜专服加减八味丸(方见第四十八论后)。能使渴疾安,疽疾不作。若骤得背疽之疾,既安之后,不问有无渴证,便宜常服加减八味丸。此药非特可以杜绝渴疾之将来,亦且大能滋益气血,生长肌肉,使精神强健,此乃累试之验。忍冬丸亦妙(又名鹭鸶藤)。

前方须是居州县及有力之家,方能及之,若居僻乡,及无力之人,只可用鹭鸶藤酒(一名忍冬草)一方,终始之服饵,俟其疽破,即以神异膏贴之。然神异膏所用药材,皆非贵细难得之药。前后用此,以医田夫野老,百发百中。

【卷中】痈疽发背分表里证论第二十三

治法:初觉便宣热拔毒,已溃则排脓止痛,脓尽则长肌敷痂。次序施治,切不可拘一法。酌量轻重,形证逆顺,寒则温之,热则清之,虚则补之,实则泻之,导之以针石,灼之以艾炷,破毒攻坚,以平为期,此谓至论。

《万氏秘传外科心法》(明·万全 撰)

【卷之一】总论大法

凡治痈毒,初宜解毒拔毒,既溃,宜排脓定痛,如未溃时,不可服热药,既溃时,不可服凉药。如初作者,先须托里,既溃者,必要排脓,此治痈疽等疮之大法也。又须看其时令,诊其脉理,辨其虚实,决其轻重,量其病势,斟酌用之,庶不夭折。如毒始作,无论痈疽发背等症,先须以千金托里散,服三四剂,固定脏腑,千金内托散亦可。

凡毒于未溃之先,而有前数项之症,即从各症汤内,加连翘、栀子、牛子、二花、皂角刺之类。既溃之后,而有前数项之症,于各症汤内,加人参、黄芪、二花、连翘、栀子,春多用防风、白芷、柴胡、川芎;夏多用黄连、栀子、连翘、麦冬;秋多用黄芩、苍术、连翘、栀子;冬多用人参、白术、连翘、甘草。痈疽发背之治,大概如此。

《外科活人定本》（明·龚居中 撰）

【卷之一】调治心法

凡治痈疽诸毒，初觉则宣热发毒，既觉则排脓定痛。初肿而未溃者，一毫热药不可服；既破而已溃者，一毫凉药不可服。初作者，先须托里；既破者，必要排脓。此同古人治痈疽之大法，无以过于此也，是以浅见尤当再加斟酌矣。特令察以脉理，辨以虚实，决其轻重，觉势而用之，庶不损人之天年也。如毒始作，无问是痈疽发疖等症，先以千金内托散服三四剂，固定脏腑，使毒不内攻。

又箴曰：痈疽之生，古名悍疾。内蕴郁热，外感风湿。肿起为痈，隐伏为疽。诸形三背，乃作花治。始然之生，有如黍米。增寒壮热，由渐而起。勿怠勿惰，勿勾勿洗。初着艾灸，肿斯可已。如其不然，先须内理。勿使毒入，祸延骨髓。托里之后，宣热解毒。定痛排脓，是为切求。生肌敛口，如此可休。若行勾割，自惹其忧。肿起而高，慎勿煎愁。此为毒泻，调之可瘳。

《外科百效全书》（明·龚居中 撰）

【卷之一】痈疽辨论

凡痈疽未溃前极痛者，为热毒便秘，宜解毒汤之类。若作脓痛者排之，脓胀痛者针之。已溃脓出而反痛者，此为虚也，宜八物汤加黄芪之类补之。亦有因登厕犯秽气所触而作痛者，宜药中加乳香、芷、芍之类和之。风寒所逼者，宜药中加防风、桂枝之类温散之。

凡痈疽疮口不敛，由于肌肉不生；肌肉不生，由于腐肉不去；腐肉不去，由于脾胃不壮、血气不旺，治宜补托为主，而佐以行经活血之药。要知疮口难敛，或渐大渐开出血者死。

《外科真诠》（清·邹岳 撰）

【卷上】治疮疡要诀

凡治初起之毒，顺手医去，便易见效。如毒患已久，及被人医得反复者，必须究其初起何因，及一向所服何药，且何药见效，何药不见效，仔细问明，看清阴阳，兼诊脉之虚实，方好用药。

凡毒用药，当分初、中、末之异。初宜散热解毒通经为主，以图消散，中宜排托为主，以图逐毒成脓，末宜温补为主，以图易于收功。此大法也。若纯阴之毒,始终概宜温补调理,一切清凉寒凝之药,不可轻投,并不可外敷寒凉末药,冰寒气血,不能消散。

阳毒初起,通用加减消毒散。冬天有外感,加前胡、防风、苏叶;夏天有暑气,加香薷、扁豆。阴毒初起,血虚者通用阳和汤。此方不必加减,唯初起略加银花、甘草,或贫士无力买好肉桂,换用当归二钱亦可。气虚者通用加味四妙汤。

消阳毒坚肿用蒲公英,此乃阳明经主药,阳明之毒有坚肿者,可以重用。消阴毒坚肿,用续断。

凡阳毒初溃,坚硬有腐者,宜用化管丸提之,以结其毒,听其自脱,后用乌云散盖膏,徐即收功。

凡毒肉满毒尽,久不收口而色白者,多是肌肉寒冷,用炭姜、肉桂末掺之,方能收口。疮口久后变黑无脓,乃气血大败之候,不治。

凡毒无论已溃未溃,忽咬牙寒战,系气虚不能胜毒,毒陷攻里之兆;或溃后脓水忽多忽少,疮口如蟹吐沫者,系内膜已透,俱为逆症。

第二节　寒热虚实阴阳论治

痈疽类疾病以热症居多,但医者治疗不可拘泥一法一方,需从寒热虚实阴阳不同角度进行论治。陈自明引《三因方》,认为治疗痈疽应先理清病因是外因、内因还是不内外因,然后再从疾病的寒热虚实阴阳进行辨证论治。《外科百效全书》《外科真诠》论述了如何从阳证、阴证与半阴半阳证对痈疽类疾病进行分证论治。

盱江医学相关论述

《外科精要》（宋·陈自明 撰）

【卷上】《三因方》痈疽叙论第十三

《论》又曰:阴滞于阳则发痈,阳滞于阴则发疽。而此二毒,发无定处,常以脉别之。浮洪滑数则为阳,微沉缓涩则为阴。阴则热治,阳则冷治。治之之要,虽有四节八事,所谓初觉则宣热拔毒,已溃则排脓止痛,脓尽则消肌内塞,恶肉尽则长肌敷痂,次序固明。若不别其所因,施治亦昧。故法中有用远志宣热者,得非内因乎(《经》曰:诸痛痒疮,皆属于心。又云:心气不通,则生痈疡。详之远志,通行心气之药,仆之管见,未委是否);至于因内,则用大黄;不内外因,则用甘草。世医但泥方书,多用五香连翘与漏芦二汤,更不究三因所自,其可守一法而普攻之。既得其因,又须观病浅深,与证候吉凶,寒则温之,热则清之,虚则补之,实则泻之,导之以针石,灼之以艾炷,破毒溃坚,以平为期,各有成法。

《外科百效全书》(明·龚居中 撰)

【卷之一】治法总要

凡看痈疽风毒等症,先辨阴阳。如纯阳以阴消为主,内服清毒散、内疏黄连汤之类,外敷抑阳散。半阴半阳症,内服托里消毒散之类,外敷阴阳散。如纯阴毒以托出为主,内服十宣散或补中益气汤加姜、附入酒煎之类,外敷抑阴散。但久开口有污肉,即用武熏方,每熏后用玉红散掺上,后又熏,俟污肉朽烂,将利刀割去污肉,但割至痛即止。割后用化毒丹掺二三日,每以肉汤或盐茶洗,后以贵宝生肌散,一岁一日将近用白朱砂散四弦掺,日满肉满,用稀锦敛口方,但每掺药先宜以麻油抹毒。

《外科真诠》(清·邹岳 撰)

【卷上】疮疡总论

纯阳之毒,高肿焮痛,来势暴急,治法以清热解毒为主。初起内服加减消毒散,外敷洪宝膏,自可消散;如已溃脓,外用乌云散盖膏,腐重者用冰翠散盖膏,毒尽自然生肌合口。纯阴之毒,清冷坚硬,皮色不变,不痛或痒,来势缓慢,治法以温经通络为主。气虚者宜四妙汤加味,血虚者宜阳和汤,外用玉龙膏敷。若已溃口者,总宜补剂调理,外用浮海散盖膏,方能收功。半阴半阳之毒,坚硬微痛,皮色淡红,治法以和营解毒为主,内服加减活命饮,外敷乌龙膏,溃后仍宜托里,外用乌云散盖膏,或用浮海散亦可。大抵疮毒纯阳固多,纯阴原少,唯半阴半阳之毒居多,阳者轻而易愈,阴者重而难瘥,医者能分阴阳调理,大症化小,小症化无,以图消散,斯为上上之技。若不辨症之阴阳,纯用苦寒攻逐,名为清火消毒,实则败胃戕生也。

第三节　论兼症治疗

痈疽类疾病除了局部红、肿、热、痛或化脓等常见症状外，也存在着局部痒、形色异常以及全身性的症状表现，如恶寒发热、口渴、呕吐等。这些兼症中部分是次要症状，可据症用药，部分又体现了某些主要病机，在辨证分析中具有特殊意义。盱江医家们对此有着详细的记载，并介绍了众多治疗方法，如陈自明《外科精要》提到呕逆有伏热在心者，有气虚者，可分别用内托散和嘉禾散；《外科百效全书》记载："凡肿疡时呕者，当作毒气上攻治之。溃时作呕，当作阴虚补之；溃后作呕，当作脾虚补之。"二者对呕逆病机的表述有同有异，当具体情况具体分析。

盱江医学相关论述

《外科精要》（宋·陈自明 撰）

【卷上】治痈疽用药大纲第十八

呕逆有二证，一证谓初发时，不曾服内托散（又名万金散），伏热在心；一证有气虚，脾气不正而呕，当仔细审察病证，参酌用药。若是因热而呕者，外证心烦身热，痛作痛，此即是伏热在心，合将内托散服三两服即止，不可多服；若是气虚而呕，其证心不烦热，遇早便呕，或闻秽气而呕，早晨宜服嘉禾散；如有寒热，宜服家传不换金正气散；仍五更初，兼服山药丸以补肾。

【卷上】论呕逆证第十九

李氏方论：背疽呕逆，乃是毒气冲心，非脾胃之冷，当服内托散。《杨氏家藏方》云：有人因鼻衄初愈，不曾表汗，余毒在经络，背发大疽，自肩下连腰胁肿，其坚如石，色极紫黑。医以凉药服之，中夜大呕，乃连进此药三四服，呕遂止，既而疮溃，出赤水淋漓，四十日而愈。又有患瘰病者，痛过辄呕，服此药呕亦止。近见有人病疽，医者不肯用此药，以为恐伤脾胃，愚故引杨氏之言，以解世人之惑。

《外科活人定本》（明·龚居中 撰）

【卷之一】调治心法

宣热以凉膈散，拔毒以败毒散，定痛以乳香汤，增寒壮热以小柴胡汤，大便闭结以大柴胡汤，发渴饮以黄芪六一汤，秽污触犯以连翘三香汤，呕吐不纳食以人参养胃汤，饮食不充以参砂养胃汤，声嘶以麦冬清音汤，腹痛以白芍甘草汤，烦躁以黄连清热汤，好眠以益身汤，虚弱以人参黄芪汤，痛甚以清肌快肤汤，恍惚恐惧以镇惊散，日久而不作脓者以妙剂饮，脓溃而肿不消者以真人活命汤，清泄不止者以真人养脏汤，气喘而咳者以木香顺气散，自汗虚汗以黄芪固真汤。彻脓以万灵膏，敛口以生肌散。以上见病增方，无过于此。若症危恶，尤当以骑竹马穴法而灸之，实有回生起死之功。

《外科百效全书》（明·龚居中 撰）

【卷之一】痈疽辨论

凡痈疽发渴，乃血气两虚，宜参芪以补气，当归、地黄以养血。

凡痈疽泄泻，有因寒凉伤脾者，以六君子加砂仁之类。亦有脾虚下陷者，宜补中益气汤之类。要知痈疽呕泻，肾脉虚者必死。

凡痈疽便秘，因热毒入脏，呕哕心逆，发热肿硬秘结，固宜通之。又有伏热阳气怫郁面赤便秘者，为邪火在经，宜汗以发之。溃后气虚血涸便秘，十全大补汤治之。或因入房伤肾便秘者，加姜附以回阳气，则大便自润。凡便秘能食而肚腹不胀者，切不可下。若腹痞胀而秘者，用猪胆一枚剪去头，入盐醋少许，以鹅管插入胆中，灌谷道内自通。

凡肿疡时呕者，当作毒气上攻治之。溃时作呕，当作阴虚补之；溃后作呕，当作脾虚补之。若年老溃后发呕不食，宜参芪白术膏峻补。河间谓：疮疡呕者，湿气侵于胃，宜倍白术。

凡阳虚因误服寒凉，或溃后劳后，或吐泻之后，或误入房梦遗，或外邪所乘，初则虚火假症，仍发热头疼，良久寒战咬牙，腹痛雷鸣，泄泻呃逆，自汗盗汗，急用托里温中汤，后用六君子汤加附子，或加姜桂。甚者用大剂参芪归术，倍加姜附，以手足温为度。

凡痈疽溃后发热恶寒，作渴怔忡，睡卧不宁，阳衰阴盛发躁，脉洪大，按之微细或无，此阳虚极。蓦然牙关紧急，腰背反张，变为痉痓，阴数或无汗恶寒，或有汗不恶寒，俱宜八味丸料加参芪归术，大剂煎服。

凡病痈疽者，原禀瘦怯，或房欲竭精，或疮出脓多，或误汗下，以致日晡潮热，口干作渴、夜寐不着，疮出紫血，四物汤、托中益气汤主之。更知便污黑者死。

凡疮病时或愈后口鼻吐衄、牙宣龈露，皆因疮病出血，虚火动而错经妄行,当求经审其因而治之。要知大凡失血过多而见烦热发渴等症,勿论其脉,急用单人参汤补之。经云:血生于气者,苟非甘温参芪归术之类.以生心肝之血决不能愈,若发热脉大者死。

《外科真诠》(清·邹岳 撰)

【卷上】治疮疡要诀

无论各处疮毒,有黄脓痂者,皆是有痒之症,或用消毒散刷。

出桐油水者,气血大虚,宜参归鹿茸汤补之。

久毒疮头流血,乃肝气将败之候,宜重剂补药,加五味子收之。阳毒通用凉药,则变为半阴半阳,但比纯阴毒更易轻身,培补正气,即转为阳。

凡毒痛,坐久而痛,血不行也;行而痛者,气血虚也,下午痛者,血虚也;溃后仍痛者,气血亏也;初起痛者,风寒湿热客于肉里而作脓也。

凡毒痒,有湿痒,有风痒,有虚痒,血行亦作痒。

凡毒内作寒者,乃阴寒之毒,补药内须加鹿茸、肉桂;身上作寒兼有头痛者,乃外感风寒之候,宜疏表之。

毒有臭气,须用洗药。阳毒多有臭气;阴毒有臭气必流血,乃气血大败,多不治。阳毒有臭而生蛆者,须用生猪油捣寒水石末贴之,或用清油调杏仁末刷之亦可。

凡毒起箩圈塍,有上坏丹药而起者,多紫黑作紧,乃闭住瘀血故也,宜用线针刺去紫血,再按症用药。有过服补涩药而起者,内外清解,即可平复。若起浅白塍者无妨。

疮口出血不止,有肝败而流血者,有气血亏而流血者,俱宜用重剂归脾汤治之。有未熟误针而出血者,宜用托里散治之。

疮口无脓,有气血虚而无脓者,有风湿闭而无脓者,有误服白术闭住毒气而无脓者,四边必坚硬,宜用清热泻火通窍之药治之。

疮口紫黑,有上坏丑丹而然者,须换好丹盖膏,自转红活;有上多黄丹而然者,换药刷之自转;有气血大虚而然者,多难治,治之则宜大补。

凡疮毒有腐肉,须用冰翠散,重者宜用降丹点之;久后结成腐骨者,且用托管丸治之。

凡毒胬肉多因开刀太早,伤其好肉所致;亦有毒将愈时,未避风水,新肉强出。只须用膏盖护,可以平复。

凡久毒成漏，宜内服大补气血之药，外用川乌洗净，蒸干切片二分厚，用口涎润湿，贴毒口上，用艾圆灸之，令毒口温暖，稍稍觉痛即住手勿灸，徐用八宝丹盖膏，灸法须用五、七日为止。

久毒成管，先用化管丸纳入盖膏，六七日方可钳去，换用拔毒膏，以消余毒，内服托里散治之。如五六月后肿未消，则管未离岩，再照法用化管丸一次，断无不起。如无化管丸，或用降毒线插入盖膏，但不如化管丸能入弯曲之处。

【卷下】疮疡杂症揭要

寒热：疮疡初起，轻者不发寒热，重则未有不发寒热者也。但发寒热于未溃之前者，轻；发于已溃之后者，重。盖初起发热恶寒者，乃营卫不行，经络阻塞，疮毒燃发之所致，阳症用清热解毒之剂治之，阴症用温经通络之剂治之，自可渐愈。若已溃之后，脓血大泄，未有不虚者也。经曰：阳微即恶寒，阴弱还生热是也。治当大补气血为主，切不可发表攻里，以犯虚寒之祸。

口渴：疮疡口渴，多是火毒所致，但有阳火阴火之分。阳火口渴，脉必洪大而数实，舌苔干燥宜用寒凉治之。阴火口渴，脉必细数无力，即或洪大，按之无力，舌苔润滑，宜用温补治之。更须分已溃未溃之候。未溃口渴者，多是火毒之甚，内疏黄连亦可暂服。已溃口渴者，总是气血亏损，津液枯涸，八味加减，当归补血，随宜酌用。又有火邪虽盛，真阴又亏者，宜加减八味浸冷服之。又有真阴内亏，口无津液渴不欲饮者，此口干非口渴也，俱宜加减八味治之。若因重气伤，内亡津液者，宜用七味白术散或补中益气汤治之。

谵语：疮疡谵语，最属危险之候。若初起烦燥口渴者，多是火毒内攻，急宜清热解毒，如大黄以下之。若溃后脓血大泄，或汗多亡阳，或下多亡阴，以致阴血耗散，阳无所依，而发谵语者，急用十全大补重剂救之。倘面赤脉虚，寻衣摸床，症属不治。

呕吐呃逆：疮疡呕吐呃逆，亦属危险之症，宜按初久病候，分虚实以治之。初起火毒上逆攻胃，多发呕吐，甚则呃逆不止，脉必洪数有力，大便秘结，宜用内疏黄连治之。亦有胃气原虚，疮毒内攻，即发呕吐，脉多虚弱，宜用香砂六君子治之。不应加附子。若溃后呕吐呃逆者，多属脾胃虚寒，急宜用丁蔻理中治之，倘胸满腹痛，大便溏泄者，乃脾肾大败之候，症属难治。

大便泄泻：疮疡大便泄泻，或因寒凉攻伐，脾气亏损，宜用香砂六君子汤送二神丸；或因脾虚下陷不能升举，宜用补中益气汤送二神丸；或因肾气虚寒，不能禁止，宜用桂附八味送四神丸。《精要》云：痈疽呕泻，肾脉虚者不治。此发《内经》之微旨也。凡此实难治之症,如按前法治之,多有可生者,但贵治之早耳。

大便秘结:疮疡初起,热毒深固,肿硬木闷,六脉沉实,大便秘结,此毒在脏也,宜疏通之。若溃后大便秘结,多因气血亏损,肠胃干涸,当内服十全大补汤加桃仁、麻仁以润之,外用蜜煎导法治之。切不可以巴豆、丑牛驱逐峻厉之药,伤其元气,致生变症。

小便淋漓:疮疡小便淋漓,或茎中涩者,肾经亏损之恶症也,宜用加味肾气丸治之。若热结膀胱,小便淋满而痛者,宜用八正散。

喘急:疮疡喘急,恍惚嗜卧,乃心火刑肺金之候,宜用人参平肺散治之,面赤者不治。

发痉:疮疡溃后发痉,因气血亏损,外邪所搏,或内虚郁火所致,其症牙关紧急,四肢抽搐,腰背反张,最属危候,治宜大补气血,多有得生者,若作风治,速其死矣。

四肢厥冷:疮疡四肢厥冷,宜分寒热治之,寒厥冷过肘膝,指甲青黑,脉细无力,疮色灰白下陷,宜用四逆汤、理中汤治之。若热极发厥者,指甲如常,冷不过肘膝,脉来沉实有力,疮色紫黯干枯,可用四逆散、白虎汤治之。

第四节　论外治法

一、外用药

中医外科性疾病多内外兼治,外用敷药是常见之法。此处所涉及的是外用药中一些较为特殊的方法,如围药、葱熨法等,以及外用贴敷疗法时的冷热讲究。

旴江医学相关论述

《外科精要》(宋·陈自明 撰)

【附录】疮疡隐括关键处治之法

疮疡用围药,如肿痛热渴,症属纯阳,宜内服济阴丹,外敷抑阳散。若似肿非肿,似痛非痛,似溃不溃,属半阴半阳,宜内服冲和汤,外敷阴阳散。若微肿微痛,或色黯不痛,或坚硬不溃,症属纯阴,宜内服回阳汤,外敷抑阴散。

《外科百效全书》（明·龚居中 撰）

【卷之一】痈疽辨论

凡外敷贴药亦发表之意，一方谓贴冷药有神效，夫气得热则散，得冷则敛，何谓神效？《经》曰：发表不远热是也。

葱熨法，用生葱捣烂炒热，频熨患处，至冷再换再熨。治流注、结核、骨痛、鹤膝等症。先用隔蒜灸，余肿尚存，用此熨之，以助气血行壅滞。又治跌打损伤、止痛消肿散血之良剂。

二、论灸法

中医运用灸法治疗外科性疾病是比较有特色的，在旴江医家中，尤以陈自明为相关治法的代表。陈自明在《外科精要》中认为治疗痈疽类疾病要使邪有出路，可内服内托散和五香连翘汤宣泄毒气，然后就是以骑竹马取穴法灸之，或隔蒜灸之，也是使毒气有路而出，不攻于内，更可以灸足三里，引热下行。

旴江医学相关论述

《外科精要》（宋·陈自明 撰）

【卷上】疗发背痈疽灸法用药要诀第一

今之疡医，不言破陈诀要之药，遂使后学转乖迷途，怆惶失序，轻者必重，重者必死。凡有此病，未要辨问是痈是疽，是疮是疖，是虚是实，是冷是热，首先便服内托散五七服（便止，不可多服）。次服五香连翘汤，宣泄毒气，便以骑竹马取穴法灸之（此穴直是有起死回生之功）。或隔蒜灸之，庶使毒气有路而出，不攻于内（恰如强盗入室，窒塞其路而捉之，唯恐走了，必伤主而后已。又如遗漏，在法打破其屋，则火有路而出，不伤其内，若不打破其屋，火在内燃，火焰出屋，内已坏矣）。更灸足三里，引热就下，此皆良法……今时之人，但见宠妾稍众，以为作表太过，又病者于心有愧，自谓内耗中干，致有此疾，遂令更服补助热性之药，投合病者之意宜矣。殊不知邪之所凑，其气必虚，留而不去，其病乃实。若一见此病，而便投热药，转助毒气，可谓抱薪救火。《经》云：实实虚虚，损不足，益有余，如此死者，医杀之尔！古人云：痈疮未破，毒攻脏腑，一毫热药断不可用，痈疮已破，脏腑既亏，一毫冷药亦不可用。此是先后次第之要诀也。《至真要大论》云：诸痛痒疮，皆属于心。又云：阳气凑袭，寒化为热，热盛则肉腐为脓。又云：大凡痈疽，多生于膏粱之人。何也？平日宠妾满前，温床厚被，未寒衣绵，未饥先食，无非饮醇酒，食鸡羊，啖油面，嗜炙煿，平日熏煮脏腑，色力太过，稍有不及，便服兴阳乳石狼虎之药以助之，取一时之快意，殊不知消渴、消中、消肾、痈疽、发背自此而起，又因气宇不顺而得之。既得斯疾，于心有慊，一毫冷药断不肯服，医者又不执术，只得徇情，首以十宣散投合其意，便以膏药敷贴其外，殊不知毒气方盛之时，外被敷药闭其毫孔，内服温药助其毒气，致令热毒之气，无路发越，内攻脏腑，倾人性命，急如反掌。一有是证，便以骑竹马取穴法，只灸五七壮（不可多灸），使心脉流通，毒气有路发泄，或以蒜钱饼，于疽顶上灸之，亦使毒气有路发泄，不致内攻。更于足三里穴上，灸五七壮，此乃引热就下故也。

【卷上】痈疽备论第二

曾孚先云：尝究痈疽之作，皆积微而至著。及其势之骤也，如山源之水，一夕暴涨，不能小决使导，而乃筑塞其势，则大决伤人必多矣！势既奔冲，治之宜急，又当施以活法，使无过与不及之患。倘专以猛烈之药，外涂肌肉，闭塞毛窍，使毒气无所从出，是谓以毒攻毒，闭门捕贼，必有伤生之害也。法当自外以火艾引泄毒气，使之散越于外；内则以五香连翘汤导之，甚者则以转毒散及托里之药解之。此所谓施以活法也。

【卷上】痈疽灸法论第三

夫痈则皮薄肿高，疽则皮厚肿坚。初发并宜灼艾，唯痈脓成则宜针，疽脓成则宜烙。若能审其名证，早施治，仍用药以攻利其根，补托其里，不必告医，自料亦差。但世人忽之尔，医方所以冠痈疽于杂病之先者，知为大病也。世医失治疗之序，颠倒错乱，多致枉夭，良可叹息。故备集得效灸法，以贻学者，庶不致妄投也。治初生痈疽发背，神效灸法，累试有验，具列于后。

【卷上】骑竹马取穴灸法第四

夫治痈疽、发背、发脑、发鬓、发须、发颐、发肋、发腰、发腿，或发于四肢，或妇人奶痈，不问男女，一见有此疾者，皆可即便用此法灸之，无不安愈。如叶丞相方、洪内翰方、陈日华方、郭知县方皆云，自得此，救人不可胜计（仆亦尝用，果有神效）。其法：先令病人以肘凭几，竖臂腕要直，用篾一条，自臂腕中曲处横纹，男左女右，贴肉量起，直至中指尖尽处截断为则，不量指甲，却用竹杠一条，令病人脱衣骑定，令身正直，前后用两人扛起，令脚不着地，又令二人扶定，勿令僵仆。却将前所量臂腕篾，从竹杠坐处，尾骶骨尽处，直向上，贴脊背，量至箆尽处为则，用墨点定，此只是取中，非灸穴也。却用薄箆作则子，量病人中指节，相去两横纹为则，男左女右，截为一则，就前所点记处，两边各量一则，尽处即是灸穴。两穴各灸五壮或七壮止，不可多灸。不问痛生何处，并用此法灸之，无不愈者。一云可视发疽，发于左则灸左，发于右则灸右，甚则左右皆灸。盖此二穴，心脉所过处，凡痛疖皆心火留滞而生，灸此则心火流通，即见安愈，可以起死救危，有非常之效，屡试屡验矣。《素问》云：诸痛痒疮，皆属于心。又云：荣气不和，逆于肉理，乃生痈肿。荣者，血也。心能行血，心滞则血为之不行，故逆于肉理，而生痈肿。灸此穴，使心火调畅，血脉流通，愈于服药多矣。

【卷上】论隔蒜灸得效须先知庶使预前有备第五

李氏云：治疽之法，着艾之功，胜于用药。缘热毒中隔，上下不通，必得毒气发泄，然后解散。古人立论，譬诸盗入主人之家，必开其门户，逐之使去，万一门户闭塞，无从而出，伤主而后已。人不幸而有此疾，适处贫困，适居僻邑村疃，难得药材，则着艾尤为利便。着艾之初，须初发一日之内，尖头如麻豆大时，便好措手。其法用大独头蒜（本草名葫）。薄切如小钱大，亦如钱厚，以蒜钱贴于疽顶尖上，以热艾炷安于蒜钱上灸之，三壮一易蒜钱。若灸时疼痛，要灸至不痛，初灸时不痛，要灸至痛，然后止，大概以百壮为准。用大蒜取其毒有力，多用艾炷取其火力通透。如法灸之，疮一发脓溃，继以神异膏贴之，即日而安。一能使疮不开大，二内肉不坏，三疮口易合，一举而三得之。然人未知之，而多迟疑不决，至二日之后，疽大如指，毒气开散，病者不能堪火，不可着艾矣，可不预知之乎？但头上见疽，或项以上见疽，则不可用此法，灸反增其疾。（《兵部手集》同）

【卷上】背疽未有尖顶寻灸穴法第六

李氏云：凡觉背上肿硬疼痛，用湿纸贴肿上，看先干处，即是痈顶，可用大蒜十头，淡豉半合，乳香一块，如龙眼大，细研，随疮头大小，用竹片作圈子，竹片阔二分许，随其大小，顿在疮头上，将所研药填平，铺艾灸之。若痛处，灸至痒为度；若痒处，灸至痛为度，亦以百壮为率。但头上见疽，及项以上见疽，千万不可用此法，灸之反增其疾。

【卷上】蒜饼施用分其轻重第七

《伍氏方论》曰：凡蒜饼上灸者，本草名葫，一名蒜，味辛温有毒，主散痈肿，不宜多食，然但假火势，以行药力。或有灸不用葫，只以艾炷，安毒上便灸,此法可施治顽疽痼发之类,必假火热,攻令速溃。大抵用葫善法,若有赤肿紫黑,或有恶肿,葫法施治,可谓至妙。

【卷上】灸法论要引证辨惑论第八

《伍氏方论》曰:夫痈疽发背者,皆有所因,前篇言之详矣。然初觉背有点白粒,并赤肿,先从背脊骨第三顾下陷中两旁,相去同身寸各一寸五分,名热腑穴,此穴宣泄背上诸阳热气,两处可灸七壮止。(同身寸法:取男左女右中指头,比至近掌横纹为三寸,对折点定,从脊骨点定处,横量两头尽处是穴。)大抵人年四十七已上,最宜灸,此其背永无痈疮之苦。凡痈疽初作,不论肿赤阔狭,可依后论,墨围津润,一二日觉毒势盛,便以独头蒜(本草名葫)切作薄片,如钱样,安置毒上,以艾炷,不论壮数,灸之为多为妙。《素问》云:有寒化为热,热化为脓。人皆惑此说,以为热极不可复灸,殊不知本寒邪所伤,艾火攻散乃善。本因血化热盛,分肉之间,不能外泄,皮肤顽厚,渐逼入内,譬如强盗入室,迫近于主,主力且弱,以兵斗之,于主如何,不若开门与出乃顺。所以灼艾火攻,特破其肌,则邪毒无所容留,而真气不耗,如此向安之理备矣。岂谓火热为疑耶!着灸真法,人自忽诸。初虞世《必用方》云:外用火毒,以宣内毒。如或未信此理,可以实处试灸小疮验之,灸罢即与疮平若失。若不灸,则任其溃,乃调脓挑痛,如锥刀所刺,坏肉坏筋,而脓从骨间出,既伤脏膜,此不复治,付之无可奈何,用灼艾法,此为确论。虽人老壮,亦用施治,幸勿疑焉。着艾之法,极是良便,或处于僻乡,无药可赎,或居于贫乏,无力可得,不问贫富贵贱,均可施治。但头上有疮,及项以上见疮,不可就疮顶上轻易灸之,反生大祸。但可以骑竹马取穴法,及足三里穴灸之,多获奇效。所有史氏序法,并录于后,以解世人之疑惑耳。

史氏序

源幼时学举业,全不知医药。甲戌年,自太学归省,国医常颍士器之,适在府下,求为母氏一诊,云:有蓄热必渴。时母氏不引饮,略喜水。又云:但防作疮,觉疮便着艾于上,热盛则五花灸之(谓中及四旁,随赤到处灸,非方停也),切记。至辛巳年六月望日,母氏忽言背脾间微痒,视之有赤半寸许方,有白粒如黍粟。记器之言,乃急着艾,其赤随消,故二七壮而止。信宿复觉微痛,视之有赤下流,长二寸,阔如韭叶,举家不悉,皆以前灸为悔,亲戚交谪,谓赤热如何用火;有诋器之者,遂呼外医,用膏药覆之。益引一日夜,增一晕,至二十二日,衡斜约六七寸,痛楚不胜,间一呻吟,听之心碎,苍忙询告,或云:等慈寺尼智全者,前病疮甚大,得灸而愈。奔问之。全云:剧时昏不知,但小师辈言,范八奉议(忠宣之子)守定,灸八百余壮方苏,约艾一筛尔。巫归白之,见从。始以银杏作炷,其上十数,殊不觉,乃截四旁,亦引其炷减四之三,皆觉痛,七壮之后,觉痒,每一壮烬则赤随缩入,灸至三十余壮,赤晕收退。病者信,遂以艾作团梅杏大,灸其上,渐加至鸡黄大,约四十余团,方觉痛,视火焦处已寸余。盖灸之迟,而初发处肉已坏,坏肉盛,隔至好肉方痛尔;四旁知痛者,肉未坏也。又有言一潘殿直,居城南,施疮药每效。源即再拜邀请。时已曛黑,火焮满背,潘以手离疮五六寸许试之,云:疮高阜而热,不妨。(且云:只怕不高而热气少者)。病者食粥讫,安寝(前此六夜不寝),至晓示之,疮如覆一瓯,突然高三四寸,上有百数小窍,色正黑。以《千金》所说与潘氏高阜之言求之,突然高者,毒气出外而聚也;百数小窍者,毒未聚而浮攻肌肤也;色正黑者,皮与肉俱坏也;非艾火出其毒于坏肉之里,则五脏逼矣! 至是方悟明堂图与烟萝子所画,五脏在背如悬挂。然今毒行分肉间,待其外穿溃,则内虚外实,虚则易入,实则难出。较然可见,而听庸医用寻常赤肿敷贴凉冷药,以消散之,此借寇兵也。源痛自咎为人子不晓医药,致亲疾危甚,荷神明扶佑,于苍忙之间问知艾力,已危而获安,顾何以报神明之德? 唯详具灸效,及以名医所论,长者所教,体当治疗将养避忌之法,尽告后来,庶以推广圣贤垂济之意,警发人子之用心,少谢母氏独获更生之幸云。壬午上元日,颖昌史源序。

【卷上】灼艾当识痛痒二证论第九

《伍氏方论》曰:夫灸痈疽发背,其灸法正在不痛者灸至痛,痛者灸至不痛,或有灸而痒者。大抵初灸即痛,毒气方聚,渐次相攻作痛,无疑皮肉既伤。又有灼艾时,间或作痒,令人抓其旁者。又有初灸而不痛者,毒气内陷,病人昏倦,恶腐结聚,多壮不痛。又云:痒者灸至不痒,痛者灸至不痛,仍服追毒排脓,次乃外敷消肿,内外兼治。又云:痈疽不可不痛,又不可太痛。闷乱不知痛者,为难治。

【卷上】读《千金》良用备要论第十五

《千金》云:痈疽始作,或如小疖,或复大痛,或小痛,或发白米粒,就中便出脓,宜谨防。察见有少异,即须大警,宜急疗之,及断口味,速须利去恶毒,即宜用骑竹马灸法灸之,或只就上灼艾,重者四面中央总灸一二百壮,更贴冷药,其效速焉。(《伍氏方》)

《外科百效全书》（明·龚居中 撰）

【卷之一】痈疽辨论

凡痈疽始发，即以隔蒜艾灸甚妙。盖火畅达，拔引郁毒，此从治之意也。唯头为诸阳所聚，艾炷宜小而少，但灸要四边皮缩，或痛则灸之不痛，或不痛则灸至痛时方住。

【卷之一】灸针熨法

隔蒜灸法：先以湿纸覆毒，立候，纸先干处为疮头，记定。然后用独蒜（去两头切中间）三分厚，安疮头上，用艾炷于蒜上灸之，每五炷换蒜再灸。如疮大有十数头作一处生者，以蒜捣烂摊患处，铺艾灸之，蒜败再换。治一切痈疽肿毒，大痛或不痛，或麻木，或色白，或色紫，不起发、不作脓最宜多灸，未成消，已成杀其大势。

桑枝灸法：用桑枝燃着，吹熄火焰，以头灸患处，一日三五次，每次取瘀肉腐动为度。若腐肉已去，新肉生迟，宜灸四围。治发背不起发不腐，并治阴疮、瘰疬、流注、臁疮寒邪所袭久不愈者，未溃已溃俱宜。

三、针或刀法应用

痈疽类疾病在脓成之后可用针、刀等方法进行引脓，盱江医家在著作中对何时引脓有详细说明。如陈自明《外科精要》记载："疮疡用针，当辨生熟浅深。""若脓生而即针，则徒泄其气血，而脓反难成。若脓熟而不针，则腐溃益深，疮口难敛。"陈自明、万全、龚居中等医家均反对用刀针随意钩割痈疽，一方面增加患者痛苦，另一方面也有使疾病加重的风险。除了常用的针法具之外，《外科百效全书》中还记载了与药物联合使用的巴豆针、雷火神针等特殊针法。

盱江医学相关论述

《外科精要》（宋·陈自明 撰）

【附录】疮疡隐括关键处治之法

疮疡用针，当辨生熟浅深。若小按即痛者，脓浅也。大按方痛者，脓深也。按之而不复起者，脓未成也。按之而即起者，脓已成也。若脓生而即针，则徒泄其气血，而脓反难成。若脓熟而不针，则腐溃益深，疮口难敛。若疮深而针浅，则内脓不出，外血反泄。若疮浅而针深，则内脓虽出，良肉反伤。其元气虚弱,必先补而后针,不论尻神。若脓出而反痛,或烦躁呕逆,皆由血气亏损,宜急补之。不论尻神者,盖因患处已溃故也。

《万氏秘传外科心法》（明·万全 撰）

【卷之一】总论大法

凡治痈疖,深处深针,浅处浅针,何谓浅？盖症生于脐腹处,若深针,恐伤内膜,慎之。症生于厚肉之处,宜深针之,以泻其毒,不可不知。吾见今之针发背者,专行勾割,去其筋膜败肉,更加痛苦,此岂仁人之术哉！只宜用药调治,自有愈时。切勿听此毒手,自取危笃。

《外科活人定本》（明·龚居中 撰）

【卷之一】调治心法

凡用针时,深则深针之,浅则浅针之,慎勿忽略,人之性命系焉。如针鱼口便毒,背疽瘰疬,脐毒腹痛,宜浅针之,恐伤内膜;如针臂痈、胯疽厚肉等处,宜深针之,以泄内毒,不可不知也。

常见今之治背发者,多行勾针勾刀,割去筋膜败肉,仍行擦洗。况病发之时,人已病愈矣,又施勾割,苦楚何伸,岂仁人之术哉？且背皮去脏腑间之以寸,护法尤恐伤之,况可妄施勾割乎？慎之。

《外科百效全书》（明·龚居中 撰）

【卷之一】痈疽辨论

凡痈疽脓成,即当验脓之生熟浅深,施针可也。用手按之,熟则有脓,不熟则无脓。重按乃痛,脓之深也;轻按即痛,脓之浅也。按之不甚痛者,未成脓也;按之即复起者,有脓也。按之陷而不起者,无脓也,必是水也。若脓生而用针,气血既泄,脓反难成;若脓熟而不针,腐溃益深,疮口难敛。若疮深而针浅,内脓不出,外血反泄;若疮浅而针深,内脓虽出,良肉受伤。故云:妄施针刀,伤肉出血不止者,危也。如用针,每宜桐子烧过,必须针口向下,以便流脓,后用绵缠刷帚篾套出。

【卷之一】灸针熨法

巴豆针:每用三棱针簪巴豆灯上烧红,将纸揉净针毒针之。治一切恶疮恶毒,唯针核瘰,将篾箍箍住核,浅针数次。

雷火神针:闹阳花、蕲艾各一两,川乌、草乌各五钱,牙皂三钱,雄黄、硫黄各一钱,麝香一分。为细末,绵纸卷成条,如铁箸硬,隔七重火纸用力施针痛处。治一切风损攀肩、溜肩等症。

《外科真诠》(清·邹岳 撰)

【卷上】治疮疡要诀

至于用刀手法,刀口勿嫌阔大,深则深开,浅则浅开。如开鱼口、便毒、背痈、脐痈、腹痈,宜浅开之;若遇肉厚处,宜深开之。

第五节　用药及护理宜忌

根据病证特点和治疗药物的特性,中医在治疗病证时有一些注意事项。如《外科真诠》认为凡治毒必须按经加引经药才能有效,并对不同外科疾病常用方、药的宜忌进行了详细的阐述。《外科活人定本》则对外科疾病的忌口进行了说明。

旴江医学相关论述

《外科活人定本》(明·龚居中 撰)

【卷之一】调治心法

调之唯何,必先忌口。发风动气,一切皆去。或鱼与羊,面食烧酒。瓜果生冷,腌藏等物。不时如斯,须要慎入。孝子孕妇,莫令相近。腋气之徒,勿与为邻。最宜隔绝,房事月经。牛马秽气,一触非轻。虎豹皮裘,围之甚损。常使闻香,痛楚可分。如或不然,苦痛难禁。还有一法,尤其当知。床设中室,不要靠粘。下系雄鸡,以防蜈蚣。昧人不知,付之鬼神。求神礼佛,亦可福生。智者达之,医宜用心。修合汤药,穷究医经。

《外科真诠》(清·邹岳 撰)

【卷上】治疮疡要诀

发背不宜用白术。上身之毒,总不宜用白术,恐燥肾闭气,排脓作痛。脐以下可用,并可重用。委中毒不可用黄芪,用则足不能伸。伤寒时毒,不可用芪、术。开口之毒,不宜用皂刺,恐其翻口。

湿热毒不宜用丹。脚上初起忌用轻粉并升丹。火毒不宜用丹。对口忌用丹。下痈初起忌用丹。颧口疽忌用丹。龟蛇初开口不宜用丹。鱼口是空处，不宜用降。脑项上不宜用追毒散。腹上不宜用降，恐其伤膜。

　　脚上湿热毒，不宜用膏药贴，用则热气闭塞，从内横走，四边起吻，久后则可用。乳房不宜用针，恐其伤络。毒气未清，不宜用生肌散。面上不宜用生肌散。耳后不可上药线。

　　发背阳毒易治，阴毒居多，初起连服阳和汤数贴，自可消散，即或不消，亦易溃脓而收功也，万不可服真人活命饮，此方多剥削脾胃。凡患阴背发者，多由肾气亏损，盖先天既坏，复用连翘、花粉，剥削脾肾，安得不死？

　　凡毒不可单用水洗，必须煎药，恐其伤湿。阴毒误事，多因妄用降丹点头。盖阴毒初起，宜温经通络，以图内消，日久宜用补剂托里，使其转阳溃脓，不可妄行点降开刀；气薄者不宜重用银花，恐其伤气发汗。

　　凡患毒最忌热食、火酒，犯之则红肿焮痛。银花不可洗毒，洗则变烂。葱捣蜜乃相反之药，头颈上不宜用，别处寒毒可敷。用太极黑铅膏，须避灯火，敷之更验。

　　凡手足丫龟湿热毒，虽脓腐尽时，不宜用生肌散，恐其复肿而痛，先膏贴之可也。肛门患毒，服药内须入枳壳方效。空处及多筋骨处，降丹宜少用。腹上不可轻用降丹。凡刺毒，须要脓透时方可刺，开刀太早则泄气反痛。

　　凡治毒必须按经加引经药，方能奏效。上身之毒，当归、川芎常用；脚下之毒，用当归不用川芎。消阳毒坚肿用蒲公英，此乃阳明经主药，阳明之毒有坚肿者，可以重用。消阴毒坚肿，用续断。头脑上引经用藁本，手上用桂枝；胸前口上用桔梗，腰上用杜仲；脚上用牛膝；耳内用菖蒲；耳后用柴胡、夏枯；鼻孔用辛夷、桔梗；颧骨用蒲公英；唇口用山栀、白果；颈背侧膀胱经用羌活；乳房用蒲公英，有儿吃乳者宜加漏芦以通乳窍，或山甲亦可；腰眼用独活。

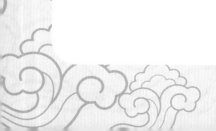

第五章

盱江医学外科学
疮疡病论治

第一节 疖

疖是指肌肤浅表部位感受火邪引起的急性化脓性疾病,特点是色红、灼痛,突起根浅,肿势局限,易脓、易溃、易敛。根据病因、证候等不同,可分为有头疖、无头疖、蝼蛄疖等。相当于西医的疖、皮肤脓肿、头皮穿凿性脓肿、疖病等。

一、软疖

软疖多生于小儿头上,旴江医家大多采用外治法,记载了一些验方,如采用抱鸡卵壳烧存性加轻粉、黄连,陈早占谷存性,鲩鱼牙齿烧灰,独子肥皂去子火烧,石灰炒赤加入枯矾及糯米饭等。对于软疖不同阶段用药,《万氏秘传外科心法》记载:软疖成脓未溃用针挑破,然后烧盐纳入疖内。若软疖成脓已溃则先用茶汤洗净,然后以酒曲研调鸡子清搽;对于愈而再作者,用野蜂房烧存性与巴豆共煎;对于多年不愈者,用猪颈上毛、猫颈上毛烧存性,入鼠屎为末,清油调敷。另外,还有将牛胶用滚水泡软贴患处,中留一孔进行治疗的特殊方法。

旴江医学外科学论治

《万氏秘传外科心法》(明·万全 撰)

【卷之十】小儿图形九症

软疖生于小儿头上,用茶汤洗净脓血,以酒曲研调鸡子清搽。

【卷之十二】附杂症便方

小儿软疖甚堪怜,将针挑破用烧盐。打细块如绿豆大,入在疖内自愈全。

《寿世保元》(明·龚廷贤 撰)

【卷九 外科诸症】诸疮

一治软疖方,用牛胶将滚水泡软贴患处,中留一孔出气,贴患处,久之自落。

《医学入门》（明·李梴 撰）

【卷五·外科】软疖

软疖,用抱鸡卵壳,烧存性,入轻粉、黄连减半为末,清油调敷。外肾生疮亦效。愈而再作者,用野蜂房二个,烧存性,为末,以巴豆二十粒去壳,煎清油二三沸,去豆,以清油调敷,或枯矾亦好。多年不愈者,用猪颈上毛、猫颈上毛各一握,烧存性,鼠屎一粒,为末,清油调敷,或加轻粉尤妙。如暑月生疖,用木槿花捣烂敷之,最妙。

《外科百效全书》（明·龚居中 撰）

【卷之四】遍身部/疖毒

软疖,用陈早占谷存性,为极细末。有水干掺,无水麻油调搭,不过五六次即愈。

又方,用鲩鱼牙齿烧灰,麻油调搭。或独子肥皂去子,入盐于内,火烧过,为末,麻油调搭。

又方,用筛过石灰炒赤与枯矾及糯米饭,捣烂搭上。如多年不愈者,用猪颈上毛、猫颈上毛各一握烧存性,鼠屎一粒,轻粉少许,共为末,清油调敷。

二、蝼蛄串

蝼蛄串,亦名蝼蛄疖,多生于小儿头上,未破时如蛐蟮拱头,溃后似蝼蛄窜穴,故而名之。在病因方面,万全在《万氏秘传外科心法》中认为是"因五脏六腑,蓄受湿热,故外伤皮肤而成",龚居中在《外科活人定本》记载"因受湿毒伤于肤,气血伤于肾,怒气伤心,而瘀血滞气相搏而成",此二者之病位应在肩部手臂;而邹岳在《外科真诠》中提出,若本病"生于臂内中廉,属包络经,由思虑伤脾,脾气滞郁不舒,凝结而成",进一步完善了对蝼蛄串的发病机制认识。

此病调治不当,愈后不良,故常采用内外多种方式同步治疗。万全先用秘方断烂散及灯火断之,然后又以艾灸肩井穴,并肘尖、曲池各五七壮,最后以内服汤药,外用膏药并生肌散调理。龚居中的《外科活人定本》承袭了《万氏秘传外科心法》的治疗方法。邹岳认为下部病证与肝脾相关,故初起内服逍遥散,外搭太极黑铅膏,次服益气养营汤,外用八宝珍珠散合海浮散盖膏调治。

旴江医学外科学论治

《万氏秘传外科心法》（明·万全 撰）

【卷之五】面图形十二症/蝼蛄串

蝼蛄串者，虫多也。其形如蜻蜓，头短尾长，善迎风走水。患见疾，不破不已。如溃破，若不断其脓水，自肩井贯串至肘臂之上，贯而串，串而三焉。若下一二寸为中串，再下一二寸为下串，因不断脓，以至贯串。秘方用断烂散，以灯火断之。又以艾灸肩井穴，并肘尖、曲池各五七壮。内服汤药，外用膏药并生肌散，调治月余而愈。不然恐成废人。此疾因五脏六腑蓄受湿热，故外伤皮肤而成也。

十五味加味流气饮：木香、甘草、升麻、干葛、枳壳、苏叶、桔梗、乌药、白芍、白芷、川芎、防风、厚朴、羌活、二花。食远服。

十二味加味三香汤：乳香、没药、茴香、人参、黄芪、当归、白芍、甘草、防风、桔梗、连翘、川芎。食远服。

十六味加味定痛汤：人参、黄芪、木香、甘草、黄连、桔梗、当归、赤芍、白芷、川芎、防风、乳香、羌活、独活、茯苓、香附。食远服。

十二味敷方：大枣、白果肉、荔枝肉、雄黄、龙眼肉、朱砂、螵蛸、枯矾、乳香、没药、二花、儿茶。以酒捣如泥，敷之。

九味断烂散：枯矾、胆矾、寸香、雄黄、乳香、没药、儿茶、石膏、螵蛸。共为末，磨京墨调匀，敷搽四围，即愈。

七味敷方：胆草、乳香、没药、熊胆、黄连、牛膝、二花。共捣细末，用槟榔磨好酒调，敷毒四围而愈。

《外科活人定本》（明·龚居中 撰）

【卷之二】图形十一症/蝼蛄三串

此症上下三种，因受湿毒伤于肤，气血伤于肾，怒气伤心，而瘀血滞气相搏，故成此串毒也。宜服流气饮、三香内托散，外贴万灵膏、生肌散。每蛄处爆以灯火，肩井、肘后穴各灸三壮，其疾可愈。不然脓血彻骨，则手为废手，人为废人矣。

流气饮：紫苏、桔梗、枳壳、乌药、甘草、芍药、白芷、川芎、防风、厚朴、木瓜、香附、官桂，水二钟，姜三片，枣一枚。不拘时服。

三香内托饮：人参、黄芪、当归、川芎、芍药、甘草、乳香、乌药、防风、官桂、厚朴、桔梗各等分,姜、枣煎服。

《外科真诠》(清·邹岳 撰)

【卷上】臂部/蝼蛄串

蝼蛄串生于臂内中廉,属包络经,由思虑伤脾,脾气滞郁不舒,凝结而成。初起筋骨如中流矢,疼痛渐增,漫肿坚硬,不红不热,连肿数块,臂膊不能转动,日久肿块溃破孔,孔时流白浆,内溃串通诸孔,外势肿硬不消。初起宜内服逍遥散,外搽太极黑铅膏,次服益气养营汤,外用八宝珍珠散合海浮散盖膏。若调理不善,虚症悉添,面黄食少,肌肉消削,午后发寒热者,症属不治。

逍遥散:柴胡一钱、当归一钱、白芍一钱、白术一钱、茯苓一钱、薄荷三分、炙草五分。煨姜、枣子引。

三、疖病通论

旴江医学外科学论治

《外科百效全书》(明·龚居中 撰)

【卷之四】遍身部/疖毒

疖毒之症,多内因饮食热毒,外感寒气暑气而成,治者亦宜详因而施。疖毒内消,治宜以当归尾、赤芍梢、白芷梢、防风肉、石乳香、真没药、穿山甲(炒成珠)、连翘,酒煎服。如疖毒在上,加升麻;或以黄柏二钱半(炒),五倍子五钱(炒),共为末,醋调敷留口。

如疖毒生于脚腿肚上俱有者,宜川牛膝、薏苡仁、川羌活、川厚朴、杭白芍、尖槟榔、官桂、苍术、海桐皮、陈苏梗、南木香、大甘草,酒煎服七八贴而愈。

如暑月男妇小儿满头生疖,治宜用香茹、扁豆、白芷梢、厚朴、黄连、羌活、防风、连翘,煎服四五贴,或外用木槿花捣烂敷之。

如疖毒痛肿,不用刀针,只以新鹅生的卵壳,烧灰存性,醋调涂,自破出血。

如疖毒脓欲出不出,宜以敷盐柴根、老鸦蓄二味,炆水熏口上即出脓。

如疖毒脓不干,宜用薤菜打烂,同蜂蜜调敷四弦。

疖毒外治总方,用芙蓉叶、白马屎、白芷、山枇细叶、松木皮共为末,水调搽。

第二节　疔

疔是发病迅速且危险性较大的急性感染性疾病，多发于颜面和手足等处。若处理不当，发于颜面者很容易走黄而危及生命，发于手足者可以损伤筋骨进而影响功能。其名称繁多，证因各异。相当于西医的疖、痈、瘰疽、坏疽的一部分及皮肤炭疽、急性淋巴管炎等。

一、面部疔

（赤面疔、白面疔、眉心疔、锁口疔）

此处面部疔包括赤面疔、白面疔、眉心疔和锁口疔。

赤面疔，生于人面上，万全在《万氏秘传外科心法》描述其"初生如黍米大，略痒"，后"肿起"，与脾经积热上炎有关。且此症"切勿抓破，若犯之，其害甚大"，治疗始用围药铁箍散，避免疔毒走黄，后用追毒饮、崩毒饮。若肿起，内只服药，使脓熟自穿，以生肌散敷之。《外科活人定本》基本沿用了万氏的记载。但万全在《万氏秘传外科心法》还记载了对赤面疔的另一认识："赤面疔生于正面之上，浮肿而红，乃心肝血热、气壅上冲然也。"治疗方药也不同。白面疔生于两颐之间，正面之上，万全在《万氏秘传外科心法》认为其"由寒积久生风，风生热，热生气，上冲于面，而生斯毒。先宜铁箍散，后用追毒托里饮或狗宝丸更妙"。龚居中在《外科活人定本》沿袭此观点。

眉心疔表现为眉心色黑木痛，麻痒太过，根硬如铁钉之状，寒热并作，可照疔疮治疗。锁口疔生于唇口左右，初起发一小吻，寒热交作，口不能开，急宜用葱白鸡屎黄捣消毒散敷一宿，次日揭去疔头，换冰翠盖膏，内服败毒散。

赤面疔

盱江医学外科学论治

《万氏秘传外科心法》（明·万全 撰）

【卷之五】面图形十二症/赤面疔

赤面疔生于人面上，乃脾经积热上炎，初生如黍米大，略痒，切勿抓破，若犯之，其害甚大。始用铁箍散，后用追毒饮、崩毒饮。若肿起，内只服药，使脓熟自穿，以生肌散敷之。

十二味追毒饮：羌活、白芷、升麻、黄连、雄黄、乳香、没药、柴胡、甘草、防风、川芎、桔梗。食远服。

十一味崩毒饮：雄黄、乳香、没药、儿茶、朱砂、牛黄、全蝎、白矾、木香、白芷、甘草。姜引。若病势大，加大黄、穿山甲煎成膏，日服六七次，疔自拔而毒自消，大有神效，勿轻视此方也。

【卷之七】侧图形十二症/赤面疔

赤面疔生于正面之上，浮肿而红，乃心肝血热、气壅上冲然也。宜先服十一味升麻败毒汤，后服败毒消气饮。外敷八味一扫凉敷方、万灵膏、生肌散可愈。

十一味升麻败毒汤：升麻、白芷、干葛、白芍、甘草、桂枝、连翘、当归、羌活、桔梗、荆芥。食后服。

八味一扫凉敷方：熊胆、儿茶、乳香、没药、生地、片脑、雄黄。共为末，以黄连、黄柏煎井水调敷患处，可消。

《外科活人定本》（明·龚居中 撰）

【卷之二】图形十一症/赤面疔

此症生于正面之上，乃心脾经积热而上炎于面故也。初起如黍米大，略痒，不甚痛楚，切勿抓破。若犯之，其害甚矣。将铁圈散围之，后用追毒饮、崩毒饮治之。若肿起，内只服药，脓热自穿，以生肌散敷之神效。

追毒饮：白芷、升麻、羌活、防风、柴胡、川芎、桔梗、黄连、乳香、没药、雄黄、甘草各等分，食后服。

崩毒饮：雄黄、儿茶、朱砂、血竭、白矾、乳香、没药、白芷、牛黄、甘草、木香各等分，葱白三根，水一钟，煎六分，食后温眼。加穿山甲，名海马崩毒饮，治疔散。

白面疔

旴江医学外科学论治

《万氏秘传外科心法》（明·万 全 撰）

【卷之八】面图形十五症/白面疔

白面疔生于两颊之间，正面之上，由寒积久生风，风生热，热生气，上冲于面,而生斯毒。先宜铁箍散,后用追毒托里饮或狗宝丸更妙。

十八味追毒托里饮:紫苏、桔梗、枳壳、甘草、防风、柴胡、川芎、羌活、白芷、白芍、连翘、当归、犀角、乳香、没药、黄连、二花、雄黄。姜枣引。空心服。

四味狗宝丸:蟾酥一钱,片脑一钱,狗宝二钱,乳香二钱。共为末,酒糊为丸,如梧子大,每服一粒葱三根和药咽之,以热送下,汗出为度。

《外科活人定本》(明·龚居中 撰)

【卷之二】图形十五症/白面疗

此症生于两颐之间,正面之上,因寒久感于足,积冷成风,风生热,热气上冲于面,故成此毒。宜铁圈散围之,后用追毒托里饮,或狗宝丸亦妙。

追毒托里饮:苏叶、桔梗、枳壳、防风、柴胡、川芎、羌活、白芷、芍药、连翘、当归、犀角、乳香、没药、雄黄、黄连、甘草、金银花,姜三片,枣二枚,空心服。

狗宝丸:蟾酥、片脑、麝香各一钱,狗宝一个,共为末,酒糊丸,如梧子大,每服二三丸,姜三片,和药口内细嚼,热酒送下,约行五更,汗出为效。

又方,用雄黄、麝香,共均为末,不语涎调敷疗头上,其毒自拔。

眉心疗

旰江医学外科学论治

《外科真诠》(清·邹岳 撰)

【卷上】眉部/眉心疗

若(眉心)色黑木痛,麻痒太过,根硬如铁钉之状,寒热并作,即眉心疗也,可照疗疮治法。

锁口疗

旰江医学外科学论治

《外科真诠》(清·邹岳 撰)

【卷上】面部/锁口疗

锁口疗生于唇口左右,初起发一小吻,寒热交作,口不能开。急宜用葱白鸡屎黄捣消毒散敷一宿,次日揭去疗头,换冰翠盖膏,内服败毒散。

二、手部疗

（蛇头疗、蛇眼疗）

蛇头疗,此类病证生于各手指端,《万氏秘传外科心法》记载其"因五脏热邪蕴积,故外发于六经起指之端",《外科活人定本》承袭此说,故其治法在于泻六经热毒,内服连翘泄毒汤,外用敷药。两书还专就中指疔疮进行了论治,因中指属心经,故此处疔疮为心经积热,邪毒攻指所发。《外科真诠》则认为此类疔疮总由湿热火毒而成,并进一步论述了蛇头疗、蛇头毒的病机、病位、临床表现和具体治法方药。另《外科真诠》提出"手指系皮肉浇薄之处,不宜灸法,亦不宜开早。若误灸开早,以致皮裂肉胬翻出,疼痛倍增者,不能速愈。并不可用丹,用则筋缩,指不能伸"。

蛇眼疗生于指甲两旁,形如豆粒,色紫,半含半露,硬似铁钉。蛇背疗生于指甲根后,形如半枣,色赤胖肿。蛀节疗生于中节,绕指俱肿,其色或黄或紫。蛇腹疗生于指中节前面,肿如鱼肚,色赤疼痛。《外科真诠》认为四病可照蛇头疗治疗,内服败毒散,外用葱白捣消毒散、人龙散,加追毒丹盖膏。

蛇头疗（天蛇毒、蛇头疮）

旴江医学外科学论治

《万氏秘传外科心法》（明·万全 撰）

【卷之三】背图形八症/蛇头疗

蛇头疗生于大指之上,三、四指亦生,因五脏热邪蕴积,故外发于六经起指之端,宜泻六经热毒,须服连翘泄毒汤,外用敷药。初觉以独脚莲煎水洗之可消,既溃不用。

十三味连翘泻毒汤:连翘、青黛、木香、羌活、桂枝、黄连、麦冬、甘草、五味子、薄荷、白芷、防风、紫苏。空心服。

敷药:敷药用猪胆调雄黄搽。

【卷之三】背图形八症/天蛇头毒

天蛇头毒生于中指头,乃心经积热,邪毒攻指,初觉以芋禾煎水洗五六次之间,用芋头禾竿焙干研末搽。内服十一味托里流气饮。

十一味托里流气饮:人参、肉桂(去皮,少用)、白芷、当归、连翘、黄芪、防风、川芎、白芍、厚朴、木香。

一味敷方：久雨后，篱笆下粪草上所生小茹，其色似水红，形似古竹簪，连根焙干为末，无论已溃未溃，如疮口干，用麻油调搽，湿用干末敷上，神效。

《医学入门》（明·李梴 撰）

【卷五·外科】天蛇头

天蛇头疮，生手指上或足，疮傍一块开口肿痛，用鸡母杨根炆醋，浸一宿即消。或以雄黄入鸡子内，以患指浸其中一宿，次早更以蜈蚣烧烟，熏病指一二次即消。如痛甚流血不止者，用雄黄、蜈蚣、全蝎为末，擦在疮上，却以少油抹帛上扎之。

《外科活人定本》（明·龚居中 撰）

【卷之一】图形十症/蛇头疮

此症生于大指之上，其次众指生之。皆因五脏热毒所积，内蕴邪热，故外发于六经起指之端。宜泄六经之毒热，先宜连翘泄毒汤服，外用敷药，可以收功。不然痛楚彻心，初起时，以独角莲煎水，可消。

连翘泻毒汤：连翘、青黛、木香、羌活、紫苏、桂枝、黄连、麦冬、五味子、甘草、薄荷、白芷、防风各等分，食后温服。

敷方：蛇头疮作痛连心，日久呻吟未肯停。猪胆雄黄涂指上，自然痛止得安宁。

【卷之一】图形十症/天蛇毒

此症生于中指之上，由心经积热，邪毒攻指。初觉以芋头荷煎水洗之，五六月以芋头管湿搽疮上尤好，内服托里流气饮，敷方以蛇头疮全方。

托里流气饮：人参、黄芪、当归、川芎、连翘、白芷、官桂、防风、芍药、厚朴、木香各等分，空心温服。

敷方：用生肌散敷之，甚效，如不便，可用后药，亦妙。

又方：用干荷叶、干紫苏各等分，焙为细末，用酒调，厚涂赤肉处，外用油纸包之。

托里散：治痈疽诸症。赤芍药、紫荆皮、羌活、独活、大黄、荭葜、当归、山蜈蚣、甘草、荭片、熟地黄、防风各等分，为极细末，随证上下用熟水调服。

仙方解毒生肌定痛散：痈疽发背诸疮并治。

黄连一两，黄柏四两，木贼、防风各一两，苦参四两，加羌活、独活为散，大瓦瓶盛水，入前药煎汤。以炉甘石十个，用炭火煅通红，钳出在汤药内，不问几片，大小皆要，以酥内有青色方妙。如石不酥，再将前药渣煎汤，再以石淬酥为度。却将瓦盆盖在地上一昼夜收火毒，将起，候干，研极细末。此石十斤，石膏十斤，别研极细末拌匀，和后药用度。赤石脂煅，谷丹炒，此二味同前打，和南木香、血竭、降香节、乳香、没药、白芷、黄连、黄柏、百药煎、雄黄，水不干加螵蛸去皮、无名异煅、蓼叶烧灰。上各为极细末，与前药拌匀和用之，敷中间。

验方：治指痛连甲，以扁豆为末，用水调封指甲即愈。

又方：治手大指、次指隔界处忽生肿毒，痛不可忍，俗名丫指。用生螃蟹捣烂，涂之，立消。若不早治，必烂人手。

《外科百效全书》（明·龚居中 撰）

【卷之四】手足部/天蛇头

蛇头疮，生手指上或足指上，疮旁一块开口肿痛是也。治宜用鸡蛋一个，略捣碎一窟，如指头大，将人言、雄黄各五分入于蛋内，然后以患指入于其中，浸一宿，次早更以蜈蚣烧烟熏病指，一二次即消。如痛甚，流血不止，用雄黄、蜈蚣、全蝎为末，搭疮上，以麻油抹帛上扎之。

又方：山砒霜醋炆熏，或先将麻油煎鸡蛋，卷手指一夜，次日用猪胆一个，将雄黄末三钱，人言末三钱，麝一分，入胆内，将指笼住一日，疼痛极甚，一日后去药胆即好。

蛇头臭烂久不愈，用窖霜为末，麻油调搭。

《外科真诠》（清·邹岳 撰）

【卷上】手部/蛇头疔、天蛇毒

蛇头疔、天蛇毒二症，俱生手指顶尖，手指虽各有专经，总由湿热火毒而成。蛇头疔自筋骨发出，根深毒重，初起小疱色紫，疼痹坚硬如钉。宜内服败毒散，外用葱白捣消毒散敷一宿，钳去脓头，徐用人龙散少许，加追毒丹盖膏。天蛇毒自肌肉发出，其毒稍轻，初起闷肿无头，色红痛如火燎。宜内服败毒散。外用火酒捣金线吊虾蟆子敷，或可消散。若成脓溃口者，用冰翠散盖膏。但手指系皮肉浇薄之处，不宜灸法，亦不宜开早。若误灸开早，以致皮裂胬肉翻出，疼痛倍增者，不能速愈。并不可用丹，用则筋缩，指不能伸。又有患天蛇毒日久,臭气不堪者,先取兔耳箭二两,炊酒服,徐用人龙散少许,加追毒丹盖膏,自能收功。但上药时务将患处腐物剔清。

蛇眼疔(蛇背疔、蛀节疔、蛇腹疔)

旴江医学外科学论治

《外科真诠》(清·邹岳 撰)

【卷上】手部/蛇眼疔、蛇背疔、蛀节疔、蛇腹疔

蛇眼疔生于指甲两旁,形如豆粒,色紫,半含半露,硬似铁钉。蛇背疔生于指甲根后,形如半枣,色赤胖肿。蛀节疔生于中节,绕指俱肿,其色或黄或紫。蛇腹疔生于指中节前面,肿如鱼肚,色赤疼痛。四症可照蛇头疔治法(编者按:内服败毒散,外用葱白捣消毒散、人龙散,加追毒丹盖膏)。

三、红丝疔

红丝疔,又名红丝疮,其发病"因喜怒不常,血气逆行,而生于手足间",临床表现为"有黄疱,其中忽紫黑色,即有一条红丝,迢迤血上而生,若至心腹,则使人昏乱不救"。这在《医学入门》中有具体记载,《外科百效全书》也有同样记载。二者均提及以"针横截红丝所到之处刺之,令其出血,以膏药贴,或嚼萍草根敷之"的治疗方法。在《外科真诠》中则补充了"先用灯心蘸烟油于红丝上,尽处灸一壮,再刺疔头"的治法。

旴江医学外科学论治

《医学入门》(明·李梴 撰)

【卷五·外科】红丝疮

红丝疮,因喜怒不常,血气逆行,而生于手足间。有黄疱,其中忽紫黑色,即有一条红丝,迢迤血上而生,若至心腹,则使人昏乱不救。或有生两三条红丝者,急以针横截红丝所到之处刺之,令其出血,以膏药贴,或嚼萍草根敷之,立愈。

《外科百效全书》(明·龚居中 撰)

【卷之四】手足部/红丝疮

红丝疮,乃因喜怒不常,血气逆行,而生于手足间。有黄疱,其中忽紫黑

色,即有一条红丝迢迤血上而生,若至心腹,则使人昏乱不救,或有生两三条红丝者。治宜急以针横截红丝所到之处,刺之令其出血,以膏药贴上。或嚼萍草根敷之,立愈。

《外科真诠》（清·邹岳 撰）

【卷下】发无定位部/疔疮

若是红丝疔,须先用灯心蘸烟油于红丝上,尽处灸一壮,再刺疔头,如上治法。或用浮萍草嚼烂敷,亦佳。

【卷下】发无定位部/金丝疮

金丝疮形如绳线,巨细不一,上下至心即死。治法将疮头截住,刺之出血,口嚼浮萍敷之即愈。此症即属红丝疔。

四、疔疮通论

此处所述是各著作中对疔疮类疾病的概括性阐述,未明确针对某一具体疔疮疾病。其中对疔疮疾病的分类、病因病机和治法方药均有论述。如在疾病分类方面,《医学入门》引用《局方》分为十三种:麻子疔、石疔、雄疔、雌疔、火疔、烂疔、三十六疔、蛇眼疔、盐肤疔、水洗疔、刀镰疔、浮沤疔、牛狗疔等。《寿世保元》《外科百效全书》等均沿用此说。《外科真诠》认为疔疮古今名称不一,孙真人分十五种,李东垣分二十三种,申启元分三十四种,而《外科真诠》更认同华佗以青、黄、赤、白、黑分应五脏的分类法。在病因病机方面,《寿世保元》认为"夫疔疮者,由四时迭更,阴阳交变,此二气互相激怒,必成暴气。然暴气卒然,大风大雾,大寒大热,若不能避,而遇袭于皮肤,入于四体,传注经络,遂使腠理结满,阴阳二气,不得宣通,遂成疔毒",强调了自然界气候变化剧烈产生的不正之气的致病因素。《医学入门》则对疔疮疾病的发病原因进行了较为系统的总结,即恣食辛辣厚味,炙煿腥荤,及误食自死禽兽,蕴毒于中而即发者;或卒遇大风、大雾、大暑、大寒,天地暴沴之气,袭注经络,触动其毒而发者;或因感死畜蛇虫毒气而发者。《外科百效全书》和《外科真诠》则进一步强调了脏腑积热,营卫过滞,火毒外发的病机。在治法方药层面,盱江医家们收集记载了许多有效方药值得借鉴,并提及了运用灸法治疗疔疮疾病的方法,如《世医得效方》记载的"掌后横文后五指,男左女右,灸七壮即瘥"。

盯江医学外科学论治

《世医得效方》（元·危亦林 撰）

【卷第十九 疮肿科】丁疮

秘方：治疗疮。防风、细辛、甘草节、白僵蚕、青皮、黄连、羌活、独活、蝉蜕、赤芍药各平两分。上锉微末，服五钱。先将一服入泽兰叶少许，姜一两，同擂烂，热酒和服。后用酒水各半盏，生姜三片，煎服。病势退减后，再入大黄少许煎服下一两，洗荡去余毒。更用白梅、苍耳子研烂，贴疮上，拔去根脚。此方以药味观之，甚若不疾，然有效验速，累试之。

秘方：治鱼脐疗疮。丝瓜叶（即虞刺叶）、连须葱、韭菜，上同入石钵内，捣烂如泥，以酒和服。渣贴腋下，如病在左手贴左腋下，右手贴右腋。在左足贴左胯，右足贴右胯。如在中，则贴心脐。并用布帛包住，候肉下红丝处皆白，则可为安，如有潮热，亦用此法，却令人抱住，恐其颤倒，倒则难救矣。

酒煎散：治疗疮。赤乌柏根、水柳根、水杨梅根、葱头根、红内消、香白芷各等分，上多为锉散，酒煎，旋入通明雄黄，研烂同服。如泻时，疮势略退时，只吃此药。若不泻，再服通利药。

通利药：黑牵牛（炒，一两）、巴豆（十五个，去油）、大黄（五钱，生用）。上为末，米糊丸如绿豆大。初服七丸，次五丸，第三服三丸。如泻不止，吃白米粥，及冷水洗五心。如一服即泻，住服。量人虚实与服，如人盛，服前二药通，再服后药，人十分实者。

大通药：芫花、巴豆、大黄、荆芥各等分，生用，上锉散，白水煎一沸，便滤过，空心服。可留药滓，再煎效。若要泻住。再服一服便住。

连翘散：泻后用此。连翘、当归尾、羌活、独活、防风、赤芍药、小赤豆各五钱，大黄二钱，木香、菇蔍、慈菇、薄荷、红内消、杜白芷、升麻、甘草、忍冬藤各三钱，若潮不退，加黄芩、栀子仁各三钱，朴硝四钱。上为末，酒调服，不拘时候，薄荷汤亦可。喘，加人参。大病，三四服愈。如烦呕，甘草半两、豆粉一两，为末，酸虀水下。如割疮去了疗子，止血用毛铁甲为末，敷。

角疮口方：霜梅（十个）、大黄（五钱）。上为块子，用石灰炒过，去石灰，入黄丹三钱，为末，干掺疮口上。

蝉蜕散：治疗疮最有功效。用蝉蜕、僵蚕为末，酸醋调涂四畔，留疮口，俟根出稍长，然后拔去，再用药涂疮。

蟾蜍膏：治疗疮。取蟾酥，以白面、黄丹搜作剂丸，如麦颗状。用指甲爬动疮上插入,重者针破患者,以一粒内之,仍以水沉膏贴之。取蟾酥法,用癞蛤蚵于眉棱上,以手拔出酥,于油纸上或桑叶上,用新瓦盛下,然后插在背阴处,经宿则自干白。于鹅翎筒内盛之。

水沉膏:白芨末半钱,水盏内沉下,澄去水,却于皮纸上摊开,贴疮上。

灸法:掌后横文后五指,男左女右,灸七壮即瘥。屡效。

《万病回春》(明·龚廷贤 撰)

【卷之八】疔疮

疔疮皆生四肢,发黄泡,中或紫黑,必先痒后痛、先寒后热也。其中或紫黑色有条如红丝直上,仓卒之际,急以针于红丝所至处必刺出毒血,然后以蟾酥丹药于刺处涂之。针时以病者知痛出血即好。否则,红丝入腹攻心,必致危矣。疔疮者,风邪热毒相搏也。

退疔夺命丹:专治疔疮。防风八分、青皮七分、羌活一钱、独活一钱、黄连一钱、赤芍六分、细辛八分、僵蚕一钱、蝉蜕四分、泽兰叶五分、金银花七分、甘草节一钱、独脚莲七分、紫河车(一名金线重楼)七分。上锉五钱先服,倍金银花一两,泽兰一两少用叶、生姜十片,同内捣烂,好酒旋热泡之,去渣热服,不饮酒者,水煎亦可。然后用酒水各一半,煎生姜十片。热服出汗,病退减后,再加大黄五钱同煎,热服,以利二三次,去除毒。若有脓,加何首乌、白芷梢;在脚加槟榔、木瓜;要通利加青皮、木香、大黄、栀子、牵牛。

龙芽一醉饮:治疔疮如神。龙芽草,五月五日端午采收阴干,将好酒浸,捣取汁,量加乳香、没药、绿豆粉,入汁内同饮,将渣敷疮上。此日不许吃一些茶水,只可饮酒就洗,亦不可用水。

秘传妙方:治误食瘟牛、马、羊肉生出疔疮、疔毒。用桐油树叶捣烂,绞汁一二碗,顿服,得大泻毒气乃愈。如冬月无叶,挖取嫩根研水服之,以利二三次为度。

神效丹:即黑舌丹,治伤寒初起,诸般恶毒、疔疮、发背,一切肿毒,遍身痒痛;又治伤寒咳嗽,鼻涕,劳嗽久咳,小儿痘疮黑陷不起,喉痹肿痛;又治蛊毒并破伤风。朱砂、雄黄、片脑各五分,乳香、没药、轻粉各三分,血竭三钱,真蟾酥一钱,麝香(当门子者)二分。上共为末,用酥油或乳汁为丸,如扁豆大。每一丸,嚼化,用好酒嗽咽下。

飞龙夺命丹:治疔疮、脑疽、发背、乳痈、附骨疽、一切无名肿毒、恶疮,服之便有头迹。不痛者,服之便痛。已成者,服之立愈。此皆恶症,乃药中至宝。危者,服之立安。雄黄二钱,蟾酥(干者二钱,老酒化开),铜绿、乳香、没药、胆矾、寒水石、血竭各三钱,朱砂一钱(研,为衣),轻粉、片脑、麝香(当门子者)各五分,蜈蚣一条(酒浸炙黄去头足),蜗牛二十个。上件俱为细末,先将蜗牛连壳研如泥,和药为丸,如绿豆大。如丸不就,入酒打面糊丸之。每服二十九。用葱白三寸,令病患嚼烂,吐于男左女右手心,将丸药放在内,用无灰热酒三四杯送下,于避风处以衣被盖之,约人行五里之久;再用热酒三四杯以助药,发热大汗为度。如重者无汗,再进二丸,汗出即愈。如疔疮走黄过心者,并出汗冷者,难治。病患不能嚼葱者,研烂裹之与服。疮在上,食后服;在下,食前服。忌冷水、黄瓜、茄子、油腻、鸡、鱼肉、湿面,一切发物不可食。

神仙解毒丸:治一切疔疮、发背、鱼口、诸般恶疮、无名肿毒初发,一服即消。白矾不拘多少,熔化作丸,如绿豆大,朱砂为衣。每服十丸,用连须葱七八根水煎至二碗送下,汗出立愈。已成者不伤,未成者即消。

蟾酥丹:用大癞虾蟆,以针破眉棱上,手捻出酥,于油纸上或桑叶上,用竹蔑刮下。然后插在背阴处自干取用。蟾酥以白面、黄丹等分拌和丸,如麦粒状,针破患处,以一粒纳之。

类圣散:治一切疔疮恶毒肿痛如神。川乌、草乌、苍术、细辛、白芷、薄荷、防风、炙甘草五钱。上为细末,鸡子清调,涂患处留顶。

追毒膏:治诸般恶疮及无名肿毒。乳香五分、没药一钱、儿茶二钱、血竭一分、青木香一钱、广木香五分、芙蓉叶四两。白芨四两,上各为细末,匀在一处,临用时,看疮大小,以生蜜调,涂患处,以绵纸附之。不过三五次即消。

疔毒方:急将毒用针刺破,葱白捣烂敷上,手帕系住,人行五里之时,其疔出。然后用热醋洗净。一切疔疮,用黄花苗、老葱、蜂蜜共一处捣烂,贴疮即好。

治疔疮方:核桃仁一个、古铜钱一个,二者细嚼,黄酒送下。至重不过二服,其效如神。

小夺命丹:治脑疽及疔疮恶毒、无名肿毒,其效如神。千头子(即扫帚子)、槐花子、地丁。上三味各等分,水煎,通口温服,加蟾酥少许尤妙。

铁柱杖:治疔疮、发背、头风。用草乌头不拘多少,去皮净,为末,用葱白去须叶,捣烂为丸,豌豆大,以雄黄为衣,每一丸。先将葱细嚼,热酒下。或恶心吐三四口,冷水一口止之即卧,以被厚盖汗出为度。

灸法,治疗疮恶毒。用大蒜捣烂成膏,涂肿处四围,留露肿顶,以艾炷灸之,以爆为度。如不爆稍则难愈,宜多灸百余壮,无不愈者。

《寿世保元》(明·龚廷贤 撰)

【卷九 外科诸症】疗疮

夫疗疮者,由四时迭更,阴阳交变,此二气互相激怒,必成暴气。然暴气卒然,大风大雾,大寒大热,若不能避,而遇袭于皮肤,入于四体,传注经络,遂使腠理结满,阴阳二气,不得宣通,遂成疗毒。但疗毒之名有十三种,必发于手足间,生黄泡,其中或紫色,有一带红线道直入者,用针于线处刺去毒血水。针时以知痛出血为妙,否则红线入腹攻心,必致危困。凡治疗毒,先以面浆水饮之,吐则是,不吐则非也。大抵脉洪而数者,难愈也。

治疗疮恶毒神效,飞龙夺命丹。

治疗肿及无名疮毒:掐头去白水,以葱头捣敷,神效。

治无名肿毒疗疮:手指无故生蛇头,指肿痛不可忍,有红筋入心者。蜈蚣二钱,雄黄一钱,归尾、土赤芍、白芷梢各二钱。上锉为末,头生酒煨服,神效。

论一切恶毒疗疮,诸般无名肿毒,及四时伤风伤寒憎寒壮热无汗初觉者。

赵府小灵丹:乳香、没药、轻粉、血竭、朱砂、川乌尖、草乌尖、细辛、巴豆霜、蟾酥、麝香(减半),上为细末,糯米糊为丸,如黄米大,雄黄为衣。每服十三丸,小儿五七九。用葱白三根,劈开,入丸在内,细嚼,好酒送下,以被盖出汗,避风。妇人有孕不可服。

论一切疗疮恶毒肿痛神方。

类圣散:川乌、草乌、苍术、细辛、白芷、薄荷、防风、甘草各五钱。为上细末,蛋清调涂患处,留顶。

凡患疗疮痈疽疖毒,此药能令内消,去毒化为黑水,从小便出,万无一失,不可轻视。知母、贝母、白芨、半夏、天花粉、皂角刺、金银花、穿山甲(炒)、乳香各一钱。上锉一剂,用无灰酒一碗,煎至一半,去渣,只作一服,温服,不得加减。再将渣捣烂,加过秋芙蓉叶一两,捣烂,用蜜调井花水,和敷疮口上,如干,再用蜜水润湿。过一宿,自然消,不必用第二服药也。忌发物。

《医学入门》（明·李梴 撰）

【卷五 外科】疔疮

经曰：膏粱之变，足生大疔。恣食辛辣厚味，炙煿腥荤，及误食自死禽兽，蕴毒于中而即发者有之；或卒遇大风、大雾、大暑、大寒，天地暴沴之气，袭注经络，触动其毒而发者；或因感死畜蛇虫毒气而发者，其死尤速。初发或因衣物触着而疼痛忽生，或因发疹抓破而成疮，仅一小疮，杀人一二日间，比之痈疽尤毒。

疔发无定处，或肩、背、腰尤缓，在头面、耳、鼻、口、目、舌根、唇上及手足骨节间者最急。如生两足，多有红丝至脐；生两手，多有红丝至心；生唇、面、口内，多有红丝入喉者，俱难治。须急看，以针挑拨其丝，出血以泄其毒气，方可保生。

疮头黑硬如钉，四畔带赤如火，盘根突起寸余，随变焦黑，未几肿大而光，转为湿烂，深孔透肌，如大针穿之状。其形初起大小不一，或如水泡，如吴萸，如豆，如石榴子，其色有五，《内经》分应五脏，各有所属部位。《局方》别一十三种：一、麻子疔，状如黍米稍黑，忌麻仁、麻衣。二、石疔，如黑豆甚硬，忌瓦砾、砖石。三、雄疔，四畔仰，疮浆起，色黄，大如钱孔。四、雌疔，四面疮浆起，心凹，色稍黄，如钱孔，俱忌房室。五、火疔，状如汤火烧，四畔有烟焰。忌火烧烙。六、烂疔，色稍黑，脓出流出。忌沸汤、热食、烂物。七、三十六疔，状如黑豆，今日生一，明日生二，及满三十六数即死。忌嗔怒。八、蛇眼疔，状如蛇眼。忌恶眼人及嫉妒人见。九、盐肤疔，状大如匙，面色赤，中有黑粒。忌食盐。十、水洗疔，状大如钱，头白里黑，汁出中硬。忌饮浆水、水洗、渡河。十一、刀镰疔，状如韭叶大，长一寸，肉黑如烧烙。忌剃及刀镰切割。十二、浮沤疔，其状曲圆，少许不合，大如韭叶，内黄外黑，黑处刺之不痛，黄处刺之痛，十三、牛狗疔，色赤，疮起掐不破。以上皆宜依法将护，若或触犯，则脊强、疮痛不可忍。唯浮沤、牛狗无忌，不治自愈。又有一种鱼脐疔，疮头黑深，形如鱼脐，破之黄水渗出，四畔浮浆；其毒尤甚。用丝瓜叶、连须葱、韭叶，捣烂以酒和服。其渣贴腋下，如病在左手，贴左腋下，在左足，贴左胯下；右手足同；在中贴心脐，并用布缚住。候肉下红丝处皆白则安。有潮热者亦宜。却令人抱住，恐其颠倒，倒则难治。或用蛇蜕烧灰，鸡子清调敷。一种水疔疮，用黄荆叶十四片，独头蒜三个，百草霜二钱，擂酒服，取汗，大效。

或不痛痒只麻木，寒热眼中流火光。牙关急紧时惊惕，甚则呕吐毒陷肠。

诸证唯呕吐最危。

治分虚实豁心火。实者，初服赛命丹三丸，以葱酒发汗。表证多者，追疗汤，或败毒散加蝉蜕、僵蚕、金银花；里证多者，活命饮、五圣汤；便利溺涩者，黄连消毒散，此散初起服之内消；欲作脓者，托里消毒散。虚者，初服保生锭子，以解毒，或蟾肝丸。有表邪不敢汗者，补中益气汤加防风、白芷；里证不敢下者，蜂蛇散。肿痛欲作脓者，托里散、内托十宣散；不能溃者，大料参、芪、归、术补之，或补中益气汤合生脉散，以防毒陷。豁心气者，疗毒入心，则神昏、口干烦闷、恍惚似醉、呕吐不定，危证也。实者，用万病解毒丹，以黄连、当归煎汤化下；虚者，用古芎归汤加茯苓、茯神、远志、莲肉清之。毒上攻心，呕者，护心散。有因服赛命丹吐者，亦宜此解之。恍惚闷乱、坐卧不宁、烦渴身痛、便秘者，漏芦饮子；烦躁作渴者，竹叶黄芪汤。外治：轻者，单蟾酥为末，以白面和黄丹搜作丸，如麦米大。用针挑破疗头，以一粒纳入，效。重者，赛金丹；危笃者，提疗锭子。

暴死灸法：可回阳。凡暴死者，多是疗毒，急用灯照遍身，若有小疮，宜急灸之，并服赛命丹，亦有复醒者。如偏僻之处，药难导达，唯灸有回生之功。若专疏利、表散者，危。

《外科百效全书》（明·龚居中 撰）

【卷之五】疗疮

夫疗疮者，皆由脏腑积受热毒，邪气相搏于经络之间，以致血气凝滞，注于毛孔手足头面，各随五脏部分而发也。其形如粟米，或疼或痒，以致遍身麻木，头眩寒热，时生呕逆，甚则四肢沉重，心惊眼花。盖疗肿初发热，突起如疗盖，故谓之疗。疗疮含蓄，毒气突出寸许，痛痒异常，一二日间害人甚速。《内经》以白疗发于右鼻，赤疗发于舌根，黄疗发于口唇，黑疗发于耳前，青疗发于耳下，盖取五色以应五脏，各有所属部位而已。然或肩或腰或足，发无定处，如在手足头面骨节间最急，其余尤可缓也。

近世多见因食灾牛瘟马之肉而成此症，其形有十三种，皆以形而名之耳。一曰麻子疗，始末极痒，忌麻子油，犯之多不救。二曰石疗，三曰雄疗，四曰雌疗，五曰火疗，六曰烂疗，七曰三十六疗，八曰蛇眼疗，九曰盐肤疗，十曰水洗疗，十一曰刀镰疗，十二曰浮沤疗，十三曰牛狗疗。唯三十六疗最为可畏，其状头黑浮起，形如黑豆，四畔大赤色，今日生一，明日生二，后日生三乃至十数,尤为可治。若满三十六,则不可治矣。又有所谓红丝疔、鱼脐疔之类,其名甚多。其红丝疔者,或生手足间,有红丝一条,急宜用针刺断,不然其丝人心,必难治矣。鱼脐疔者,状如鱼脐也。

凡疔疮瘩,皆宜刺疮中心至痛处,又刺四边十余下,令去恶血,乃以药敷之,仍服蟾酥丸之类发汗。诸疔名目虽多,其治法略同,如身冷自汗,呕逆,燥喘狂喝,妄语直视者,皆毒气攻内,不可治矣。

祖传飞龙夺命丹,治疔疮发、脑疽、乳痈、附骨疽一切无头肿毒恶疮,服之便有头,不痛服之便痛,已成者服之立愈。此乃恶症药中至宝,危者服之立安。雄黄二钱,朱砂一钱,为衣,轻粉五分,血竭一钱,乳香一钱,没药一钱,蟾酥二钱,铜绿二钱,胆矾一钱,寒水石一钱,麝香五分,片脑五分,蜈蚣一条、去头足,蜗牛二十一个,上为末,先将蜗牛连壳研如泥,和为丸,如绿豆大,如丸不就,入酒打面糊丸之,每服二丸。先用葱白三寸,令病人嚼烂,吐于男左女右手心,将药丸裹在葱白内,用无灰热酒三四盅送下。于避风处以衣盖覆之,约人行五里之久,再用热酒数盅以助药力,发热大汗为度。如重者无汗,再进二丸,汗出即效。如疔疮走黄过心者,并出冷汗者难治。病人不能嚼葱,研烂裹之。疮在下,食前服;疮在上,食后服。忌冷水、王瓜、茄子、油腻、鸡鱼肉、湿面一切发物不可食。

外治,轻者单蟾酥为末,以白面和黄丹搜作丸,如麦米大。用针挑破针头,以一粒纳入,神效。重者赛金丹,危笃者用提疔锭子。

赛金丹:明矾四两溶化,入金丹二两,银钗搅之,慢火熬令紫色。先以针周回挑破,用津液调敷数度,无令疮干,其疔即溃。如不溃,入信一钱,雄黄、硇砂各五分贴之,治一十三种疔疮如神。

提疔锭子:用雄黄、朱砂各二钱,青盐、砒霜、白丁香、轻粉、斑蝥各一钱五分,蟾酥、麝香各一两,蓖麻子二十个。上为末,用黄蜡溶化和丸,梧实大,捻作锭子。将针刺破疔头,放一个于疔上,又刺四边令血出,水粉膏贴之。

凡暴死者多是疔毒,急用灯照遍身,若有小疮宜急灸之,并服前飞龙夺命丹,亦有复醒者。如偏僻之处药难导达,唯灸有回生之功,若专疏利表散者危。

《外科真诠》(清·邹岳 撰)

【卷下】发无定位部/疔疮

疔疮发无定处,坚硬如钉,故名曰疔。生是毒者,膏粱人居其半。皆因营卫过滞,火毒外发也,非独节候寒温之失令,牛羊犬豕之遗毒得之:古今称名不一,孙真人分一十五种,李东垣分二十三种,申启元分三十四种,其实华元化分五种尽之矣。五种者以青、黄、赤、白、黑分应五脏也。其实紫黑及黄泡者居多。初起即有一小吻,项有一小点如麻子大,或赤或黑,所谓未老先白头是也。黑者属重症,周围木红色漫肿,先痒而后焮痛,寒热交作。治法宜内服败毒散,外用针刺疮头至痛处,挤去恶血,点入白降丹少许于内,上加冰翠散盖膏。若高肿根深者,须用降丹打线,插入上面,仍用冰翠盖膏,上药后到鸡鸣时即能止痛,三日后方可起膏。若肿已消尽,毒根离岩,可用钳钳去毒根,换乌云散盖膏,每日换一次,数日即可收功。如过三日尚未离岩,向疗头周围用钳别开,掺红升丹少许盖膏,次日即可钳去,仍用乌云散盖膏。如有余腐未尽,于乌云内配冰翠少许。如肌肉寒冷,久不收口者,仍用生肌散收功。

又有暗疗,先发寒热拘急,腋下坚肿无头或阴囊肿痛,睾丸突兀如筋头者是也。又有内疗,先发寒热腹痛,数日间忽然肿起一块如积者是也。二症不用针刺,外用野菊花根叶捣烂敷,内服败毒散自愈。若毒势不尽,憎寒壮热仍作者,宜服五味消毒饮。如发热口渴,便闭,脉沉实者,邪在里也,宜服黄连解毒汤加生大黄一钱五分,葱头五个,菊花根三钱治之。

又有羊毛疗,身发寒热,状类伤寒,但前心后心有红点,又如疹形。视其斑点,色紫黑者为老,色淡红者为嫩。先将紫黑斑点用衣针挑出如羊毛状,前后心共挑数处,用黑豆、荞麦研粉涂之,内服败毒散,即时汗出而愈。一法用明雄黄二钱,青布包扎,蘸热烧酒蘸于前心擦之,自外圈入内,其毛即奔后心,再于后心擦之,其毛俱拔出于布上,将布埋之。忌茶水一日。

又有伴场疗,生于正疗左侧,仍照常法治之。

又有血疗,或生肘下,或生眼角。疗有一窍如针眼,淌鲜血不止,急用真香油四两,无灰酒不拘多少,和匀热服,其血立止,徐用野菊花浓煎常服,切忌茶汤。

又有水疗,四围红赤,中间一点漆乌,坚硬如石,痛不可忍,破后唯流血水。宜用土牛膝,捣烂入盐少许和匀敷,或用生蜜调洪宝膏敷。溃后用冰翠合乌云散盖膏自愈。此症乃皮肤热毒,只用外治,自可全愈,重者亦少。发寒热,内服败毒散一二剂。

又有满天星疗,其形如黑豆,四畔起赤色,今日生一颗,明日生二颗,增至三十六不再生,此亦肾疗也。其毒最横,必须早治。若生至三十六数,虽有仙丹,莫可援救。

又有钉脑疔,发于太阳眼边,十死一生。

若疔头腐烂,不知是疔是毒,先问其初起时有痒否,有小吻否。有则是疔,无则是毒。又看口中颊边舌上有赤黑如珠者,是疔也。

凡唇上生疔,只宜用钳钳破疔头,不可用针深刺。若被人医坏,或延捱未治,以致疔头腐烂陷下,即是走黄之症。如眼目能开,声音响喨,心头不烧者,尚可医治。必先用蜜汤送下护心丸二钱,内外治法照上。

凡疔疮重症,服药宜用重剂,日夜当茶饮之可也。

凡疔疮针之不痛,其人眼黑,或见火光者,不可治也。此邪毒之气入于脏腑故也。

疔疮火毒之王,可以传染他人。凡看此症,须于光明阔大处看之,令其毒气外泄,免受传染。

凡人暴死者,多是疔毒,急取灯遍照其身。若有小疮,即是疔毒,按法治之,亦有复苏者。

凡生疔疮,手足冷,六脉暴绝者,系毒气闭塞,元气不能宣通。先用菊花根煎酒服之,徐服木香流气饮,其脉自见,其厥自回。

凡疔溃后,不宜补早,虽见真虚,只可平补,忌用温补之药。

凡疔疮针入疔根,坚硬者为顺。若针刺入绵软如瓜瓤,不知痛者,为逆,百无一生。

疔疮初起失治,或房劳梦遗损气,以致毒气内攻,走黄不住者,其疮必塌陷。急当随走黄处按经找寻,有一芒刺直竖,即是疔苗。急用针刺出恶血,即在刺处用艾圆连灸三壮,以宣余毒,内服内托安神散加菊花治之。若身面漫肿,神昏闷乱,干呕心烦作渴,遍身起泡,抽搐者,俱为逆症。

凡疔疮俱由火毒而生,忌服辛热之药,恐反助其邪也。忌敷寒凉之药,恐逼毒攻里也。初溃切忌用生肌药,恐毒未除,反增溃烂也。

疔疮有朝发夕死,随发随死,诚外科症中迅速之病也。凡治此症,贵在乎早。初起即治者,十全十活,稍迟者十全五六,失治者十全一二。内服莫妙于菊花甘草汤,外治莫捷于白降丹,须用针先刺,搥药自效。书云:疔疮先刺血,内毒宜汗泄,禁灸不禁针,怕绵不怕铁。

败毒散,防风一钱、前胡一钱、元参二钱、公英五钱、生地二钱、银花二钱、山甲一片、赤芍一钱五分、连翘一钱、甘草七分。野菊花根五钱引,无菊根用乌柏根白皮亦可,二者俱无,宜用菊花二钱代之。

五味消毒饮:金银花三钱、野菊花一钱五分、蒲公英二钱、紫花地丁一钱五分、紫背天葵子一钱五分、无灰酒半杯,同煎服。

黄连解毒汤:黄连、黄芩、黄柏、栀炭、银花。

护心丸:青靛二两、明雄五钱、元寸一分、苍耳头叶灰二钱,研末,酒丸梧子大,每服二钱,蜜汤送下。

木香流气饮:黄芪、当归、白芍、紫苏、桔梗、枳实、台乌、陈皮、半夏、茯苓、防风各一钱,伏毛、槟榔、泽泻、木香、甘草各五分,生姜三片,红枣二枚引。

内托安神散:黄芪一钱、人参一钱、茯神二钱、麦冬一钱、玄参一钱、陈皮五分、枣仁一钱、远志五分、北味五分、菖蒲三分、甘草七分。

菊花甘草汤:白菊花四两、甘草四钱,水煎服。

附:疔病医案

面疔

上林陈静涵,面患疔,脉洪数有力,属邪气蕴结。余用清热消毒散二剂未应。或用黄芪、肉桂等药二剂,反益其势,致耳目唇口俱肿闭,头面如斗,由邪气外实也。前脉按之无力,由元气内虚也。连进托里消毒之药,及数砭患处,出黑血碗许,已而脓与腐肉并溃而出。复用托里之药,疮势渐愈。七日后,复因调护失宜,以致烦渴不食,两尺脉如丝欲绝,急用八味丸料煎服,其脉顿复,手足自温。使非砭以泄其外,托里散以补其内,八味丸以回其阳,则治之失宜,必致不救。慎之慎之!(《外科精要》疗发痈疽灸法用药)

颧疔

一人中年丧偶,继娶娇妻,自服补肾助阳之药,以致肾水枯涸,不能上制心火,左颧发一疔毒,先紫后黑,麻木不知痛痒,延余诊治。喜其疮头坚硬,尚未散黄。先用针刺去紫血,徐用冰蛳散作条插入盖膏,内服三星汤加生地三钱,菊花根二钱,煎服二剂。后服加减八味以滋肾水,候至十二日疔根与药结成一块脱下,次用生肌敛口药而愈。(《外科真诠》引吴锦堂先生医案)

髻疔

一女童暑月髻上生疔,医者用药罔效,极至死地。余诊之见其毒未走黄,先用针刺之,徐将白降线插入盖膏,内服紫花地丁四两、黄连五钱、前胡一两、银花八两、赤芍四钱、野菊蔸四两,服四剂肿消根脱。后用当归、川芎、白芍、茯苓、银花、甘草服十余剂而愈。(《外科真诠》引胡俊心医案)

上星穴疔

一少年督脉上星穴患疔,初起用草药敷治,渐见头面浮肿,身寒而栗,腰不能伸。余外用白降冰翠盖膏,内服玄参八两、前胡五钱、藁本三钱、首乌一两、银花四钱、甘草七分、生姜一片,服后刻时安神腰伸,寒栗亦止。后将首乌换生黄芪二钱,煎服二剂,膏侧加红升丹掺上,作脓加服玄参、熟地、鹿茸、藁本、茯神、麦冬等药,三剂起疔而愈。(《外科真诠》引胡俊心医案)

中脘穴疔

一壮年任脉中脘穴患疔,初起稍痒,寒热交作,四肢厥冷,用草药敷治,开一小口,渐加昏沉。余初诊视,用发散药汗之,身体稍轻,寒热厥冷如故。复用黄芪、当归、鹿茸、附子、茯苓、肉桂、桂圆重剂煎服,外用针刺,上白降冰翠盖膏。十日后四围方离岩,周围加用五云盖膏,后四日方起清收功。凡疔疮本是火毒,然发于任脉阴地,自非他处可比,故汗后即宜补剂作脓,方能起清毒根。(《外科真诠》引胡俊心医案)

脚面疔

一人脚面生疔,形虽如粟,其毒甚大,宜峻利之药攻之。因其怯弱,以隔蒜灸五十余壮,痒遂止,再灸片时乃知痛。更用膏药封贴,再以人参败毒散渐愈。夫至阴之下,道远位僻。且怯弱之人,用峻利之剂,则药力未到,胃气先伤,虚虚之过,有所不免,不如灸之为宜。(《寿世保元》)

指疔

邻人苏子遇之内,左手指患疔,麻痒,寒热恶心,左半体皆麻,脉数不时见。余曰:凡疮不宜不痛,不可大痛,烦闷者不治,今作麻痒,尤其恶也。用夺命丹二服,不应,又用解毒之剂,麻痒始去,乃作肿痛。余曰:势虽危,所喜作痛,但毒气无从而泄。欲针之,适值望日,其家俱言尻神,不从,势愈肿甚。余强针之,诸症顿退,又用解毒之剂,其疮全愈。(《外科精要》辨痈疽阴阳浅深缓急治法)

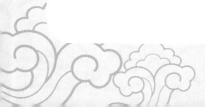

第三节　痈

痈分为"内痈"和"外痈",内痈发病在脏腑,外痈发病在体表,因内痈已分属于内科疾病,唯"肠痈"一病,有较为特色的外治之法外,其他内痈不纳入本部分内容。外痈是发生于皮肉之间的急性化脓性疾病,其特点是局部光软无头,红肿疼痛,发病迅速,易肿、易脓、易溃、易敛,或有恶寒、发热、口渴等症状。根据发病的部位有不同的名称。相当于西医的皮肤浅表性脓肿、急性化脓性淋巴结炎等,但不同于西医的痈。

一、头项痈

（头痈、顶痈、项痈）

头痈主要是指生于脑前、头顶、颈项部的痈。《万氏秘传外科心法》《外科活人定本》认为头项痈总由五脏积热而生,而对生于头顶的顶痈则认为其与心有关,《外科百效全书》则认为其与循行所属的太阳膀胱经关系密切。在病因方面,盱江医家除了认为该病与热有关外,也注重湿、痰对其的影响。热毒者,初起可用神仙祛毒一扫丹、失笑饼,外用万灵膏,脓尽上生肌散;湿热者,宜升麻败毒饮、羌活胜湿汤,外用敷药,彻尽脓水,然后生肌可愈。另《外科百效全书》提出此类病证"不可轻易针灸,唯初起隔蒜灸之则可,但艾炷宜小而少"。

盱江医学外科学论治

《万氏秘传外科心法》（明·万全 撰）

【卷之七】侧图形十二症/头痈

头痈即正后发也,生于后颈之上,由五脏积热而生,初觉用神仙祛毒一扫丹、失笑饼选用。内服后方,外用万灵膏,脓尽上生肌散。可愈。

十八味败毒流气饮:人参、黄芪、官桂、当归、甘草、川朴、紫苏、桔梗、枳壳、槟榔、乌药、防风、白芷、川芎、二花、白芍、柴胡、连翘。食后服。

【卷之五】面图形十二症/顶痈

顶痈,生于颠顶之上,乃人身经络之总司也。其病在心,六腑不调,湿热聚之而成毒。宜升麻败毒饮、羌活胜湿汤,外用敷药,彻尽脓水,然后生肌可愈。

十味升麻散毒饮:藁本、白芷、连翘、桔梗、川芎、防风、当归、二花、升麻、白芍。食远服。

十味羌活胜湿汤:苍术(制)、连翘、黄柏、独活、防风、白芷、细辛、当归、黄连、牛子。以上俱用酒炒。食远服。

十味敷方:青木香、白芷、二花、胆草、大黄、生地、当归、青蒿、白芨、黄连。酒和捣烂敷之。

《外科活人定本》(明·龚居中 撰)

【卷之二】图形十三症/项痛

此症生于后项耳后之处,由五脏积毒,热血腾出于项间,气血结聚而成毒。当用败毒流气饮及内托流气饮治之。始觉用神仙祛毒一扫丹、敷毒失笑饼敷之,内服煎药,可内消而愈。如不然,须贴万灵膏,俟脓血溃尽,生肌散敷之。

败毒流气饮:紫苏、桔梗、枳壳、防风、柴胡、川芎、羌活、白芷、当归、芍药、金银花、连翘、升麻、干葛、甘草各等分,食后服。

内托流气饮:人参、黄芪、厚朴、紫苏、桔梗、枳壳、官桂、槟榔、乌药、防风、白芷、川芎、白芍、柴胡、连翘、金银花、当归、甘草各等分,食后服。

《外科百效全书》(明·龚居中 撰)

【卷之二】脑颈部/脑痈

脑后、颈后、顶心发是六腑阳毒聚顶,太阳膀胱主之,久积痰火,湿热上蒸于脑也。大凡头脑上生痈疽,宜服降火化痰、消肿托里之药,不可轻易针灸,唯初起隔蒜灸之则可,但艾炷宜小而少。若势成者,外敷拦风膏、阴阳散之类。若热上蒸连颐而穿口,必主穿喉而死。若服药色黯,不溃不敛,为阴精涸,名脑烁,不治。但施方必随症而治之。痈疽生于脑前者名脑发,又名痈冠发;若生于脑后枕处者名枕发,俱宜用千金托里散。

千金托里散:红内消、秦归身、大川芎、穿山蜈蚣、小黄芪各二钱,防风、羌活、白芷头、山慈菇、新升麻、土赤芍、穿山甲(炒成珠)各一钱五分,甘草五分。半酒半水煎服,毒未成者一贴即消,已成者三贴即破。破后脓血去多则气血虚弱,宜服内补散六贴,方能合口。

　　内补散:好人参(肺热作咳者不用此味)、小黄芪、秦归身、大川芎、川厚朴、厚肉桂、防风肉、甘草节、白芷头各等分。水煎服。如四边红不退,加红内消、山慈菇,去肉桂。如脓浓闭毒,倍加川芎。如脓水清不干,倍加黄芪。日久口不合,再服三贴。外用乌梅烧灰存性敷口上。

　　又方,治溃破者,内服前十宣散,外用盐茶洗,麻油抹白朱砂,厚挽玉容膏贴之。如有污肉,亦如前治法。总要化毒、生肌敛口治之。

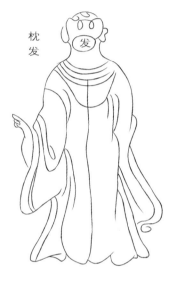

《外科百效全书》枕发

二、面部痈

(颧痈、鬓痈、颊疡、耳门痈、耳根痈、核痈)

　　面部痈,包括头面部及头侧部的颧痈、鬓痈、颊疡、耳门痈、耳根痈及核痈等。依据面部所属经络,颧痈生于颧骨上、颊疡生于耳下颊车骨间,均属阳明积热(《外科真诠》);耳根痈生于耳根下,牙根上,属少阳阳明火甚(《万氏秘传外科心法》《外科活人定本》)。依据脏腑辨证,鬓痈生于两鬓发之中,由脾肺心肝热毒积聚而生(《外科活人定本》);耳门痈生于两耳耳门边,乃肝肾蕴热上炎耳门而生(《万氏秘传外科心法》《外科活人定本》);核痈生于地角之下者,由心肺积热导致(《万氏秘传外科心法》),而生于地角之上,乃心肝积热导致(《外科活人定本》)。治疗应采用内外合治法:根据所在经络脏腑,在阳明胃经者,初期可内服加减消毒散、加减活命饮,外敷洪宝膏,溃后仍宜托里;

少阳阳明火甚,宜泻二经之火,用清肝消毒饮,初起用神仙敷毒失笑饼,更灸颊车、肩井两穴各三壮;脾肺心肝热毒积聚,宜清热解毒,用败毒清气饮治之,外用敷药,脓尽用生肌散长肉;肝肾蕴热上炎,宜内服清肝滋肾饮,外贴万灵膏,又上生肌散。若初起时,用神仙祛毒一扫丹、敷毒失笑饼;心肺(肝)积热,初起多着艾灸可消,内服解毒黄连汤,外用敷药。若溃,用万灵膏、生肌散。

颧疽

旴江医学外科学论治

《外科真诠》(清·邹岳 撰)

【卷上】面部/颧疽

颧疽生于颧骨上,属阳明胃经。初起焮红浮肿疼痛者,宜内服加减消毒散,外敷洪宝膏。若溃后脓水清稀,宜用托里散去枸杞加蒲公英、石斛治之。初起色紫漫肿,坚硬微痛者,宜内服加减活命饮,外敷乌龙膏,徐用托里收功。

鬓疽

旴江医学外科学论治

《外科活人定本》(明·龚居中 撰)

【卷之二】图形十三症/鬓疽

此症生于两鬓发之中,由脾肺心肝热毒积聚而生,宜清热解毒,用败毒清气饮治之,外用敷药,脓尽用生肌散长肉。

败毒清气饮:紫苏、桔梗、枳壳、当归、川芎、白芷、白芍、干葛、柴胡、前胡、羌活、连翘、升麻、甘草各等分,食后服。

敷方:白及,青木香,龙泉粉,乳香,雄黄,好酒捶细末,敷上。

颊疡

旴江医学外科学论治

《外科真诠》(清·邹岳 撰)

【卷上】面部/颊疡

颊疡生于耳下颊车骨间,由阳明经积热而生,始发如粟,色红,渐大如榴。初起宜内服加减消毒散,外敷洪宝膏。溃后仍宜托里。若失治或过敷凉药,以致肌冷凝结,坚硬难消难溃者,宜内服阳和汤,外敷玉龙膏。或溃久成漏,复被寒侵疮孔,致生多骨,经年缠绵难愈者,宜内服托里散加石斛、蒲公英,纳金蟾化管丸于疮孔,脱出朽骨后,用八宝珍珠散收功。

耳门痈

旴江医学外科学论治

《万氏秘传外科心法》（明·万全 撰）

【卷之六】侧图形十一症

耳门痈生于两耳之门边,乃肝肾蕴热上炎耳门而生。宜内服清肝滋肾饮,外贴万灵膏,又上生肌散。若初起时,用神仙祛毒一扫丹、敷毒失笑饼。

十一味清肝滋肾饮:柴胡、升麻、黄柏、青皮、羌活、独活、白芷、地骨皮、荆芥、桔梗、黄芪。食远服。

《外科活人定本》（明·龚居中 撰）

【卷之二】图形十一症/耳门痈

此症生于耳门之所,乃肝肾蕴热而上炎,故生斯毒。宜清肝滋肾饮,外用万灵膏、生肌散。若初起时,用神仙祛毒一扫丹、神仙敷毒失笑散饼,立消。

清肝滋肾饮:生地、柴胡、升麻、青皮、白芷、桔梗、荆芥、川芎、黄柏、黄芪、羌活、独活各等分,食后温服。

耳根痈

旴江医学外科学论治

《万氏秘传外科心法》（明·万全 撰）

【卷之六】侧图形十一症

耳根痈生于耳根下牙根上,乃少阳阳明火甚而然。宜泻二经之火,用清肝消毒饮。初起用神仙敷毒失笑饼,更灸颊车、肩井穴各三壮。

十三味清肝消毒饮:柴胡、升麻、前胡、防风、玄参、桔梗、黄连、白芷、石膏、川芎、黄柏、生地、羌活。食远服。

《外科活人定本》（明·龚居中 撰）

【卷之二】图形十一症/耳根痈

此症生于耳珠之下,牙根之上,乃少阳阳明火旺而然。宜泄二经之热,用清热消毒饮治之。若初起用神仙敷毒一笑饼贴之可消,更用艾灸频车、肩井二穴,各灸三壮,甚妙。

清热消毒饮:柴胡、玄胡、升麻、黄柏、黄连、白芷、石膏、防风、玄参、桔梗、生地、川芎、羌活各等分,食后温服。

核痈

旴江医学外科学论治

《万氏秘传外科心法》(明·万全 撰)

【卷之六】侧图形十一症

核痈生于地角之下,由心肺积热。初起赤肿如盘,多着艾灸可消,内服解毒黄连汤,外用敷药,若溃,用万灵膏、生肌散。不然,恐成漏核之患矣。

九味解毒黄连汤:升麻、羌活、桔梗、甘草、黄连、栀子、黄柏、连翘、黄芩。食后服。

六味敷方:忍冬草、灯心草、地骨皮、过山龙、远志肉、车前子。共捣烂,用青布包苑之。

《外科活人定本》(明·龚居中 撰)

【卷之二】图形十一症/颏痈

此症生于地角之上,乃心肝积热。初起赤肿如弹,多着蒜灸之可消,服黄连解毒汤,外敷可愈。不然,遂成漏颏之患。若破溃,用万灵膏、生肌散自效。

黄连解毒汤:桔梗、黄连、黄柏、黄芩、羌活、栀子、连翘、升麻、甘草各等分,食后温服。

敷方:忍冬草、灯心草、车前草、地骨皮、过山龙、远志根,上以好酒研极细,用青袱包兜裹毒上。

三、上肢痈

(臑痈、肘痈、腕痈)

上肢痈包括生于肩下肘上的臑痈,生于肘之围绕的肘痈,生于手腕背面的腕痈。《外科真诠》记载,生在臑内者属手三阴经,生在臑外者属于三阳经,治疗需随症之阴阳,用引经之药,必然获效。生于肘之围绕处者,由心肺风火之邪稽留凝滞而成，初起宜内服加减消毒散，外敷洪宝膏，至脓透腐脱，宜内服托里散，外用浮海散盖膏；生于手腕背面者，属手三阳经，由风火湿气凝结而成，初起属风火之症，宜内服荆防败毒散去木鳖，外敷洪宝膏，溃后用太极黑铅膏刷之。

臑痈、藕包毒

盱江医学外科学论治

《外科真诠》（清·邹岳 撰）

【卷上】臑部/臑痈、藕包毒

臑痈生于肩下肘上，初起状如粟米一攒，渐次周匝漫肿，色赤焮痛。藕包毒或生臑内，或生臑外，结肿一枚，如桃如卵。二症初起，生在臑内者属手三阴经，生在臑外者属手三阳经，随症之阴阳，用引经之药，必然获效。

肘痈

盱江医学外科学论治

《外科真诠》（清·邹岳 撰）

【卷上】臑部/肘痈

肘痈生于肘之围绕，暴发高肿，焮热疼痛，由心肺风火之邪，稽留凝滞而成。此处乃关节筋脉之地，最宜速治。若溃烂日久，筋缩不舒，疼痛彻骨者，系溃深伤脉也，属逆。初起治法可照石榴疽：初起宜内服加减消毒散，外敷洪宝膏。破后用菊花煎汤洗之；次以菊花烧灰存性，加轻粉少许，上片同研末，用香油调刷，神效。至脓透腐脱，宜内服托里散，外用浮海散盖膏。

腕痈、龟毒

盱江医学外科学论治

《外科真诠》（清·邹岳 撰）

【卷上】臂部/腕痈

腕痈生于手腕背面，属手三阳经，由风火湿气凝结而成。初起高肿焮痛无痒者，属风火之症，宜内服荆防败毒散去木鳖，外敷洪宝膏。溃后用太极黑铅膏刷之。初起高肿木痛有痒者，属湿热之候，俗名龟毒是也，宜内服荆防败毒散，外敷羊藿散，须用热火酒调。溃后俱宜用此散调刷，不可用膏丹治之。

此毒将愈时,微肿不消,手指屈伸不能自如,宜内服泽兰饮数剂,神效。

荆防败毒散、羊藿散、太极黑铅膏俱见附录。

泽兰饮:泽兰一钱、党参三钱、当归三钱、白芍二钱、云茯苓三钱、山甲二片、银花二钱、薏苡仁三钱、甘草一钱、嫩桂枝一钱。

四、胸部痈

(井疽、痪疬痈、乳根痈)

胸部痈包括胸乳间所生蜂窠痈发,又名井疽,生于乳旁的痪疬痈以及生于两乳之下的乳根痈。井疽,《医学入门》认为为心痈胸发,病情凶险,"三四日起,不早治,入于腹,十日死",宜急用疏导心火之药,如清心散、凉膈散等。《外科真诠》记载,痪疬痈由包络寒痰脾气郁结而成,系寒症非热症,治宜温中舒郁化坚,以内补十宣散服之,外敷玉龙膏或用五虎追毒丹盖膏,倘脓势将成,宜用托里散治之,溃后用浮海散盖膏。乳根痈,为厥阴阳明经之所司,因气壅血滞,湿气蕴蓄而生,宜海马崩毒饮、一醉忍冬汤、败毒定痛饮,初觉以艾灸,外用膏药生肌散可愈。

井疽

旴江医学外科学论治

《医学入门》(明·李梴 撰)

【卷五 外科】心痈

心痈胸发名井疽,胸乳间生蜂窠痈发,名井疽。状如豆大,三四日起,不早治,入于腹,十日死。外发可治内伤殂;降火清心为要药。心热盛极,急用疏导心火之药,迟则不救。小便涩者,清心散,或凉膈散去硝、黄,加白芷、天花粉、瞿麦、木通;大便秘者,内固清心散,或凉膈散去硝,加白芷、天花、生地。

痪疬痈

旴江医学外科学论治

《外科真诠》(清·邹岳 撰)

【卷上】胸乳部/痪疬痈

痪疬痈生于乳旁,初肿坚硬,形类结核,发长缓慢,渐增焮肿,色红疼痛,由包络寒痰脾气郁结而成,系寒症非热症也。治宜温中舒郁化坚,以内补十宣散服之,外敷玉龙膏或用五虎追毒丹盖膏,自可消散。倘脓势将成,宜用托里散治之,溃后用浮海散盖膏。

内补十宣散:党参、黄芪、当归各二两,桔梗、厚朴、川芎、白芷、玉桂、防风、甘草各一两,共研末,每服三钱,用热酒调服。不饮酒者,木香汤送下。

乳根痈

旴江医学外科学论治

《万氏秘传外科心法》（明·万全 撰）

【卷之五】面图形十二症/乳根痈

乳根痈,生于两乳之下,乃厥阴阳明经之所司也。因气壅血滞,湿气蕴蓄而生,宜海马崩毒饮,一醉忍冬汤,败毒定痛饮,初觉以艾灸,外用膏药生肌散可愈。

十二味败毒定痛饮,羌活、独活、防风、白术、荆芥、白芍、升麻、干葛、二花、连翘、黄芪、蒲公英。食远服。

《外科活人定本》（明·龚居中 撰）

【卷之二】图形十一症/乳根痈

此症生于两乳头之下,乃厥阴阳明之所司也。因血气壅滞,热湿蕴蓄,故生此毒。宜海马崩毒饮、败毒定痛饮,外用万灵膏、生肌散。用一醉忍冬汤,或多着艾灸,而内消可愈。

败毒定痛饮:羌活、独活、白芷、防风、荆芥、金银花、升麻、干葛、连翘、黄芪、蒲公英、白芍药各等分,食后温服。

五、胁痈

胁痈生于两胁部,亦有生于胁下二三寸远者为上胁痈;胸胁之下四寸远之地,与脐相对为下胁痈。其与肝胆有密切关系,有肝经风热者,如《万氏秘传外科心法》所论,宜清肝流气饮;如《外科真诠》所论之肝胆怒火凝结而成者,初起内服逍遥散去白术加银花、甲珠,徐用加味四妙汤治之。亦有医家认为本病病因除了肝胆,也与其他脏腑有关,如《医学入门》《外科百效全书》认为胁痈由肝心火盛,虚中有热,初起宜神效栝蒌汤,或柴胡清肝汤;《外科活人定本》认为此乃肺经风热壅盛,毒从胁而发,宜清肝流气饮治之,外贴万灵膏调之。

盱江医学外科学论治

《万氏秘传外科心法》（明·万全 撰）

【卷之七】侧图形十二症/上胁痈

上胁痈,生于胁下二三寸远,乃肝经风热壅甚,故生此毒。宜清肝流气饮,如溃,万灵膏贴之,上生肌散,自然平安。下胁痈生于两胁下,与脐相对是也。由肝肾二经湿热壅甚而生。治法汤药与上胁同。

十九味羌活定痛饮:羌活、独活、玄参、升麻、白芷、乳香、没药、防风、紫苏、桔梗、柴胡、麦冬、甘草、黄芪、人参、白术、连翘、二花。姜枣引。食远服。

《医学入门》（明·李梴 撰）

【卷五·外科】附胁痈

胁痈一样忌补虚。初起,神效栝蒌汤,或柴胡清肝汤。盖由胁肝心火盛,虚中有热,决不敢投阳药。溃后方敢清热托里,兼滋肾水。误投热药,易伤骨膜,慎之。

胁疽,用鸡屎黏捣烂,入盐少许,醋和敷之,消肿止痛,脓成者,敷之即安。

《外科活人定本》（明·龚居中 撰）

【卷之二】图形十三症/上、下胁痈

此症生于两胁,胸胁之下四寸远之地,乃肺经风热壅盛,毒从胁而发也。宜清肝流气饮治之,外贴万灵膏调之。早可以内消,如迟必溃。溃后亦与万灵膏,彻尽脓血,上生肌散,自然肉满。

神方羌活定痛饮:金银花、羌活、独活、玄参、升麻、忍冬草、白芷、防风、紫苏、乳香、没药、桔梗、柴胡、青皮、黄芪、人参、白术、连翘、甘草各等分,姜三片,枣三枚,食远温服。

《外科百效全书》（明·龚居中 撰）

【卷之三】胸腹部/胁痈

胁痈之症,盖由胁肝心火盛,虚中有热,决不敢投阳药,倘误投热剂,则虚热愈盛,易伤骨膜,慎之。初起宜乳风内瓜蒌汤,或鬓疽内柴胡清肝汤治之,唯溃后方敢清热托里,兼滋肾水。

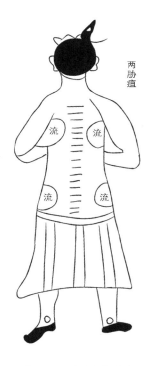

两胁疽

流 流

流 流

《外科百效全书》胁痈

《外科真诠》(清·邹岳 撰)

【卷上】肋部/胁痈

生于肋骨下软肉处,初如梅李,渐长如碗如盆,由肝胆怒火凝结而成,多生于体虚之人。初起内服逍遥散去白术加银花二钱、甲珠一片,二三服,徐用加味四妙汤治之。不可轻投攻击之剂,倘攻击成脓,肿如鼓,胀破出败浆腥臭者,属逆。

六、腹部痈

(腹痈、脐痈、幽痈、肚腹痈、肚胁痈、肚便痈)

腹部痈包括未有明确具体部位的腹痈、长于脐部的脐痈、生于脐上七寸的幽痈、生于正肚之侧去脐一掌许的肚腹痈、生于小腹之下,近肚脐之侧的肚胁痛、生于小腹之侧的肚便痈等。腹部痈总体来说与脾关系密切,根据具体的部位又与其他经络有关,如脐痈、幽痈等在腹部中线,与任脉相关;肚便痈在小腹,与肝肾经相关等。临床应根据病证之虚实论治。

腹痈

盱江医学外科学论治

《医学入门》(明·李梴 撰)

【卷五·外科】腹痈

腹痈生于肚腹,皮里膜外,左关脉洪数,而腹痛甚者是也。膏粱、七情火郁,以致脾虚气滞而成;小儿多因惊、积亏损而成。食积、疝气相类,不可误治。漫肿坚硬,肉色不变,未有脓也,四君子汤加芎、归、白芷、枳壳,或托里散。若嫩肿痛甚者,邪气实也,先用活命饮,隔蒜灸以杀其毒,后用托里散以补其气。肿起而软,色赭赤者,脓成也,托里消毒散。若脓成而不外溃者,气血虚也,卧针刺之。不问初起、已溃、未溃,俱宜壮胃元气,而佐以行经活血;若误用克伐及利、下、凉药,则肿不能溃,溃不能敛,壮者难治,老弱立死;若曾经误下,及服降火、破气、消瘀之药,大剂参、芪、姜、附或十全大补汤救之。

《外科百效全书》(明·龚居中 撰)

【卷之三】胸腹部/腹痈

腹痈之症,生于肚腹皮里膜外,左关脉洪数而腹痛甚者,真也。乃膏粱七情火郁,以致脾虚气滞而成。小儿多因惊积亏损而成,食积疝气相类,不可误治。此症漫肿坚硬,肉色不变,未有脓也,宜人参、白术、茯苓、川芎、当归、白芷、枳壳、甘草,或前方括歌内托里散。如嫩肿痛甚者,邪气实也,先用脑疽内活命饮,隔蒜灸以杀其毒,后用托里散以补其气。如肿起而软,色不赤者,脓成也,宜方括歌内托里消毒散。若脓成而不外溃者,气血虚也,卧针刺之。又云:此症不问初起已溃未溃,但宜壮胃元气,而佐以行经活血。若误用克伐及利下凉药,则肿不能溃,溃不能敛,决难治之。若曾经误下,及服降火破气消瘀之药,大剂参芪姜附,或疖腮内八物汤加芪桂急救之。

脐痈

旴江医学外科学论治

《外科活人定本》（明·龚居中 撰）

【卷之二】图形十一症/脐痈

此症生于脐内，因食冷物、油腻之物，积聚于气海之间，聚结成痈。若不速治，即内溃。脐内出脓，四围坚硬，或出此血水者，即难治也。无此即生，用内托散加猪苓、泽泻、归尾、黄柏、车前子、知母。脓尽多加白术、黄芪、熟地黄、山药，多服蜡矾丸。如未溃破，按之有脓，以行药从大便中出甚妙。痛加乳香。如脐肿红痛，久服流气饮。针开口脓出四五个月不止，后用蒜盛艾灸，内服五香连翘汤。

五香连翘汤：丁香、木香、沉香、乳香、当归、贝母、连翘、人参各钱，羌活五分，麝香半分。

《外科百效全书》（明·龚居中 撰）

【卷之三】胸腹部/脐痈

一人脐肿红痛，久服流气饮，针开口脓出，四五个月不止，后用蒜盛艾灸，内服五香连翘汤痊愈。

五香连翘汤：丁香、南木香、沉香、乳香、当归、贝母、连翘、人参各一钱，羌活五分、麝香半分。

如脐上生疮，出水不干，用枯矾、白龙骨煅过为末，掞上如神。小儿脐疮，以红绵烧灰、黄牛粪烧灰、干胭脂各等分，湿则掞上，干则香油调搽。小儿水脐不干，用凤凰衣烧灰存性，掞之。肚角痈，用脑疽内千金托里散，神效。

《外科真诠》（清·邹岳 撰）

【卷上】腹部/脐痈

脐痈生于脐中，属任脉神阙穴，肿大如瓜，高突若铃，无红无热，最当速治。初宜内服加味四妙汤，外敷乌龙膏。溃后服托里散，外用浮海散盖膏。得稠脓者顺，时出污水臭秽者逆。脐漏，脐中时流脓血，久而不愈，多因先患脐痈，不慎房劳所致。宜内服托里散，加碎补三钱，外用八宝珍珠散盖膏。然非绝欲息恼，终无好期。

幽痈、吓痈、冲疽

旴江医学外科学论治

《外科真诠》（清·邹岳 撰）

【卷上】腹部/幽痈、吓痈、冲疽

幽痈生于脐上七寸，初起如粟，渐增漫肿坚硬，形如鹅卵，甚则痛牵胸肋，由过食膏粱厚味，肠胃不通所致。吓痈生于脐上三寸建里穴，初如粟米，痒痛相兼，其肿迅速，寒热往来，甚则呕哕，牵引脐痛，由七情郁火凝结而成。冲疽一名壅肾疽，生于脐上二寸下脘穴，由心火炽盛流入肾经而成。

以上三症，皆属任脉经，宜按阴阳虚实治法。但腹为阴地，用药宜从气分。倘毒来缓慢，漫肿坚硬，皮色不变，初起即宜内服加味四妙汤，温经通络，未成脓者，即可消散。已成脓者，亦轻而易溃。此予屡试屡验之法也。阳和汤亦系温经通络之妙剂，然利于背上，而不利于腹上，岂非背为阳地，腹为阴地之故乎？

肚腹痈

旴江医学外科学论治

《万氏秘传外科心法》（明·万全 撰）

【卷之五】面图形十二症/肚腹痈

肚腹痈，生于肚脐之侧，乃太阴脾经所司也。因脾有热，心火太盛，初起根脚如盘，寒热发战，宜用艾灸，可使重变轻也。宜内服外敷后药，后上生肌散，切勿勾割。

二十一味内托流气饮：人参、黄芪、白术、木香、川朴、甘草、干葛、柴胡、苏叶、黄连、桔梗、枳壳、肉桂、槟榔、当归、白芍、白芷、川芎、防风、二花、牛子。空心服。

七味敷方：龙胆草、乳香、没药、熊胆、黄连、牛膝、二花。共研细末，用槟榔磨水，好酒调药，敷毒四围，即愈。

【卷之八】面图形十五症/心腹肚痈

心腹肚痈生于正肚之侧，去脐一掌，乃心脾经，风热愈甚，气血壅聚而生，宜三香追毒饮、清心追毒汤，溃后用万灵膏，脓尽则用生肌散。

十九味三香追毒饮：羌活、连翘、甘草、花粉、紫苏、白芷、防风、二花、肉桂、黄芪、茯苓、乳香、木香、沉香、芍药、郁金、生地、枳壳、前胡。食后服。

十四味清心黄连汤：黄连、麦冬、肉桂、香附、白芷、桔梗、枳壳、连翘、当归、川芎、紫苏、羌活、黄柏、忍冬草。食后服。

《外科活人定本》（明·龚居中 撰）

【卷之二】图形十五症/心肚痈

此症生于正肚之侧，去脐一掌许，乃心脾经风热愈盛，气血壅煎，遂成此毒。宜三香追毒饮、清心黄连汤，溃后贴万灵膏。小孔脓血尽，上生肌散长肉。

三香追毒饮：生地黄、沉香、木香、乳香、羌活、金银花、连翘、苏叶、白芷、芍药、天花粉、郁金、防风、肉桂、黄芪、白苓、枳壳、黄芩、玄胡、柴胡、甘草各等分，食后服。

清心黄连汤：黄连、麦冬、莲肉、香附、白芷、桔梗、枳壳、连翘、苏叶、羌活、忍冬草、当归、川芎、黄柏各等分，食远服。

肚胁痈

盱江医学外科学论治

《外科活人定本》（明·龚居中 撰）

【卷之二】图形十一症/肚胁痈

此症生于小腹之下，近肚脐之侧，乃太阴脾经所司也。初起根脚如盘，寒战发热，由肾胃有热，心肝火盛始生。宜着艾灸，可使重变轻也。宜海马崩毒饮、内托流气饮，外用敷药彻尽脓，然后上生肌散，可保无虞。切戒勾割，恐伤肠胃，慎之。

内托流气饮：苏叶、桔梗、枳壳、肉桂、槟榔、当归、白芍、白芷、人参、黄芪、金银花、白术、木香、厚朴、川芎、防风、黄连、柴胡、干葛、甘草、鼠粘子各等分，食后服。

敷方：龙胆草、乳香、没药、牛膝、黄连、忍冬草、熊胆、大黄，上以槟榔磨好醋，捶药极细，敷毒四围。

肚便痈

盱江医学外科学论治

《万氏秘传外科心法》（明·万全 撰）

【卷之八】面图形十五症/肚便痈

肚便痈生于小腹之侧，乃肝肾二经之所司也。缘饮酒贪色，肾水不足，相火内动,郁热不伸,下流小腹,故壅结而成也。初起,用神仙失笑饼,溃后,用万灵膏,脓尽,上生肌散,内多服清热追毒饮,滋肾消毒汤。

十五味清热追毒饮:羌活、干葛、黄芩、白芍、当归、赤芍、花粉、生地、连翘、紫苏、黄柏、知母、甘草、二花、车前草。空心服。

二十味滋肾消毒饮:人参、黄芪、当归、柴胡、青皮、前胡、黄柏、知母、黄连、栀子、连翘、骨皮、腹皮、五味子、二花、干葛、生地、白芍、枳壳、陈皮。空心服。

《外科活人定本》(明·龚居中 撰)

【卷之二】图形十五症/肚便痈

此症生于小腹之侧,乃肝肾二经所司也。因酒色过度,肾水不足,相火内动,郁热不升,下流小腹,故壅出而成毒。须服清热追毒,失笑饼敷之可消。稍迟则成孔窍,孔内脓水出,用万灵膏祛尽脓水,上生肌散。内多服清热追毒散,滋阴消毒则愈矣。

清热追毒散:天花粉、羌活、干葛、黄芩、白术、生地黄、赤芍、连翘、当归、苏叶、车前草、黄柏、知母、金银花等分,空心温服。

七、腰背痈

(黄瓜痈、火腰带)

腰背痈包括生于背旁的黄瓜痈及生于肚旁之侧,近胁下五寸有余的火腰带,又名腰带痈。黄瓜痈状若黄瓜,高肿寸余,长可尺许,故而得名,由脾火积毒而成。火腰带初起如桃,渐渐赤肿,因湿热伤脾、肝心伏毒所致,此病危恶。

黄瓜痈(肉龟)

旴江医学外科学论治

《外科真诠》(清·邹岳 撰)

【卷上】背部/黄瓜痈

黄瓜痈生于背旁,一名肉龟,皮肉色红,状若黄瓜,高肿寸余,长可尺许,四肢麻木,疼痛引心,由脾火积毒而成。初起宜内服加减消毒散,外敷洪宝膏,溃后宜服托里散,外用乌云散盖膏。

火腰带（腰带痈）

旴江医学外科学论治

《外科活人定本》（明·龚居中 撰）

【卷之二】图形十一症/火腰带

此症生于肚旁之侧，近肋下五寸有余，初起如桃，渐渐赤肿。因湿热伤脾，肝心伏毒，速用败毒流气饮，并短毒截腰法。不然，渐生五六小毒，沿腰如索缠转，先赤肿而后破坏，寒热交并，痛楚难禁，甚是危恶。必用千金救苦散治之，后用消毒散敷之，再用万灵生肌散可愈。二方见首卷。

败毒流气饮：紫苏、川芎、羌活、荆芥、桔梗、独活、白芷、防风、人参、当归、黄芪、黄连、连翘、甘草各等分，食后温服。

短毒截腰：白及、雄黄各一两，共研极细，鸡蛋清调，敷毒上六七重，如干则易之，如此五六日，斯不再流，甚妙。

千金救苦散：羌活、苍术、白芍、连翘、黄连、桔梗、木瓜、升麻、乳香、没药、白芷各等分，食后服。

消毒散：石榴根皮，棠梨根皮，甜菜根皮，桑树根皮俱去土皮、洗净，以好酒研细，入雄黄、龙泉粉，再杵匀，敷毒上，肿自消。

八、悬痈

（骑马痈、海底漏）

悬痈发病于谷道（肛门）外肾（睾丸）之间，又名骑马痈、海底漏，其初发甚痒，状如松子，渐如莲子，日久如桃李，加以赤肿。《医学入门》认为此病由三阴亏损、湿热塞滞导致，《外科百效全书》《外科真诠》均承此说，初起湿热壅滞作痛，可用活命饮去大黄或龙胆泻肝汤，后期按脏腑气血阴阳虚实而调治。《外科活人定本》记载，此症所处是表里手足三阴三阳所属，病因是由"毒在肾经，湿热流于太阳之间，热血积"导致，治疗可先服补肾地黄汤，然后用败毒流气饮、内托追毒饮，更加排脓生肌可自然平复。国老汤、将军散亦为常见之方。

旴江医学外科学论治

《万病回春》（明·龚廷贤 撰）

【卷之八】悬痈

悬痈者,此疮生于谷道外肾之间。初发甚痒,状如松子,四十日赤肿如桃。迟治则破,而大小便皆从此出,不可治矣。

国老汤:用横纹大甘草一两,截作三寸许,取出山涧东流水一碗,不可用井水、河水,以甘草蘸水,文武火慢炙,不可急性,须用三时久,水尽为度。劈看草中润透,却以无灰酒二碗煮至一碗,温服半月,消尽为度。

将军散:大黄(煨)、贝母(去心)、白芷、甘草节各等分。上为细末。酒调二钱,空心服。虚弱,加当归减半。

《寿世保元》（明·龚廷贤 撰）

【卷九 外科诸症】悬痈

一论悬痈。此疮生谷道外肾之间。初发甚痒,状如松子。四十日赤肿如桃,治迟则破,而大小便皆从此出,不可治矣。

国老汤:用横纹大甘草一两,截长三寸许,取出山涧中流水一碗,不用井水河水,以甘草蘸水,文武火慢炙,不可性急,须用三时久,俟水尽为度,劈视草中润透,却以无灰酒二碗,煮至一碗温服,一日一服,半月消尽为度。

将军散:大黄(煨)、贝母、白芷、甘草节。上为末,酒调,空心服。虚弱,加当归一半。

《医学入门》（明·李梴 撰）

【卷五·外科】悬痈

悬痈足三阴亏损,生谷道前,阴囊之间,初发甚痒,状如松子,渐如莲子,日久如桃李,加以赤肿;若破则大小便从此中而出,不可救也。轻则沥尽气血而亡,重则内溃即死。

初起湿热壅滞作痛,溺涩者,活命饮去大黄,或龙胆泻肝汤。不成脓,不溃者,八物汤;脓已成者,急针之。欲其生肌收敛,肾虚者,肾气丸;血虚者,四物汤加参、术;气虚者,四君子汤加芎、归;脾虚者,补中益气汤;久成漏者,十全大补汤、蜡矾丸。此疾首尾常服国老膏,虽患亦轻,虽溃亦浅。误用寒凉,则不可救。谷道中生疮,用水中苔叶细捣,绵裹纳下部,日三次即愈。

《外科活人定本》（明·龚居中 撰）

【卷之一】图形七症/骑马痈

此症生于粪门之前，阴囊之后，乃表里手足三阴三阳之所属也。毒在肾经，湿热流于太阳之间，热血积而成毒。缓治则成漏疮，大小便从此而出也。先亦可服补肾地黄汤二三剂，然后用败毒流气饮、内托追毒饮，更加排脓生肌，自然平复。此处不可用针，即用只可一二分深，慎之慎之。

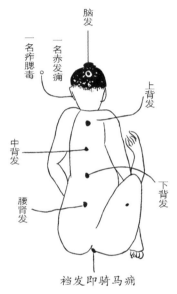

脑发

一名疖腮毒　　一名赤发痈

上背发

中背发

下背发

腰肾发

裆发即骑马痈

《外科活人定本》图形七症

败毒流气饮：人参、桔梗、枳壳、防风、甘草、柴胡、川芎、白芷、白芍、连翘、羌活、紫苏、金银花各等分，姜三片，空心温服。

内托追毒饮：人参、川芎、黄芪、桔梗、木香、枳壳、当归、白芍、白芷、皂角刺、槟榔、防风、甘草各等分、灯心一撮，空心服。

神方车前饮：车前草、龙胆草、赤芍、槟榔、忍冬草、木通、防己、猪苓、苏叶、甘草各等分，空心温服。

敷方，海螵蛸、孩儿茶、雄黄、牛黄，以上同生姜、葱捣敷毒上。

《外科百效全书》（明·龚居中 撰）

【卷之三】臀腿部/悬痈

悬痈之症，乃足三阴亏损，生谷道前阴囊之间。初发甚痒，状如松子，渐如莲子，日久如桃李，加以赤肿。若破则大小便从此中而出，不可救也，轻则沥尽气血而死,重则内溃而亡。此症初起湿热壅滞,作痛溺涩者,治宜脑疽内活命饮去大黄;如不成脓不溃者,八物汤;如脓已成者,急针之,欲其生肌收敛。如血虚者,宜归、芎、芍、黄、人参、白术;气虚者,参、术、苓、芎、归、甘草。如脾虚者,补中益气汤;如久成漏者,八物汤加芪桂,或蜡矾丸。此病常服国老膏,虽患亦轻,虽溃亦浅。若误用寒凉,必不可救。

国老膏:粉草带节一两,用山涧水一碗,浸三时令透,以慢火炙干,仍投前水浸透,再炙至水干为度,酒三盏煎至八分,并渣空心服,三日一服。

谷道中生疮,治宜水中荷叶卷筒,细杨绵裹纳下部,日三次即愈。肛门烂出水作痛,或痒或出血,用石硫黄五钱,冰片一钱,为末搽。但先每用银花、蕲艾、花椒、槐花水洗。肛门肿痛热毒,用防风、蒺藜、槐角、黄连各一两,陈冬瓜皮二两,上为末,空心酒调服。

《外科真诠》(清·邹岳 撰)

【卷上】下部/悬痈

悬痈,一名海底漏,生于肾囊之后,肛门之前,属任脉经会阴穴、由三阴亏损、湿热塞滞而成。初起红肿焮痛者,属阳,易愈;若清冷坚硬,皮色不变者,属阴,难治。宜按阴阳虚实调理。若耽延失治成漏者,宜内服六味地黄汤加当归、白芍,间服国老散,外用八宝珍珠散盖膏,速为调理,方可保全。

国老散:甘草七段,用急流水一碗浸之,炙干又浸又炙,以水尽为度;研细末,每日空心开水调下二钱。

九、囊痈

囊痈,其病因为湿热下注(《寿世保元》),或阴虚湿热(《医学入门》《外科百效全书》),初起肿赤胀痛,小便涩滞,寒热作渴。湿热下注者治疗当清肝火,分消湿热以泄,宜黑龙汤吞滋肾丸;阴虚湿热者,初起红肿,小便涩滞的,用八正散主之。后期若睾丸悬挂,《寿世保元》提出"以辅炭末敷之,外以紫苏叶包裹,仰卧养之"之法;《医学入门》《外科百效全书》均记载用托里散加故纸、黄芪、五味子、菟丝子,或四物汤加参、术,吞肾气丸,兼服补中益气汤倍参、芪、归、术,大补气血脾胃,外涂白蜡膏。

旴江医学外科学论治

《寿世保元》（明·龚廷贤 撰）

【卷九 外科诸症】囊痈

丹溪曰：囊痈者，湿热下注也。有作脓者，此浊气顺下，将流入渗道。因阴道或亏，水道不利而然，脓尽自安，不药可也，唯在善于调摄耳。又有因腹肿，渐流入囊，肿甚而囊自裂开，睾丸悬挂水出，以辅炭末敷之，外以紫苏叶包裹，仰卧养之。一论痈疽入囊者，曾治数人悉由湿热入肝经处治，而用补阴药佐之。虽脓溃皮脱，睾丸悬者，皆不死。一方用野紫苏叶，面青背红者是也，焙干为末，敷之。如燥，以香油调敷。囊无皮者，外以青荷叶包之，其皮自生。

《医学入门》（明·李梴 撰）

【卷五·外科】阴囊痈

阴囊痈属肝肾经，都缘阴虚湿热并。丹溪云：但以湿热入肝施治，而佐以补阴，虽溃脱可愈。初起肿赤胀痛，小便涩滞，寒热作渴，当清肝火，分消湿热以泄，宜黑龙汤吞滋肾丸。如全因入房，囊肿大如斗许，小腹胀闷，溺涩，发热，口干痰壅，命在反掌，宜肾气丸料加车前子、牛膝，煎吞滋肾丸，渗利湿热。后仍肿痛者，宜补阴托里，以速其脓而针之。若脓焮而便秘者，热毒壅滞也，宜托里消毒散；或又不减者，热毒未解也，宜清肝益荣汤。脓已成者，活命饮。

脓溃皮脱，睾丸悬挂，或内见筋一条不消，阴囊悉腐，玉茎下面贴囊者亦腐，如半边笔管，只宜托里散加故纸、黄芪、五味子、菟丝子，或四物汤加参、术，吞肾气丸，兼服补中益气汤倍参、芪、归、术，大补气血脾胃，切忌寒凉攻伐及淡渗损阴之药。外涂白蜡膏，囊茎旬日可复，虽曾去阴子亦无害。又有因水肿囊肿溃者，见内科。阴囊两旁生疮，湿痒甚者，牡矾汁；或连两腿上生风湿疮者，硫槟散。小儿阴囊生疮，及阴股间汁出，先痒后痛，愈后复发，先以火灸疮，抓去痂令干，以蜜敷之，却搜面作饼，炙熟，乘热熨之。冷则再灸再熨，以愈为度。

《外科百效全书》（明·龚居中 撰）

【卷之三】臀腿部/囊痈

囊痈肾风之症，属肝肾经，都缘阴虚湿热。如小儿乃啼叫，怒气积聚，或虫咬风吹，治者每宜详因而施。肾囊初起红肿，小便涩滞者，用八正散主之。

八正散：车前、瞿麦、萹蓄、滑石、山栀仁、大黄、木通、甘草。如阴囊肿胀，二便不利者，用白芷二两，白术、桑白皮炒、木通各五钱，为末，每姜汤下五钱，小儿服五分。

如全因入房，囊肿大如斗许，小腹胀闷，溺涩，发热口干，痰壅，命在反掌，宜肾气丸料加车前子、牛膝煎，吞滋肾丸。后仍肿痛者，宜补阴托里，以速其脓而针之。

若脓焮而便闭者，热毒所积也，以《方括》内托里消毒散。或又不消者，热毒未解也，宜清肝益荣汤。脓已成者，用脑疽内活命饮。

清肝益荣汤：当归、川芎、白芍、柴胡、炒栀、白术、茯苓、木瓜、胆草、熟地。如脓溃皮脱，睾丸悬挂，或内见筋一条不消，阴囊悉腐，玉茎下面贴囊者亦腐，如半边笔管，只宜方括内托里散加故芷、黄芪、五味、菟丝，或兼服补中益气汤，倍参芪归术，大补气血脾胃，外涂白蜡膏，囊茎旬日可愈，虽曾去阴子亦无害。

如肾囊下有五六孔出脓，宜以当归、川芎、白芍、熟地、生地、白苓、巴戟、川楝、肉桂、大附子童便浸透，纸包泥裹火煨，每贴用三四斤、益智仁、防风、金银花、皂角刺，或加升麻、土茯苓。每贴用猪胰子油四两，或肉同炙，空心酒下。如孔烂大，宜用芡实肉二两，青盐五钱，牛黄一分，麝香五厘，胶枣肉为丸服，外用化毒丹掭七日，然后以生肌散掭之。

阴囊玉茎痒烂甚者，用防风肉、羌活、蒺藜、白附子各一钱半，为末，以猪腰二个，篾刀破开，将末药灌入，纸包黄泥裹，以有谷火煨熟，空心酒下，不效再服，屡试有验。

十、腿痈

（阴包毒、肚门痈、箕门痈、膝痈、委中毒、黄鳅痈）

腿痈包括生于大腿内侧的阴包毒，生于大腿肚的肚门痈，生于股内近膝的箕门痈，生于膝盖的膝痈，生于腿凹中央的委中毒，生于小腿肚里侧的黄鳅痈。《外科真诠》根据痈所在之处所属经络，在治痈一般大法的基础上进行论治。如阴包毒生于大腿内，属足三阴经，初起多坚硬疼痛，皮色不变，多系肝肾亏损所致，一般内服加减活命饮，外敷玉龙膏，继后则用归芍八味汤、桂附八味汤等补益肝肾。另外，旴江医家就委中毒刺血方法提出了"必兼有腰痛不能转移者,方可刺之,即出血亦不可过多,多则令人身扑,面见脱色"。

阴包毒

盱江医学外科学论治

《外科真诠》(清·邹岳 撰)

【卷上】股部/阴包毒

阴包毒生于大腿内,属足三阴经,初起多坚硬疼痛,皮色不变。膏粱之人患此,多系肝肾亏损所致。初起内服加减活命饮,外敷玉龙膏,继后归芍八味汤、桂附八味汤随宜酌用。若农作工苦之人患此,多由寒湿凝结而来。初起内用五苓散加寄生、续断服之,外盖五虎追毒丹,即可消散。此予屡试屡验之良方也。

肚门痈、箕门痈

盱江医学外科学论治

《外科真诠》(清·邹岳 撰)

【卷上】股部/肚门痈、箕门痈

肚门痈生于大腿肚,属太阳膀胱经,箕门痈生于股内近膝,属太阴脾经箕门穴。初起红肿焮痛者,宜内服加减消毒散,外敷洪宝膏。若肿痛寒热,胸腹胀满,饮食如常者,宜服槟苏散。若漫肿疼痛,皮色不变者,宜服黄芪内消汤,外敷冲和膏。若患此入房,肿硬,二便不通者,宜服六味地黄汤加牛膝、车前,俟二便通利,再用加味四妙汤调理。

槟苏散:槟榔、紫苏、香附、木瓜、陈皮、伏毛(即大腹皮)各一钱,羌活五分,木香三分,生姜、葱白。

冲和膏:紫荆皮五钱、川独活三钱、白芒硝三钱、京赤芍二钱、石菖蒲一钱五分,共研细,用葱汁酒蜜同调敷。

膝痈

盱江医学外科学论治

《外科真诠》(清·邹岳 撰)

【卷上】膝部/膝痈

膝痈生于膝盖,色红焮肿疼痛。初起宜内服加减消毒散加牛膝,外敷洪宝膏,继后宜用六味地黄汤加当归、白芍、怀牛膝、车前治之。此症宣软为顺,坚硬如石者为逆,两膝并生者,败症。

委中毒

旴江医学外科学论治

《外科真诠》（清·邹岳 撰）

【卷上】膝部/委中毒

委中毒生于腿凹中央,属膀胱经委中穴,由胆经积热,流入膀胱,壅遏不行而成。木硬肿痛微红,屈伸艰难。宜速用活血散瘀汤,逐下恶血为效,缓则筋缩而成废疾。诸书皆云:兼刺委中穴出血自消。然必兼有腰痛不能转移者,方可刺之,即出血亦不可过多,多则令人身扑,面见脱色。亦有焮痛色赤溃速者,由湿热凝结所致,宜用五神汤治之。

活血散瘀汤:归尾、赤芍、桃仁、酒军各二钱,川芎、苏木各一钱五分,丹皮、枳壳、蒌仁各一钱,槟榔六分。

五神汤:茯苓、银花、牛膝、车前、紫花地丁。

黄鳅痈

旴江医学外科学论治

《外科真诠》（清·邹岳 撰）

【卷上】胫部/黄鳅痈

黄鳅痈生于小腿肚里侧,疼痛硬肿,长有数寸,形如泥鳅,其色微红,由肝胆二经湿热凝结而成。初起外用阳燧锭,放头尾上各灸二壮,徐用乌龙膏敷之,内服五香流气饮。亦有生大腿外侧连臂处。

五香流气饮:藿香、丁香、沉香、木香、小茴香、银花、甲珠、茯苓、牛膝、车前仁、甘草。

十一、足部痈

（鞋带痈、厉痈、脚心痈）

足部痈包括生于脚胫弯之上、龙骨之下的鞋带痈,生于足跗之前上下的厉痈、四淫,生于脚掌心涌泉穴的脚心痈。旴江医家认为足部痈在下,常因湿邪导致,以湿热流注于下为常见病机,故清热祛湿为基本治法,如治鞋带痈的槟榔定痛饮,治厉痈、四淫的五神汤,治脚心痈的牛膝汤。

鞋带痈

旴江医学外科学论治

《万氏秘传外科心法》(明·万全 撰)

【卷之五】面图形十二症/鞋带痈

鞋带痈生于脚胫弯之上,龙骨之下,乃湿气流积于此而生。宜内服槟榔定痛饮,外贴万灵膏,脓尽,上生肌散,可愈。

五味槟榔定痛饮:槟榔、木瓜、牛膝、乳香、黄柏。空心服。

《外科活人定本》(明·龚居中 撰)

【卷之二】图形十一症/鞋带痈

此症生于脚背之前,臁骨之下,当太冲穴而生,乃热气流于下,湿气积于斯。宜槟榔定痛饮服,外贴万灵膏,脓血尽则上生肌散而愈。

槟榔定痛饮:尖槟榔、牛膝、木瓜、乳香、黄柏各等分,空心服。

厉痈、四淫

旴江医学外科学论治

《外科真诠》(清·邹岳 撰)

【卷上】足部/厉痈、四淫

厉痈生足跗两旁,小如枣栗。四淫生足跗之前上下,其大如痈。二症由三阴经亏损,漫肿坚硬为疽者,重。若兼三阳经湿热下注,红肿焮痛为痈者,按上敦疽治法调理(编者按:初宜内服五神汤加白菊、甘草,外用大粟饭捣芙蓉叶、菊花叶贴之,后用归芍八味汤调理)。

脚心痈

旴江医学外科学论治

《万氏秘传外科心法》(明·万全 撰)

【卷之五】面图形十二症/脚心痈

脚心痈生于脚掌心中涌泉穴,乃至阴所生也。因伏热于内,湿热下流,或远行履湿地,或沾葱毒气,或被物所伤而生。初觉宜艾灸,内服牛膝汤,外贴万灵膏,脓尽上生肌散,不然恐成漏脚,即是神仙,不能治矣。

八味牛膝汤:王瓜根、土茯苓、牛膝、黄柏、苍术、羌活、黄连、当归。灯心引。空心服。

六味敷方:车前子、灯心草、地骨皮、二花、龙胆草、通草。以酒糟捶烂,敷之。

《外科活人定本》(明·龚居中 撰)

【卷之二】图形十一症/脚心痈

此症生于脚板之下涌泉之穴,乃至阴之所司也。由伏热在内,火气下流,或远行湿热所侵,或履湿地毒气沾葱,或被物所涎伤。始起宜火灸,内服牛膝汤,外贴万灵膏,脓尽上生肌散,自取乎效。不然,诚恐漏脚难治。

牛膝汤:土牛膝、土木瓜、黄柏、苍术、羌活、土茯苓、当归、黄连各等分,灯心煎,空心服。

敷方:龙胆草、忍冬草、地骨皮、通心草、车前草,用好酒捶极细,敷上神效。

十二、肠痈

肠痈属于内痈,临床按内伤疾病论治,此处因有一特色的外科治法的介入,故予以阐述,即《寿世保元》记载:"一治肠痈日久,溃烂出脓,腹内剜痛,不可忍者。用铁打一尺长三棱针,将鸭肠一条贯针在内,将鸭肠曲转,轻轻送入粪门内,送到痛处方是肠痈之处,即将鸭肠扯动,针尖出,刺破其毒,脓随针而出,用手重按痛处,脓出尽而愈,此仙传秘法也。"

旴江医学外科学论治

《寿世保元》(明·龚廷贤 撰)

【卷九 外科诸症】肠痈

丹溪曰:肠痈当作湿热积治,入风难治。

千金谓肠痈,妄治必杀人。其病小腹重强,按之则痛,小便如淋,时时汗出,复恶寒,身皮甲错,肚腹紧急,如肿之状,脉数者微有脓也。巢云:洪数已有脓。脉若迟紧者未有脓。甚者腹大,转侧有水声,或绕脐生疮,或脓自脐出,或大便脓血,急服蜡矾丸酒下,兼进后方。

一论肠痈便毒痈疽,初起即消,已肿即溃,血随大便中出。宜千金内托散。

一论肚内生痈及痈疽恶毒,宜内消沃雪汤:当归身、白芍、黄芪、甘草节、射干、连翘、香白芷、贝母、陈皮、皂角刺、乳香、没药、穿山甲、天花粉、金银花、木香、青皮,甚者加大黄,上锉,酒、水煎服。秘方,是世所奇,投之如神。

一论肠痈,腹痛不安,或腹满不食,小便赤,妇人产后虚热,多有此疾,但疑忽间,便不服,服亦无害,视其右关脉芤者是也。薏苡仁二两、牡丹皮一两半、瓜蒌仁一两,上锉一两,水煎服。一方加川芎、桃仁。

一妇人腹痛如锥剜,每痛至死,不敢着手,六脉洪数,此肠痈毒也,用穿山甲炒、白芷、贝母、僵蚕、大黄,上锉一大剂,水煎服,打下脓血,自小便中出即愈,后再无患。宜少食煎炒热物。

一治肠痈日久,溃烂出脓,腹内剜痛,不可忍者。用铁打一尺长三棱针,将鸭肠一条贯针在内,将鸭肠曲转,轻轻送入粪门内,送到痛处方是肠痈之处,即将鸭肠扯动,针尖出,刺破其毒,脓随针而出,用手重按痛处,脓出尽而愈,此仙传秘法也。

《外科百效全书》(明·龚居中 撰)

【卷之三】胸腹部/肠痈

肠痈之症,湿热郁积成痈,小腹疼痛,小便涩似淋,大便涩难也。若腹胀大转侧,闻有水声,或绕脐生疮出脓,大便屡下脓血者不治。此症脉迟紧者,未有脓也,用大黄汤下之,或用麝香、乳香、丁香、沉香、木香、连翘、大黄、通草、独活、扁竹、甘草下之亦可。若不敢下者,则以败毒散加秦艽、连翘。

大黄汤:大黄、芒硝、牡丹皮、瓜蒌、桃仁。若脉芤涩者,宜用当归、川芎、白芍、玄胡索、地黄、桃仁、红花、木香。如脉洪数者,已有脓也,宜前胃痈内三仁汤,或乳风内瓜蒌汤亦妙。如脉数,外无潮热,内无积聚,身皮甲错,腹急如肿,按之却软,乃内虚阴冷,凝痰成痈,宜牡丹散或十宣散之类。

牡丹散:人参、黄芪、天麻、白茯、白芷、川芎、当归、薏苡仁、桃仁各一钱,官桂、甘草各五分,木香三分,水煎服。如小腹疼痛,小便不利,此脓壅滞也。亦宜牡丹散治之。如冷热相并,或痛甚,或大便从小便出者,俱宜前云母膏为丸,牛胶煎酒,下利去瘀脓则愈。如下脓过多者,宜肺痈内梅豆汤,加甘草、桔梗,和之蜡矾丸妙。如虚兄传治肠痈小腹痛,二便涩难者,用当归一两,甜瓜子一合蛇蜕一条,水煎服四五贴。如肠中痛不可忍者,用败酱、甜瓜子、赤芍、桃仁、芒硝、大黄,水煎服五六贴。如肠痈成脓者,用牛黄一钱,血竭五分,大黄、牙硝、牵牛、牛蒡子、故纸共为末,温酒调服,以利为度。若脓止后,用鬓疽内补中益气汤,或疥腮内八物汤,以固本元。愈后却宜静养,稍动作燥暴及被惊恐,必肠断而死。又云:痈生小肠分尤可治,痈生大肠分近肛门者难治,肛门破者即死。

《外科真诠》(清·邹岳 撰)

【卷上】内痈/大小肠痈

大小肠痈,痈生于大小肠也。俱由湿热气滞凝结而成,或努力瘀血,或产后败瘀,蓄积流注于大小肠之中。初起发热恶风,自汗,身皮甲错,天枢穴隐痛微肿,按之腹内急痛,大便坠肿,右足屈而不伸者,大肠痈也,宜服清肠汤三四剂。初起发热恶风,自汗,身皮甲错,关元穴隐痛微肿,按之腹内急痛,小水滞涩,左足屈而不伸者,小肠痈也,宜服泄毒汤五六剂。患此症者转身动作,宜徐缓勿惊,急为调理,方可全保。倘耽延日久,因循失治,以致毒攻内脏,肠胃受伤,每流污水,衾帷多臭,烦躁不止,身热嗌干,俱属逆症。大小肠生痈,亦有不屈足者。盖生于肠内者,必屈其足。生于肠外者,皆不屈足也。唯是痈在左而左足不移,小肠生痈也;痈在右而右足不移,大肠生痈也。以此辨症,断然不爽,痈生肠内者轻,痈生肠外者更重。天枢穴在脐旁开二寸,关元穴在脐下三寸。

清肠汤:银花三两、当归二两、地榆二两、麦冬一两、元参一两、薏苡仁一两、槐花三钱、黄芩二钱、甘草三钱。

泄毒汤:银花一两、茯苓一两、薏苡仁一两、前仁三钱、寄奴三钱、泽泻三钱、玉桂一两、甘草三钱。

十三、其他痈

(偏痈、上下马痈、跨马痈)

此处包括偏痈、上下马痈和跨马痈。其中上马痈生于左臀之下折纹中,下马痈生于右臀之下折纹中,两者属膀胱经,由湿热凝结而成,但亦有寒湿流入膀胱所致。跨马痈生于肾囊之旁,大腿根里侧股缝夹空处,由肝肾湿火结滞而成,初如豆粒,渐肿如鹅卵,陨坠壅重,色红焮痛,暴起高肿。此病速溃稠脓者顺,若漫肿平塌,微热微红,溃出稀脓者险,多成串皮漏证。

偏痈

旴江医学外科学论治

《世医得效方》(元·危亦林 撰)

【卷第十九 疮肿科】偏痈

治偏痈,俗名瘭瘟,欲作未作之时,服之即愈。猪牙皂角七片,灰火煨黄色,去皮弦,地上出火毒。研如末,用酒调服。

又方,一服即散。牛蒡子、破故纸、黑牵牛、大黄(切),各微炒,上等分,为末,酒调下。

上下马痈

旴江医学外科学论治

《外科真诠》(清·邹岳 撰)

【卷上】臀部/上马痈、下马痈

上马痈生于左臀之下折纹中,下马痈生于右臀之下折纹中,属膀胱经,湿热凝结而成,可参臀痈治法。此痈若生于农作行远之人,多属寒湿流入膀胱所致。初起内服五苓散加寄生、续断,即可消散。

跨马痈

旴江医学外科学论治

《外科真诠》(清·邹岳 撰)

【卷上】下部/跨马痈

跨马痈生于肾囊之旁,大腿根里侧股缝夹空中,由肝肾湿火结滞而成。初如豆粒,渐肿如鹅卵,陨坠壅重,色红焮痛,暴起高肿。速溃稠脓者顺。若漫肿平塌,微热微红,溃出稀脓者险,多成串皮漏证。此处乃至阴之下,虽属阳证,不可过用寒凉,溃后总宜托里为要。

附:痈病医案

额痈

一少年额前神庭穴下忽生一痈,一夜间大如酒杯,寒热往来,头昏目眩。

余用玄参一斤,银花八两,鹿茸二两,连服二剂,外用五云线盖膏而愈。此毒发于督脉肾经,君相火动使然。(《外科真诠》引胡俊心医案)

耳痛

一儒者,年近三旬,素有耳病,每年常发,发必肿溃。今自耳根下连颈项,上至头角耳前耳后,莫不肿痛,诸医之治,无非祛风泻火。至一月后稠脓鲜血,自耳流出,每二三日必出酒盅许,然脓血虽出,肿痛如故,延余诊治。察其肿痛,似属有余,察其形气,已大不足,诊其六脉举之弦急,按之缓弱,此非实热之症,乃肝肾不足所致。用六味地黄汤二三剂,元气稍振。继以一阴煎加牛蒡子、茯苓、泽泻、七厘服之,连进三四十剂,外用太极膏擦敷,治两月而后愈。(《外科真诠》引吴锦堂先生医案)

一人年十九岁,耳内忽然疼痛,中有一白小点,夜间疼痛加甚,寒热往来,请内科诊见,作肾经火热症治,服黄柏、知母、熟地等药,愈加肿痛。余先用青黛散点上,少刻痛减,内服鹿茸二两,柴胡一钱,次日耳内取出脓头一粒而愈。此症发于少阳胆经,乃多气少血之地,兼之其人命门火旺,肾经水亏,故必重用鹿茸,少加柴胡引经,方能奏效。(《外科真诠》引胡俊心医案)

有老人年过六旬,耳内疼痛,兼有头昏目暗等症,请内科诊见,作气血两亏用,十全大补汤服之,疼痛愈甚,更加肿胀昏闷。余用龙胆泻肝汤重剂,加菖蒲二分服之,少时昏闷觉好,徐将单内当归换蛤粉炒鹿胶,加服一剂,耳内肿胀渐退,即用油核桃揸油调胭脂米末滴入,耳孔渐开。内有一小痣,先用针刺,徐用火酒调白降点上,后耳内痣子脱落而愈。(《外科真诠》引胡俊心医案)

腋痛

一童子腋下患痛,久不敛,脓清脉大,怠倦懒食,自汗口干。用内补黄芪汤及豆豉饼,两月而愈。凡疮溃而脓清,或疮口不合,或聚肿不溃,肌寒肉冷,自汗色脱者,皆气血虚极也,非大温补不可。(《外科精要》察疽发有内外之别)

臂痛

进士申天益,臂患痛,寒热头痛,形气虚弱,此手足阳明经风邪之症。用桔梗升麻汤二剂,外邪顿散。用托里消毒散二剂,肿痛顿退。乃用补中益气

汤调理,形气渐复而愈。(《外科精要》察疽发有内外之别)

腹痈

秋官钱可容,腹患痈,肿作痛,烦渴饮冷,大便不通,脉沉数实,此热毒蕴于内。用清热消毒散加大黄二钱一剂,诸症悉退。但形气顿虚,用托里消毒散去金银花、白芷,倍加参、芪、归、术而安。(《外科精要》察疽发有内外之别)

一少年患腹痈,初起左边一块痛硬如石,请内科诊视,作石蛊症治,用三棱、莪术大破气分之药,其痛少减,坚实如故。医者见其稍效,复用大黄、丑牛等重下之,渐见饮食日减,寝不能兴,腹上左右皆肿。又请外科诊视,用人参败毒散数剂,渐见肚皮青黑形迹,约有冰盘大,大小便闭,日间作寒,夜间烦重,口燥而不欲饮。余先用附子三两一味,令其煎服,服后发汗,寒热俱退。后用辟寒救腹丹,白术三两,茯苓三钱,银花三两,附子一钱,当归二两,蛇床子五钱,服四剂而愈。(《外科真诠》引胡俊心医案)

肚痈

毛砺庵侧室,肚患痈月余矣,色黯不肿,内痛作呕,饮食不入,四肢逆冷,其脉或脱绝或浮大,杂用定痛败毒之剂。余曰:此气血俱虚而作痛,内决无脓,不治之症也。强用大温补之药二剂,痛止,色赤,饮食少进。余谓但可延日而已。人皆以为有脓,复强针之,又用大补之剂,始出清脓少许。众仍以为毒结于内,用攻脓保其必生,殊不知乃速其死耳,惜哉!(《外科精要》辨痈疽阴阳浅深缓急治法)

囊痈

一男子醉而入房,阴囊肿痛,胀大如斗,小腹胀闷,小水淋滴,发热口干,痰涎壅盛,此膀胱阴虚,酒毒所乘也。余用六味地黄汤加车前、怀膝下滋肾丸,诸症顿退。再加五味、麦冬二剂而愈。后用补中益气汤,加麦冬、五味调理。此等症候,若全用淡渗之药,复损真阴,决致不救。(《外科真诠》引吴锦堂先生医案)

一壮年肾囊肿大如斗,原因杨梅结毒,患一鱼口,服药而愈。复上咽喉,医者用硫黄青黛散服之,咽喉渐好,渐见睾子肿大,疼痛非常,夜梦走泄,盗汗不止,饮食莫进。余先用辟寒救腹丹,连服廿剂,痛汗皆止,睾子消半。复用双补分消丸,连服三单,睾囊肿消如常。后服黑锡丸而愈。此症必服双补分

消丸,将睾子之肿消尽,方可进黑锡丸以断其根,否则后必复发。(《外科真诠》引胡俊心医案)

予居南京,见一人阴囊上生白芽一二根,如绿豆芽脚样,其痛如针刺难忍,用艾丸置芽根下贴肉处,一灸即倒,痛止痊愈,如神。(《外科百效全书》卷之三)

悬痈

一人患悬痈,久而不愈,日晡发热,烦渴而喘。医用四物加黄柏、知母治之,病益甚,肢体倦怠,饮食少进,大便不实,小便频数。延余诊治。余曰:此脾虚之症也。东垣云:脾虚下陷,发热烦渴,肢体倦怠,治宜补气升阳。若认为肾虚火盛,而用四物、知柏之类,反伤脾胃生气,是虚其虚矣。况黄拍、知母乃泻阳损阴之品,若非膀胱阳火盛,不能生阴水,以致发热者,不可用也。即订补中益气汤加茯苓、半夏,煎服数剂余,食渐进,前症渐愈。更加麦冬、五味调理,外用八宝珍珠散盖膏,乃痊。(《外科真诠》引吴锦堂先生医案)

腿痈

一老人,腿患痈,脓自溃,忽发昏瞀,脉细微,此血虚极也。以大补之剂而苏。(《外科精要》看色灼艾防蔓论)

一男子,腿患痈,服克伐之药,亏损元气,不能成脓。余谓托里而溃,大补而敛。若大便结燥,用十全大补汤加麦门、五味而润。月余仍结,自服润肠丸而泻不止。余用补中益气汤送四神丸,数服而愈。(《万病回春》)

一壮年患腿痈,初起腿内疼痛,原因与人斗殴,故先请跌打医治,服药无效。渐见红肿,疼痛非常,延至数月,复请外科诊视。先用针刺,血出如泉,昏闷不醒,四肢厥冷。余用黄芪八两,鹿茸四两,上桂三钱,牛膝一两,木瓜六钱,桂圆一斤,水煎灌服,渐渐而苏。针口内用红升丹吹入,盖膏后将原方连服三剂,内上五云线而愈。此症初起只用鹿角霜研末,酒调服自愈,因医误针,出血过多,必须重剂补药,方能奏效。(《外科真诠》引胡俊心医案)

一童子患腿痈,初起足痛,壮热憎寒,请内科诊视,作疟疾治,渐加肿痛,日轻夜重,箕门穴上手不可近。余先用隔山火于箕门穴上灸一壮,徐用热酒、葱白捶冲和膏敷上,内服前胡三钱、生黄芪钱半、木瓜一钱、米仁一两、当归五钱、川膝一钱、香附钱半、甘草梢一钱,连服六剂,肿消痛止。复将隔山火灸一壮,用青黛散盖膏而愈。此毒止是外感风寒之症,非肝肾亏损之比。(《外科

真诠》引胡俊心医案）

　　一童子左腿患痛肿，脓已极，色淡白，冷如冰，已经半载。先时用草药疗治，数日烦潮极重，日夜不退，复请内科调治，五月毒仍如故。病者肌肉消瘦，饮食减少，内外科所用之药，多败毒托脓之类。后以气血不足，用十全大补汤加牛膝，服一月，其脚时温时冷。余诊之，先外用隔山火治之，内服八味加牛膝、杜仲及引经药，刻日即效，肿消脚温，步履如常，后早服生脉饮，晚服八味丸复原。（《外科真诠》引胡俊心医案）

委中毒

　　一少年子委中穴患一下水鱼毒，初起寒热交作，脚伸而不能屈，委中坚紧嫩肿木硬。请人医治，外用符术，内服芪、术重剂，毒愈嫩肿，眼目羞光，汗大如珠。余用熟地四两、当归一两、银花二两、续断四钱、菟丝六钱、甘草一钱，煎服一剂，是夜目不羞光，汗止安神。次日将针刺出脓血，用玉红散盖膏，后用鹿茸八钱、熟地五两、归尾三两、银花四两、白术一两、杜仲七钱、续断一两、炙草一钱，桂圆、莲子引，连服十剂，毒愈，只是脚未全伸。后每日早服舒筋健步丸、晚服虎潜丸各二单，其脚复元。此症初起只于委中穴针十三针，以去紫血，将颠倒散调香油刷上，内服红花散二剂即愈，其针只可入一分许。此毒最忌芪、术，服之毒虽愈，足不能伸。（《外科真诠》引胡俊心医案）

　　一少年渔者患下水鱼毒，先被草药敷坏，红肿嫩痛，足不能伸。余用针刺去恶血，徐用五虎追毒丹盖膏，内服参苏饮去半夏一剂，内消而愈。此症有红肿嫩痛，乃是阳毒兼之，其人渔鱼为务，多受风寒暑湿，故外用五虎祛风活血，内服参苏饮即可瘁愈。（《外科真诠》引胡俊心医案）

肠痈

　　一少妇产后月余，腹中渐痛，肿胀如蛊。内医认为蛊病，治之月余，沉重昏愦，求治于余。诊其六脉细数有力，视其腹皮紧急光亮，自是肠痈之症。先备净桶一只，用滚水置内盖之，内用薏苡汤加酒军二钱，徐徐灌服，待腹中响痛，提起患者坐桶上，热气熏蒸，其脓下如涌泉，患者即苏。更服八珍汤加丹皮，北五味，调理月余而安。（《外科真诠》引吴锦堂先生医案）

　　一妇人腹痛如锥剜，每痛至死，不敢着手。六脉洪数，此肠痈毒也。用穿山甲（炒）、白芷、贝母、僵蚕、大黄。上锉一大剂，水煎服，打下脓血，自小便中出即愈，后再无患。宜少食煎炒热物。（《寿世保元》）

第四节　发

"痈之大者为发"，发的病变范围较痈大，其特点是皮肤疏松部位突然红肿蔓延成片、灼热疼痛，红肿以中心明显、四周较淡、边缘不清、伴有明显的全身症状。根据病变部位不同，名称各异。相当于西医的部分疖、痈并发蜂窝组织炎、急性蜂窝组织炎等。

一、脑发

（脑发、鬓发、眉发、耳发、颐发、须发、蜂窠发）

脑发因发病部位不同，有鬓发、眉发、耳发、颐发、须发、蜂窠发等名称的差别，也特指发于巅顶的病变，如《万氏秘传外科心法》《外科活人定本》认为脑发生于巅顶，由督脉（肾）太阳经所生也，乃阴阳不和，气热上壅，积聚不散，故成此毒，治疗先用败毒流气饮二三剂，必用内托流气饮治之，后用神方白芷散，外用敷方。其他具体部位之发，依据其经络所属又有不同：鬓发，生于两额之间，乃手足少阳、太阴之所司也，因心肝积热，头额受风，故生此毒，宜泄二经之热，以十一味柴胡升麻汤主治之；眉发，生于两眉之间，燥烂如人眼目，乃手足少阳经所受也，宜用海马崩毒法治之；耳发，生于耳门边，乃心肾湿热所生，治疗先用清肝流气饮，后用定痛降火饮；颐发，生于两颧骨之下一寸，乃手足太阳阳明经所属也，因脾肺积热，故生斯毒，初起时用雀茶煎汤洗之，随服升麻解毒汤、十二味追毒散，外敷生肌散。

脑发

旴江医学外科学论治

《万氏秘传外科心法》（明·万全 撰）

【卷之二】背图形八症/脑发

脑发生于巅顶，由督脉太阳经所生也，乃阴阳不和，气热上壅，积聚不散，故成此毒。若不速治，顶裂髓枯，不可救也。先用败毒流气饮，次以内托流气饮，后用白芷散，外用敷方。

八味败毒流气饮:苏叶、桔梗、枳壳(麸炒)、甘草、防风、人参、羌活、白芍。水煎。食后服。

十五味内托流气饮:人参、木香、炙黄芪、炙甘草、厚朴(姜汁炒)、苏叶、肉桂(去皮)、枳壳、桔梗、槟榔、乌药、当归、白芷、川芎、防风。空心服。

六味白芷散:白芷、藁本、升麻、黄连、忍冬藤、龙胆草。空心服。

六味外用敷方:龙胆草、忍冬藤、白芷、牛黄、雄黄、地骨皮。以上各等分,洗净,酒浸透,捣极细,敷毒处四围,神效。

《外科活人定本》(明·龚居中 撰)

【卷之一】图形七症/脑发

此症生于颠顶之上,由肾、太阳经之所主也,受在心,乃阴阳不调,气热壅上,聚而不散,故成此毒。若不速治,项裂髓枯,不可复救。先用败毒流气饮二三剂,必用内托流气饮治之,后用神方白芷散,外用敷方,自收全功。

败毒流气散:苏叶、桔梗、枳壳、防风、柴胡、羌活、独活、白芍、人参、甘草,各等分。食后服。

内托流气散:人参、木香、厚朴、紫苏、枳壳、桔梗、官桂、槟榔、乌药、当归、白芍、防风、黄芪(蜜炙)、甘草各等分,空心服。

敷方:忍冬草、龙胆草、地骨皮、雄黄、牛黄各等分,洗净切片,以好酒捶烂,敷疮四围,神效。

鬓发

盱江医学外科学论治

《万氏秘传外科心法》(明·万全 撰)

【卷之四】面图形十二症

鬓发,生于两额之间,小儿妇人多有之,男子生此者,多不救,乃手足少阳、太阴之所司也。因心肝积热,头额受风,故生此毒,宜泄二经之热,以十一味柴胡升麻汤。

十一味柴胡升麻汤:藁本、羌活、升麻、干葛、防风、黄连、赤芍、生地、麦冬、当归、蒲公英(酒洗二次)。空心服。

八味神方白芷散:白芷、升麻、二花、桔梗、川芎、连翘、黄连、羌活。食后服。

七味敷方:雄黄、儿茶、螵蛸、乳香、没药、麝香、牛黄。共为末,以酒调敷。

《外科活人定本》（明·龚居中 撰）

【卷之一】图形十三症/鬓发

此症生于两鬓花额之边，小儿妇人多有之，男子生此者多致不救。乃手足太阳、少阳之所主也。因心肝壅热，头额受风，故生斯毒。宜宣泄二经之热，用柴胡升麻汤排脓生肌，可愈矣。

柴胡升麻汤：生地、柴胡、升麻、蒿本、羌活、麦门冬、防风、黄连、当归、赤芍、蒲公英酒炒三次。各等分，食后服。

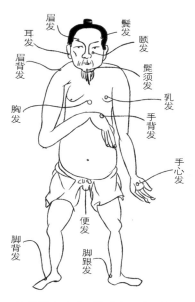

外科活人定本/图形十三症（发）

眉发

旴江医学外科学论治

《万氏秘传外科心法》（明·万全 撰）

【卷之四】面图形十二症/眉发

眉发生于两眉之间，燥烂如人眼目，甚可畏也。小儿生此立死，大人生此者，十全二三，乃手足少阳经所受也。宜用海马崩毒法，不然，脓血浸两眼，目先坏，宜用后二药相兼服，后排脓生肌常服之。

九味清心莲子饮：黄芪、甘草、莲子、车前仁、茯苓、麦冬（去心）、人参、黄芩、地骨皮。食后服。

十二味羌活败毒散：人参、黄芪、羌活、独活、连翘、干葛、升麻、川芎、地骨皮、白芷、丹皮、二花。食后服。

八味敷方：牛黄、雄黄、朱砂、血蝎、儿茶、乳香、没药、螵蛸。共为末，以酒调搽之。

《外科活人定本》（明·龚居中 撰）

【卷之一】图形十三症/眉发

此症生于两眉之间，灿烂如人眼目，甚可畏也。小儿生此立死，大人生者十全五六，乃手足少阳之所属也。疗此开破千金口，古人岂虚言。宜用海马崩毒法，不然脓血浸眼，两目先坏矣。宜清心莲子饮、羌活败毒汤相兼。如治后须排脓生肌时，常上可保无虞矣。

清心莲子饮：车前子、莲子去心、黄芩、黄芪、人参、白茯苓、麦门冬、地骨皮、甘草各等分，食后温服。

羌活败毒汤：地骨皮、人参、黄芪、羌活、独活、忍冬花、连翘、干葛、升麻、川芎、贝母、白芷各等分，俱酒炒，食后温服。

敷方：牛黄、辰砂、雄黄、儿茶、乳香、没药、血竭、螵蛸各等分，为细末，好酒调搽疮上。

【卷之一】图形十三症/眉背发

此症生于两眉背之上，乃手足三阴三阳之所司也。由风热上冲，湿气积而成毒，或负重伤，因而结核。不速治之，终年月日如故。宜用内托流气饮治之，外以清凉膏贴之，及生肌散敷之，自愈。

内托流气饮：黄芪、生地、川芎、白芷、赤芍、防风、玄参、桔梗、羌活、人参、黄连、柴胡、连翘、忍冬草、甘草各等分，食后服。

敷方：半边莲、大风子、皂角子、仙人掌、雄黄各等分，细末敷之。

耳发

盱江医学外科学论治

《万氏秘传外科心法》（明·万全 撰）

【卷之四】面图形十二症/耳发

耳发生于耳门边，乃心肾湿热所生。其病有三：曰蕈耳，曰痔耳，曰湿耳。俱先用清肝流气饮，后用定痛降火饮，若蕈耳、痔耳，用针刺破，以清凉膏贴之，生肌散敷之。

十四味清肝流气饮：枳壳、桔梗、黄芩、柴胡、羌活、赤芍、防风、川芎、荆芥、白芷、升麻、连翘、甘草、前胡。食后服。

十三味定痛降火饮：柴胡、前胡、紫苏、防风、厚朴、陈皮、甘草、半夏、川芎、白芷、当归、羌活、升麻。葱引，食后服。

九味清凉膏：黄连、大黄、黄芩、郁金、朴硝、玉簪花、独脚莲、天花粉、白芨。共为末，鸡蛋清调搽。

耳后发

旴江医学外科学论治

《外科真诠》（清·邹岳 撰）

【卷上】头项部/耳后发

耳后发生于耳后，属三焦经，风热相搏而成。初如椒粒，渐肿若蜂房，将腐亦多眼孔，焮赤疼痛，肿连耳轮。疮顶出黄脓者吉，出紫血者凶。宜用太极黑铅膏涂之。

颐发

旴江医学外科学论治

《万氏秘传外科心法》（明·万全 撰）

【卷之四】面图形十二症/颐发

颐发生于两颧骨之下一寸，乃手足太阳阳明经所属也，因脾肺积热，故生斯毒，若不早治，定成漏腮。初起时用雀茶煎汤洗之。随服升麻解毒汤，十二味追毒散，外敷生肌散愈。

九味升麻解毒汤：升麻、干葛、防风、甘草、白芍、羌活、川芎、玄参、白芷。食远服。

十二味追毒散：连翘、白芷、防风、羌活、升麻、黄连（酒炒）、荆芥、二花、当归、黄芪、人参、黄芩。食后服。

三味敷方：雄黄、白芷、螺蛳。共为末，敷之。

《外科活人定本》（明·龚居中 撰）

【卷之一】图形十三症/颐发，

此症生于颧骨一寸之下，乃手足太阳阳明经之所属也。因脾肺积热，上冲面颊,故生此毒。宜升麻解毒汤治之。初起用神方,以点椒、雀茶煎汤漱口,一日千余次数之,毒气随漱而消也。不然,稍迟脓起根大定成腮漏,俗名漏腮是也。内服追毒散,外用生肌散即愈矣。

升麻解毒汤:升麻、白芍、羌活、川芎、白芷、玄参、防风、甘草各等分,食后服。

追毒散:连翘、白芷、羌活、防风、升麻、黄连酒炒、金银花、人参、黄芪、黄芩、荆芥各等分,食后服。

敷方:海螵蛸、雄黄、白芷各等分,共为细末,敷疮上。

须发

盱江医学外科学论治

《万氏秘传外科心法》(明·万全 撰)

【卷之五】面图形十二症/须发

须发生于颐下地角处,乃手足太阳太阴经之所属也。因饮食太过,蓄热上升,始生如黍米大,由渐燥烂痛痒不一,经年不愈。以抱风藤一大把,煎水熏之,勿透热气冲脸,内服升麻解毒汤及追毒散,外用敷药可愈。

四味敷方:石膏、螵蛸、雄黄、枯矾。共为末敷之。

《外科活人定本》(明·龚居中 撰)

【卷之一】图形十三症/髭须发

此症生于胲颐地骨之处,乃手足太阳阳明经所属也。盖因饮酒过多,蓄热冲上。初起如粟米数十粒,渐渐浸烂,须成脓溃,痛痒不一,终年不愈。始生亦与漱口法漱之,及以熟艾、木鳖子、雄黄、白矾、白芷同杵,作一大饼点着入磁罐内,以颏入罐口熏之,四围紧塞,勿令火气冲脸。后服升麻解毒汤及追毒散,外用敷药可效。

敷方:石脂、螵蛸、雄黄、白矾各等分,共研为细末,敷疮上。

蜂窠发

盱江医学外科学论治

《外科百效全书》(明·龚居中 撰)

【卷之二】脑颈部/脑痈

痈疽生于颈后者,疮头向上,疮尾向下,内多窟,根形如蜂窠,乃反症也,其名遂即曰蜂窠发。嫩肿者易疗，如痰发或流入两肩者不治。但嫩肿起者，急宜用前方括歌内托里散去附子，加升麻、赤芍、桔梗煎服。如病脑痛，嫩肿作痛，烦渴好饮冷水，宜除痰火湿热之剂，用活命饮或黄连消毒散加天花粉选用。

黄连消毒散：黄连一钱、羌活一钱、独活四分、黄芪二分、黄芩五分、黄柏五分、防风五分、藁本五分、甘草三分、人参三分、当归四分、花粉五分、桔梗四分、知母四分、宅舍、苏叶、陈皮。

活命饮：白芍、白芷、川芎、当归、天花粉、皂角刺、贝母、金银花、陈皮、乳香、没药、大黄、穿山甲、甘草。酒煎服。如肿毒口干作渴，好饮热汤，为肾虚火炽，宜前方括歌托里消毒散或托里益气汤选用。

托里益气汤：人参、茯苓、白术、贝母、陈皮、香附、白芍、归身、熟地、桔梗、甘草，水煎服。如因膏粱热郁成脑疽者，宜用当归、黄连酒炒、黄芩酒炒各二钱、黄柏酒炒、连翘、防风、羌活、山栀、甘草各一钱，独活、藁本各七分，泽泻五分，水浸良久，入酒半盏同煎热服，日二次，三日尽六服，却将药清汁调下木香、槟榔末各三钱。乘枕风，脑枕后痛浮肿者可针，先服大头肿内开关散，次服咽喉内地黄散。

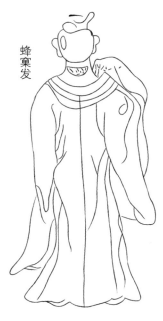

《外科百效全书》蜂窠发

脑发通论

盱江医学外科学论治

《医学入门》（明·李梴 撰）

【卷五 外科】脑发五种

脑发五种。六腑阳毒聚顶，唯太阳膀胱主之。久积痰火湿热，上蒸于脑，古谓发脑、发鬓、发眉、发颐、发背，谓之五发，至险。凡眼不见疮，皆恶。有生于两边发际穴者，如有核，宜取核以去病根。有生于脑心者，四边肿赤连耳项，不急治，脓水从头中而出，血逆痰起不治。有生于颈后者，疮头向上，疮尾向下，形如蜂窠，乃反证也。

肿者，急宜托里散加升麻、赤芍、桔梗，防毒攻心。如痰发，或流入两肩者，不治。有生脑后对口者，名曰天疽。其状大而色紫黑，不急治，热入渊腹，前伤任脉，内熏肝肺，十余日而死。有生耳后一寸三分至命之处，名曰发颐，又曰锐毒。凡头上痈疽，宜服降火化痰、消肿托里之药，不可针灸，唯初起隔蒜灸之则可，但艾炷宜小而少。势成者，外敷南星膏，或阴阳散，敛口古香榔散。若热上蒸，连颐而穿口，必主穿喉而死。

焮肿作痛，烦渴好饮冷水，宜解毒汤加天花粉，以除痰火湿热，或黄连消毒散、当归羌活汤、清热消毒饮、活命饮，选用。

肿痛口干作渴，好饮热汤，为肾阳虚火炽，宜托里消毒散、托里益气汤、肾气丸、八味丸。漫肿微痛、少食者，补中益气汤；痰多者，托里清中汤。若色黯，不溃不敛，为阴精消涸，名脑烁，不治。

二、结喉痈

结喉痈生于结喉之间，因心、肝、肺、脾、肾火热上炎，毒气攻喉所致，肿甚则堵塞咽喉，汤水不下，其凶可畏。《万氏秘传外科心法》《外科活人定本》提出宜服败毒流气饮、内托流气饮，肿起用万灵膏贴，脓溃用生肌散敷之。《外科真诠》则认为内服加味甘桔汤，外敷洪宝膏，溃后用乌云散盖膏。另提出了不可用针的禁忌。

盯江医学外科学论治

《万氏秘传外科心法》（明·万全 撰）

【卷之七】侧图形十二症/结喉风痈

结喉风痈,生于结喉之间,号曰海门第一关。其毒最危,由心肝脾肺肾火热上炎,毒气攻喉。若喉痈外症,宜服内托流气饮,外贴万灵膏、生肌散,切勿用针自取危笃。

《外科活人定本》（明·龚居中 撰）

【卷之二】图形十三症/结喉痈

此症生于结喉之间,号曰海门第一关。毒最危恶,由心肝火热炎于肺脾,毒气攻喉。宜败毒流气饮、内托流气饮,肿起用万灵膏贴,脓溃用生肌散敷之。不可妄用针刀,以取危笃,慎之慎之。

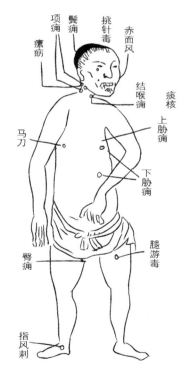

《外科活人定本》图形十三症（痈）

附:结喉痈内治流毒诗一绝:结喉起红肿,海门第一关。调治须当速,如迟即是难。研烂杏仁米,小添牡丹皮,雄黄与山甲(用炒焦),枳壳及玄参,红花槟赤芍(花酒炒槟榔、磨赤芍生用),广木泽兰甘(木香磨甘草水、泽兰酒炒),引用皂角刺,修合一般般。将军先下阵(药煎熟后下四钱生军),喉毒霎时安。病人真造化,叩拜谢医官。

《外科真诠》(清·邹岳 撰)

【卷上】头顶部/结喉痈

结喉痈生于项前结喉之上,肿甚则堵塞咽喉,汤水不下,其凶可畏,宜急治之。内服加味甘桔汤,外敷洪宝膏,溃后用乌云散盖膏。夹喉痈生于结喉之两旁,属阳明胃经火毒上攻所致,宜照结喉痈治法。

加味甘桔汤:生地一钱、玄参一钱、枳壳一钱、桔梗一钱、牛蒡子一钱、丹皮钱半、防风一钱、连翘一钱、山甲二片、银花一钱、蒲公英三钱、甘草五分。

三、上肢发

(臑发、鱼肚发、臂发、手背发、掌心发、手丫发)

上肢发包括臑发、鱼肚发、臂发、手背发、掌心发、手丫发等。

盱江医家认为临床主要根据所发部位的所属经络,按阴阳虚实论治。如鱼肚发生于臑后垂肉处,属心经青灵穴,由火毒凝结而成,宜内服加减消毒散,外敷洪宝膏;手背发生于两手之上、筋骨之间,乃手六经之所属也,由心肝积热,流于手背而生,始觉宜铁箍散外敷,后以定痛流气饮,并内托流气饮,外用万灵膏、生肌散;丫指毒生于指丫内,由湿热蕴蓄而成,宜及早用艾灸治疗。《外科活人定本》记载了掌心发得于消渴的认识,认为其状赤黑者不治,不赤黑者可疗,初发可服流气饮方及苦参丸方、解毒生肌药。

左臑发

盱江医学外科学论治

《医学入门》(明·李梴 撰)

【卷五外科】背发七种

胛发,生于左臑间,初起可用灯火点破,内服追疔汤,汗之即散。

《外科百效全书》(明·龚居中 撰)

【卷之三】背腰部/左臑发

此名左膊发,生于左膊之间,初起灯心点,内服后疔疮内追疔汤,汗之即散。

鱼肚发

盱江医学外科学论治

《外科真诠》（清·邹岳 撰）

【卷上】臑部/鱼肚发

鱼肚发,生于臑后垂肉处,属心经青灵穴,由火毒凝结而成。暴肿色赤,焮热疼痛,形如鱼肚。宜内服加减消毒散,外敷洪宝膏。

臂发

盱江医学外科学论治

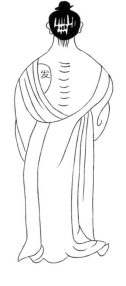

《外科百效全书》左膊发

《外科真诠》（清·邹岳 撰）

【卷上】臂部/臂发

臂发生于臂上,外侧属三阳经,内侧属三阴经,总由营卫不周,感受风邪,逆于肉里而成。宜按阴阳虚实治之。

手背发

盱江医学外科学论治

《万氏秘传外科心法》（明·万全 撰）

【卷之四】面图形十二症/手背发

手背发生于两手之上,筋骨之间,乃手六经之所属也。由心肝积热,流于手背而生,始觉宜铁箍散外敷,后以定痛流气饮,并内托流气饮。外用万灵膏、生肌散,可收全功。此症初起如黍米大,后酷,可不惧哉。

十四味定痛流气饮:人参、炙芪、川芎、茯苓、甘草、乌药、当归、枳壳、白芷、乳香、防风、羌活、白芍、连翘。食远服。

十五味内托流气饮:羌活、升麻、人参、黄芪、乌药、当归、川芎、甘草、防风、官桂、白芷、厚朴、木香、连翘、二花。食远服。

六味白芥子散:白芥子、官桂、羌活、黄连、二花、天花粉。具用水酒炒,水煎。食远服。

三味敷方:地骨皮、丝瓜子、二花。以酒和捣细敷上。

三味敷方:鬼见愁、地骨皮、胆草。以酒和捣烂敷上。

又方,用抱风藤(又名抓山虎)一大把,入瓦罐内煎水,以罐口对准疮口熏之。如水冷又煎又熏,日熏七八次。如痛将罐口移远些,不痛移近些。不过三四日后脓干、肿消、止痛、平复就好,此方神效。

此三方发背俱可通用,甚效。

《外科活人定本》(明·龚居中 撰)

【卷之一】图形十三症/手背发

此症生于两手背上,乃六经之所属也。由心肝积热,流于手背,遂成此毒。始觉宜铁围散,后用定痛流气饮,并内托散治之,外用万灵膏、生肌散(方见前首)治之.可收全功。若秋毫差错,重如泰山,可不慎哉?

定痛流气饮:人参、黄芪、当归、川芎、白苓、乌药、枳壳、羌活、乳香、白芍、白芷、防风、连翘、甘草各等分,食后服。

内托散:金银花、羌活、升麻、当归、川芎、防风、乌药、肉桂、白芷、人参、黄芪、厚朴、木香、连翘、甘草,俱酒炒,食后温服。

神方白芥子散:白芥子、桂枝、羌活、金银花、黄连、天花粉各等分,食后服。

敷方:牡丹皮、地骨皮、丝瓜子、金银花、天花粉各等分,俱酒炒好,酒捶细敷上。

又方:血见愁,地龙骨,龙胆草,用好酒捶烂敷之。

《外科真诠》(清·邹岳 撰)

【卷上】手部/手背发

手背发生于手背,属手三阳经,由风火与湿凝滞而成,可照腕痛治法。(编者按:初起内服荆防败毒散、外敷洪宝膏或羊藿散,溃后用太极黑铅膏刷之)。但此处乃皮肉浇薄之地,溃深露筋骨者难瘥。

掌心发

盱江医学外科学论治

《外科活人定本》(明·龚居中 撰)

【卷之一】图形十三症/掌心发

此症得于消渴,病发于手足指者,名曰脱疽。其状赤黑者不治,不赤黑者可疗。如治不得法者,赤黑必死矣。初发可治,消渴,服流气饮及苦参丸,解毒生肌药,可急疗之。又传治此法用桐油及无名异煎至沸,入花椒一勺,看疮大小,剪蓼叶在内同煎,浸一七后,单用此药贴疮上即安。

手丫发

《万氏秘传外科心法》（明·万全 撰）

【卷之六】侧图形十一症/丫指毒

丫指毒生于大指丫内,由湿热蕴蓄而成也。始觉肿硬,即以艾灸之,立愈。不然,以猪胆调雄黄搽之,亦效。若肿甚而溃者,以六味敷毒散敷之。

六味敷毒散:雄黄、螵蛸、龙泉粉、白芨、乳香、大黄。共为末,或酒或鸡子清调敷,效。

《外科活人定本》（明·龚居中 撰）

【卷之二】图形十一症/丫指毒

此症生于十指丫内,由湿热蕴结而生也。始生觉肿,就与肿上将艾灸之。不然,与猪胆、桐油搽之,亦效。若肿起而硬大者,与敷毒散上,自愈。

敷毒散:雄黄、螵蛸、白及、乳香、大黄、龙泉粉,共为末,用好酒或鸡蛋清调匀,贴疮上。

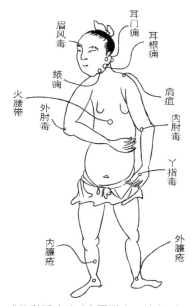

《外科活人定本》图形十一症（二）

《外科真诠》（清·邹岳 撰）

【卷上】手部/手丫发

生于各指手丫歧骨缝间，总由湿热凝结而成。可照腕痛治法（编者按：初起内服荆防败毒散、外敷洪宝膏或羊藿散，溃后用太极黑铅膏刷之），加各经引经药更验。

四、肩部发

（肩发、搭肩发）

此处包括肩发和搭肩发等。肩发生于两肩背之上，乃手足三阳三阴经之所属，因风湿热积而成毒，治疗宜服内托流气饮，外用清凉膏及生肌散并敷方。搭肩发生于搭肩骨上，以动之处可治，若左肩串右肩或右肩串左肩，为难治。

肩发

旴江医学外科学论治

《万氏秘传外科心法》（明·万全 撰）

【卷之四】面图形十二症/肩发

肩发生于两肩背之上，乃手足三阳三阴经之所属也。因风湿热积而成毒，或挑担人，多生此疾。宜服内托流气饮，外用清凉膏及生肌散并敷方。

十四味内托流气饮：炙黄芪、生地、白芷、川芎、赤芍、防风、甘草、人参、玄参、黄连、桔梗、连翘、二花、羌活。食后服。

六味敷方：半边莲、皂角刺、木鳖子、仙人掌、雄黄、大枫子。共为末，敷之。外可用清凉膏及生肌散。

【卷之六】侧图形十一症/中肩发

中肩发生于肩膀之中，近肘后玉池之地，乃心肝积热而成也。内服托里流气饮，外用神仙失笑饼。若溃后，用万灵膏。

七味托里流气饮：羌活、白芷、桔梗、黄连、肉桂、柴胡、黄芩。食后服。

123

搭肩发

盱江医学外科学论治

《医学入门》（明·李梴 撰）

【卷五 外科】背发七种

右搭肩发，骨上生者，以动之处可治，若串左肩难治；左搭肩发，骨上生者，以动之处可治，若串右肩难治。二证内服托里散加升麻、桔梗，外用去恶散，或绵絮烧灰为末掺之，干者，麻油调搽。

《外科百效全书》（明·龚居中 撰）

【卷之三】背腰部/右搭肩发

此名右搭肩发，生在右搭肩骨上，以动之处可治，若串左肩难治。宜服前方括内托里散加升麻、桔梗，外用玉红散，或绵絮烧灰、鸡黄皮焙干为末掺之，干者麻油调搽。

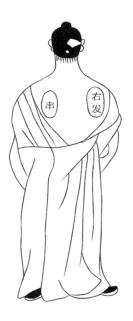

外科百效全书》右搭肩串发

【卷之三】背腰部/左搭肩发

左搭肩发生于左搭肩骨上,以动之处可治,若串右肩难治。

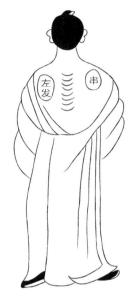

《外科百效全书》左搭肩发

五、胸发

胸发生于正胸之中,上离结喉三寸,离心窝不远,是手足六经交会相关之所。此症危及生命,先宜拔毒、定痛。定痛以火,纸卷乳香、没药末于中,外以青布包纸条,以油醮条,燃火于痛毒上熏之,内服祛毒镇心饮。另有胸旁发,生于胸膛两旁或中、神藏、灵虚等穴,上属少阴肾经,其症多心悬若饥,饥不欲食,舌干咽肿,乃心经毒火而成。

旴江医学外科学论治

《万氏秘传外科心法》(明·万全 撰)

【卷之四】面图形十二症/胸发

胸发生于正胸之中,上离结喉三寸,离心窝不远,乃手足六经交会相关之所。此症酷促人命,在三四日间,若不速治,骨裂皮开,甚可畏也。先宜拔毒、定痛,勿使定花、开花可也。定痛以火,纸卷乳香、没药末于中,外以青布包纸条,以油醮条,燃火于痛毒上熏之。若痛要照至不痛,此神效也。内服祛毒镇心饮,勿使开花,若开花,神仙不治也,慎之！慎之！

十一味祛毒镇心饮:朱砂、麦冬、黄连、二花、青木香、乳香、当归(酒洗)、生地、莲米(去心)、茯苓、连翘。姜引。猪心一个,水四碗,煎一碗。空心服。

十二味清热潜心汤:麦冬、干葛、升麻、朱砂、乳香、黄连、当归、川芎、桔梗、柴胡、黄芪(蜜炙)、莲米(去心)。煎法同前。空心服。

《外科活人定本》(明·龚居中 撰)

【卷之一】图形十三症/胸发

此症生于正胸膛上,去结喉三寸,离心窝不远,乃手足六经交会相关所司也。此症最酷,促人死于三四日之间,不速治之,骨裂皮开,甚可畏也。宜先败毒定痛,勿使长大,稍加长大,百无一救。败毒以牛黄、雄黄、熊胆三味研细,香油调泥,四围绝之,勿使开花可也。定痛以乳香、没药为末,用火纸裹为筒,外用青布包卷,着清油浸点,着于毒头上及四围照之,若痛直照至不痛,不痛要照至痛,此神方也。内服祛毒正心饮、清热护心汤,勿使开花穿穴,否则神仙难治,慎之慎之。

祛毒正心饮:忍冬藤、神曲、麦冬、莲肉、生地、白茯苓、连翘、川芎、当归、桔梗、青木香、柴胡、黄芪各等分,食后服。

《外科真诠》(清·邹岳 撰)

【卷上】胸乳部/胸旁发

胸旁发,生于胸堂两旁或中、神藏、灵虚等穴,上属少阴肾经。其症多心悬若饥,饥不欲食,舌干咽肿,乃心经火毒而成,可照井疽治法。

六、背发

(背发、正背发、上背发、中背发、下背发、腰背发)

背发又称发背,依据背发的部位可分为正背发、上背发、中背发、下背发和腰背发。《外科精要》提出"发背皆因服五石散、寒食更生散,亦有单服钟乳而发者,又有生平不服而发,由上代服五石之类",对乱过服丹药热毒引发背发有确切认识,同时也指出肾虚是病因之一,并记载了立效散、清凉膏、神验酒煎散等验方;《外科百效全书》《外科真诠》进一步总结出背发"总由阴虚火盛,或醇酒厚味或郁怒房劳,或丹石热毒所致,宜按阴阳虚实治之"。

背发在不同部位,发病特点和治疗方法亦不同。正背发,生于背部当中,正对心胆(脾),此处为通身经络之所齐分也,最不易钩割。上背发,生于百劳骨下三、四节之间,由督(肾)脉、太阳经所生,为心经郁热,后因怒气伤肝,热郁不伸,乃生此病。先宜败毒流气饮,次用护心托里饮,如危甚,用神效忍冬汤,外须用敷药,待脓尽用生肌散。中背发,生于背中心,是因血壅出而不能归肝,心志不遂,郁热不泄,气血积聚而成毒,初起宜疮口四围多着艾灸,内服忍冬汤加失笑散或铁箍散,多服人参败毒散,次用五香连翘汤,再用排脓散,敷上生肌散自愈,切勿妄行钩割。下背发,生于两肾眼中间,系督脉太阳经所司,受在心经而五脏之毒,因肝积热于脾,又饮食燔炙,贪色过多,以致水枯土耗,治宜先补肾调脾,先用补肾地黄汤,再用败毒流气饮,最后排脓生肌自愈,切勿割。腰背发,生于两肾眼之处,由肾、膀胱之所司,乃三阳之毒,内损元气,外感湿热,先用补肾地黄汤,再用败毒流气饮,最后用三香内托饮,定痛消毒饮,绿豆粉饮。

背发

盱江医学外科学论治

《外科精要》(宋·陈自明 撰)

【卷上】读《素问》良用备要论第十四

《素问》云:阳气凑袭,寒化为热,热盛则肉腐为脓。凡发背皆因服五石散、寒食更生散,亦有单服钟乳而发者,又有生平不服而发,由上代服五石之类。其候多于两背胛,起如黍粟,或痛或痒,仍作赤色,人皆不以为事,日渐开大,不过十日,遂致不救。临困之时,外大如钱,内大如拳(古人云:外面如麻,里面如瓜),疮有数十孔,以手按之,诸孔皆出脓,寻时失喑。凡背上痛痒有异,可用净土和水为混,捏作饼样,厚一分,阔三分,以艾炷灸,不限壮数,仍服五香连翘汤及铁浆攻之,醋调蚌壳灰涂之,更以骑竹马法灸之,甚良。(出伍起予方。)

【卷下】论发背有热未有不因虚而得之第五十

一发背之人,虽云有热,未有不自肾虚而得之者,若疽疾减退五分之后,便合如前法,五更初服山药丸或加减八味丸。

【卷下】痈疽杂方

立效散：治发背及诸痈疖及瘰疬有效，或妇人乳痈，与前方间服，神妙。紫色皂角刺半斤（不用枯者，细锉，耐久炒赤），生粉草二两，乳香（别研）半两，没药（别研）一两，瓜蒌五个（去皮取肉并仁，捣碎，炒黄，干者不必炒）。上为细末，每服二钱，温无灰好酒调下，无时候。

清凉膏：治发背，候取下毒心，次用清凉膏贴之。川当归二两，香白芷、白及、木鳖子肉、黄柏、白蔹各一两，乳香、白胶半两，腻粉一斤，黄丹五两。上用清麻油十两，煎前六味，候紫色去之，入槐、柳枝各七寸，再煎少顷，又去之，入黄丹五两，熬成，入乳香等，重绵滤入罐子内贴之，用如常贴使。

神验酒煎散：治痈疽发背诸疖毒，定痛如神。人参、没药、当归各一两，甘草（炙）一分，瓜蒌一个（半生半炒）。上㕮咀，以酒五升，煮至二升，净磁瓶贮之，每服半盏，浸酒半盏，温服无时候，更用滓焙干，加当归生为末，酒煮面糊丸，如梧子大，每服五十九，用此浸药酒吞下。顺气活血，无如此药也。

《外科百效全书》（明·龚居中 撰）

【卷之三】背腰部/发背

盖背虽膀胱、督脉所主，然五脏所系于背，或醇酒厚酒，或郁怒房劳，以致水枯火炎，痰凝气滞，或被外邪，与毒相搏，随处发生。

祖传云：真背发肿处多小口，如沙眼样，若无者乃阳毒也。又云：背发黑陷对心者死，不对心但乎冷，不痛不红黑陷者，救急以生姜贴毒上，艾灸变红方可外治。又云：背发之症先痒后痛，最为恶症，始起如豆大者便是，宜灸之。初灸不痛，灸之极痛则止；初灸痛，灸之不痛则止。使毒气随火而散，或稍大不可灸者，用针刺破，火筒吸拔五七次，去恶血。又有甚肿而大已成不可吸者，急以断法断之，用白霜梅、皂角二味，烧灰存性为末，不发热者，米醋、姜汁调涂四围，晕外即不开走。如发热者，用茶调涂，后以乌不伏根水楂根，醋炆热气熏二三次，污肉去尽，方用黄柏、草乌、穿山甲炒为末，鸭子清调敷，或用白及、白蔹、荆芥、赤芍、黄柏、大黄、当归、白芷、南星、赤豆、草乌、寒水石煅、商陆焙等分为末，地黄汁调涂留口，后用片脑、龙骨、乳香、没药、儿茶、血竭、轻粉为末掺。或炒雄黄、螵蛸、白矾、朱砂为末掺之，内服前方括歌内十宣散加减。

张指挥传治初起背发阳毒阴消方，用官桂（去皮）三钱，连翘（去心）二钱，乳香、没（药各）二钱箸炙，黑牵牛七钱，大黄五钱，僵蚕三钱（酒洗），白芷二钱，粉草节二钱，当归五钱（酒洗），穿山甲三钱（炒），共为末，每酒调三钱。

应圆制追毒溃脓散,治背发已成未成,服之无不应效。先服人参、当归、黄芪、白芍、川芎、防风、官桂、桔梗、白芷、瓜蒌仁、金银花、甘草各等分,大合一贴,用生头酒煎,热服出汗为度。后服白芷二钱,穿山甲二钱(土炒成珠),石乳香一钱(箬炙),没药一钱(箬炙),白僵蚕一钱五分(炒去丝),甘草一钱半,大黄四钱,皂角刺二钱(炒)。以上八味药,要真洁制炼依法,共研为极细末,用当归四钱锉碎,将半酒半水三盏同煎,调前药末,空心通口尽服。如当归酒不足,加好酒调服,以利脓血,三五次为度,利后用粥补即止。服药后忌用油腻、生冷、煎炒、热毒及诸凡发物,且慎弗行动劳碌,视为常疾,须静坐六七日。此方百发百中,无不应验。

如虚兄传治背发已溃未溃得效良方,外用厚朴三钱(姜汁炒),陈皮二钱(去白,泔浸),甘草节二钱(炙),苍术五钱(泔浸),桑黄菰五钱,共为细末,清油调涂。内服乳香、没药、赤芍各二钱,贝母、穿山甲、皂刺、当归各一钱,防风五钱,白芷一钱,蝉蜕二钱,大黄五钱,天花粉八钱,金银花一钱五分,甘草节八分,水煎生酒斗服。如已溃者,用黄连煮过竹筒吸毒上,其脓出后,用黄连炆水洗,洗后用化毒生肌敛口如法。

《外科真诠》(清·邹岳 撰)

【卷上】背部/上中下发背

上中下发背,俱属督脉经。上发背生天柱骨下,其形横广如肚,中发背生于背心,一名对心发,其形中阔,两头有尖,下发背生于腰中,一名对脐发,其形平漫如龟。初起皆形如粟米,焮痛麻痒,周身拘急,寒热往来,因循数日,突然大肿,总由阴虚火盛,或醇酒厚味,或郁怒房劳,或丹石热毒所致,宜按阴阳虚实治之。阳毒初起,外用洪宝膏刷,内服加减消毒散,溃后外用乌云散盖膏,腐重者点白降些微于上,仍用乌云散盖之,内服托里散收功。阴症初起,外用玉龙膏刷,内服阳和汤,溃后外用浮海散盖膏,内服托里散收功。盖此三症,无论老少,总以高肿红活焮痛者为顺,漫肿塌陷焦枯紫黑者为逆。

正背发

盱江医学外科学论治

《万氏秘传外科心法》(明·万全 撰)

【卷之三】背图形八症/正背发

正背发生于当心中,不上不下,不左不右,正对心脾,比诸毒尤甚,与对口相同,乃通身经络所属也。不宜勾割,治与诸发背同。

《外科活人定本》（明·龚居中 撰）

【卷之一】图形七症/正发背

此症生于中背当心，不上不下，不左不右，正对心胆。比诸毒犹甚，与对口疮相同一体，乃通身经络之所齐分也，最不易匀割。主治与前发背同，方药不另开。若生于背上，因饮食而感其毒，在脾肚之间，急宜用药治脾肚中之毒，内外夹攻之。然脾易作臭，急服吃药。初发用夺命汤（以能内消化毒）、消肿托里散、内托千金散，中间敷解毒生肌定痛药，四围敷拔毒散，结果用生肌，必定见效。如发于右脾中，恐其毒奔入心，火大要用吃药散之，敷点截住，不令攻心。如在通背背肿，不可救之，消者可疗。诸疮痛痒，皆生于心，主血而行气。走痛诸疮，皆有玉沥敷散，就可灯火针三四针为妙，用前化毒消肿托里药，再加南星、草乌、木鳖、贝母、大蒜、生姜、米醋调敷口，二三日夜即消。常以醋调湿。若背发两头尖，此症两头小，四边散攻者，乃是饮食所致也。而气食相关合，因虚而成之，气虚而散，所以关口而阔，急服内消药，亦宜补阳也。若生于背头在上，发最不易治，乃是反证，却要仔细用药。此名蜂窝发，全在吃药，托里生肌，定痛散血，恐其毒攻心入膜，必难治疗，因心火未散故也。

夺命散，治痈疽疖毒肿髂。归尾、乳香、贝母各一钱，山川甲六钱，炒赤芍五钱，皂刺（烧）、金银花各三钱，没药二钱，防风、陈皮、白芷各五钱，天花粉八钱。十二味，每服一两，白酒一大碗，煎至半碗，勿令走气。制药忌妇人、鸡、犬。随病上下服药，妙。

消肿托里散：人参、白术（炒）、赤苓（去皮）各六钱，桔梗、滑石、金银花各二钱，栀子、荆芥穗各五钱，当归、川芎、瓜蒌、黄芪、石膏、苍术、赤芍、麻黄、大黄、芒硝、黄芩、防风、连翘、薄荷、甘草各一两。小便不利加车前子、木通，疼痛加乳香、没药，咳嗽加半夏。上每服五钱，水二盏，葱一根，热服，出汗为度，又利二三次即愈。

又四围敷药化毒散，又名拔毒散，治一应诸疮，并脚疾。独角莲、红内消、赤芍、白芷、防风、紫河车各等分，为极细末，用油调敷之，干掩。

上背发

旴江医学外科学论治

《万氏秘传外科心法》（明·万全 撰）

【卷之二】背图形八症/上背发

上背发生于百劳骨下三、四节之间，由督脉、太阳经所生也。受病在胸身,经生肺肝,乃心经郁热,后因怒气伤肝,热郁不伸,乃生背发。内经曰:"营气不从,逆于肉里",至生痈疽。先宜败毒流气饮一二剂,次用护心托里饮。如危甚,用神效忍冬汤,外须用敷药,待脓尽用生肌散。初起如黄豆大时,宜用海马崩毒法,次用四围灸法,如轻可减半矣。此症大忌房事、秽气、香味等项。

十味败毒流气饮:人参、桔梗、枳壳(麸炒)、甘草、防风、荆芥(少许)、柴胡、川芎、白芷、白芍。姜枣引。空心服。

十味护心托里饮:黄连、栀子、连翘、羌活、桔梗、白芷、莲子、干葛、升麻、防风。姜引。空心服。

十四味流气饮:黄连、羌活、柴胡、木香、陈皮、紫苏、当归、生地、川芎、甘草、乌药、槟榔、官桂、连翘。空心服。

十二味神效忍冬汤:忍冬藤、龙胆草、藁本、羌活、炙黄芪、柴胡、黄连(酒炒)、甘草节、川芎、荆芥、白芷、防风。溃后加人参。水煎,温服。

十味敷方:忍冬藤、龙胆草、仙人掌、山龙甲(即松树根上绿衣)、地龙鳞(即地龙皮刺)、雄黄、地骨皮、连翘、白芷、火炭草。将酒糟捣碎,敷疮上四围,即止痛,待痛止脓尽上生肌散,可也。

海马崩毒法:以热水从肘后先洗起,至手六经起端处止,日行数十次,内服前方以泻其毒,洗至指甲尖,亦不可住手,看疮势穰方可住手,盖手三阳俱系督脉所属,洗手至穰时,势从根本而泄,毒从根本而消,甚勿轻视。此方治发背、搭手、对口俱效,必要初起时为之。

二味神仙一醉失笑散:蒲公英、忍冬藤各二钱。以好酒煮热,尽量饮之醉,仍以生葱一根,灌蜜入内要满,以灰火煨热压酒,以被盖睡取汗,汗出而愈。并治上中下三背发及三手搭,并乳发,立效。铁箍散亦可用。

《外科活人定本》(明·龚居中 撰)

【卷之一】图形七症/上发背

此症生于百劳二、四节骨之下,由肾脉、太阳经之所主也。受在淘身经,主伤肺肝,乃心经郁结,怒气伤肝。先师曰:郁气不伸,乃出发背。荣气不从,乃生肉里痛肿。宜先服败毒流气饮二三剂,次用护心托里散,再后用流气饮治之。如危甚者用忍冬汤,外须用敷药,脓尽用生肌散生肉。此疮最忌腋气,并孝子、孕妇,远房色,避秽气,常闻吞气。中、下发并同也。初起如黄豆大,用海马崩毒法,及疮四周灸法,轻则可消而安,重者即减而小矣。

败毒流气饮：人参、桔梗、枳壳、防风、柴胡、川芎、白芷、羌活、白芍、甘草各等分，姜三片，枣二枚，空心服。

护心托里散：黄连(酒炒)、栀子(酒炒)、连翘、羌活、桔梗、白芷、莲米、干葛、升麻、防风、白芍、甘草各等分，姜三片，空心服。

流气饮：生地黄、连翘、黄连、羌活、羌活、柴胡、紫苏、木香、陈皮、乌药、当归、槟榔、官桂、甘草各等分，空心服。

神仙忍冬汤：忍冬草、蒿本、羌活、黄芪、黄连、龙胆草、川芎、柴胡、白芷、甘草、防风、荆芥各等分，温服。若疮溃后，再加人参煎服。

海马崩毒法：其法以热水自肘后洗起，至手六经起端止，日易敷十遍。内须服前方，以泄热毒。洗者须至指甲皮穰，亦不可住手。直看疮势，方可住洗。盖手三阳，俱系肾脉所受。洗手至穰势，热从根本而泄也，毒气从根本而消也。慎勿轻视此方，治三背发、三搭手及对口俱效，要初起时用之。

神仙一醉如笑散：治上、中、下三发背，及乳发、对口神效。忍冬花、蒲公英各五两。上以好酒煎熟，尽量饮醉，乃以生葱一根灌蜂蜜填满，炭火煨熟，压酒，棉被盖出汗，即愈。

铁圈散诗一绝：治诸疮发背，疔疮初起，极妙。雄黄熊胆及朱砂，三味调合麝香加。京墨磨来七醋搅，圈围诸毒自然瘥。上方只用于疮初起之时，神效。若疮已成，只用水磨京墨，调前药于疮上，勿使长益为美。

中背发

盱江医学外科学论治

《万氏秘传外科心法》(明·万全 撰)

【卷之二】背图形八症/中背发

中背发生于背中心，是因血壅出而不能归肝，心志不遂，郁热不泄，气血积聚而成毒。初起宜疮口四围多着艾灸，勿使长益。内服忍冬汤加失笑散，铁箍散皆可用，多服人参败毒散三四剂，次用五香连翘汤六七剂，再用排脓散，敷上生肌散自愈，切勿妄行钩割，慎之慎之。

人参败毒散：人参、桔梗、甘草、川芎、白茯苓、枳壳、前胡、羌活、独活、柴胡。空心服。

又方，上中下三发背既溃，周围以面条围住，将槐皮一大块，钻多眼铺于面条上，再将艾铺于槐皮上蒸之。痒则蒸痛，痛则蒸痒而止。后以苦茶洗净，又将轻粉三分，牙猪骨髓杵膏敷之，生肉神效，一日一易。

十一味五香连翘汤：木香、藿香、乳香、沉香、香附、羌活、独活、桑寄、升麻、木通、连翘。空心服。

十味排脓内补散：痈疽发背溃后，皆宜服之。人参、黄芪、当归、川芎、白芷、肉桂（夏天少用）、防风、甘草、厚朴、桔梗。空心服。

十一味神仙绿豆粉汤：解热定痛之剂。绿豆粉、乳香、没药、桔梗、荆芥、羌活、赤芍、木通、连翘、二花、厚朴、甘草。空心服。

十一味敷方：忍冬藤、龙胆草、凤尾草、灯心草、血见愁、地骨皮、牡丹皮、青蒿、胡莲、雄黄、白芷。共为细末，用酒糟捣烂敷患处四围，止痛。

《外科活人定本》（明·龚居中 撰）

【卷之一】图形七症／中发背

此症生于背沟中心，亦系肾脉、太阳经之所主也，受在神灵经，正心毒也。因心血壅出，不能归肝，心志不遂，郁热不泄，气血积于背之中心。如成毒初起，宜疮畔四围灸之，以减其毒，勿使长益。前一醉如笑散、铁圈法皆可行之。当用人参败毒散三四剂，次用五香连翘汤六七剂，再用排脓内消散调治，后用生肌药子，自然平复，勿听下工之人，妄用针刀，自取危笃。

人参败毒散：人参、桔梗、川芎、茯苓、枳壳、前胡、羌活、独活、柴胡各等分，空心服。

五香连翘汤：木香、藿香、乳香、沉香、香附、连翘、羌活、独活、升麻、木通、桑寄生各等分，空心温服。

排脓内消散：治痈肿，诸毒发背，既溃后，并宜服此。人参、当归、川芎、厚朴、桔梗、黄芪、白芷、薄桂（夏月少用）、防风、生甘草各等分，空心温服。

神方豆粉汤：此方解毒定痒。豆粉、乳香、没药、桔梗、金银花、荆芥、羌活、独活、厚朴、甘草、连翘、赤芍各等分，空心服。

敷方：忍冬草、凤尾草、空心草、血见愁、雄黄、地骨皮、牡丹皮、青蒿草、胡黄连、白芷，上以酒捶极细，敷疮，勿敷疮顶，其痛自止。

下背发

盱江医学外科学论治

《万氏秘传外科心法》（明·万全 撰）

【卷之二】背图形八症／下背发

下背发，生于两肾眼中间，系督脉太阳经所司也。受在心经而五脏之毒，因肝积热于脾，又饮食熿炙，贪色过多，以致水枯土耗，故生斯毒。治宜先补肾调脾，先用补肾地黄汤三四剂，后用败毒流气饮相兼而服，后用排脓生肌自愈，切勿割，慎之。

八味补肾地黄汤：山药、山萸、熟地、鹿茸、牛膝、丹皮、茯苓、泽泻。空心服。可治腰肾发。

十六味败毒流气饮：紫苏、桔梗、枳壳、防风、柴胡、甘草、川芎、白芷、白芍、当归（酒洗）、羌活、茯苓、乌药、陈皮、连翘、二花（酒洗）。空心服。

十六味内托流气饮：黄芪（蜜炙）、生地（酒洗）、白芷、川芎、赤芍、赤茯、肉桂（少用）、防风、甘草、乌药、人参、枳壳、桔梗、木香、连翘、二花。姜枣引。空心服。

五味敷方：忍冬藤（酒洗）、生地、地骨皮、丹皮、雄黄。将好酒浸透，捣烂敷患处。

《外科活人定本》（明·龚居中 撰）

【卷之一】图形七症/下发背

此症生于两肾眼中间，亦系肾脉、太阳经之所主也，受在心应经，正五脏毒也。因肝积热，移热于脾，又因饮酒炙熿，贪酒过多，以致水枯土耗，致生斯毒。治法须用补肾地黄汤二三剂，后用败毒流气饮相间而服，用排脓生肌散，自获全功。切勿勾割，以损下元真气，不可救矣。盖此处胞肠所系，若差一毫，失之千里。

补肾地黄汤：山茱萸、山药、鹿茸、川牛膝、泽泻、白茯苓、牡丹皮各等分，空心温服。

败毒流气饮：紫苏、桔梗、枳壳、防风、乌药、川芎、白芷、当归、羌活、金银花、白茯苓、陈皮、连翘、甘草各等分，空心服。

内托流气饮：黄芪、生地、赤芍、白芷、木香、川芎、赤苓、防风、乌药、连翘、桂心、人参、枳壳、桔梗、甘草、金银花各等分，姜三片，枣二枚，空心服。

敷方：忍冬草、通心草、生地黄、地骨皮、雄黄、牡丹皮各等分，以好酒，捶极烂，敷疮上。

验方：凡人中热毒，眼花头晕，口干舌苦，心惊背热，四肢麻木，觉有红晕在背后，即取槐子一大抄拣净，铁勺内炒褐色，用好酒一碗，煎滚，去渣热服。酒尽，大汗即愈。如未退，再依前煎服。纵成脓者，亦无不愈。此三十年屡用屡验之奇方也。

<h2 style="text-align:center">腰背发</h2>

《万氏秘传外科心法》（明·万全 撰）

【卷之二】背图形八症/腰背发

腰背发，生于两肾眼之处，由肾、膀胱之所司也。乃三阳之毒，促人大命，内损元气，外感湿热，先用补肾地黄汤三四剂，后用败毒流气饮（此二方见前），再用三香内托饮、定痛消毒饮、绿豆粉饮。

十九味三香内托饮：人参、木香、甘草、厚朴、紫苏、桔梗、枳壳、黄芪（蜜炙）、藿香、肉桂、乌药、当归、白芍、白芷、川芎、防风、乳香、升麻、干葛。空心服。

十八味定痛消毒饮：人参、当归（酒洗）、川芎、白芍、白芷、枳壳（麸炒）、茯苓、半夏（青油炒）、柴胡、甘草、防风、羌活、升麻、厚朴（姜汁炒）、二花、干葛、连翘、川楝子。空心服。

八味绿豆粉汤：二花（酒洗）、豆粉、蒲公英（酒洗）、荆芥穗、乳香、没药、升麻、栝蒌根、皮。空心服。

五味敷方：地龙甲、山龙甲、忍冬花、龙胆草、雄黄。以上诸药各等分，捶细末，以猪胆同酒调匀敷之。

又方，以地龙甲一味，炒焦存性，研末酒调敷之。

又方，用剪刀菜捶生酒糟敷患处，干即换之。

七、其他背发

（胛肚发、胛莲蓬发、脊中蜂窠发、连珠发、对心发、散走流注发、酒毒发、丹毒发、痰注发）

此处的其他背发是指除前述的背发（正背发、上中下背发、腰背发）之外，长于背部的胛肚发、胛莲蓬发、脊中蜂窠发、连珠发、对心发、散走流注发、酒毒发、丹毒发和痰注发等。

此类背发多急症，如胛肚发、胛莲蓬发、脊中蜂窠发，若失治恐其毒奔入心，较为凶险，急需防毒攻心，治宜内服护心散、托里散等；而对心发，极重，因心火盛而热气会生于此，其毒壮盛走暴，需急用疏导心火之药解之；散走流注发，为毒气乘风热而走，急宜疏风定热治之，则气自息，若流注于手、脚、腿者，必死无疑。另有酒毒发生于脊背，皮色不变，累累如弹如拳，坚硬如石，时麻时木，痛彻五内，二便涩滞，周身拘急，数日后头面手足虚肿，泄泻似痢。总由过饮药酒，更兼厚味积毒所致，初起宜内服连翘消毒饮，徐用内托黄芪散治之，外用乌龙膏刷，溃后用浮海散；丹毒发生于背，形如汤火所伤，细瘤无数，赤晕延开，发时其渴非常，由素服丹石刚剂所致，初宜内服黄连消毒饮，徐用六味地黄汤治之，外以牛肉片贴之或用香油调青黛、冰片刷；痰注发生于脊背，长形如布袋，短形如冬瓜，按之木硬，微觉疼痛，不热不红，皮色如常，由湿痰郁气凝结而成，初宜内服流气饮消之，如不应，徐用托里散治之，使其速溃为贵。

胛肚发

旴江医学外科学论治

《医学入门》（明·李梴 撰）

【卷五·外科】背发七种

发在肩下脊上，乃因饮食感毒。广一尺，深一寸，虽溃在骨，不穿膜不死，急治脾肚中之毒，内服护心散，外用敷药，恐毒奔心，大要服药截住。如通脊背肿者，不可救。

《外科百效全书》（明·龚居中 撰）

【卷之三】背腰部/胛肚发

此名胛肚发，生在肩下脊上胛肚之间，乃因饮食感毒，或广一尺深一寸，虽溃在骨，不穿膜不死。急治脾胃中之毒，内服方括歌内护心散，外用敷药。恐毒奔心，大要服药截住，如通脊背肿者不可治。

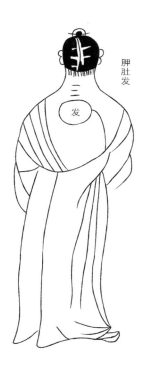

《外科百效全书》胛肚发

胂莲蓬发

旴江医学外科学论治

《医学入门》（明·李梴 撰）

【卷五·外科】背发七种/莲子发

莲子发生于右胂中，外如莲蓬，内有子孔，恐其毒奔入心，大要用托里散加芩、连、黄柏、荷盖散之，不令攻心，渐消可治。通背肿者危。

《外科百效全书》（明·龚居中 撰）

【卷之三】背腰部/右胂莲蓬发

此名右胂莲蓬发，外如莲蓬，内有子孔，失治恐其毒奔入心。大要用方括内托里散，加黄芩、连、柏、荷盖散之，不令攻心，渐消可治，通背肿者亦危。

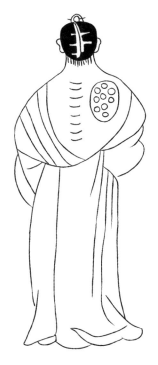

《外科百效全书》右胂莲蓬发

《外科真诠》（清·邹岳 撰）

【卷上】背部/莲子发、蜂窝发

生于脊背及两胁，疮头数多，疮口各含黄脓，如莲子状。蜂窝发生肩后及脊旁，形似蜂房。俱可照发背治法。

脊中蜂窠发

盱江医学外科学论治

《医学入门》（明·李梴 撰）

【卷五·外科】背发七种

蜂窠发，正当脊心，形如蜂窠，有孔在上者不宜，最为反证，宜托里散加菊花，生肌定痛。防毒攻心，难治，因心火未发故也。

《外科百效全书》（明·龚居中 撰）

【卷之三】背腰部/脊中蜂窠发

此名脊中蜂窠发，生在正当脊心，形如蜂窠。但有孔在上者，乃是反症，不宜治。亦以前方括内托里散加菊花，生肌定痛，防毒攻心，入膜难疗。

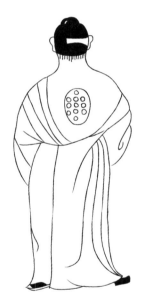

《外科百效全书》脊中蜂窠发

连珠发

盱江医学外科学论治

《外科真诠》（清·邹岳 撰）

【卷上】背部/连珠发

连珠发生于背，不论左右，连肿三五块，形若贯珠，皮色淡红，发时少腹胀满,少水闭涩,阴囊作肿,骨节疼痛。初起宜内服加减活命饮,加车前仁二钱,外敷乌龙膏,次服阳和汤或托里散。此症多因酒色过度而来,一切苦寒攻击之药,不可轻投。

对心发

旴江医学外科学论治

《医学入门》(明·李梴 撰)

【卷五·外科】背发七种

对心发,极重。因心火盛而热气会生于此,其毒壮盛走暴,急用疏导心火之药解之。

《外科百效全书》(明·龚居中 撰)

【卷之三】背腰部/对心发

此名对心发,生在对心处,是症极重。乃因心火盛,而热气会生于此,其毒壮盛走暴。急用疏导心火之药解之,然后用生肌等药。

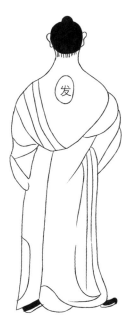

《外科百效全书》对心发

139

散走流注发（龟背发）

《医学入门》（明·李梴 撰）

【卷五·外科】背发七种

散走流注发，毒气乘风热而走，急宜疏风定热治之，则气自息。若流注于手、脚、腿者，必死无疑。此发头尾俱尖，四边散大，如龟之形。因饮食所致，而气食相关，合阴虚而成之。气虚而散者，所以开口而阔，急服托里补药。

《外科百效全书》（明·龚居中 撰）

【卷之三】背腰部/龟背发

此名龟背发，生于背上，头尾俱尖，四边散大，如龟之形，乃因饮食所致，而气食相关，合阴虚而成之。气虚而散者，所以开口而阔，急以托里补药。

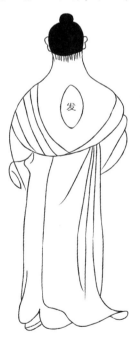

《外科百效全书》龟背发

酒毒发

盱江医学外科学论治

《外科真诠》（清·邹岳 撰）

【卷上】背部/酒毒发

酒毒发生于脊背，皮色不变，累累如弹如拳，坚硬如石，时麻时木，痛彻五内，二便涩滞，周身拘急，数日后头面手足虚肿，泄泻似痢。总由过饮药酒，更兼厚味积毒所致。初起宜内服连翘消毒饮，徐用内托黄芪散治之，外用乌龙膏刷，溃后用浮海散。

连翘消毒饮：连翘二钱、栀子一钱、桔梗一钱、赤芍一钱五分，当归一钱、元参一钱、射干一钱、黄芩一钱、红花六分、葛根三钱、陈皮六分、花粉一钱、大黄一钱、甘草五分。

内托黄芪散：黄芪二钱、当归二钱、白芍二钱、川芎一钱、陈皮六分、山甲一片、皂刺七分、槟榔三分、肉桂五分、甘草三分。

丹毒发

盱江医学外科学论治

《外科真诠》（清·邹岳 撰）

【卷上】背部/丹毒发

丹毒发生于背，形如汤火所伤，细瘰无数，赤晕延开，发时其渴非常，由素服丹石刚剂所致。初宜内服黄连消毒饮，徐用六味地黄汤治之，外以牛肉片贴之，或用香油调青黛、冰片刷。其色红活鲜润，神气清朗者生，若色黯神昏呕哕者，症属不治。

黄连消毒饮：黄连一钱、人参一钱、黄芩五分、黄柏五分、桔梗五分、苏木二分、陈皮三分、防风五分、防己五分、知母五分、泽泻五分、生地五分、归尾五分、连翘一钱、甘草三分、黄芪二钱。

六味地黄汤：熟地、淮山、茯苓、泽泻、枣皮、丹皮。

痰注发

《外科真诠》（清·邹岳 撰）

【卷上】背部/痰注发

痰注发生于脊背，长形如布袋，短形如冬瓜，按之木硬，微觉疼痛，不热不红，皮色如常，由湿痰郁气凝结而成。初宜内服流气饮消之，如不应，徐用托里散治之，使其速溃为贵。但宜听其自溃，不可用刀，并敷腐烂之药。

流气饮：人参七分、厚朴七分、桔梗七分、防风七分、黄芪一钱五分、紫苏七分、枳壳七分、当归五分、白芍一钱五分、肉桂五分、台乌七分、川芎一钱、木香五分、白芷五分、槟榔五分、甘草五分、生姜一片引。

八、肾俞发

（腰肾发）

肾俞发，总由湿热房劳郁怒过度所致。单发者，因受湿并怒气、饮热酒，伤于内肾，流毒在肾俞生疽。下肾俞双发，是由房劳郁怒过度所致。盱江医家进一步提出，阳发于外者可治，阴发、痰发伤肾膜及脓稀者不可治。此病初起焮肿发热，疼痛色赤，作渴，脉滑数有力，治疗先宜服活命饮，后用托里消毒散；如漫肿不热，微疼色黯，作渴，脉数无力，宜托里散。《外科真诠》则记载此病初宜内服归化汤，外敷乌龙膏，继服八味地黄丸加鹿茸；溃后宜用八宝珍珠散敷膏。另外，《外科活人定本》指出腰肾发生于两腰眼穴之处，由肾、膀胱之所主也，乃至阴之毒，促人天命，因内伤元气，外感湿热导致，治疗先用补肾地黄汤，后用败毒流气饮、内托流气饮方。

《医学入门》（明·李梴 撰）

【卷五·外科】腰发二种

肾俞发，因受湿并怒气、饮热酒，伤于内肾，流毒肾俞生疽，急用药解内肾之毒。若肾经见有湿热，更加房劳、郁怒过度，则两肾俞穴生发。阳发于外者，可治；阴发、痰发伤肾膜及脓稀者，死。又有肾俞一发，胛骨上一发，肩膊上又生一发,亦谓之双发。

　　嫩肿发热,疼痛色赤,作渴,脉滑数有力,先服活命饮,后用托里消毒散;漫肿不热,微疼色黯,作渴,脉数无力者,肾虚也,托里散。少食者,六君子汤加姜;晡热阴虚者,四物汤加参、术,或肾气丸;恶寒热,四边渐大者,阳气虚也,单人参汤、十全大补汤;小便频数者,八味丸。初起食少者,邪盛脾亏也,急用补中益气汤救之。今俗专用赛命丹、一捻金,施于因怒、因饮食毒及肥人则可,若瘦人及因欲火者,反烁阴作渴致泄,或血涩毒气不行。唯初起或一服之则可。凡嫩肿,气血胜毒易治;漫肿,服托药不应者,乃毒胜气血,死在旬日。或已发出而不腐溃者,须急用托里药,兼补脾胃,不应,死在二旬。若已溃而色不红活者,用托里散加参、芪、肉桂及补脾之药,却不能生肌,疮口黯,晕大而不敛,乃脾崩也,死在月余。

《外科活人定本》(明·龚居中 撰)

【卷之一】图形七症/腰肾发

　　此症生于两腰眼穴之处,由肾、膀胱之所主也,乃至阴之毒,促人天命。因内伤元气,外感湿热。亦须先用补肾地黄汤三四剂,后亦用败毒流气饮、内托流气饮治之。此处近下元,须宜慎重,刀针不可用。唯用万灵膏,及敷药付之,其窍自穿,脓水自出而愈矣。内需排脓定痛,万无一失。

　　敷方:山龙鳞(即松木根绿衣者)、生地黄、生大黄、雄黄、牡丹皮。上以好酒,捶极烂,敷四周,破后通敷。

《外科百效全书》(明·龚居中 撰)

【卷之三】背腰部/肾俞发

　　此名肾俞发,乃湿热色劳所致,急宜用药解内肾之毒,更用生肌夹攻之。

【卷之三】背腰部/肾下肾俞双发

　　此名肾下肾俞双发,亦由湿热房劳郁怒过度,故两肾俞俱生。

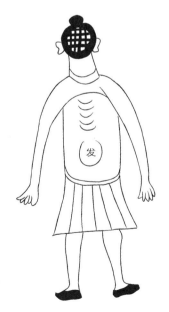

《外科百效全书》肾俞发

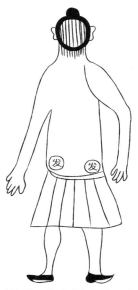

《外科百效全书》肾俞双发

【卷之三】背腰部/肾俞发

肾俞发症,原因受湿并怒气、饮热酒,伤于内肾,流毒在肾俞生疽。若下肾俞双发,更加房劳郁怒过度所致也。又有肾俞一发,胂骨上一发,肩膊上又生一发,亦名双发,但此三症阳发于外者易治,阴发痰发伤肾膜及脓稀者死。此症初起焮肿发热,疼痛色赤,作渴,脉滑数有力,先宜服脑疽内之活命饮,后用方括内托里消毒散。如漫肿不热,微疼色黯,作渴,脉数无力,虚也,宜方括内托里散。如肺热阴虚者,宜四物汤加人参、白术。如恶寒热,四边渐大者,阳气虚也,宜单人参汤,或八物汤加芪桂。如初起食少者,邪盛脾亏,急用补中益气汤救之。

祖传治肾俞总方,内服用方括内托里散加车前、木通、淡竹叶、牵牛、何首乌、脚连,复用内消散及生肌定痛散敷之,及膏药贴,更以痰核内十六味流气饮加减服。

大凡焮肿,气血胜毒者易治;漫肿服托药不应者,乃毒胜气血,死在旬日。或已发出而不腐溃者,急用托里散兼补脾胃,不应者死在二旬。若已溃而色不红活者,用托里散加人参、黄芪、肉桂及补脾之药。却不能生肌,疮口黯晕,大而不敛,乃脾崩也,死在月余。

《外科真诠》（清·邹岳 撰）

【卷上】腰部/肾俞发

肾俞发，生于膀胱经肾俞穴，在腰骨两旁陷肉处，有单有双。单者由酒色湿热而来；双者由房劳怒火而发。疮形高肿红活者吉，平塌坚硬者险。初宜内服归化汤，外敷乌龙膏，继服八味地黄丸加鹿茸，溃后宜用八宝珍珠散敷膏。患此毒者最宜节欲息怒，用药调理，方可痊愈。否则流脓日久，内伤筋膜，成为漏疮，即名肾漏，虽有良医，弗可救援。

归化汤：当归一两、银花二两、白术一两、杜仲一两、豨莶草三钱、防己一钱。

八味地黄丸：附子、肉桂、熟地、淮山、云苓、丹皮、枣皮、泽泻。

九、臀痈

臀痈生于臀尖之上或臀肉厚处，上近腰肾，下近大腿。多由湿热相侵、气血凝滞、血结而气不通导致。形大如盘，腰胯皆肿，上肿其腰，下肿其胯。初起宜宣热拔毒，可用拔毒羌活饮、宣热连翘汤，再用大补气血之剂，如黄芪内消汤，厚脾胃，滋补根本，还可外用五虎追毒丹，如此则脓易作而热易宣。关于治疗此病，旴江医家还记载了多种中医特色外科外治法，如《医学入门》等记载："初起未成脓者，用隔蒜灸，再用葱熨法。"《万氏秘传外科心法》等记载："脓血既成，以长针开之，针孔内以芫花根插之，外用万灵膏贴之，内服人参败毒散。"

旴江医学外科学论治

《万氏秘传外科心法》（明·万全 撰）

【卷之七】侧图形十二症/臀痈

臀痈生于臀突之上，上近腰肾，下近大腿。由湿热相侵，气血凝滞而生，形大如盘，上肿其腰，下肿其胯，此为阴中之阳，因血结而气不通矣。宜宣热拔毒，大补气血之剂，厚脾胃，滋补根本，如此则脓易作，而热易宣。宜拔毒羌活饮、宣热连翘汤。不然经年月难愈。滋补之后，脓血既成，以长针开之，针孔内以芫花根插之，外用万灵膏贴之，内服人参败毒散，俟脓尽而自平矣，勿图速效，听信下工之言，以草药敷之，血得寒凉凝聚不行，以致数年之苦，良可畏矣。

十九味拔毒羌活饮：羌活、独活、连翘、白芷、桔梗、紫苏、枳壳、槟榔、大腹皮、柴胡、前胡、白芍、当归、郁金、乳香、没药、丹皮、穿甲。皂刺引。空心服。

二十三味宣热连翘汤：连翘、紫苏、甘草、黄连、人参、黄芩、黄芪、川芎、当归、生地、栀子、柴胡、枳壳、香附、赤芍、郁金、地骨皮、白术、二花、牛子、茯苓、川朴、花粉。水煎，空心服。

《寿世保元》（明·龚廷贤 撰）

【卷九 外科诸症】臀痈

丹溪曰：臀痈者，臀居小腹之后，在下，此阴中之阴，道远位僻，虽曰太阳多血，然气运不到，血亦罕来，中年后尤虑患此。才有肿痛，参之脉症，但见虚弱，便与滋补血气，可保终吉。若无滋补之功，其祸多在结痂之后，或半年以来乃病，多致失手，慎之慎之。

一论足太阳经中，左右尺脉俱紧，按之无力，尻臀生痈，坚硬肿痛大作。

内托羌活汤：羌活、黄柏（酒炒）各二钱，防风、藁本、归尾各二钱，黄芪一钱五分，苍术（米泔浸）、连翘、陈皮、炙甘草各五分，肉桂三分。上锉一剂，酒水同煎，空心温服，以衣覆盖患处，使药力常行，不可去衣。

《医学入门》（明·李梴 撰）

【卷五 外科】臀痈（附臀蛆疮）

臀居小腹之后，部位僻奥，虽曰多血，然气既罕到，血亦罕来。中年患此，诚为可虑。初起未成脓者，隔蒜灸，再用葱熨法；欲作脓者，内托羌活汤；痛甚者，活命饮；肿硬痛者，托里消毒散，微肿痛者，托里散；脾虚不能消散，或食少不作脓者，六君子汤加芎、归、黄芪，偏右臀腿者尤宜；肾虚不能消散，或作渴、溺淋者，肾气丸。有脾虚误服消导药，以致气陷下，肿痛甚者，补中益气汤，或十全大补汤。溃后尤宜进此二药，以固其里。兼节酒色，戒躁暴，乃可万全。臀蛆疮痛痒者，摩风膏。只痒甚有虫者，用硫黄一两，人言一钱，为末，用醋调匀，慢火熬干，复熬化，如火起，将醋洒数次，倾地下待冷成饼，用麻油磨浓，候疮痒，抓破擦上，三日即愈。

《外科活人定本》（明·龚居中 撰）

【卷之二】图形十三症/臀痈

此症生于臀尖之中，上近腰肾，下近大腿。由湿热相侵，气血凝聚，郁毒既久，发而成病。形大而盘肿，阔一尺，上履其腰，下伏其胯。此为阴中之阴，道路未僻，虽曰多血，然而气运不到，血亦罕来。若一见此，宜宣热拔毒兼大补血气之剂，厚补脾胃，滋补根本，如此则血易聚而脓易作，毒易出而热可宣，宜拔毒羌活散、宣热连翘汤，大剂服之。不然，终年月日，肿亦如故，痛亦日深。是以中年之后，尤虑患也。才有肿痛，参以脉症，但觉虚弱，便与滋肾，可保终吉。不可因循苟且，以取困笃。滋补之后，脓血成熟，以长针开之。针口入芫花根皮插之，外以万灵膏贴之，内服人参败毒散，俟脓血尽而肿自平。慎勿苟图速效，信下工以草药敷，恐血得寒则凝聚不行，遂致数载之困苦，良可惜哉。

拔毒羌活饮：羌活、独活、连翘、白芷、桔梗、紫苏、枳壳、茯苓、槟榔、丹皮、柴胡、当归、玄胡、白芍、皂刺、乳香、没药、穿山甲、金银花各等分，空心温服。

宣热连翘汤：连翘、紫苏、黄连、黄芩、大黄、川芎、生地、栀子、柴胡、人参、鼠粘子、黄芪、香附、花粉、银花、地骨皮、赤芍、郁金、白术、茯苓、厚朴、甘草各等分，空心温服。

人参败毒散：桔梗、人参、川芎、白芩、枳壳、忍冬草、前胡、柴胡、羌活、独活、大腹皮、当归、黄芪、白术、木香、川牛膝、花粉、连翘、山楂、甘草、鼠粘子各等分，空心温服。

近防治坐体上花疮方：五加皮、羌活、独活、防风、荆芥、川牛膝、薄荷、木瓜、木通、当归、黄柏皮、知母、黄连、黄芩、大黄各等分，水一钟，煎八分，又加贝母、茯苓、白芍、栀子、连翘、肉桂、甘草。

《外科百效全书》（明·龚居中 撰）

【卷之三】臀腿部/臀痈

臀痈之症，乃阴虚湿热所致，当知臀居小腹之后，部位僻奥，虽曰多血，然气既罕到，血亦罕来，中年患此诚为可虑。此症初起未成脓者，隔蒜灸之，再用葱熨。如欲作脓者，内托羌活汤。如痛甚者，前方括内活命饮。

内托羌活汤：酒黄柏、黄芪、防风、当归、藁本、连翘、甘草、苍术、陈皮、肉桂，半水半酒煎。如肿硬痛者，宜方括内托里消毒散或托里散。如脾虚不能消散,或食少不作脓者,或偏右臀腿者,宜大头风内六君子汤,加芎、归、黄芪。如脾虚误服消导药,以致气陷下肿痛甚者,宜补中益气汤或八物汤加芪桂。溃后亦宜进此二药,以固其里,兼节酒色,戒躁暴,乃可万全。内伤房室,两臀肿硬,二便不通者,宜八物汤加芪、桂、车前、牛膝、故纸、小茴之类。

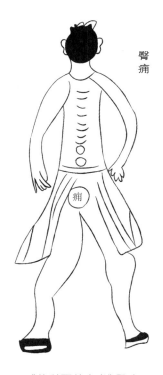

《外科百效全书》臀痈

《外科真诠》（清·邹岳 撰）

【卷上】臀部/臀痈

臀痈生于臀肉厚处,属膀胱经湿热凝结而成。但本经多血少气,而臀上尤气之难周到者也。治法宜补气活血,佐之化毒去火之品,痈自易散。倘不补其气而专攻火毒,火毒虽去而肌肉内空,转难收口。初起宜内服黄芪内消汤,外用五虎追毒丹,倘脓势已成,即用托里散服之,溃后用乌云合冰翠散盖膏。

黄芪内消汤:黄芪五钱、当归三钱、豨莶一钱、苍耳一钱、蒲公英三钱、玄参一钱五分、赤芍二钱、丹皮一钱、甲珠一钱、甘草五分。

十、暗发

（骑马痈）

暗发,即骑马痈,生于粪门(肛门)之前,阴囊之后,乃手足三阳三阴表里之所属。因肾经蕴热流于大小肠间,热血积而成毒。治疗当先服补肾地黄汤,后服败毒流气饮、内托追毒饮,再排脓生肌自愈。

旰江医学外科学论治

《万氏秘传外科心法》（明·万全 撰）

【卷之二】背图形八症/暗发(骑马痈)

暗发(骑马痈)生于粪门之前,阴囊之后,乃手足三阳三阴表里之所属也。

因肾经蕴热流于大小肠间,热血积而成毒,若缓治即成漏疮,大小便从兹而出。先服补肾地黄汤二三剂,后服败毒流气饮、内托追毒饮,再用排脓生肌自愈。

十三味败毒流气饮:人参、桔梗、枳壳、甘草、防风、柴胡、川芎、羌活、白芷、白芍、苏叶、连翘、二花。姜引。空心服。

十四味内托追毒饮:川芎、人参、黄芪(蜜炙)、甘草、厚朴(姜汁炒)、桔梗、枳壳(麸炒)、当归、白芷、防风、槟榔、白芍、木香。皂角刺引。空心服。

九味神效车前饮:车前子、甘草节、赤芍、槟榔、木通、防风、二花、猪苓、苏叶。空心服。

四味敷方:螺蛳、儿茶、牛黄、雄黄。同生葱捣烂,敷上,神效。

《外科真诠》(清·邹岳 撰)

【卷上】下部/穿档发

穿档发,生于会阴穴之前,肾囊之后,可照悬痈治法。但此系皮囊空处,凡生毒患,宜速溃根浅。倘遇根深迟溃,腐伤尿管,漏溺不能收敛者,至险。

十一、囊发

(外肾痈)

囊发,即外肾痈,此症生于阴囊之上,乃足厥阴之所司。由心热下流,阴道多虚,湿热相聚而成。若不速治,全出现"肾囊裂,丸外悬"的恶症。治疗可用青荷叶或紫苏叶等包裹患处,内服败毒流气饮、清心流气饮等,外上敷药。

盱江医学外科学论治

《万氏秘传外科心法》(明·万全 撰)

【卷之三】背图形八症/囊发

囊发发于阴囊之上,乃足厥阴之所属也。其病亦酷,因心胜阴亏,湿气下流,故生斯毒,用青荷叶包之,或紫苏叶洗净去毛包之。若无,以油单纸,将儿茶水煮过包之。亦可内服十三味流气败毒饮,外上敷药。

十三味流气败毒饮:泽泻、川芎、赤芍、苏叶、甘草、麦冬、香附、白术、茯苓、青皮、防风、柴胡、羌活。空心服。

三味敷方:海螵蛸、儿茶、蛤粉。共为末,干敷,或生肌散亦可。

二味敷方:干荷叶、干苏叶。焙干,等分为末,酒调,厚涂肉上亦可,外以油纸包之效。

《外科活人定本》(明·龚居中 撰)

【卷之一】图形十症/囊发

即外肾痈也,此症生于阴囊之上,乃足厥阴之所司也。其疾亦酷,由心热下流,阴道多虚,湿热相聚,致生斯毒。若不速治,肾囊裂,丸外愚。可用青荷叶包之,或无,以紫苏叶洗净毛包亦妙。内须败毒流气、清心流气饮,外则敷搭可安;又有一名悬痈,阴囊上肿而痛,乃膀胱、肾经感寒湿邪气,偏肾于阴之经络,至血气凝滞,寒湿气不散,作为此病。即服托里散加车前草、木通、淡竹、牵牛、何首乌、脚莲。后用内消散,及生肌定痛散敷之,用膏药贴,更服前药秘传流气饮,神效。

败毒流气饮:紫苏、桔梗、防风、柴胡、羌活、川芎、白芷、白芍、槟榔、甘草、大腹皮、当归、木香各等分,空心温服。

清心流气饮:白术、猪苓、泽泻、青皮、麦冬、防风、柴胡、羌活、香附、甘草、茯苓、川芎、赤芍、紫苏各等分,空心温服。

敷方:用生肌散敷之,如不便,用后药亦妙。

洗方:用此药煎汤干净洗之,并治臁疮。防风、白芷、赤芍、苦参、苍耳、甘草节、荆芥、艾叶、金银花、归尾、羌活、薄荷、荷蒂、牙皂、蜂房、葱白、茶脚,先熏,后待温冷,用洗干净,以绢衣抹干。后用清麻油调前生肌定痛散敷之。如温干擦,无脓不要留口出毒。出脓水,用药已了,可便用墨盖了,用绢带紧缚三五转。外臁三日一换,不要打动,立有功效也。如要烂去腐肉,取生蜈蚣一条,同油放竹筒内浸死,火煅为末,加些小在前敷药内,敷之一昼夜。其痛不止,即洗去此药,却换前药敷之,即生肌。

十二、腿发

(膝发、三里发、腓腨发、接骨发)

腿发包括发病于大腿、小腿部的膝发,三里发,腓腨发和接骨发。

膝发生于两膝之上,足少阳经所属,由心肝壅热下流胯膝所致,宜用拔毒流气饮,后用排脓生肌;三里发,生于膝眼下三寸外侧前廉两筋间,初肿形如牛眼,拘急冷痛,由劳力伤筋、胃热凝结而成,渐增肿痛,其色青黑,溃出紫血,次出稀脓,宜内服加味三星汤,外用太极黑铅膏治之;腓腨发,生于小腿肚正中,由肾水不足、膀胱积热凝结而成,初起宜内服加减活命饮加牛膝,外敷乌龙膏,溃后内服六味地黄汤加当归、白芍、车前、牛膝治之,外用乌云合冰翠散盖膏;接骨发,生于腿肚之下,接骨之上,胫骨与足后跟骨相接处,由膀胱经湿热凝结而成,初如核桃,其硬如物打磕蹦之状,急胀微痛,色红漫肿,脓宜速治,初起宜内服五神汤,外敷冲和膏,溃后宜用浮海散盖膏,内服泽兰饮加牛膝治之。

膝发

旴江医学外科学论治

《万氏秘传外科心法》(明·万全 撰)

[卷之三]背图形八症/膝发

膝发生于两膝之上,乃足少阳经所属也。似乎人面疮有窠穴,又有口眼,甚是可畏。由心肝壅热下流胯膝,故生斯毒。宜用拔毒流气饮,后用排脓生肌,若经七、八年不愈者,由此跛足,为丧身,其祸不浅矣。

十九味拔毒流气饮:黄柏(盐炒)、防己、川膝(酒炒)、木瓜、紫苏、木香、白术、二花、黄连、麦冬、前胡、槟榔、牛子、大腹皮、甘草、赤芍、首乌、川乌(制)、地骨皮。空心服。

十一味防风牛膝汤:川膝、木瓜、槟榔、木香、乳香、防风、黄连、甘草、花粉、白术、人参。空心服。此方洗疮尤效。

二味敷方:将贝母为末,槟榔磨水调搽,以万灵膏、生肌散敷之,效。

《外科活人定本》(明·龚居中 撰)

[卷之一]图形十症/膝发

此症生于两膝之上,乃足少阳经之所属也。宜服拔毒流气饮,排脓生肌可矣。不然七八年不好,由此而成跛足,因而丧身,其脱踵之祸可至矣。

拔毒流气饮:鼠粘子、黄柏(盐水炒),防己、木瓜、木香、大腹皮、紫苏、白术、金银花、前胡、地骨皮、黄连、麦门冬、槟榔、赤芍、何首乌、牛膝(酒炒)、甘草各等分,姜三片,空心服。

神仙牛膝汤：川牛膝、防风、乳香、木瓜、黄连、天花粉、没药、人参、贝母、槟榔、甘草、白术各等分，空心温服，就以此汤洗疮，甚妙。

敷方：贝母为细末、槟榔磨水，二味调匀敷之。若以万灵膏贴、生肌散敷之，亦收上功。

三里发

旴江医学外科学论治

《外科真诠》（清·邹岳 撰）

【卷上】胫部/三里发

三里发，生膝眼下三寸外侧前廉两筋间，初肿形如牛眼，拘急冷痛，由劳力伤筋、胃热凝结而成。渐增肿痛，其色青黑，溃出紫血，次出稀脓。宜内服加味三星汤，外用太极黑铅膏治之。

加味三星汤：蒲公英五钱、银花三钱、茯苓三钱、米仁一两、牛膝二钱、当归三钱、贝母一钱、山甲二片、甘草一钱、紫花地丁三钱。

腓腨发

旴江医学外科学论治

《外科真诠》（清·邹岳 撰）

【卷上】胫部/腓腨发

腓腨发，生于小腿肚正中，由肾水不足，膀胱积热凝经而成。初起宜内服加减活命饮加牛膝，外敷乌龙膏，溃后内服六味地黄汤加当归、白芍、车前、牛膝治之，外用乌云合冰翠散盖膏。

接骨发

旴江医学外科学论治

《外科真诠》（清·邹岳 撰）

【卷上】胫部/接骨发

接骨发，生于腿肚之下，接骨之上，胫骨与足后跟骨相接处，故名接骨发。属膀胱经湿热凝结而成，初如核桃，其硬如物打磕蹦之状，急胀微痛，色红漫肿。脓宜速治，迟则脓毒损筋，筋脉既伤，腿缺踮行，必成废疾。初起宜内服五神汤，外敷冲和膏，溃后宜用浮海散盖膏，内服泽兰饮加牛膝治之。

十三、足发

（脚背发、足跗发、螺蛳发、脚跟发、脚发、足丫发）

足发包括脚背发、足跗发、螺蛳发、脚跟发、脚发、足丫发等。

脚背发生于脚背之上，筋骨之间，乃足少阴所属，因湿热相搏，血滞而成，或赤脚沾惹蛇毒虫毒，或撞破皮而成，或染秽物触犯而成，始觉宜先用铁箍散，最后用坐毒沉香饮等，最后用万灵膏彻脓，生肌散收口。《医学入门》《外科百效全书》所记载的脚背发又名脱疽疔，病因为膏粱房室，损伤脾肾，或先渴而后发，或先发而后渴，是消渴病导致的肢端伴随证，轻者色赤作痛自溃，可治，先用隔蒜灸，内服活命饮，或败毒散加金银花、白芷、大黄；重者，色黯不痛，先用隔蒜灸、桑枝灸，更服补药固内，则恶肉不致上侵，庶可保生。

足跗发，经属三阳，而偏在胆胃二经居多，证由湿热凝结而成，初起高肿焮痛，宜内服五神汤加青蒿、甘草，外用火酒同蜜调洪宝膏敷，溃后用太极黑铅膏刷。脚跟发生于脚跟之上，由汗涉水，或远行伤筋，或湿热流注而成，初起多痒，多用艾灸，十余日自愈，不然则脓血淋漓，经年不敛。治疗以万灵膏贴之，以生肌散敷之。足丫发生于足指丫，发于上面者属足三阳经，发于足里面者属足三阴经，初起外用酒蜜捣菊花叶、芙蓉叶敷，内服红花散，即可消散。

脚背发（脱疽疔）

旴江医学外科学论治

《万氏秘传外科心法》（明·万全 撰）

[卷之四]面图形十二症/脚背发

脚背发生于脚背之上，筋骨之间，乃足少阴所属也。比手发尤甚，因湿热相搏，血滞而成。或赤脚沾惹蛇毒虫毒，或撞破皮而成，或染秽物触犯而成者。始觉宜铁箍散（方见前），次用后药，再用万灵膏彻脓，生肌散收口。

八味坠毒沉香饮：沉香、木香、牛膝、槟榔、胆草、生地、木瓜、二花。空心服。

十味三香木瓜饮：木香、乳香、沉香、木瓜、防己、槟榔、黄连、二花、骨皮、丹皮。空心服。

《医学入门》（明·李梴 撰）

脚背发，又名脱疽疗，以其能溃脱也，亦有患于手背及手指者。原因膏粱房室，损伤脾肾，或先渴而后发，或先发而后渴。轻者，色赤作痛自溃，可治。先用隔蒜灸，内服活命饮，或败毒散加金银花、白芷、大黄；痛止乃与托里散，或内托十宣散去桂，加天花粉、金银花。挟气者，十六味流气饮；下虚者，十全大补汤、八味丸、大苦参丸。重者，色黯不痛，先用隔蒜灸、桑枝灸，更服补药固内，则恶肉不致上侵，庶可保生。又有内修手足、口咬等伤，或外涂生肌凉药，内服克伐，兼犯房室，患处不溃不痛，色黯上延，亦多致殒。重者须用利刀解去其筋，则筋骨出而毒得泄。又甚在指，则斩去其指；在肉则割去其肉。外治：用桐油及无名异煎一沸，入花椒一勺，看疮大小剪蓼叶在内，同煎浸一七后，单以此叶贴疮上即安。

《外科活人定本》（明·龚居中 撰）

此症生于脚背之上，筋骨之间，乃足三阴三阳之所司也，此比手发尤毒。由湿热相搏，血滞至阴之间，或赤脚沾惹毒虫涎毒，或肿破皮致染秽污触犯而成者。始觉宜铁圈散围之（方见前首），次用敷药，后用坠毒沉香饮、三香木瓜汤，又以万灵膏生肌彻脓收口，可获全功矣。

坠毒沉香饮：沉香、木香、牛膝、槟榔、生地、金银花、龙胆草、木瓜根各等分，空心温服。

三香木瓜汤：沉香、木香、乳香、防己、槟榔、地骨皮、牡丹皮、金银花、木瓜、黄连各等分，空心服。

《外科百效全书》（明·龚居中 撰）

是症又名脱疽疗，原因膏粱房室损伤脾肾，或先渴而后发，或先发而后渴也。轻者，色赤作痛，自溃可治，先用隔蒜灸，内服脑疽类活命饮或败毒散，加银花、白芷、大黄。如痛止，用托里散；挟气者，用痰核类十六味流气饮；下虚者，用八味丸或八物汤加芪桂。重者，色黯不痛，先用隔蒜灸，更服补药固内，则恶肉不致上侵，庶可保生。

又有外涂生肌凉药，内服克伐兼犯房室，则患处不溃不痛，色黯上延，亦多致殒。重者须用利刀解去其筋，则筋骨出而毒得泄。又甚在指则斩去其指，在肉则割去其肉。外治用桐油及无名异煎一沸，入花椒一勺，看疮大小，蓼花在内同煎浸一七，后单以此药贴疮上即安。

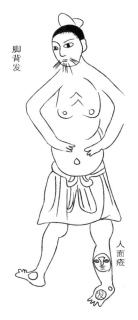

脚背发

人面疮

发

《外科百效全书》脚背发

足发背（足跗发）

旴江医学外科学论治

《外科真诠》（清·邹岳 撰）

【卷上】足部/足发背

足发背一名足跗发，经属三阳，而偏在胆胃二经居多，证由湿热凝结而成。初起高肿焮痛者，宜内服五神汤加青蒿二钱、甘草一钱，外用火酒同蜜调洪宝膏敷，溃后用太极黑铅膏刷。若初起高肿焮痛有痒者，俗名龟毒，宜内服荆防败毒散，外敷羊藿散，溃后俱宜用羊藿散刷，不可另用丹膏。日久肿硬不消，宜内服泽兰饮加牛膝治之。亦有三阴亏损，湿热下注，日久不愈者，六味地黄汤、补中益气汤随宜酌用。足背多筋多骨，肉少皮薄，又在至阴之下，不宜生毒，最宜速治。

螺蛳发

《外科百效全书》（明·龚居中 撰）

【卷之四】手足部/螺蛳发

初起宜用石螺蛳打烂盖，或用小田螺（烧灰）一两，大黄一两，硫黄末五钱，轻粉五钱，乳香、没药各五分。将黄蜡二两熬化，调前药作隔纸膏贴。或以万应膏久贴，后搀生肌散。俱内服痰核类十六味流气饮，加减煎服。

螺蛳骨肿痛不可忍者，外用生姜、葱白醋捣烂，敷患处。内以当归、川芎、土乌药、木瓜、槟榔、海桐皮、秦艽、独活、中桂、苍术、威灵仙、黄柏、生姜、苏叶煎服。

螺蛳因跌破成毒，红痛肿烂，用细茶嚼烂，并将芝麻嚼烂盖。如此二次肉白，将麻茶、百草霜煎水洗，或麻茶、百草霜为末，桐油调搽。

踝上先一孔，约深半寸，至下半日疼痛异者，此湿毒注成漏也。用人中白或人中黄炙出水，滴入疮口。

脚跟发

《万氏秘传外科心法》（明·万全 撰）

【卷之四】面图形十二症/脚跟发

脚跟发生于脚跟之上，由汗涉水，或远行伤筋，或湿热流注而成，初起，勿视容易，始生多痒，多将艾灸，十余日自愈。不然，则脓血淋漓，经年不敛。以万灵膏贴之，以生肌散敷之，如痒，以椒茶朴硝汤洗之，内服六味五味子汤可愈。

六味五味子汤：牛膝、防己、槟榔、赤芍、牛子、五味子。空心服。

四味敷方：乳香、没药、螺蛸、石膏。共为细末，用黄白蜡溶化入药末摊饼，包贴患处。

《外科活人定本》（明·龚居中 撰）

【卷之一】图形十三症/脚跟发

此症生于脚跟之上，由汗涉水，或远行伤筋，或湿热流注而致。初起勿视容易。初生之时必痒,可将艾灸之,蓄十余日自愈。如其不然,终年不敛,脓淋漓,宜万灵膏贴、生肌散敷之(二方见前首)。痒时用椒盐汤洗,内服五味子汤可矣。

五味子汤:川牛膝、防己、槟榔、赤芍、五味子、鼠粘子各等分,空心服。

敷方:乳香、没药、螵蛸、赤石脂各等分,以黄白蜡熔开,入药末于内,摊饼上包贴患处自愈。

一方,治脚疮,因饮食起居亏损足三阴所致,或被犬咬而成。若慢肿食少者,用补中益气汤。若咳嗽吐痰者,宜八物汤加芪、桂,或八味丸。若久不敛口,滴尽气血必死。

脚发

盱江医学外科学论治

《医学入门》(明·李梴 撰)

【卷五　外科】脚发

生足掌,或足指缝间。色赤肿痛,脓稠者,属足三阳湿热下注、易治;微赤微肿,脓清者,属足三阴亏损,难治;若黑黯不肿痛,不溃脓,烦热作渴,小便淋沥者,阴败末传恶证,不治。

治法:湿热下注者,先用隔蒜灸,及活命饮以解蕴毒,次服补中益气汤、肾气丸以补精气。三阴虚者,初起托里消毒散,或托里散加牛膝、槟榔、杜仲,或托里消毒散;溃后大防风汤、十全大补汤、八味丸。阴虚足心热者,四物汤加知母、黄柏,脾亏者,补中益气汤。若专治疮者,死。

《外科百效全书》(明·龚居中 撰)

【卷之四】手足部/脚发

脚发之症,生足掌或指缝间。色赤肿痛脓稠者,属足三阳湿热下注,易治;微肿脓清者,属足三阴亏损,难治;若黑黯,不肿痛不溃脓,烦热作渴,小便淋沥者,阴败末传,恶症不治。

治法:湿热下注者,先用隔蒜灸法及脑疽类活命饮,以解蕴毒,次用鬓疽类补中益气汤加小茴、故芷,以补精气。如三阴虚者,初起用方括内托里消毒散或托里散,加牛膝、槟榔、杜仲,溃后用鹤膝风内大防风汤或痄腮类八物汤,加芪桂。阴虚足心热者,用当归、川芎、白芍、地黄、知母、黄柏之类。

<h1 style="text-align:center">足丫发</h1>

旴江医学外科学论治

《外科真诠》（清·邹岳 撰）

【卷上】足部/足丫发

足丫发生足指丫，发于上面者属足三阳经，发于足里面者属足三阴经。初起外用酒蜜捣菊花叶、芙蓉叶敷，内服红花散，即可消散。倘因循失治，一至溃烂，多费时日矣。然能按方服之，亦不大溃，且易收敛。又足指缝烂至足底，大块厚皮脱去，外若浅而内深，痛难行步者，取东行桑树根白皮四两捣烂，同生白酒入瓶内，重汤煮数十滚取服，以醉为度。

红花散：此方并治手丫发。生芪三钱、当归二钱、红花三钱、生地三钱、荆芥叶一钱五分、贝母一钱、茯苓二钱、黄柏二钱、全虫二钱、菊花根三钱。

十四、其他发

（痼发、走流注发）

此处包括生于手足掌心，或腰腿臂下伸缩动处的痼发，及可生于全身各部位的走流注发。《外科百效全书》记载痼发有两种发病机制："凡疮气血相搏，有头有面；风邪内作，无头无面。"其中无头无面者容易出现"瞅里开疮，低贴肌肉，走注牵连，生于手足或掌心，或腰腿，或臀下伸缩之处"的发展趋势。《外科真诠》认为痼发是"体虚之人，感受天地不正之厉气而生，非由内作也"，因此初起宜用发散表邪的立应绀珠丹取汗治疗。走流注发，又名瓜藤发，《外科百效全书》认为其"乃毒气乘风热而走"，也与外感风热之邪有关，宜急用疏风定热法治疗。

<h1 style="text-align:center">痼发</h1>

旴江医学外科学论治

《外科百效全书》（明·龚居中 撰）

【卷之四】遍身部/痼发

凡疮气血相搏，有头有面；风邪内作，无头无面。若痼无头无面，瞅里开疮，低贴肌肉，走注牵连，生于手足或掌心，或腰腿，或臀下伸缩之处。初起浑身壮热,手足不遂,憎寒头痛,虚渴多汗,呕逆,四肢沉重,较之诸发烦渴为甚。或肿毒已平,数月后复于他处大发,但作肉色微带淡红,终不能救。大要培养内气,以防滑泻,如疮出米泔汁者必死。治与痈疽类推。

《外科真诠》(清·邹岳 撰)

【卷下】发无定位部/瘤发

瘤发生于手足掌心,或腰腿臂下伸缩动处,疼如痛风,漫肿无头,其色淡红,憎寒发热,四肢沉重,烦渴。乃体虚之人,感受天地不正之厉气而生,非由内作也。初起宜用立应绀珠丹。汗之肿仍不消,必欲作脓者,宜内服托里散,外用冲和膏治之。

立应绀珠丹:苍术八两,全蝎、石斛、天麻、当归、炙草、川芎、羌活、荆芥、防风、麻黄、细辛、川乌、草乌、首乌各一两,明雄六钱,研末,蜜丸,每末一两,分作四丸,又分作六丸,又作九丸,以备年岁老少,病势缓急取用。外用朱砂六钱为衣。

走流注发

旴江医学外科学论治

《外科百效全书》(明·龚居中 撰)

【卷之三】背腰部/走流注发

此名散走流注发,又名瓜藤发。乃毒气乘风热而走,急宜疏风定热治之,则气自息。若流注于手脚腿者,必死无疑,治宜十六味流气饮,多服溃脓。针破,单用化毒丹久掺。

附:发病医案

背发

黄汝耘,患发背,用生肌药益溃,大便泄泻,其脉微缓。余谓脾胃虚,先用二神丸以止其泻,次用大补药以固其本,更用猪蹄汤洗患处,用黄芪末以涂其外。喜其初起曾用艾灸,毒不内攻,两月而愈。(《外科精要》论疮口冷涩难合)

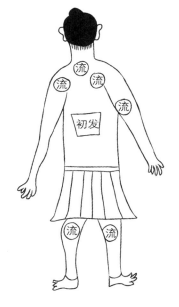

《外科百效全书》走流注发

许鸿胪,发背十余日,肿硬木闷,肉色不变,脉沉而实,此毒在内。先以黄连内疏汤,更以消毒托里药,其毒始发。奈欲速愈,急用生肌药,患处如负石,身如火,遂致不起。(《外科精要》论疮口冷涩难合)

一少年患中背发,初起足背中一点疼痛,寒热往来,请外科医治,外用寒凉药刷,内服通利之剂,以致胃气受伤,血气愈凝,渐见肿大如盘,坚硬如石,麻木不痛,拭之清冷,身内烦躁。余外用生姜四两、葱白一两(酒酿糟捣烂敷),内用鹿茸二两,熟地四两,黄芪二两,当归六两,银花八两。服二剂,毒内始痛,外则焮热。服至三剂,脓出肿消痛止。又加玄参四两,服三剂,外用乌云散盖膏而愈。(《外科真诠》引胡俊心医案)

一壮年患正背发,初起寒热往来,请内科调治,十余日渐觉背中麻痒红晕,若宽尺余,焮热汗大,昏闷不醒,睛光现赤。余用白术一斤,玄参十二两,银花八两,黄芩三钱,当归四两,花粉一两,甘草一钱,连服四剂。外用半提丹盖膏,口平后,内服八珍汤,外用海螵蛸末掺,紫草皮油摊膏盖,其毒色鲜水干。又将玉红膏盖,周围用老鼠皮煅末,加冰片少许掺上而愈。(《外科真诠》引胡俊心医案)

臀痈

一孩儿右臀肿大,坚硬如石,牵引前阴,小便肿胀,如大人大,开似流精,已经两月有余。余用琥珀末一两,车前汁一盏,续断三钱,洋参五钱,麦冬三钱,煎服三剂,小便时消时肿。后用六台散加琥珀三钱调服,四剂全消,臀肿亦减半,成脓已出。又用六味加鹿茸十剂而愈。试思小儿初生数月,诸气未全,岂有精流,不过浊气注于膀胱,滞塞不化,似乎流精耳。(《外科真诠》引胡俊心医案)

腓腨发

一童子小腿肚患毒,俗名鲤鱼泻屎。初起大腿上疼痛,请内科诊视,作暑症风邪,用香薷饮,其足疼痛加甚,震动不止,饮食不入,单潮不退,狂谵无伦。后用人参败毒散,狂谵如故,忽于小肚内现一毒口,流出瘀血,疼痛非常。余用鹿茸二两、黄芪两半、当归二两、川膝三钱、续断三钱、木瓜六钱、上桂一钱,熟地一两、炙草七分。桂圆酒引,煎服三剂,谵语震动等症皆愈。忽于夜间大便后,陡然汗出若脱,徐以粥饮下咽而吐,当用母丁香七钱、党参八两、黄芪二两、白术一两、附片三钱、姜炭一钱、当归四两、白芍两半、五味一钱、大云二

两。桂圆引,煎服一剂,是夜安妥后,照方连服八剂而愈。(《外科真诠》引胡俊心医案)

中搭手

一老年患右中搭手,初起头痛,内科用解暑药调治,更加呕吐,口苦身重懒言,乍寒乍热,背上酸痛,又服解暑去风之剂,毒势高肿如馒。余诊其脉右手关寸浮数,按之有力。先用九味羌活汤轻剂一服,即得微汗,外用乌龙膏刷,复用逍遥散轻剂二服,饮食知味,后用面灰二斤捣肉羹服,外用三仙丹掺盖膏而愈。此症乃是阳毒,兼之其人贫穷而体实,故只须服此药可愈,不可与体虚患阴毒者并比。(《外科真诠》引胡俊心医案)

手丫发

一少妇右手患丫痈,先用草药敷治两月,其症手指屈而不伸,掌肿二三寸厚,色木红,不知痛痒,并不知是自己之手,拭之其冷如冰。余用北细辛一钱,泽兰一两,栀炭五分,煎服四剂,肿消而温,只是手指伸而不屈。后服八珍汤去白术数剂而愈。此症乃三阳风热温所侵,因误敷草药,将营气凝滞,三阴血闭,故至于此。必用细辛以通诸经关窍,泽兰以散诸经风热,并通诸经血道,栀炭引入三焦发毒本经,方能奏效。若病者正气不足,只可外用火酒调羊蘼散敷之。(《外科真诠》引胡俊心医案)

第五节　有头疽

有头疽是发生在肌肤间的急性化脓性疾病,其特点是初起局部皮肤上有粟粒样脓头,焮热红肿胀痛。该病易向深部及周围扩散,脓头也随之增多。疾病后期,皮肤溃烂,形如莲蓬蜂窝。根据患病部位的不同,有不同的名称。该病相当于西医的痈。

一、头颈疽

(脑疽、对口、鳝拱疽、百会疽、夭疽、锐毒、天柱疽、上石疽、百脉疽)

此处头颈疽包括脑疽、对口、鳝拱疽、百会疽、夭疽、锐毒、天柱疽、上石疽和百脉疽等。

对口，又名对口疮、对口发，此症生于横山骨之下，百劳骨之上，正对口面而生。《外科真诠》谓大者为脑疽，小者为对口，有正有偏，正者属督脉经，偏者属太阳膀胱经，正者易治，偏者难治。本病多由心思过望，郁热上升，炙煿多食，心脾湿热所致，先宜用海马崩毒方及祛毒一扫丹，后服三香内托散、定痛消毒饮，内需排脓定痛，外需敛口生肌。《外科真诠》进一步提出此病阳毒居多，阴毒少有，阳毒内服三星汤加元参、首乌，外用洪宝膏敷，溃后用乌云散盖膏，阴毒内服加味四妙汤加首乌、茄蒂，外用石决粉蜜调刷。本病灸法的应用需要注意，《万氏秘传外科心法》认为此病始生可与内服方合并灸肘尖穴、神阙穴各十余壮，甚效；而《外科精要》记载："凡脑疽及项以上有痈疽疔毒，断不可用大蒜钱子就疽顶上灸之，灸之则引其气一上，痰涎脓血并起上攻，倾人性命，急于反掌。但当急灸足三里穴并气海穴……引毒气归下。"

鳝拱疽生于头顶前后左右，初起小红吻，渐次延开如肥疮，外用大皂散刷，不需服药。百会疽又名玉顶发，生于头顶正中督脉百会穴，其毒多高大如道士冠，自侧面观之，正对耳尖者是，无论阴阳，皆由肾水枯涸、阳火上逆所致，宜内服加味参归鹿茸肠，方能奏效。夭疽、锐毒生于耳后一寸三分高骨之后，左名夭疽，右为锐毒（应与《外科真诠》对口之偏者类同），俱属少阳胆经，由谋虑不决、郁火凝结而成，初起宜内服柴胡清肝汤，外用蜜调石决粉刷，使其消散，若溃后脓水清稀，宜用托里散治之。天柱疽又名玉枕疽，生于项后高骨，初起形如卧蚕，由上焦郁热，蓄于督脉，以致肩背拘急，极痒入骨，宜用鸡屎黄堆上，上用桂圆壳盖，用艾火放壳盖上灸之，徐用蜜调石决粉敷之，内服加味三星汤。

上石疽生于颈项两旁，形如桃李，皮色如常，坚硬如石，乃肝郁气结、气血凝滞而成，此症初小渐大，难消难溃，即溃难敛，疲顽主症也，初起气实者宜用舒肝溃坚汤，气虚者宜用益气养营汤，外用葱蜜捣石决粉敷，日久不消者，宜用托里散，溃后用浮海散盖膏，或用八宝珍珠散合红升更佳。百脉疽初发漫肿，大小数块，环绕颈项，其色紫红嫩痛，气逆咳嗽，初起宜内服加减清毒散加泽泻，外用乌龙膏。

脑疽

旴江医学外科学论治

《外科精要》（宋·陈自明 撰）

【卷上】脑疽灸法第十

李氏云：凡脑疽及项以上有痈疽疖毒，断不可用大蒜钱子就疽顶上灸之，灸之则引其气一上，痰涎脓血并起上攻，倾人性命，急于反掌。但当急灸足三里穴并气海穴，乃渐渐服凉胸膈化血之药，人可小安（此说载《通神方论》）。足三里二穴，在膝下三寸，是穴可灸五壮。气海一穴，在脐下一寸，是穴可灸二七壮或三七壮，亦可以骑竹马穴法灸之。凡脑疽咽喉生疽，古法皆不治之证，用此灸法，引毒气归下，其理颇长。得此疾者，岂可坐以受毙，当信而用之。如五香连翘汤、漏芦汤、五香汤去大黄加人参黄芪犀角、国老膏、万金散，皆可选服。

《万氏秘传外科心法》（明·万全 撰）

【卷之三】背图形八症/对口疮

对口疮生于横山骨下，百劳骨上，正对口生是也。其痛不可当，上连脑顶，下彻心肝，乃手足三阳三阴之所司也，治之不善必死。因思虑过多，郁热不伸，灸煿多伤，故生斯毒。始生宜海马崩毒法，并灸肘尖穴、神阙穴各十余壮，甚效。用祛毒一扫丹，后服三香内托饮（方见前），定痛拔毒饮，内须排脓定痛，外须收口生肌。先宜服益肾制火汤，不然胫项筋脱，肾水耗散，心肝热炽而毙。

十三味益肾制火汤：黄柏（盐炒）、连翘、知母（盐炒）、地黄、甘草、白芍、肉桂（去皮）、当归、黄连、川芎、人参、黄芪、白术。空心服。

十三味定痛拔毒饮：羌活、牛膝、黄芪、白芍、甘草、乳香、柴胡、香附、前胡、苏叶、黄芩、枳壳、二花。空心服。

五味敷方：忍冬藤、龙胆草、百草霜、上京墨、地骨皮。酒捣敷之。

《外科活人定本》（明·龚居中 撰）

【卷之一】图形十症/对口发

此症生于横山骨之下，百劳骨之上，正对口面而生。其症甚酷，痛楚上连脑顶,下连心肝,乃手足三阴三阳之总司也。治之不善必死。由心思过望,郁热上升,炙煿多食,心脾湿热,故生此疾。始觉,先宜海马崩毒(方见上发背)及祛毒一扫丹,后服三香内托散、定痛消毒饮。内须排脓定痛,外须敛口生肌,不然,则颈项筋脱而毙矣。

三香内托散:木香、乳香、藿香、黄芪、厚朴、紫苏、桔梗、枳壳、官桂、人参、当归、乌药、白芷、白芍、甘草、川芎、防风各等分,食后服,加升麻、干葛。

定痛消毒饮:绿豆粉(酒炒)、龙胆草(酒炒)、蒲公英(酒炒)、荆芥穗、甘草、天花粉、乳香、没药、当归、桔梗、升麻、川芎、白芷、防风各等分,食后温服。

敷方:地龙甲(即枸杞子刺也),略炒焦,研极细末,酒调敷。若破溃,干敷甚妙。

又方:地龙甲、山龙鳞、龙胆草、忍冬草、生地黄、雄黄,研极细末,以猪胆共酒调匀,敷上。

《外科真诠》(清·邹岳 撰)

【卷上】头项部/脑疽、对口

脑疽、对口,生于项后发际,大者为脑疽,小者为对口。有正有偏,正者属督脉经,偏者属太阳膀胱经。正者易治,偏者难治,因其软肉与喉相近也。二症阳毒居多,阴毒少有。阳毒内服三星汤加元参、首乌。初起畏寒者,加防风、前胡,外用洪宝膏敷,溃后用乌云散盖膏。阴毒内服加味四妙汤加首乌、茄蒂,外用石决粉蜜调刷,自可消散。若是阴虚火旺,烦渴肿痛,即于加味四妙汤内加牡丹皮二钱,丹皮能泻肾经之伏火,凡脑疽、对口,夜间疼痛不止者,必用此药方效。凡对口症坚硬木肿而痛者,为对口痈,不痛而痒,未老先白头者,为对口疔,又痛又痒者,为对口龟。疔、龟二症宜参疔龟治法治之。对口溃后有腐白色,若筋其细无比,必须用钳剪修剔,勿认错为筋而不去,致毒作痛而反复也。

三星汤加味:蒲公英五钱、金银花三钱、生甘草一钱、何首乌五钱、元参二钱、炒山甲二片。有寒热头痛加防风一钱,前胡一钱。

四妙汤加味:生黄芪二钱、西当归一钱五分、川续断三钱、炒山甲一片、皂刺尖七分、炒白芍一钱五分、金银花一钱五分、香附子一钱、何首乌三钱、生甘草七分、茄蒂七枚,引。

鳝拱疽

旴江医学外科学论治

《外科真诠》（清·邹岳 撰）

【卷上】头项部/鳝拱疽

鳝拱疽生于脑顶前后左右，初起小红吻，渐次延开如肥疮。外用大皂散刷，不须服药，久则宜服玄参、鹿茸、当归等药，方能收功。

百会疽

旴江医学外科学论治

《外科真诠》（清·邹岳 撰）

【卷上】头项部/百会疽

百会疽又名玉顶发，生于巅顶正中督脉百会穴，其毒多高大如道士冠，自侧面观之，正对耳尖者是。无论阴阳，皆由肾水枯涸、阳火上逆所致，宜内服加味参归鹿茸肠，方能奏效。若溃后脓水清稀，气血大虚，宜加黄芪三钱。未溃用乌龙膏敷，溃后用丹线提清脓毒，线宜横上，不可直插。若溃后浮烂流水者，用鸡蛋白调酒药末，加枯矾少许敷。数日自溃稠脓，再用浮海散盖膏。头为诸阳之首，巅乃髓海所居，此处患毒，不可轻敷凉药，逼毒入脑。溃后不可用追毒丹、冰翠欺。开疮看视，宜于密室中揭膏拭脓，切忌风袭，以免漫肿抽搐之虞。百会前后左右，有红肿如桃似李，或上有黄头，脓血相杂，小儿积暑热疖，多有类此者，不可作毒治。

加味参归鹿茸汤：上党参三钱、西当归二钱、鹿茸顶二钱、云茯苓二钱、金银花一钱五分、黑玄参一钱、藁本五分、生甘草五分。

天疽（锐毒）

旴江医学外科学论治

《外科百效全书》（明·龚居中 撰）

【卷之二】脑颈部/脑痈

痈疽生于脑后对口者名曰天疽，又名对口发，其状大而色紫黑。若不急治，热入渊液，前伤任脉，内熏肝肺，十余日死，急用内托千金散或千金托里散，外以白朱砂散麻油调敷毒上，中间留口，其痛即止。

内托千金散：人参、黄芪、归尾、白芷梢、白芍、官桂、川芎、防风、桔梗、银花、瓜蒌、甘草。水煎，酒斗服。

痈疽生于脑心者，四边焮赤肿硬，连于耳项，寒热疼痛。若不急治，毒入于血，肉多腐坏，脓水从头中而出，血逆痰起不治。

《外科真诠》（清·邹岳 撰）

【卷上】头项部/天疽、锐毒

天疽、锐毒生于耳后一寸三分高骨之后，左名天疽，右为锐毒，名虽各异，而左右耳后，俱属少阳胆经，由谋虑不决、郁火凝结而成。初起宜内服柴胡清肝汤，外用蜜调石决粉刷，使其消散。若溃后脓水清稀，仍宜用托里散治之。天者，不尽天年之谓；锐者，如锋利尖锐之谓，俱言毒势险恶，急当治之。此症若溃烂见骨，毒口干黑者，多属不治。

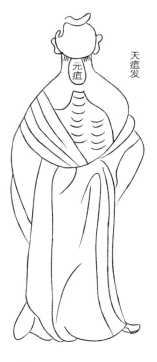

《外科百效全书》天疽发

柴胡清肝汤：北柴胡七分、小生地一钱五分、炒白芍一钱五分、西当归一钱五分、川贝母一钱、牡蛎粉三钱、北连翘一钱、玄参一钱、炒山甲一片、金银花一钱五分、甘草七分。

天柱疽

旴江医学外科学论治

《外科真诠》（清·邹岳 撰）

【卷上】头项部/天柱疽

天柱疽又名玉枕疽，生于项后高骨，名天柱骨，即大椎骨也。初起形如卧蚕，由上焦郁热，蓄于督脉，以致肩背拘急，极痒入骨，宜用鸡屎黄堆上，上用桂圆壳盖，用艾火放壳盖上灸之，徐用蜜调石决粉敷之，内服加味三星汤，自疗消去。若内脓已成，溃后脓水清稀，宜内服托里散，外用浮海散盖膏。若色黑形陷血出不止者，凶。

上石疽

旴江医学外科学论治

《外科真诠》（清·邹岳 撰）

【卷上】头项部/上石疽

上石疽生于颈项两旁，形如桃李，皮色如常，坚硬如石，乃肝经郁结，气血凝滞而成。此症初小渐大，难消难溃，即溃难敛，疲顽之症也。初起气实者宜舒肝溃坚汤，气虚者宜益气养营汤，外用葱蜜捣石决粉敷，日久不消者，宜用托里散，使其速溃为贵，溃后用浮海散盖膏，或用八宝珍珠散合红升更佳。

舒肝溃坚汤：夏枯草二钱、僵蚕二钱、香附一钱、石决一钱五分、当归一钱、白芍一钱、川芎一钱、陈皮七分、柴胡七分、山甲一片、片黄二钱、红花七分、甘草七分，灯芯引。

百脉疽

旴江医学外科学论治

《外科真诠》（清·邹岳 撰）

【卷上】头项部/百脉疽

百脉疽初发漫肿，大小数块，环绕颈项，其色紫红焮痛，气逆咳嗽。初起宜内服加减消毒散加泽泻一钱，以祛太阳膀胱经湿热凝结之毒，外用乌龙膏，溃后按阴阳虚实治之。

二、面部疽

（额疽、眉疽、勇疽、鼻疽、唇疽、龙泉疽、鬓疽）

面部疽包括额疽、凤眉疽、眉心疽、勇疽、鼻疽、唇疽、龙泉疽和鬓疽等。

面部疽与其分布部位所属的脏腑经络相关：额疽生于前额，正中者属督脉，左右角属膀胱；凤眉疽生于眉棱，形长如瓜，坚硬色赤，疼痛引脑，二目合肿，乃膀胱胆经积热所致，宜内服加减消毒散，外敷洪宝膏，溃后用乌云散盖膏；勇疽生于目小眦后五分瞳子髎穴，属少阳胆经；鼻疽生于鼻柱，由肺经郁火凝结而成，坚硬色紫，时觉木痛，初宜服千金漏芦汤，宣解郁毒，次服黄芩汤，外用乌龙膏刷，溃后用冰翠盖膏；唇疽生于上下唇，由脾胃积热所致，色紫有头,大者如李,小者如枣,肿硬木痛,甚则寒热交作,初起宜内服加减消毒散,外用桑木汁调姜黄末涂之;龙泉疽生于人中水沟穴,属督脉经,初起宜内服加减消毒散加桔梗,外用葱白捣消毒散敷;鬓疽生于两鬓之中,《万氏秘传外科心法》记载,其由脾、肺、心、肝积热而生,宜内服败毒清气饮,外用敷药,脓尽用生肌散。《医学入门》记载,鬓疽为肝胆之怒火,或因风热药同裹,俱宜用柴胡清肝汤。《外科百效全书》记载,鬓疽是肝胆怒火或风热肾虚、血燥脾劳所致,宜柴胡清肝汤。《外科真诠》记载,鬓疽属少阳胆经,为风火凝结而成,初起宜内服柴胡清肝汤,外用乌龙膏敷。

额疽

盱江医学外科学论治

《外科真诠》（清·邹岳 撰）

【卷上】头项部/额疽

额疽生于前额,正中者属督脉,左右角属膀胱,可按阴阳虚实治之。

凤眉疽、恋眉疽

盱江医学外科学论治

《外科真诠》（清·邹岳 撰）

【卷上】眉部/凤眉疽、恋眉疽

凤眉疽生于眉棱,形长如瓜,坚硬色赤,疼痛引脑,二目合肿,乃膀胱胆经积热所致。宜内服加减消毒散,外敷洪宝膏。溃后用乌云散盖膏。又有眉端遍生粟吻,抓痒非常,乃膀胱湿热所致,名为恋眉疽。外用黄连汁调消毒散刷自愈。

消毒散:明雄黄、生白矾,等分研末。

眉心疽

盱江医学外科学论治

《外科真诠》（清·邹岳 撰）

【卷上】眉部/眉心疽

眉心疽生于两眉中间,阳症内服加减消毒散,外敷洪宝膏。阴症可照百会疽治法。

勇疽

旴江医学外科学论治

《外科真诠》（清·邹岳 撰）

【卷上】头项部/勇疽

勇疽生于目小眦后五分瞳子髎穴，属少阳胆经。可照鬓疽治。但近目之地，宜急治之，火毒攻睛，腐烂损目。

鼻疽

旴江医学外科学论治

《外科真诠》（清·邹岳 撰）

【卷上】鼻部/鼻疽

鼻疽生于鼻柱，由肺经郁火凝结而成，坚硬色紫，时觉木痛。初宜服千金漏芦汤，宣解郁毒，次服黄芩汤，外用乌龙膏刷，溃后用冰翠盖膏。

千金漏芦汤：漏芦一钱、枳壳一钱、大黄一钱五分、硝石一钱、麻黄七分、升麻七分、黄芩一钱、白蔹一钱、连翘一钱、甘草一钱。

黄芩汤：黄芩一钱、白芍一钱、洋参一钱、麦冬一钱五分、川贝一钱、桑皮一钱五分、连翘一钱五分、桔梗一钱、薄荷七分、甘草五分。

唇疽

旴江医学外科学论治

《外科真诠》（清·邹岳 撰）

【卷上】唇部/唇疽

唇疽生于上下唇，由脾胃积热所致，色紫有头，大者如李，小者如枣，肿硬木痛，甚则寒热交作。初起宜内服加减消毒散，外用桑木汁调姜黄末涂之。小儿患此，宜于消毒散内加芜荑、谷虫、山楂、麦芽等泻积热之药方效。

龙泉疽

旴江医学外科学论治

《外科真诠》（清·邹岳 撰）

【卷上】面部/龙泉疽

龙泉疽生于人中水沟穴，属督脉经。初起宜内服加减消毒散加桔梗，外用葱白捣消毒散敷,自可消去。若坚硬木痒,未老白头,寒热交作,宜照疗疮治法。消毒散即二味拔毒散。

鬓疽

旴江医学外科学论治

《万氏秘传外科心法》(明·万全 撰)

【卷之七】侧图形十二症/鬓疽

鬓疽生于两鬓之中,由脾肺心肝积热而生也。内服败毒清气饮,外用敷药,脓尽用生肌散,可愈。

十四味败毒清气饮:紫苏、桔梗、枳壳、当归、甘草、白芍、白芷、川芎、柴胡、羌活、前胡、连翘、升麻、干葛。空心服。

五味敷方:白芨、龙泉粉、青木香、乳香、雄黄。以酒调,捶细敷之。

《医学入门》(明·李梴 撰)

【卷五 外科】鬓疽

鬓疽肝胆之怒火,或因风热药同裹;怒火、风热,俱宜柴胡清肝汤。肿痛甚者,活命饮。肾虚血燥日晡潮,肾水不能生木,以致肝胆火盛血燥,鬓及头目肿痛者,四物汤加玄参、柴胡、桔梗、甘草。风热,连头面、咽、牙痛者,犀角升麻汤;血虚者,四物汤加参、芪。汗多喘渴脾劳过。因劳役,肿痛、寒热、喘渴、自汗者,补中益气汤去升、柴,加五味子、麦门冬、炮姜。

《外科百效全书》(明·龚居中 撰)

【卷之二】脑颈部/鬓疽

鬓疽之症,乃肝胆怒火或风热肾虚、血燥脾劳所致也,方宜随症治之。如怒火风热,宜柴胡清肝汤;肿痛甚者,急用脑痛内活命饮。

柴胡清肝汤:柴胡、山栀(炒)、白芍、黄芩、人参、连翘、桔梗。如肾水不能生木,以致肝胆火盛血燥,鬓及头目肿痛者,或日晡潮热,宜用当归、川芎、白芍、熟黄、柴胡、桔梗煎服。如因劳役,肿痛寒热,喘渴自汗者,宜补中益气汤去升麻、柴胡,加五味、麦门冬、炮姜煎服。

补中益气汤:人参 黄芪 甘草 白术 柴胡 当归身 升麻 陈皮 半夏。

鬓发单方:用头发烧灰香油调搽。

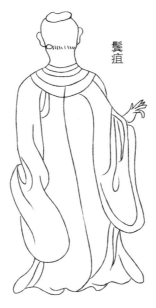

《外科百效全书》鬓疽

《外科真诠》（清·邹岳 撰）

【卷上】头项部/鬓疽

鬓疽生于鬓角,属少阳胆经,乃风火凝结而成。初起宜内服柴胡清肝汤,外用乌龙膏敷。若日久流水不愈者,乃内生脓管,宜用金蟾化管丸治之。

三、肩部疽

（肩疽、肩中疽、髎疽、缺盆疽、乐疽、腋疽）

肩部疽此处包括肩疽、肩中疽、髎疽、缺盆疽、乐疽及腋疽等,因分布部位不同而名称各异。

肩疽生于两肩之上,乃肺脾积热上冲肩井,初觉时以艾火灸之,内服海马崩毒流气饮,外用敷药,脓尽上生肌散;肩发疽生于肩膊之中,近肘后五寸之地,乃心肝积热而成此毒,先予托里流气饮服,如肿用神仙敷毒失笑饼敷之,若破须万灵膏贴;肩中疽生于肩中廉,属三焦、胆二经。干疽生于肩之前廉,属大肠经。过肩疽生于肩之后廉,属小肠经。总由湿热风邪郁结而成,亦有负重瘀血凝聚而成者,宜照阴阳虚实治之,加以引经之药自效;髎疽生于肩之后下,腋之后外,微上歧骨缝之间,属小肠经肩贞穴,初起如粟,坚硬肿痛,肩臑拘急,不能举扬。髎疽、肩风毒生于肩梢臑上骨尖处,属大肠经肩髎穴,初起高肿色赤,大者如桃,小者如杏,痛连肩臑,更兼拘急,由邪风探袭骨缝,与湿稽留化热而成。初服蠲痛无忧散发汗,不能尽消者宜用托里散治之,溃后用乌云散盖膏;缺盆疽生于胸上项下锁子骨内软陷中缺盆穴,属阳明胃经积热而成。初发如豆,渐大如李,色紫坚硬疼痛,寒热往来,筋骨拘急,饮食不思,胸腹膨胀,小便短涩,宜内服加减活命饮,外敷乌龙膏,脓势将成,宜服内托黄芪散,徐用托里散托补之;乐疽生于肩前腋之上骨缝间,合空四陷中。初起如椒子,渐肿坚硬大如鹅卵,按之疼痛入骨,属包络经,血热气郁而成。宜内服加减活命饮,外敷冲和膏,溃后用乌云散或浮海散盖膏;腋疽一名米疽,生于肭肢窝正中。初起之时,其形如核,渐次肿大坚硬,皮色如常,按之疼痛,由肝脾二经气滞血凝而成。若初起红肿焮痛,寒热往来者,宜内服加减活命饮,外用乌龙膏敷,日后乃宜托里收功。

肩疽(肩发疽)

旴江医学外科学论治

《万氏秘传外科心法》(明·万全 撰)

【卷之五】面图形十二症/肩疽

肩疽生于两肩之上,乃肺脾积热上冲肩井。始生时,人多不识,但肩井中酸痛六七日方现形。若不治,六七月不得痊愈,甚至肩井燥烂而危矣。初觉时,以艾火灸之,内服海马崩毒流气饮,外用敷药,脓尽上生肌散。

十味海马崩毒饮:朱砂、雄黄、乳香、没药、白矾、穿甲、白芷、大黄、连翘、木香。食远服。

十一味流气饮:木香、桔梗、苏叶、乌药、白芷、川芎、二花、青皮、赤芍、柴胡、骨皮。食后服。

四味敷方:白果肉、贝母、雄黄、大枣。共捣烂,敷之。

《外科活人定本》(明·龚居中 撰)

【卷之二】图形十一症/肩发疽

此症生于肩膊之中,近肘后五寸之地,乃心肝积热而成此毒。先以托里流气饮服,如肿用神仙敷毒失笑饼敷之,若破须万灵膏贴,神效。

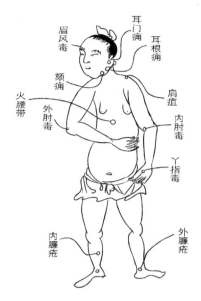

《外科活人定本》图形十一症（二）

托里流气饮：人参、白芷、桔梗、黄连、肉桂、栀子、连翘、玄胡、柴胡、升麻、忍冬草、白芍、黄芪各等分，食后温服。

肩中疽、干疽、过肩疽、肩疖

盱江医学外科学论治

《外科真诠》（清·邹岳 撰）

【卷上】肩部/肩中疽、干疽、过肩疽、肩疖

肩中疽，生于肩中廉，属三焦、胆二经；干疽，生于肩之前廉，属大肠经。过肩疽，生于肩之后廉，属小肠经。总由湿热风邪郁结而成，亦有负重瘀血凝聚而成者。宜照阴阳虚实治之，加以引经之药自效。又有负重之人，肩中生疽如莲子大，痒多痛少，时出脓血，名为肩疖。取大蜘蛛干半节二三枚，用醋研调涂自愈。

髎疽、肩风毒

盱江医学外科学论治

《外科真诠》（清·邹岳 撰）

【卷上】肩部/髎疽、肩风毒

髎疽生于肩之后下，腋之后外，微上歧骨缝之间，属小肠经肩贞穴，初起

如粟,坚硬肿痛,肩臑拘急,不能举扬。肩风毒生于肩梢臑上骨尖处,属大肠经肩髎穴,初起高肿色赤,大者如桃,小者如杏,痛连肩臑,更兼拘急,总由邪风深袭骨缝,与湿稽留化热而成。初服蠲痛无忧散汗之,或可消散,若肿痛日久,不能尽消者,宜用托里散治之,溃后用乌云散盖膏。二症初起,外用冲和膏敷之更佳。

蠲痛无忧散:番木鳖二钱(香油煎浮)、当归二钱、甘草二钱、麻黄三钱、炒山甲二钱、附子二钱、制草乌二钱、炒苍术二钱、姜半夏二钱、威灵仙一钱、研末,每服一钱,用温酒送下。

冲和膏:紫荆皮五钱、独活三钱、白芷三钱、赤芍二钱、石菖蒲一钱五分,研末,用葱酒汁同生蜜调敷。

缺盆疽

盱江医学外科学论治

《外科真诠》(清·邹岳 撰)

【卷上】胸乳部/缺盆疽

缺盆疽生于胸上项下锁子骨内软陷中缺盆穴,属阳明胃经积热而成。初发如豆,渐大如李,色紫坚硬疼痛,寒热往来,筋骨拘急,饮食不思,胸腹膨胀,小水短涩。宜内服加减活命饮,外敷乌龙膏,脓势将成,宜服内托黄芪散,徐用托里散托补之。此症宜急调治,若失治,腐烂内陷,疮口难敛,必成败症。

乐疽

盱江医学外科学论治

《外科真诠》(清·邹岳 撰)

【卷上】肩部/乐疽

生于肩前腋之上骨缝间,合空四陷中。初起如椒子,渐肿坚硬大如鹅卵,按之疼痛入骨,属包络经,血热气郁而成。宜内服加减活命饮,外敷冲和膏,溃后用乌云散或浮海散盖膏。

<h1 style="text-align:center">腋疽</h1>

《外科真诠》(清·邹岳 撰)

【卷上】腋部/腋疽

腋疽，一名米疽，生于肐肢窝正中。初起之时，其形如核，渐次肿大坚硬，皮色如常，按之疼痛，由肝脾二经气滞血凝而成。宜内用胡巴三钱，木瓜一钱，酒煎服三剂，外用蜜调石决、山奈末腋，即可消散。若日久内脓已成者，宜内服托里散，使其速溃为贵。若初起红肿焮痛，寒热往来者，宜内服加减活命饮，外用乌龙膏敷，日后乃宜托里收功。

四、上肢疽

（骨蝼疽、石榴疽、兑疽、穿骨疽、虎口疽、调疽、泥鳅疽）

上肢疽此处包括臂部的骨蝼疽、石榴疽及手部的兑疽、穿骨疽、虎口疽、调疽和泥鳅疽。

骨蝼疽生于臂外侧前廉大骨之后，属手阳明大肠经，由忧郁暴怒凝结而成；石榴疽生于肘尖上寸余，属三焦经天井穴，初起黄粟小疱，根脚开大，色红焮痛，肿如覆盆，破翻如榴，寒热如疟，由三焦相火与外湿相搏而成；兑疽生于手腕里面横纹前梢动脉之间，兑骨里侧属肺经太渊穴，由忧思气滞风火结成。坚硬漫肿，疼痛彻骨，手膊不能转动；穿骨疽生于掌后横纹上三寸两筋陷中，属包络经，蕴热凝结而成；虎口疽生于大指次指歧骨间，属大肠经合谷穴，由湿热凝结而成，一名擘蟹毒，初起如豆，漫大色青，木痛坚硬；调疽生于手大指，由肺经积热而成，初如粟豆，渐肿如李，青紫麻木，痒痛彻心；泥鳅疽一指痛肿，色紫，形如泥鳅，焮热痛连肘臂。各病证按初起、脓成、溃后及虚实论治。

<h1 style="text-align:center">骨蝼疽</h1>

《外科真诠》(清·邹岳 撰)

【卷上】臂部/骨蝼疽

骨蝼疽生于臂外侧前廉大骨之后，属手阳明大肠经，由忧郁暴怒凝结而成。宜按阴阳虚实治之。

石榴疽

盱江医学外科学论治

《外科真诠》（清·邹岳 撰）

【卷上】臑部/石榴疽

石榴疽生于肘尖上寸余，属三焦经天井穴。初起黄粟小疱，根脚开大，色红焮痛，肿如覆盆，破翻如榴，寒热如疟，由三焦相火与外湿相搏而成。初起宜内服加减消毒散，外敷洪宝膏。破后用菊花煎汤洗之，次以菊花烧灰存性，加轻粉少许，上片同研末，用香油调刷，神效。至脓透腐脱，宜内服托里散，外用浮海散盖膏。

兑疽

盱江医学外科学论治

《外科真诠》（清·邹岳 撰）

【卷上】臂部/兑疽

兑疽生于手腕里面横纹前梢动脉之间，兑骨里侧属肺经太渊穴，由忧思气滞风火结成。坚硬漫肿，疼痛彻骨，手膊不能转动，此动脉处乃肺经门户，若溃烂口深，大泄肺气，最为险候。初起宜内服加减消毒散加黄芩，外用墨斗菜捣酒粮糟敷，可自消散。溃后脓水清稀，宣用托里散服之，外用浮海散盖青。

穿骨疽

盱江医学外科学论治

《外科真诠》（清·邹岳 撰）

【卷上】臂部/穿骨疽

穿骨疽生于掌后横纹上三寸两筋陷中，属包络经，蕴热凝结而成。宜按阴阳虚实治之。若溃穿骨缝，从臂外侧出脓者，凶。

虎口疽

旴江医学外科学论治

《外科真诠》（清·邹岳 撰）

【卷上】手部/虎口疽

虎口疽生于大指次指歧骨间，属大肠经合谷穴，由湿热凝结而成，一名擘蟹毒。初起如豆，漫大色青，木痛坚硬。宜内服荆防败毒散，外用鲜蟹同酒糟捣烂敷即消，或用火酒生蜜调洪宝膏。若初起黄粟小疱，痒热木痛，有红线上攻腋内者，即名合谷疔，宜照疔疮治法。

调疽

旴江医学外科学论治

《外科真诠》（清·邹岳 撰）

【卷上】手部/调疽

调疽生于手大指，由肺经积热而成，初如粟豆，渐肿如李，青紫麻木，痒痛彻心。初起内服败毒散，外用火酒捣金线吊虾蟆子敷，溃后用冰翠散盖膏。若黑腐延蔓不痛者，属逆。

泥鳅疽

旴江医学外科学论治

《万氏秘传外科心法》（明·万全 撰）

【卷之十一】面图形六症

泥鳅毒，生于指中，初起宜用艾灸，将猪油调雄黄搽之。

《外科真诠》（清·邹岳 撰）

【卷上】手部/泥鳅疽

泥鳅疽一指痛肿，色紫，形如泥鳅，焮热痛连肘臂，可照天蛇毒治法（编者按：内服败毒散，外用火酒捣金线吊虾蟆子敷），或用秋鱼串同酒糟捣膏亦可。

五、胸胁腹疽

（甘疽、蜂窝疽、膻中疽、脾发疽、井疽、肋疽、渊疽、缓疽）

此处包括胸部的甘疽、蜂窝疽、膻中疽、脾发疽、井疽，胁肋部的肋疽、渊疽以及腹部的缓疽。

甘疽生于胸膛两旁，乳上肉高耸处，属肺经中府穴之下，由忧思气结而成；蜂窝疽生于脾侧乳上，由心火毒盛而成；对于蜂窝疽，《外科真诠》详细记载了其临床表现"色紫漫肿疼痛，身发寒热，初起六七孔，渐渐延开，形似蜂房，即有数十窍，每窍出黄白脓"，及治法"初宜内服加减消毒散，外用太极黑铅膏刷，继用六味地黄汤加当归、白芍、青皮、香附、蒲公英服之，外用乌云散盖膏"。

膻中疽生于心窝之上，两乳中间，属任脉经膻中穴，由脏腑不和、七情不平、火毒凝结而成；脾发疽生于心窝下两旁，属脾经食窦穴，多因过食膏粱厚味、药、酒，以致脾经积火成毒；井疽生于心窝中庭穴，属任脉经，由心经火毒而成。初如豆粒，肿痛渐增，心躁如焚，肌热如火，乃心热不能下交于肾，肾水不能济心火也；膻中疽、脾发疽和井疽三者均由火毒而成，其中井疽为"心热不能下交于肾，肾水不能济心火也"，故其"治法必须大补其水，佐以内疏心火之药，则水生而火毒易散矣"，其治法内服黄连泻心汤为针对此病机所设。

胁肋部与肝胆经循行有关。肋疽生于肋条骨间，初如梅李，渐大如碗，色紫焮痛，连及肩肘，患左痛牵右肋，患右痛牵左肋，由肝经火毒郁怒结聚而成，宜内服柴胡清肝汤；渊疽生于腋下三寸肋骨上，初起坚硬，肿而不红，按之则痛，由忧恚太过，肝胆两伤而成，可照肋疽治法。此外渊疽日久，若"疮口有声，似乎儿啼，此属内膜透也"，《外科真诠》记载了"灸阳陵泉穴、内服护膜散"的防治之法。

缓疽生于少腹之旁，坚硬如石，不红不热，痛引腰腿，由太阴脾经气滞寒积而成。宜内服加味四妙汤，或辟寒救腹丹，外敷玉龙膏。若日久失治，内脓已成，即用托里散加附子、胡巴治之，溃后用浮海散盖膏。

<h1 style="text-align:center">甘疽</h1>

旴江医学外科学论治

《外科真诠》（清·邹岳 撰）

【卷上】胸乳部/甘疽

甘疽生于胸膛两旁,乳上肉高耸处,属肺经中府穴之下,由忧思气结而成。宜按阳阴虚实治之。

<h1 style="text-align:center">蜂窝疽</h1>

旴江医学外科学论治

《外科真诠》（清·邹岳 撰）

【卷上】胸乳部/蜂窝疽

蜂窝疽生于脾侧乳上,由心火毒盛而成。色紫漫肿疼痛,身发寒热,初起六七孔,渐渐延开,形似蜂房,即有数十窍,每窍出黄白脓。初宜内服加减消毒散,外用太极黑铅膏刷,继用六味地黄汤加当归、白芍、青皮、香附、蒲公英服之,外用乌云散盖膏。疮面腐脱,有新肉色红鲜润者,吉;若出黑水,气秽平塌者,逆。

<h1 style="text-align:center">膻中疽</h1>

旴江医学外科学论治

《外科真诠》（清·邹岳 撰）

【卷上】胸乳部/膻中疽

膻中疽生于心窝之上,两乳中间,属任脉经膻中穴。由脏腑不和、七情不平、火毒凝结而成。但膻中为气海,气之所居焉,施治贵早,迟则毒陷攻里,伤膜透气者逆。内外宜照阴阳虚实治法。

<h1 style="text-align:center">脾发疽</h1>

旴江医学外科学论治

《外科真诠》（清·邹岳 撰）

【卷上】胸乳部/脾发疽

脾发疽生于心窝下两旁,属脾经食窦穴,多因过食膏粱厚味、药、酒,以致脾经积火成毒。可按阴阳虚实治法。

井疽

《外科真诠》（清·邹岳 撰）

【卷上】胸乳部/井疽

井疽生于心窝中庭穴，属任脉经，由心经火毒而成。初如豆粒，肿痛渐增，心躁如焚，肌热如火，乃心热不能下交于肾，肾水不能济心火也。治法必须大补其水，佐以内疏心火之药，则水生而火毒易散矣。内服黄连泻心汤，外用洪宝膏敷，溃后宜用八宝珍珠散盖膏。若溃口经年不愈者，必成穿心冷瘘，难治。

黄连泻心汤：人参一钱、黄连五分、熟地一两、白芍二钱、远志一钱、麦冬二钱、茯神二钱、银花五钱、蒲公英二钱、甘草一钱。

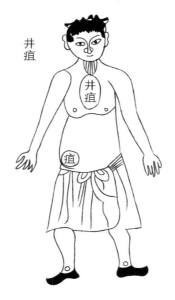

《外科百效全书》井疽

肋疽

《外科真诠》（清·邹岳 撰）

【卷上】肋部/肋疽

肋疽生于肋条骨间，初如梅李，渐大如碗，色紫焮痛，连及肩肘，患左痛牵右肋,患右痛牵左肋,由肝经火毒郁怒结聚而成。宜内服柴胡清肝汤,外敷乌龙膏,若内脓已成者,宜用托里散服之,溃后外用浮海散盖膏。

渊疽

旴江医学外科学论治

《外科真诠》（清·邹岳 撰）

【卷上】肋部/渊疽

渊疽生于腋下三寸肋骨上,初起坚硬,肿而不红,按之则痛,由忧恚太过,肝胆两伤而成,可照肋疽治法。但此毒日久方溃,得稠白脓者顺,如豆浆水者险。疮口有声,似乎儿啼,此属内膜透也,即于阳陵泉穴灸之,其声即止,内服护膜散。阳陵泉穴在膝膑骨外臁下一寸陷中,蹲坐取之即得。凡肋胁腰腹空软之毒,当将溃未溃之际,多服护膜散,可免透膜之患。

护膜散:白蜡、白及等分研末,每服二三钱,黄酒调服,米汤亦可。

缓疽

旴江医学外科学论治

《外科真诠》（清·邹岳 撰）

【卷上】腹部/缓疽

缓疽生于少腹之旁,坚硬如石,不红不热,痛引腰腿,由太阴脾经气滞寒积而成。宜内服加味四妙汤,或辟寒救腹丹,外敷玉龙膏,自可消散。倘日久失治,内脓已成,即用托里散加附子、胡巴治之,溃后用浮海散盖膏。

辟寒救腹丹:附片一钱、当归二两、床子五钱、白术三两、茯苓三钱、玉桂一钱、银花三两、甘草一钱。

六、背疽

背疽一证,以《外科精要》论述最为详细。在病因方面,其认为"天行一,瘦弱气滞二,怒气三,肾气虚四,饮冷酒、食炙煿物、服丹药热毒五。盖治背疽,不可一概将为热毒";背疽等初起未能辨证时,可用"津润墨围,渐觉势盛,以墨重围,围了又肿赤,便就围处中央着灸";对于治疗背疽的方法,旴江医家收集了众多有效验方,如内托散、李氏五香连翘汤、漏芦汤、柞木饮子、阿胶饮子、牛胶饮、神仙黄矾丸、国老膏、万金散、远志酒、忍冬酒方等;并就背疽等创口久不愈合、误治后调护等提出了治疗方案。

旴江医学外科学论治

《外科精要》(宋·陈自明 撰)

【卷上】论背疽其源有五第二十二

天行一,瘦弱气滞二,怒气三,肾气虚四,饮冷酒、食炙爆物、服丹药热毒五。盖治背疽,不可一概将为热毒,其治之难易,当自一而至五。

【卷中】疮出未辨用津润墨围论第三十

《伍氏方论》曰:夫觉背上两胛间赤痒肿痛,或有白粒,且以津唾时润令湿,切勿抓破,缘毒势浮沉未定。大抵在背微有赤点,或因爪破而作,或因入浴揩破,犯水脉而作,或因饮酒脍炙而作,初未辨证,且以津润墨围,渐觉势盛,以墨重围,围了又肿赤,便就围处中央着灸,不可详缓。人多以火热过疑,临急用尊崇此说。

【卷上】初发痈疽既灸之后服药以护脏腑第十一

李氏云:背疽之方,所传百余,然有验可取者极少。其间又有用药偏重,或太冷,或太热,或药性有毒者,今皆不录,独择当用而经验者录之,庶几不至有误活人治病之意。

内托散又名乳香万全散,又名托里散,又名乳香散,又名护心散。凡有疽疾,一日至三日之内,宜连进十数服,方免变证,使毒气出外,服之稍迟,毒气攻冲脏腑,渐作呕吐,后来多致咽喉口舌生疮,黑烂生菌,名曰心气绝,饮食药饵无由而进,证亦危矣,首宜服此,若疮发及四五日之后,此药但宜间服,当别用药以治疗之。

真绿豆粉二两、明乳香细研半两,细研令匀,浓煎生甘草汤调下少许,时时细呷,要药常在胸膈之间。若毒气冲心,有呕逆之证,大宜服此。

李氏五香连翘汤:乳香、甘草、木香、沉香各三分、丁香(去枝叶,并不见火)半两、真麝(研)一钱半、射干、升麻、黄芪(去叉芦、土)、木通(去节)、桑寄生(最能疗此疾,如无真者,只倍用升麻代之)、连翘(去蒂)、独活。以上各三分。(今铺家所卖者,只是宿前胡,或是土当归,不堪用,只用羌活炒。)上为粗末,每服三钱重,水一盏,煎至七分,去滓温服。银器煎药尤妙。如无银铫,入银一片同煎。此是李氏所择,其中无大黄,疑似之间,多服无妨,二日后与漏芦汤相间服。大便秘者,加大黄三分。

发背疽之人,不得用生肌敛口燥急之药,只合用麦饭石膏涂,续用好膏药贴之,疮口自然敛合。如医治后,时或为庸医用毒药掩盦,或刀割伤肉血,重者兼服此沉麝汤:木香、麝香(研)、沉香、乳香(研)、藿香叶、连翘。上等分为细末,每服二钱,水一盏,煎至七分,温服,无时候。

五香汤去大黄加人参黄芪犀角屑:木香、沉香、乳香(别研)、丁香各半两,粉草、人参(去芦)各四钱重,绵黄芪(去芦)一两,犀角屑一钱,麝香(别研)一钱重,上为粗末,每服四钱,水二盏,煎至一盏,去滓温服,无时候。

以上四方,首宜相间多服,药性平和,可谓稳重,自有宣热拔毒之意,仍诸香散气行血,免生变证。若见发热口燥,焮热赤肿,大府秘结,宜服神仙追毒丸、漏芦汤,第二十三、二十四方。或孙真人单煮大黄汤尽不妨也。若虑太峻,只服第五方漏芦汤,却与明了医者商议而投之,如此则万不失一。外有转毒散,神仙截法,并以录之。

漏芦汤,疽作后,二日服此退毒下脓,可与五香连翘汤相间连日服之。生黄芪(去叉芦)、连翘、沉香、漏芦(有白茸者)以上各一两,生粉草半两、大黄一两(微炒)。上为细末,每服二钱,煎姜枣汤调下。

二方连日相间服,乃宣毒之药,觉毒尽,住服。虽有大黄,用之少无妨。

此一方,是宣热拔毒之药,觉有热毒之证,便宜服之,热退住服。其中虽有大黄,所用极少,服之无妨。

次当便服以下活气血疗痈毒方。

柞木饮子:治诸般痈肿发背。干柞木叶四两、干荷叶中心蒂、干萱草根、甘草节、地榆,以上各一两。上细锉,每服半两,水二碗,煎至一碗,分作二服,早晚各一服,滓并煎,脓血者自干,未成者自消,忌一切饮食毒。

阿胶饮子,治一切痈疽发背,挟痰瘰疬,奶痈疖毒,皆能疗之。明牛胶锉粉(炒如珠子,出火毒)、粉草炙各一两,真橘红半两。上吹咀,分作三服,每服以水一碗,煎至七分碗,去滓候温,病在上,食后服;病在下,空腹服,试之有效。

牛胶饮,截痈疽恶疮,发险处服之,使毒气不攻于内,不传恶证。牛皮胶通明好者,净洗,干,秤四两为准。上用酒一碗,胶入内,重汤煮,令胶溶透,搅匀倾出,更浸酒,随意饮尽。若能饮者,以醉为度;不能饮者,亦用酒煎,却浸以白汤,饮尽为佳。此法活人甚多。

神仙黄矾丸,此药不问老幼,皆可服之。服至一两以上,无不作效。最止疼痛,不动脏腑,活人不可胜数,委是神效。白矾一两(要明亮好者,研),黄蜡半两（要黄色好者，溶开。一方用七钱）。上和丸，如梧桐子大，每服十丸，渐加至二十九，熟水或温酒送下。如未破则内消，已破即便合。如服金石发动致疾，更用白矾末一两匙，头以温酒调下，亦三五服见效。有人遍身生疮，状如蛇头，服此亦效。诸方俱称奇效，但一日之中，服近百粒，则方有力。此药能防毒气内攻，盖能护膜也，切不可欺其浅近。余始终服半斤，疮愈后服之尤佳。一方治蛇咬，只溶化白矾，乘热滴伤处，痛即止，毒气即趁出，立见效验。要知白矾大能解毒也。

国老膏，治一切痈疽诸发，预期服之，能消肿逐毒，使毒气不内攻，功效不可具述。大横纹粉草二斤。上槌令碎，河水浸一宿，揉令浆汁浓，去尽筋滓，再用密绢滤过，银石器内慢火熬成膏，以磁罐收之，每服一二匙，无灰酒浸起，或白汤亦可，曾服燥药丹剂亦解之，或微利无妨。

万金散，治痈疽恶核肿痛、发脑背等，已溃未溃便宜服此，排脓托里。瓜蒌一个（去皮取子）、大甘草节二分、没药一分，研细旋入。上以除没药，用无灰酒三升，银石器内煮至一碗许，去滓，却入没药，每服半钱许，浸无灰温酒，任性服，无时候。

远志酒，治一切痈疽发背疖毒，恶候侵大，有死血阴毒中，则不痛，敷之即痛，有忧怒等气积而内攻，则痛不可忍，敷之即不痛，或蕴热在内，热逼人手不可近，敷之则清凉，或气虚血冷，溃而不敛，敷之即敛，此本韩大夫宅用以救人，极验，若七情内郁，不问虚实寒热，治之必愈。远志不以多少，泔浸，洗去土，捶去心。上为细末，酒一钱，调药末三钱，迟项澄清饮之，以滓敷病处。

忍冬酒方，治痈疽发背，初发时便当服，此不问疽发何处，发眉发颐，或头或项，或背或腰或胁，或妇人乳痈，或在手足，服之皆有奇效。如或于乡落之间，僻陋之处，城市药肆又远，居贫乏之中，无得药材，但虔心服此，亦能取效。仍兼以麦饭石膏及神异膏涂敷，其效甚奇。忍冬藤生取一把，以叶入砂盆内烂研，入饼子酒少许，生饼酒尤佳，调和稀稠得所，涂敷四围，中心大留一口，泄其毒气。其藤只用五两（用木槌微槌微损，不可犯铁。），大甘草节一两（生用，锉）。上二味，入砂瓶内，以水二碗，用文武火慢慢煎至一碗，入无灰好酒一大碗，再煎十数沸，去滓，分为三次，温服，一日一夜连进吃尽。如病势重，一日一夜要两剂，服至大小肠通利，则药力到。沈内翰云：如无生者，只用干者，终不及生者力大而效速。

此藤凌冬不凋，故名忍冬草。其藤左绕，附树延蔓，或在园圃墙篱之上，藤方而紫,叶似薜荔而青,故又名左缠藤。二月开花,五出微香,蒂带红色,花初开则色白,经一二日则色黄,故又名之金银花,又名鹭鸶藤,又名金钗股,又名老翁须,在处有之。而本草中不言善治痈疽发背,而近代名人用之奇效,其功尤甚于红内消。如洪内翰迈、沈内翰存中良方中所载甚详。如疡医丹阳僧、江西僧鉴清,金陵王医琪,王子渊,杜医王尉子骏,海州刘秀才纯臣,以上所载,疗痈疽发背,经效奇方,皆是此物。如张相公泳表云:餐石饮水,可作充肠之馔,饵松食柏,亦成救病之方。是以疗饥者不在于珍馐,愈病者何烦于异术? 傥获济时之药,辄陈鄙物之形,不耻管窥,辄干天听云云。不费登高历险,每常求少获多,急采非难,广收甚易,傥勤久服,旋见神功。谁知至贱之中,乃有殊常之效云云。此之类也。此药又大治五种飞尸。

又木莲四十九片,揩去毛,研细,酒解温服,功与忍冬草不相上下。

又龙鳞薜荔一握,细研,以酒解汁温服,亦能利下恶物,去其根本。

红内消(即红何首乌),每用不限多少,纳瓷瓶中,入水,用文武火浓煎,临熟入好无灰酒,与药汁相半,再煎数十沸,去滓,时时服之。留滓焙干为细末,酒煮面糊丸,如梧桐子大,空心温酒吞下三十九。为疾退常服之药,盖力轻故也。药产建昌者良。

【卷中】论疮口冷滞难合第三十二

治痈久而疮口不合,其肉白而脓血少,此为疮口冷滞,乃病人气血枯竭,不潮于疮,遂致如是。合用北艾叶一把,入瓦器内,浓煎汤,避风处乘热用艾汤浇洗疮口四围净肉,以绢帛兜艾叶乘热浇沃,一日一次,洗了须避风,仍烧松香,以烟熏疮口,良久用神异膏贴之。其疮不可与厌秽之人见,若不能禁忌,疮口难安,药亦无效。

李氏云:龙游有患背疽,已溃如碗面大,视五脏仅隔膜耳,自谓必死。有用大鲫鱼一条,去肠脏,以羖羊粪实其中,烘焙焦黑,极干燥,为细末,干掺之,疮口遂收,至今无恙。此出洪氏方,屡用有效,故附于此,须候脓少欲生肌肉时用之。

【卷下】论痈疽发寒热多汗误用药第四十五

李氏云:近时有数人病背疽,服前方药未安之间,遍身寒热,或先寒后热,或先热后寒,或连日作,或间日作,必先呕痰,然后寒热,寒热解,大汗出,然后止,时医多欲用柴胡、牡蛎止汗之药,又有以为疟疾,欲下恒山饮子。愚力辩云:背疽之疾,不可专以为有热,亦有气虚而得之,亦有因怒气并气血凝滞而得之。所以发寒热者,先感寒邪,脾气不正,痰盛而有此证,若下柴胡必泻肝,母既虚而又泻其子;牡蛎涩气,气血已不荣运,又服涩气药;恒山饮子吐痰,大损脾胃,用药如此,可谓误谬。愚但令服家传不换金正气散,祛寒邪,正脾气,痰饮自消,寒热不作,兼服排脓内补散,以木香汤易酒,不欲引呕吐故也。服此药三日,寒热自退,呕吐不作,汗亦自止。欲刊行前方之际,因治数病,见时医几误用药,故著此论,仍录家传不换金正气散方于后。

家传不换金正气散,治四时感风寒冷热之气,或伤冷物,伤寒瘴疟之疾,痰盛头痛,常服能辟山岚瘴气,四时疫疠。苍术用米泔浸,春冬一日,秋夏浸半日,再用新汲水浸一宿,拣好者,削去黑皮,切,焙,用麸炒令黄色,去麸,秤四两;紫色大厚朴去粗皮,四两,细切,用生姜四两,捣烂,淹一宿,次日入铫,用文武火炒干用;粉草炙,锉,取二两;真橘红水浣净,焙,取三两。上四味一处再入锅内,以文武火微炒略色变,却以纸乘于白木板上出火毒。半夏汤泡七次,焙,为细末,以生姜自然汁和作薄饼子,安文武火上,炙令黄色为度,候干,秤二两。藿香叶二两,人参去芦,木香湿纸裹煨、锉,白茯苓去皮,以上各一两。上九味,修制外为细末,每服二钱,水一盏半,生姜三片,枣子一枚,煎至八分,入盐少许,温服,无时候。

七、其他背腰疽

(阴阳二气疽、串疽、禽疽、上搭手、中搭手、下搭手、中石疽)

除前文所述背疽之外,还有分布在背部的阴阳二气疽、串疽、禽疽、上搭手、中搭手,以及分布在腰部的下搭手和中石疽。

阴阳二气疽生于脊背之旁,因乍肿乍消、时软时硬故名。《外科真诠》认为本证由七情内乘、营卫不和而生。初发令人寒热往来,若大渴神清,高肿,脉洪,二七脓成,溃破者顺;若不渴神昏,漫肿脉细,应时无脓,饮食不思者逆。串疽生于背胁之间,初发一处,徐徐挨次发出二三处,形虽不同,而色仍同,溃后多相串通,故又名鼠钻疮,因积愤郁火而成。禽疽生于背,始发数块如疹,其色紫红,如拳打之状,脊背麻木拘急,并不作痛,由时气风热而成。阴阳二气疽、禽疽初起可内服加减活命饮,因串疽生于背胁,为积愤郁火而成,故初起宜服逍遥散加减。疽若漫肿不消,徐用托里散治之,溃后内服托里散,外用浮海散盖膏。

上搭手生于匙骨(肩胛冈)之下,去背沟一指处,乃手足太阴太阳之所属;中搭手生于背中心,离三指之间,亦手足三阴三阳之所属;下搭手,此证生于腰腿近半寸之处,乃足太阴经之所司。《外科真诠》认为此三者均属于太阳膀胱经,并提到上搭手生在左者属肝,生在右者属肺。旴江诸家均认为此三者的病机为肾水不足而上焦积热,如上搭手由下元枯竭、上焦积热而成,中搭手因肾不足而心有郁热而成,下搭手由肾水耗散、心肝热炽而成。故滋阴降火为治疗大法,如内服三香内托饮(加黄柏、知母、连翘、二花)、定痛拔毒饮(加黄柏、知母、栀子等)、益肾制火汤等。此外,因上、中搭手离脏腑不远,不可用针刀钩割。

中石疽生于腰胯之间,坚硬如石,皮色不变,时觉木痛,难消难溃。《外科真诠》认为此证有由寒气瘀血凝结而生者,宜内服没药丸,有由肾虚风湿凝结而生者,宜内服归化汤。并外用鲜商陆捣烂贴于患上,溃后宜用八宝珍珠散合浮海散盖膏,内服托里散。

阴阳二气疽

旴江医学外科学论治

《外科真诠》(清·邹岳 撰)

【卷上】背部/阴阳二气疽

阴阳二气疽生于脊背之旁,乍肿乍消,时软时硬,由七情内乘、营卫不和而生也。初发令人寒热往来,若大渴神清,高肿,脉洪,二七脓成,溃破者顺。若不渴神昏,漫肿脉细,应时无脓,饮食不思者逆。初起宜内服加减活命散饮,外敷乌龙膏,溃后内服托里散,外用浮海散盖膏。

串疽(鼠钻疮)

旴江医学外科学论治

《外科真诠》(清·邹岳 撰)

【卷上】背部/串疽

串疽生于背胁之间,初发一处,徐徐挨次发出二三处,形虽不同,而色仍同,溃后多相串通,故又名鼠钻疮,因积愤郁火而成。初宜服逍遥散去白术,加银花、甲珠,服二三剂,徐用托里散治之,溃后宜用浮海散盖膏。

禽疽

《外科真诠》(清·邹岳 撰)

【卷上】背部/禽疽

禽疽生于背,始发数块如疹,其色紫红,如拳打之状,脊背麻木拘急,并不作痛,由时气风热而成,初宜内服加减活命饮,外用冲和膏敷。若漫肿不消,徐用托里散治之。

上搭手

《万氏秘传外科心法》(明·万全 撰)

【卷之三】背图形八症/上搭手

上搭手生于匙骨之下,去背沟一指是也,乃手足太阴太阳之所属也。去肺膈不远,不可勾割。由下元枯竭,上焦积热,宜滋阴降火。三香内托饮,加黄柏、知母、连翘、二花。定痛拔毒饮,加黄柏、知母、栀子、二花、牛子、连翘、花粉、黄芩、湘莲而服,排脓定痛而愈。

八味白芷散:连翘、白芷、乳香、黄柏、升麻、没药、羌活、二花。竹叶引。空心服。

九味敷方:生地、牛膝、二花、仙人掌、半边莲、龙胆草、清凉膏、雄黄、连须子。以酒糟共捣,敷患处。

《外科活人定本》(明·龚居中 撰)

【卷之一】图形十症/上搭手

此症生于饭匙骨之上,去背沟二指之边,乃手足太阳太阴之所司也。去肺膈不远,最忌勾割。由下元枯竭,上焦积热。宜滋阴降火,用三香内托散、大黄柏、知母、连翘、金银花,定痛消毒饮入黄柏、知母、栀子、金银花、鼠粘子、连翘、黄芩、天花粉,相兼而服,后排脓定痛,敛口生肌,可愈。

神方白芷散:白芷、连翘、黄柏、乳香、柴胡、没药、升麻、羌活、忍冬草各等分,用竹叶二十八皮煎,食后温服。

敷方:生地黄、忍冬草、仙人掌、半边莲、雄黄、清凉蒿、龙胆草、车前草各等分,用好酒捶烂敷上,神效。

《外科真诠》(清·邹岳 撰)

【卷上】背部/上中下搭手

上搭手生于两肩骨之动处,属太阳膀胱经肺俞穴,生在左者属肝,生在右者属肺,可参发背治法。

中搭手

盱江医学外科学论治

《万氏秘传外科心法》(明·万全 撰)

【卷之三】背图形八症/中搭手

中搭手生于背中心,离三指之间,亦手足三阴三阳之所属也。离脏腑亦近,不可用刀针。因肾不足而心有郁热,故生斯毒。宜顺气开郁,清热追毒。先服三香连翘汤,次服定痛清气汤,然后排脓生肌。

九味三香连翘汤:香附(酒炒)、木香、乳香、羌活、连翘、牛子、二花、当归、白芍。空心服。

十六味定痛清气汤:人参、黄芪、白术(土炒)、连翘、生地、当归、木香、乳香、没药、桔梗、白芷、川芎、麦冬、羌活、二花、皂角刺。空心服。

生肌妙方:猪骨髓、轻粉(一分)。用青布苑定,捶膏贴之,神效。

五味敷方:生地、忍冬、胆草、黄柏、雄黄。以酒糟捣烂,敷之。

《外科活人定本》(明·龚居中 撰)

【卷之一】图形十症/中搭手

此症生于背沟中心侧三指之间,亦系手足太阳太阴经之所司也。离脏腑甚近,不宜用刀针之处。由肾水不足,心火有余,郁热相兼,致生此疾。宜顺气清热追毒,先服三香连翘汤,次服定痛清热饮,然后定痛排脓,生肌而愈。

三香连翘汤,香附(酒炒)、木香、乳香、连翘、当归、羌活、鼠粘子、金银花、车前子、芍药各等分,空心温服。

定痛清热饮,人参、黄芪、白术、连翘、当归、羌活、生地、麦冬、皂刺、木香、乳香、桔梗、川芎、白芷、金银花各等分,食后温服。

敷方:龙胆草、忍冬草、黄柏、雄黄各等分,以好酒捶烂,细末敷毒上。

《外科真诠》（清·邹岳 撰）

【卷上】背部/上中下搭手

中搭手生于脊骨第四节旁开三寸,属太阳膀胱经膏肓穴,宜照发背治法。

下搭手

盱江医学外科学论治

《外科活人定本》（明·龚居中 撰）

【卷之一】图形十症/下搭手

此症生于腰腿近半寸之处,乃足太阴经之所司也。此症痛苦殊甚,由肾水耗散,心肝热炽。宜先服益肾制火汤、定痛败毒散,排脓生肌则愈。

益肾制火汤:黄柏、知母（俱盐水炒）、连翘、地黄、白术、芍药、黄连、川芎、黄芪、甘草、人参、当归、肉桂各等分,空心温服。

定痛败毒散:乳香、香附、木香、紫苏、忍冬草、枳壳、羌活、牛膝、黄芪、甘草、白芍、柴胡、玄胡、黄芩各等分,空心温服。

敷方:龙胆草、忍冬草、百草霜、雄黄、地骨皮、京墨各等分,好酒捶烂,极细,敷毒上。

《外科真诠》（清·邹岳 撰）

【卷上】背部/上中下搭手

下搭手生于腰窝旁开三寸,属膀胱经肓门穴。由房劳过度,有伤肾水,水竭不能制火,以致营卫不和,逆于肉里而生也,照发背治法。若初起腰痛如折,不能俯仰者,险;色紫塌陷,烂孔深透膜者,逆。

中石疽

盱江医学外科学论治

《外科真诠》（清·邹岳 撰）

【卷上】腰部/中石疽

中石疽生于腰胯之间,坚硬如石,皮色不变,时觉木痛,难消难溃。由寒气瘀血凝结而生者,宜内服没药丸。由肾虚风湿凝结而生者,宜内服归化汤。外用鲜商陆捣烂贴于患上。溃后宜用八宝珍珠散合浮海散盖膏,内服托里散。

没药丸:桃仁一两、乳香五钱（净油）、没药五钱（净油）、煅川芎五钱、川椒五钱、当归一两、赤芍五钱、自然铜二钱五分，共研细末，用黄蜡二两火化开，入药末搅匀，丸如弹子大。每服一丸，以热酒送下。

八、尻尾部疽

（鹳口疽、涌泉疽）

鹳口疽一名锐疽，生于尻尾骨尖处。初肿形如鱼肚，色赤坚痛，溃破口若鹳嘴，属督脉经，由湿热凝结而成。《外科真诠》记载"此处生疽，虽是太阳膀胱之火毒起发于外，亦缘少阴之水气虚耗，不能制之于内"，故治疗应大补肾水，加以托里之药，宜内服制火润尻汤，外用乌龙膏敷，脓已成者，宜服托里散，溃后用浮海散盖膏。本病因肾水虚耗，故"气恼色欲，尤宜戒绝，苟一犯之，轻则成漏，重则丧亡"。涌泉疽生尻骨之前长强穴，属督脉经首穴，初肿坚疼痛，状如伏鼠。少壮得此可愈，老年气衰弱者，多成冷漏难痊。坐马痈生于尻尾骨嵴上，属督脉经，高肿溃速，脓稠者，顺；漫肿溃迟，出紫水者，险。

鹳口疽（锐疽）

盱江医学外科学论治

《外科真诠》（清·邹岳　撰）

【卷上】臀部/鹳口疽

鹳口疽一名锐疽，生于尻尾骨尖处。初肿形如鱼肚，色赤坚痛，溃破口若鹳嘴，属督脉经，由湿热凝结而成。此处生疽，虽是太阳膀胱之火毒起发于外，亦缘少阴之水气虚耗，不能制之于内。治宜大补肾水，加以托里之药，庶几有瘳。至于气恼色欲，尤宜戒绝，苟一犯之，轻则成漏，重则丧亡。初宜内服制火润尻汤，外用乌龙膏敷。脓已成者，宜服托里散，溃后用浮海散盖膏。若失治久而不敛者，宜服先天大造丸，外用八宝珍珠散。

制火润尻汤：熟地五钱、元参三钱、银花一两、苦参二钱、丹皮一钱、川贝一钱、茯苓三钱、乳香七分、没药七分、甘草一钱。

先天大造丸：人参、白术、当归、茯苓、菟丝、枸杞、黄精、牛膝各二钱，故芷、碎补、巴戟、远志各一两，木香、青盐各五钱，丁香三钱，熟地四两，仙茅、首乌各二两，大云三两，河车一具（焙）。研末，蜜丸如梧桐子大，每服七十九，温酒送下。

涌泉疽(坐马痈)

盱江医学外科学论治

《外科真诠》（清·邹岳 撰）

【卷上】臀部/涌泉疽

涌泉疽生尻骨之前长强穴,属督脉经首穴,初肿坚疼痛,状如伏鼠。少壮得此可愈,老年气衰弱者,多成冷漏难瘥。坐马痈生于尻尾骨嵴上,属督脉经。高肿溃速,脓稠者,顺,漫肿溃迟,出紫水者,险。二证俱宜按鹳口疽治法(编者按:初宜内服制火润尻汤,外用乌龙膏敷。脓已成者,宜服托里散,溃后用浮海散盖膏)。

九、膝部疽

（疣疽、下石疽）

疣疽生于膝盖,肿大如痈,其色不变,寒热往来。初起内服加减活命饮加牛膝,外敷乌龙膏,继后宜用加味肾气丸治之。下石疽生于膝间,无论膝盖及左右俱可以生,坚硬如石,牵筋疼痛,肿如鸡卵,皮色不变,并无焮热,难消难溃难敛。由肾虚寒邪深袭,致令血瘀结而成,内外治法可参考中石疽。

疣疽

盱江医学外科学论治

《外科真诠》（清·邹岳 撰）

【卷上】膝部/疣疽

疣疽亦生于膝盖,肿大如痈,其色不变,寒热往来。初起内服加减活命饮加牛膝,外敷乌龙膏,继后宜用加味肾气丸治之。此症宣软为顺,坚硬如石者为逆,两膝并生者,败症。

加味肾气丸:熟地、茯苓、淮山、枣皮、丹皮、泽泻、附片、肉桂、车前、怀牛膝。

下石疽

旴江医学外科学论治

《外科真诠》(清·邹岳 撰)

【卷上】膝部/下石疽

下石疽生于膝间,无论膝盖及左右俱可以生,坚硬如石,牵筋疼痛,肿如鸡卵,皮色不变,并无焮热,难消难溃难敛。由肾虚寒邪深袭,致令血瘀结而成。内外治法,俱与中石疽参考(编者按:由寒气瘀血凝结而生者,宜内服没药丸。由肾虚风湿凝结而生者,宜内服归化汤。外用鲜商陆捣烂贴于患上。溃后宜用八宝珍珠散合浮海散盖膏,内服托里散)。但此症肿溃俱凉,若能凉化为热,且诸善症者始吉,否则难痊。

十、足部疽

(附阴疽、内外踝疽、穿踝疽、足跟疽、筋疽、穿板疽、敦疽、瘑疽)

足部疽包括生于踝部的附阴疽、内外踝疽、穿踝疽,生于足跟部的足跟疽、筋疽,生于足心的穿板疽,生于足指部的敦疽、瘑疽等。

附阴疽生于内踝骨之上三寸,初如红栗,疼痛日增,坚硬赤肿,渐如鸡卵,系三阴交会湿热积聚而成。内踝疽生足踝近腕之处,属三阴经,初起坚硬漫肿,皮色不变,时时隐痛,难于行立,由寒湿下注,血凝气滞而成。前者湿热,初起宜内服五神汤,外敷冲和膏;后者寒湿,初起宜内服五苓散加公英、银花、甘草,外用消毒散捣石螺敷。另有外踝疽属三阳经,病因病机、临床表现与内踝疽同,治法亦同。

足跟疽生于足跟,俗名脚挛根,由脏腑积热、汗出涉水、远行伤筋而成。初肿红紫疼痛,溃破脓水淋漓,状如兔咬,属太阳膀胱经,穴名申脉,即阳跷脉发源之所,又系肾经所过之路。疮口久溃不合,阳跷脉气不能冲发,肾气由此漏泄,以致患者益虚。初宜外敷冲和膏,内服加减活命饮加牛膝,溃后外擦轻乳散,内服补中益气汤、六味地黄汤。筋疽生于足后跟膀胱经昆仑穴,初起三五日皮如虫蚀,过一年有虫内食其骨,骨粗脓多,时节落虫,如筋头黄赤色,经年不愈,名曰瘘漏,久则足堕。

附阴疽

旴江医学外科学论治

《外科真诠》（清·邹岳 撰）

【卷上】胫部/附阴疽

附阴疽生于内踝骨之上三寸，初如红粟，疼痛日增，坚硬赤肿，渐如鸡卵，系三阴交会湿热积聚而成。但三阴交系纯阴之穴，收敛迟缓，调养不可不慎，可照接骨发治法（编者按：初起宜内服五神汤，外敷冲和膏。溃后宜用浮海散盖膏，内服泽兰饮加牛膝治之），若日久不愈者，宜内服补中益气汤加鹿茸治之。穿踝疽先从内踝骨发起，串及外踝，致令内外通肿。有头者为阳，闷肿无头者为阴，宜参内外踝疽治法。

内踝疽、外踝疽、穿踝疽

旴江医学外科学论治

《外科真诠》（清·邹岳 撰）

【卷上】胫部/内踝疽、外踝疽

内、外踝疽生足踝近腕之处，内属三阴经，外属三阳经，俱由寒湿下注，血凝气滞而成。初起坚硬漫肿，皮色不变，时时隐痛，难于行立者，宜内服五苓散加公英、银花、甘草，外用消毒散捣石螺敷，次服加味三星汤，溃后外用太极黑铅膏刷。若日久不愈，宜内服补中益气汤，外用八宝珍珠散，方能收功。此症发内踝者更重，发外踝者稍轻。

【卷上】胫部/穿踝疽

穿踝疽先从内踝骨发起，串及外踝，致令内外通肿。有头者为阳，闷肿无头者为阴，宜参内外踝疽治法。若溃出清水，投方不应，缠绵日久者，必成废疾，难治。

足跟疽（脚挛根）

旴江医学外科学论治

《外科真诠》（清·邹岳 撰）

【卷上】足部/足跟疽

足跟疽生足跟，俗名脚挛根，由脏腑积热，汗出涉水，远行伤筋而成。初肿红紫疼痛，溃破脓水淋漓，状如兔咬，属太阳膀胱经，穴名申脉，即阳跷脉发源之所，又系肾经所过之路。疮口久溃不合，阳跷脉气不能冲发，肾气由此漏泄，以致患者益虚。初宜外敷冲和膏，内服加减活命饮加牛膝。溃后外擦轻乳散，内服补中益气汤、六味地黄汤，随宜酌用。

筋疽

盱江医学外科学论治

《外科真诠》（清·邹岳 撰）

【卷上】足部/筋疽

筋疽生于足后跟膀胱经昆仑穴。初起三五日皮如虫蚀，过一年有虫内食其骨，骨粗脓多，时节落虫，如筋头黄赤色，经年不愈，名曰痿漏，久则足堕。宜急治，可参脱疽治法（编者按：初起内服顾步汤，外用大粟米煮饭，拌芙蓉叶、菊花叶各五钱贴之。不痛者，宜先用阳燧锭灸之，日后调理，补中益气汤、六味地黄汤随宜酌用）。

穿板疽（穿板龟）

盱江医学外科学论治

《外科真诠》（清·邹岳 撰）

【卷上】足部/穿板疽

穿板疽生于足心涌泉穴，属少阴肾经虚损，湿热下注而成。初起高肿焮痛者，属阳易治，内服加减消毒散加牛膝，外用酒酿糟捣生首乌末敷。溃后外用乌云散盖膏，内服六味地黄汤调理。若坚硬微痛，皮色不变者，属阴难治，宜内服加减活命饮加牛膝一钱，木瓜一钱，胡巴三钱，外用玉龙膏敷。溃后宜用桂附地黄汤加鹿茸调理，外用浮海散盖膏。若焮肿有痒者，系穿板龟，宜内服荆防败毒散，外敷羊蘼散。溃后外用冰翠散盖膏，每日先用铁凉伞二两煎汁冲洗，后用泽兰饮加牛膝调理。铁凉伞是治龟毒最要草药。

敦疽

盱江医学外科学论治

《外科真诠》（清·邹岳 撰）

【卷上】足部/敦疽

敦疽生于足指，由肝虚血燥，肾虚精竭，更兼湿热壅盛而成。初起黄粟小疱，痛如汤泼火燃，其色红活，肿无黑晕，溃破有脓，腐无败色，虽属血脉未死之候,亦由脏腑发出之毒,未可轻视。初宜内服五神汤加白菊、甘草,外用大粟饭捣芙蓉叶、菊花叶贴之,后用归芍八味汤调理。此症初、终,禁用灸法。

痨疽

盱江医学外科学论治

《外科真诠》(清·邹岳 撰)

【卷上】足部/痨疽

痨疽生于足小指后,跌京骨、金门二穴,属太阳膀胱经,可照足跟疽治法(编者按:初宜外敷冲和膏,内服加减活命饮加牛膝。溃后外擦轻乳散,内服补中益气汤、六味地黄汤,随宜酌用)。

十一、甲疽

(甲疽、代指)

甲疽,《外科精要》记载"或因剔甲伤肌,或因甲长侵肉,遂成疮肿痛,复缘窄靴研损,四边肿掀,黄水出,浸淫相染,五指俱烂,渐渐引上脚跌,泡浆四边起,如火烧疮,日夜倍增",《医学入门》记载甲疽"乃毒气攻于手足指,胬肉裹上,指甲疼痛出血,疮中有虫。或因剔甲伤肌;或因甲长侵肌,遂成肿痛"。二者对甲疽的病因病机和临床表现均有较为详细的阐述,并提出了用绿矾进行治疗的方法,后世各家均承此说。

代指,指头先肿,焮热掣痛,然后于爪甲边结脓,甚者爪甲俱脱。《医学入门》记载有用乌梅治疗的方法,《外科百效全书》《外科真诠》等均有此记录。

盱江医学外科学论治

《外科精要》(宋·陈自明 撰)

【卷下】甲疽代指嵌甲方

崔氏治甲疽,或因剔甲伤肌,或因甲长侵肉,遂成疮肿痛,复缘窄靴研损,四边肿焮,黄水出,浸淫相染,五指俱烂,渐渐引上脚跌,泡浆四边起,如火烧疮,日夜倍增,医方所不能疗者:绿矾五两,形色似朴硝而绿色,置于铁板上,聚炭封之,囊袋吹令火炽,其矾即沸流出,色赤如熔金汁者,真也,候沸定汁尽,去火,待冷取出,研为末,色赤如黄丹,收之,先以盐汤洗疮,帛挹干,用此末敷之愈。

《梅师方》治甲疽：石胆一两，火上烧令烟尽，细研为末，敷疮上，不过四五度立差。

《灵苑方》治甲疽胬肉，裹甲脓血，疼痛不瘥：凡此疾须别去肉中甲，不治亦愈，或已成疮，不瘥宜用此方。乳香研细，胆子矾烧研，上等分敷之，肉消而愈。

《胜金方》治甲疽胬肉，脓血疼痛不瘥：牡蛎头厚处，生研为末，每服二钱，研靛花酒调下。如痛盛已溃者，以此末敷之，更一日三服。

《圣惠方》治代指：芒硝煎汤淋渍愈。

华佗治嵌甲累效方：硇砂、乳香并研，各一钱重，腻粉半钱重，橄榄核三钱，烧存性 黄丹一字。上为末，以生麻油调，先以盐汤洗净挹干，敷之两上，效。

《世医得效方》（元·危亦林 撰）

【卷第十九 疮肿科】诸疮

甲疽疮，绿矾散：绿矾半两（炒熟）、芦荟一钱半、麝一字，上研如粉，以绢袋盛药，纳指于袋中，线扎定，瘥为度。

《医学入门》（明·李梴 撰）

【卷五 外科】甲疽、代指

甲疽，乃毒气攻于手足指，胬肉裹上，指甲疼痛出血，疮中有虫。或因别甲伤肌；或因甲长侵肌，遂成肿痛。俱用绿矾五两，置铁板上，以炭火封之，吹令火炽，其矾即溶，流出赤汁者是真。俟流汁尽，去火待冷，取为末，色似黄丹收之。先以盐汤洗拭，后用绿矾为君，入乳香少许敷之。重者用绿矾五钱，芦荟一钱半，麝香一字，为末，以绢袋盛药，纳所患指于袋中，线扎定，以瘥为度。

代指，指头先肿，嫩热掣痛，然后于爪甲边结脓，甚者爪甲俱脱。先用芒硝煎汤淋洗，然后用乌梅核中仁为末，米醋调成膏，入指渍之自愈，或用猪脂和蚯蚓捣烂，敷之。

《外科百效全书》（明·龚居中 撰）

【卷之四】手足部/甲疽

甲疽之症，乃毒气攻于手足指，胬肉裹上指甲，疼痛出血，疮中有虫。或因剔甲伤肌，或因甲长侵肌，遂成肿痛。

上症俱用绿矾五两，置铁板上，以炭火烘之，吹令火炽，其矾即溶，流出赤汁者是真。俟流汁尽，去火待冷，取为末，色似黄丹，收之。先以盐汤洗，拭后用绿矾为君，入麝香少许敷之。重者用绿矾五钱，芦荟一钱半，麝香一字，为末，以绢袋盛药，纳所患指于袋中，线扎定，以瘥为度。

【卷之四】手足部/代指

指头先肿，焮热掣痛，然后于爪甲边结脓，甚者爪甲俱脱。治宜先用芒硝煎汤淋洗，然后用乌梅核中仁为末，米醋调成膏入指，溃之自愈。或用猪脂和蚯蚓捣烂敷之。

《外科真诠》（清·邹岳 撰）

【卷上】足部/甲疽

甲疽生足指甲旁，胬肉高突，多因剔甲伤肉，或穿窄小靴鞋逼烂所致。时流黄水，疼痛难忍。宜用盐汤洗净，搭以乌倍散，或用油调浮海散搭之。

乌倍散：草乌五钱 白芷一两 龙骨一钱五分 文蛤四两。先将三味捶碎，入文蛤同炒焦；只用文蛤，研细，香油调刷。

【卷上】手部/代指

代指生于手指甲身内，由经脉血热凝结而成。初起肿痛，用醋捣乌梅内敷即消，或用醋捣茶菇末敷亦可。若内脓已透者，可用针刺之，挤去黄白脓浆，用膏盖之，避风水数日自愈。

附：有头疽医案

脑疽

一武职患脑疽，内溃热渴，头面肿胀如斗，胸背色焮如涂丹，烦热便秘，此表里俱实，若非苦寒之剂，内疏外泄不救。遂针周项出脓，及用清凉饮一剂，内大黄用五钱，再用消毒散而愈。(《外科精要》疗发背痈疽灸法用药)

一妇人患头项俱肿，痛不可当，发热作渴，喜冷。内服清热，外敷寒凉，色黯不焮，胸中气噎，此阳气虚寒。彼泥素有痰火，不受温补。余用参、芪各五钱，姜、桂各二钱，一剂肿顿起而溃，又用大补药而愈。凡疮疽肿高痛甚，烦渴饮冷，此病气元气俱有余，宜用清热消毒散、仙方活命饮为主。若肿高痛甚，口干饮热，此病气有余，元气不足，宜用托里消毒散、参芪四补散为主。若漫肿微痛，食少体倦，此病气元气俱不足，宜用六君、补中二汤壮其脾胃，则未成者消，已成者溃，已溃者敛矣。（《外科精要》脑疽灸法第十）

儒者胡本中之内，冬患之，肿痛热渴，脉洪数实，用清热消毒之药，溃脓而愈。次年三月，其舌肿大，遍身患紫疔如葡萄，不计其数，手足尤多，各刺出黑血，此脾胃受毒。先服夺命丹七粒，出臭汗，疮热益甚，便秘。二日，与大黄、芩、连各三钱，升麻、白芷、山栀、薄荷、连翘各二钱，生甘草一钱，水煎三五沸服之，大小便出臭血甚多，下体稍退。乃磨入犀角汁再服，舌本及齿缝出臭血，诸毒顿消，更用犀角地黄汤而愈。（《外科精要》脑疽灸法第十）

一老年孀妇患对口痈，初起右边发粟米子一颗，渐次坚硬木肿，寒热昏沉。请人医治，愈加疼痛，面目皆红肿，其毒状若狗咬，横直烂开数寸。余外用青黛散盖膏，周围敷乌龙膏以退其红肿，内服三星汤加玄参二剂，面颈皆消，疼痛亦止，只是唇面色赤，时发昏晕。后用生黄连八钱煎汤，当午时服之即愈。其毒腐尚未退尽，仍外用青黛散盖膏，内服乌蒂散加茯苓补脾等药数剂，腐去脓干，只是毒口消大，未能收束。复用红粉丹吹上盖膏，膏上用棉花绒铺之，用巾缚紧，日夜谨慎，勿致脱落，数日合口收功而愈。此妇因过食鸡肉，燥其肝火，以致毒火上攻，必用黄连泻其火毒，方能有效。（《外科真诠》引胡俊心医案）

一老妇冬月患对口疔，初起亦如前症，只有痒，医者用五虎丹掺止，渐见脑背腐烂，面目浮肿，口内发泡而干苦，皆由丹之过也。余用龙胆泻肝汤加茄蒂七个煎服，十四剂肿消痛住，后用乌蒂散合逍遥散数服之而愈。（《外科真诠》引胡俊心医案）

一老妇患正对口龟，初起皮色木红不肿，内里作痒作痛，寒热往来。余先用独蒜灸之，内服连翘一钱，党参二钱，红花七分，归尾四钱，石苇二个，桃仁七粒，防风七分，荆芥五分，生姜一片，服二剂，寒热消除。复用熟地、鹿胶补阴等药而愈。此妇因暑月困卧湿地，湿气侵肤，而发此症。必先用祛风散寒，兼去膀胱湿热药服之，但此妇血分亏损，后必用补阴药方能收功。（《外科真诠》引胡俊心医案）

一小和尚暑月患偏对口毒，红肿焮痛，寒热往来。余外用苦荠菜捣酒酿

敷之,内服参苏饮二剂,内消痊愈。此乃纯阳之症,兼年小知识未开。故内外消散即愈。(《外科真诠》引胡俊心医案)

一少年患偏脑疽,请内科诊视,用芪术竣补之剂,疼痛愈甚,颈项坚硬而歪,毒口开而无脓。余用生地四两,赤芍二两,前胡六钱,银花八两,甘草一钱,煎服四剂,脓出如泉,毒口内空如坑,即用乌云散盖膏。复用玄参四两,银花二两,香附一钱,鹿茸钱半,生芪一钱,甘草一钱,煎服四剂,痊愈。此毒被医者过用芪术,将毒锢蔽,毒火愈炽,必先用生地、赤芍等解其毒火,方能奏效。此毒本是膀胱积热湿毒上壅,然多生于肾水亏损之人,后必用玄参、鹿茸滋其肾水,方能收功。(《外科真诠》引胡俊心医案)

一少年酒徒,患偏脑疽,被医者用芪、术、附子峻补其毒,疼痛如锥,毒口外如盖样。余用干葛三钱,前胡钱半,槐米二钱,银花八两,当归三两,羌活一钱,生芪一钱,甘草一钱,煎服六剂,疼痛遂愈,只是时发头眩。后服阳和汤四剂,盖膏痊愈。(《外科真诠》引胡俊心医案)

后项疽

一童子边发上患一疽,乃后项穴,初起寒热交作,头昏扑地,半日方醒。请内科诊治,作疟疾症,毒不见好,面色愈见萎黄,饮食日减。余用当归四两,鹿茸一两,川芎一钱,前胡一钱,羌活一钱半,陈皮七分,香附一钱,连服八剂,外盖膏药而愈。此子之病乃因母死无依,衣食寒暖,未能调摄所致,所用之药必疏解调理,方能有效。(《外科真诠》引胡俊心医案)

一妇人初患伤寒,咽喉稍痛,不药自愈。忽于脑后肿起一块,医用冲和膏描酒酿、葱白敷后,用白降丹点上,将此妇人脾胃肺三经风热提上,骤时间妇人面目赤肿焮热,痰迷不醒。余先用生姜捣汁冲服,徐用麻黄八两,荆芥四两,生半夏一两,用瓦罐炊水,将妇人垂面熏气,刻时妇人醒,觉面上发痒,不肯放落,连熏三次,赤肿俱消。后服竹叶石膏汤一剂,以清肺胃二经之热,徐用当归四两,银花八两,赤芍六钱,前胡一两,香附一钱,法夏三钱,人中黄三钱,连服三剂,病症因除,毒气亦消,后服温补药数剂而愈。(《外科真诠》引胡俊心医案)

百会疽

一童子患百会疽,请医两载,终未得症。余用玄参二两,鹿茸一两,银花

六钱,云苓五钱,炙草一钱,连服九剂,外用横五云线盖膏而愈。(《外科真诠》引胡俊心医案)

锐毒

一童子患锐毒,初起渐肿坚硬,寒热往来。请内科诊视,作伤寒痰毒治,用前胡、银花、花粉、连翘等药,愈加疼痛,兼有干呕,饮食莫进。余外用乌龙膏刷以散其红肿,内服当归一钱,川芎五分,白芍一钱半,云苓一钱,香附一钱,银花四钱,鹿胶二钱,熟地三钱,煨姜一片,煎服七剂,外用五云盖膏而愈。(《外科真诠》引胡俊心医案)

胸发疽

一壮年胸前患疽,初起咳嗽,乳房高肿,身重嗜卧,饮食少进,请内科治,作肺痈症不效。复请外科,内服芪术峻补之剂,外用开口药,不唯无效,反加潮烦,腰不能伸,于期门穴忽发一口,乳房上又发一口,脓如涌泉不止,加用生肌散,复于左侧更发数口,于肾经穴道上忽现一筋粗如筋头。余用阿胶八钱,鹿胶一两,银花四钱,香附五分,白芍三钱,茯苓一两,甘草五分,桂圆廿枚,煎服四剂,潮烦尽退,精神稍好。后换单加续断一两,杜仲六钱,上桂五分,枸杞三钱,去香附,鹿胶换鹿茸,连服数十剂,毒口渐干,身体清健。此毒发于肝肾二经,因酒色过度所致,外面毒口不须用药,一用则不唯本毒无效,反令好肉受伤,只须调理营气,毒尽肌生,或口嚼天员肉贴,或用多年毡帽贴亦可。(《外科真诠》引胡俊心医案)

背疽

宪副陈鲁山,居官勤苦,劳伤元气,背患疽,漫肿,中央色黯,四畔微赤微痛,脉浮大,按之微细,左寸短而右寸若无。十余日,肿未全起。此病气元气虚寒,朝用参、芪、姜、桂、归、术、陈皮、半夏、炙草,温补其阳,夕用加减八味丸滋其肝肾,各四剂而腐溃。但脓水清稀,盗汗自汗,内热晡热,脉浮而数,改用八珍汤。复发热,而夜阳举,此肾虚而火动,仍用加减八味丸料煎服而安。又因怒动肝火,疮出鲜血二盏许,左关弦数,右关弦弱。此肝木侮脾,以致肝不能藏血,脾不能统血,用十全大补兼前药各二剂而血止。再用前药,调理而痊。(《外科精要》疗发背痈疽灸法用药)

节推王器之,背患疽,疮头如黍,焮痛背重,脉沉而实,此毒在内。服黄连

内汤二剂少退,更与仙方活命饮而愈。(《外科精要》疗发背痈疽灸法用药)

一儒者患背疽,肿焮痛甚,此热毒蕴结而炽盛。用隔蒜灸而痛止,服仙方活命饮而肿消,更与托里药而溃愈。(《外科精要》疗发背痈疽灸法用药)

一男子,背患疽,腐肉虽溃而新肉不生,此毒气解而脾胃之气虚也。用六君子加芎、归、五味、黄芪,渐愈,用十全大补汤全愈。(《外科精要》疗发背痈疽灸法用药)

一男子,背患疽,肉腐脓清,肌肉不生,此邪去而气血俱虚也。用十全大补汤,月余而敛。(《外科精要》疗发背痈疽灸法用药)

一男子,背患疽,肿痛,赤晕尺余,背如负石。其势当峻攻,其脉又不宜。遂砭赤处,出紫血碗许,肿痛顿退。更用神功散及仙方活命饮二剂,疮口及砭处出血水而消。(《外科精要》疗发背痈疽灸法用药)

儒者周在鲁,怀抱久郁,背脊患疽,肝脉弦洪,脾脉浮大,按之微细。以补中益气加桔梗、贝母,少用银花、白芷,二剂,肝脉顿退,脾脉顿复。乃以活命饮二剂,脓溃肿消,肝脉仍弦。此毒虽去,而胃气复伤。仍用前汤加半夏、茯苓而愈。用银花、白芷,非为治疮,乃解患者之疑耳。(《外科精要》疗发背痈疽灸法用药)

秋官高竹真,患背疽,色黯坚硬,重如负石,神思昏愦可畏。其亲廷评郑沙村请同往治。郑云:竹真先任湖广某县时,以某河涉险不便,竹真为整治有功。其民为立生祠,凡渡河者,无不祷祭。竹真患此,悉疑立祠致祟。余曰:不然,病因元气虚寒,积毒炽盛所致。遂以杵蒜摊患处,用钱大艾炷灸二十余壮,尚不知。乃摊蒜补艾灸,亦不知。乃着肉灸,良久方知。再灸方痛,内服参附大补之剂而起。(《外科精要》灸法要论)

通府张廷仪,背患疽,作呕焮痛,大便秘结,口干作渴,此内蕴热毒。用竹叶石膏汤二剂,诸症顿退。用托里消毒散,四畔肿消。用仙方活命饮,疮亦寻愈。(《外科精要》痈疽既灸服药护脏腑论)

御医王介之室,背疽不起发,不焮赤,泄泻欲呕,饮食少思,手足厥冷,脉息如无,此阳气虚寒。用大补之剂,加附子二钱、姜、桂各一钱,不应。附子加至三钱,二剂,泄泻愈甚。又以附子一枚,姜、桂各三钱,参、芪、归、术各五钱,作一剂,腹内始热,呕吐始止,手足始温,脉息始复。仍用大补加姜、附,四剂乃溃,三十剂得愈。六年后,仍殁虚寒之症。(《外科精要》形症逆顺务在先明)

　　大尹陈国信,素阴虚,背患疽。用参、芪大补而不敛,内热发热,舌燥唇裂,小便频数,口干饮汤,呕吐泻利,耳闭目盲,仰首眩晕,脉浮大而数。余曰:疮口不敛,脾土败也。舌燥唇裂,肾水枯也。小便频数,肺气衰也。内热发热,虚火上炎也。口干饮汤,真寒之象也。呕吐泻利,真火衰败也。耳闭目盲,肝木枯败也。仰首眩晕,肾气绝也。辞不治,后果殁。(《外科精要》形症逆顺务在先明)

　　儒者顾大有,年几六旬,仲冬背疽初起入房,患处黑死五寸许,黯晕尺余,漫肿坚硬,背如负石,发热作渴,小便频数,两耳重听,扬手露体,神思昏愦,脉沉而细,右手为甚,便秘二十七日,计进饮食百余碗,腹内如常。众欲通之,余曰:所喜者此耳,急用大剂六君加姜、附、肉桂,三剂疮始焮痛。自后空心用前药,午后以六味丸加参、芪、归、术五剂,复用活命饮二剂,针出黑血甚多,瘀脓少许,背即轻软。仍用前药,便亦通利。余他往四日,神思复昏,疮仍黑陷,脓水淋漓,饮食不进,急以归、术各一两,炮附子五钱,姜、桂各三钱服之,即索饮食,并鸭子二枚,自后日进前药二剂,肉腐脓溃而愈。锦衣傅允承母,年逾七十,腰生一瘰,作痒异常,脉浮数而反恶寒。余曰:此疮疽之症也,未溃而先弱,何以收敛,况大便不通,则其气已竭,治之无功。其子恳请,不得已,用六君加藿香、神曲,数剂,饮食渐进,大便始通。更用峻补之剂,溃而脓清,作渴,再用参、芪、当归、麦门、五味、熟地而渴止。允承喜曰:吾母可无虞矣! 余曰:尚难收敛,先日之言也。彼疑,遂速他医,卒致不起。(《外科精要》用药温凉须防秘泄论)

　　太守朱阳山之内,年五十二,四月四日,背当心生疽如粟,三日渐大,根盘五寸许,不肿痛,不寒热,脉微而沉。余曰:实则痛,虚则痒,不发不治,溃而不敛亦不治。乃与大补阳气之剂,色白而黯,疮势如故,神疲食减,小便淋涩。乃与大补气血,加姜、桂二剂,疮亦不起。十五日涉怒呕泻并作,复与大补药一剂,疮仍不起,留前药二剂,昏愦不服。或劝之,省悟,依方连进七剂,十六日疮起而溃,色红而淡。十九日与大补二十余剂,后因劳自汗,口干舌强,太阳发际、脑顶俱胀,此血气俱虚,肝胆火上炎,用补中益气加山栀、芍药,顿愈。但内热少睡,手足发热,不时霍热,用逍遥散加山栀,热退,复用归脾汤,疮亦愈。计疮发及敛,凡四十二日,未尝一用攻疮之药。(《外科精要》体察爱护论)

　　江阴举人陈鸣岐,寓京患背疽,用大补之剂而愈。翌日欲回,先期设席作谢,对谈如常。是晚得家信,大拂其意,恼怒发热作渴,食梨子少许,至夜连泻数次,早促余视,脉已脱矣,竟至不起。夫梨者,利也,利下行之物,凡脾胃虚寒,产妇金疮者,皆当忌之。(《外科精要》体察爱护论)

金宪申天益兄,背患疽,脉沉而实,肿硬木闷,大便秘结,此毒蓄于内。用大黄、白芷,名万全散,一服,去瘀血,疮顿消。(《外科精要》论医者更易良方)

缓疽

一壮年患缓疽,初起寒热往来,少腹一块坚硬,痒而不痛,请人医治用草药敷吃,渐至饮食不思,面白身瘦,便肿腹痛,寝不能伸。余用阳和汤,鹿胶二两,熟地一两,麻黄三钱,上桂一钱,姜炭一钱,芥子三钱,银花二两,连服八剂,脓溃肿消。后用黄芪、鹿茸、续断、寄奴、蛇床、附子、茯神、甘草制服丸药,一单而愈。(《外科真诠》引胡俊心医案)

第六节　无头疽

无头疽是多种发生于骨骼与关节间的化脓性疾病的统称,其特点是漫肿、皮色不变、疼痛彻骨,难消、难溃、难敛,发于骨者多损骨,发于关节者常致畸形。相当于西医的化脓性骨髓炎、化脓性关节炎。

一、附骨疽

关于附骨疽的病因及临床表现,《寿世保元》引述丹溪曰:附骨疽者,皆因久食厚味及劳役,与酒后涉水得此,阳滞于阴之症也。《外科百效全书》认为附骨疽症,内痛如锥,外肉不红肿突,多因冷露所侵,或湿热痰火所致也。《外科真诠》认为,生于大腿外侧为附骨疽,属足三阳经;生于大腿里侧为咬骨疽,属足三阴经,由体虚之人露卧风冷,浴后乘凉,寒湿侵袭,或房欲之后盖覆单薄,寒邪乘虚入里,遂成斯疾。初觉寒热往来,如同感冒风邪,徐后筋骨疼痛,不热不红,甚则痛如锥刺,不能屈伸,动转经久,阴极生阳,寒郁为热,热甚腐肉为脓,外形肿胖无头,皮色如常,渐透红亮一点,内脓已成。在治疗方面,《医学入门》记载有:"附疽初起,宜青皮、甘草节二味煎服,以行其气,或灸熨患处。若脓已成,即用火针,使毒不得内溃。若附骨疽漫肿光色者,用蜂房、蛇蜕、头发灰各等分为末酒调服;或神应膏为丸温酒下,外仍贴之。已溃者,用平肌散,或狗头骨烧烟熏之"。《外科真诠》也记载了附骨疽的详细方药"初起寒热往来,觉痛时轻者,内服五苓散加寄生、续断,重者内服五积散加牛膝,外用隔山雷火神针针之,或外用五虎追毒丹盖膏亦可,自能渐渐消散。倘日久内脓已成者,加味四妙汤、阳和汤,随宜酌用。溃后用托里散服之,外用乌去散盖膏"。其他如《世医得效方》记载了治疗附骨疽久不愈合的有效方药,如蟾蜍膏、黑鲫膏、赤术圆等。《寿世保元》也记载了内托黄芪汤、黄连消毒饮、珍珠象牙膏、三生散等方剂,并记录了用刀拔去附骨的外科方法。此外,《医学六要》还记载了早期预防附骨疽发生的处理方法,"丹溪曰:环跳穴痛不已,防生附骨痈。方以苍术佐黄柏之辛,行以青皮,冬加桂枝,夏加黄芩,体虚者加杜仲、牛膝,以甘草为使,大料煎,入酒。深者,恐术、柏、桂等发不动,以少麻黄一二贴。又不动者恐痈将成,撅地成坑,以火煅赤,沃以小便,令患者赤体坐其上,以被席围抱下体,使热蒸腠理间,血气畅而愈。"《寿世保元》《医学入门》《外科百效全书》等均承此说。

旴江医学外科学论治

《世医得效方》(元·危亦林 撰)

【卷第十九 疮肿科】附骨疽

治附骨疽久不瘥,脓汁败坏,或骨从疮孔出。

蟾蜍膏:大虾蟆(一枚)、乱发(一握,如鸡子大)、猪脂油(四两),上以猪脂油煎前项药,滤去滓,凝如膏,贴之。凡贴,先以桑白皮、乌豆煎汤淋洗,拭干,煅龙骨为粉掺疮口四畔,令易收敛,却用贴之。

黑鲫膏,治附骨疽未破已破,或脓出不尽者。上用黑色鲫鱼一个,去肠,入白盐令腹满,用线缚定。用水一盏,铜石器中煮,水尽,干焦为末,用猪油调敷。已破者干掺,少痛勿怪。

赤术圆,治附骨疽脓汁淋漓,久而不瘥。已破未破皆可用。赤术(一斤,泔浸去油,用川椒、葱白煮令黑色,焙干)、舶上茴香、破故纸(炒)、川楝子(剉,炒)、茯苓、土茴香、川白芷、桃仁(去皮尖,炒)各一两,上为末。老人加黑附子。炼蜜圆,梧桐子大。每服五十圆,温酒或盐汤吞下。

《万氏秘传外科心法》（明·万全 撰）

【卷之八】面图形十五症/脚拐毒

脚拐毒生于脚筋骨之上，因湿侵骨，风伤皮，或因刑挟棒所伤，或因物伤，经久不愈，亦成此毒。宜贴万灵膏，彻尽脓血，再以椒茶盐汤洗可愈。

《医学六要》（明·张三锡 撰）

【治法汇 五卷】痛风门/环跳穴痛

环跳穴痛，俗名胯眼。丹溪曰：环跳穴痛不已，防生附骨痈。方以苍术佐黄柏之辛，行以青皮，冬加桂枝，夏加黄芩，体虚者加杜仲、牛膝，以甘草为使，大料煎，入酒。深者，恐术、柏、桂等发不动，以少麻黄一二贴。又不动者恐痛将成，撅地成坑，以火煅赤，沃以小便赤体坐其上，以被席围抱下体，使热蒸腠理间，血气畅而愈。

【治法汇 五卷】脚气门/附骨疽

一环跳穴在胯眼及腿根彻痛不已，外皮如故，脉沉数，或滑，防生附骨疽。乃毒气附着于骨而成，人多误为湿热，及至服成，气血大亏，已不可救矣。不知鹤膝风与附骨疽，肾虚者多患之，因真气虚弱，邪气得以深袭。若真气壮实，邪气焉能为患？前人用附子者，以温补肾气，而又能行药势，散寒邪也。亦有体虚之人，秋夏露卧，为冷气所袭，寒热伏结，多成此症。不能转动，乍寒乍热而无汗，按之痛应骨者，是也。若经久不消，极阴生阳，寒化为热而溃也。若被贼风伤患处，不甚热而洒渐恶寒，不时汗出，熨之痛少止，须大防风汤及火龙膏治之。若失于早治，用寒凉必成废疾。或挛曲遍枯，或痿弱不起，或坚硬如石，或为石疽，日久始溃，皮肉俱腐，为缓疽。大抵下部道远，非桂、附不能下达药性。况肾主骨，而臀以下俱属肾，桂、附乃肾经药也。学者不可不知，详见《外科发挥》臀痛下。少壮酒客，痰火湿毒，盛而不得开，活络丹妙，不可拘泥引风入骨之说。

《寿世保元》（明·龚廷贤 撰）

【卷九 外科诸症】附骨疽

丹溪曰：附骨疽者，皆因久食厚味及劳役，与酒后涉水得此，阳滞于阴之症也。又曰：环跳空痛不止，生附骨疽，以苍术为君，佐以黄柏之辛，行以青皮，冬加桂枝，夏加条芩，体虚者加杜仲、牛膝，以生甘草为佐，作大料煎，入姜汁,食前饮之。痛甚者,恐前药十数剂发不动,少加麻黄一二剂。又不动者,恐疽将成,急掘地坑,以火煅坑通红,沃以小便,令患者赤体坐于坑中,以席或棉衣围抱下体,使热气熏蒸,腠理开,气血通畅而愈。

一论疮生腿外侧,或因寒湿,得附骨疽于足少阳经分,微侵足阳明经,坚硬漫肿,行步作痛,或不能行。

内托黄芪汤:柴胡、连翘、肉桂、大力子、黄芪、当归尾、黄柏、升麻、白芷、甘草(各八分),上锉。水酒各一盏,煎至一盏,食前温服。

一治附骨疽。

黄连消毒饮:黄连、羌活各一钱,黄柏、黄芩、藁本、防己、桔梗、归尾各五分,生地黄、知母、独活、防风、连翘各四分,黄芪、人参、甘草、陈皮各三分,苏木、泽泻各二分。上十九味,切作一剂,水煎服。

一论顽疮恶毒,年久不愈,以有附骨在内,先用贝母煎浓汤洗净,刮去腐肉,用刀拨去附骨,或用蜣螂脑子五六个,捣烂敷上,其骨即出。然后用人言五厘研细末,入黄铜灯盏内,用好醋一小盏,慢火熬干收起,过三日即生出铜绿来,研极细,用鸡翎蘸药末扫疮上,即痛出水,腐肉去净,然后用后药。

珍珠象牙膏:楚黄宾江传。珍珠(用豆腐一块切两片,将珠铺在内,两片合住缚定,入水煮三炷香为度,研细末,一钱)、象牙末(一钱)、天花粉(末,五分)、宫粉(末,一钱)、白蜡(一钱)、香油(五钱)。上共合一处,入碗内,重汤煮化,澄成膏,纸摊贴患处,神效。

一治诸疮大疼痛,不辨肉色,漫肿光色,名曰附骨痈。又治疮口久不合,酒调服。

三生散:露蜂房、蛇蜕、乱发(洗净各等分)。上三味,烧灰存性研末,酒调服一钱七分。

《医学入门》(明·李梴 撰)

【卷五 外科】附骨疽

内伤厚味及劳役与酒后乘凉浴水,邪入髀枢、环跳穴左右,积痰瘀血搏成,宜青草苍柏汤微汗。服此不愈,恐疽将成者,急掘地坑,用火烧红,沃以小便,令患者赤体坐其上,以被席围抱下截,使热气熏蒸,腠理开、气血畅而愈。

抑考附疽初起,宜青皮、甘草节二味煎服,以行其气,或灸熨患处。若脓已成,即用火针,使毒不得内溃;带生,用亦无妨,且不痛,又易敛口。附骨疽漫肿光色者,用蜂房、蛇蜕、头发灰各等分为末,每三钱,酒调服;或神应膏为丸,梧子大,每三十丸,温酒下,外仍贴之。已溃者,用平肌散,或狗头骨烧烟熏之。

《外科活人定本》(明·龚居中 撰)

【卷之二】图形十五症/脚拐毒

此症生于螺蛳骨之上,由湿热侵骨,风湿伤脾,故生斯毒。或因夹棍所伤,或因失跌所破,终久不愈而成此症。法宜万灵膏祛彻脓水,脓水将尽,用盐茶再洗,上生肌散,再用万灵膏贴之可愈。不然,脓血流根不息,而成跛烂矣。

一方,治螺蛳骨肿,痛不可忍者。外用生姜、葱白捣烂敷患处,内以当归、川芎、土乌药、木瓜、槟榔、海桐皮、秦艽、独活、中桂、苍术、威灵仙、黄柏叶、生姜煎服。

一方,治螺蛳骨因跌破成毒,红痛肿烂。用细茶嚼饼,将芝麻同嚼烂罨,如此二次,肉白将麻茶、百草霜煎水洗。

一方,治踝上穿一孔,约深半寸,至下半日疼痛异者,此湿毒注成漏也。用人中白或人中黄炙出水,滴入疮口,神效。

《外科百效全书》(明·龚居中 撰)

【卷之三】臀腿部/附骨疽(多病腿间)

附骨疽症,内痛如锥,外肉不红肿突,多因冷露所侵,或湿热痰火所致也。如此症初起,古方用青皮、甘草节煎服,或隔蒜如法大炷艾丸灸患处,仍以葱熨法熨之。若脓已成,即用火针,使毒不得内溃,带生用亦无妨,且不痛又易敛口,祖传用夺命散。

祖传用夺命散:人参五钱,木香一钱,当归一两,雄黄七分,乳香、没药各七分,益母草一两,朱砂八分,槟榔三钱二分。水搅面糊做饼,中央穿眼候干,香炉灰为衣,好热酒调服。久不治,用蜈蚣制过,入药内同煎服攻之。或外用黄鳅串根、韭菜、生姜捣烂敷患处,或将艾火灸,服热药鸡鱼溃脓,深针出脓,出脓如不愈,用纸蘸玉红丹透入,出水方好。

内伤厚味及劳役与酒后乘凉浴水,邪入髀枢、环跳穴,左右积痰瘀血转成,宜青草苍柏汤微汗,服此不愈,恐疽将成者,急掘地坑,用火烧红,沃以小便,令患者赤体坐其上,以被席围抱下截,使热气熏蒸腠理开,气血畅而愈。

《外科真诠》(清·邹岳 撰)

【卷上】股部/附骨疽、咬骨疽

附骨疽生于大腿外侧,属足三阳经;咬骨疽生于大腿里侧,属足三阴经。由体虚之人露卧风冷,浴后乘凉,寒湿侵袭,或房欲之后盖覆单薄,寒邪乘虚入里,遂成斯疾。初觉寒热往来,如同感冒风邪,徐后筋骨疼痛,不热不红,甚则痛如锥刺,不能屈伸,动转经久,阴极生阳,寒郁为热,热甚腐肉为脓,外形肿胖无头,皮色如常,渐透红亮一点,内脓已成。凡治此症,初起寒热往来,觉痛时轻者,内服五苓散加寄生、续断,重者内服五积散加牛膝,外用隔山雷火神针针之,或外用五虎追毒丹盖膏亦可,自能渐渐消散。倘日久内脓已成者,加味四妙汤、阳和汤,随宜酌用。溃后用托里散服之,外用乌云散盖膏。

附骨疽者,谓其毒气深沉附着于骨也,咬骨疽者,谓其疼痛难堪深入骨髓也。

二、其他无头疽

(多骨疽、股阳疽、环跳疽、股阴疽)

此处无头疽主要论述多骨疽、股阳疽、环跳疽、股阴疽等。

《外科百效全书》记载"夫多骨疽症,由疮久溃,气血不能营患处,久则腐烂骨脱出肉外",强调了多骨疽因疮疡久溃不敛,气血亏虚导致朽骨脱出的病机,治疗则以补脾胃、壮元气为主,内服八物汤加芪桂,外以附子饼灸,或葱熨法祛散寒邪,补接荣气。《外科真诠》记载多骨疽的朽骨乃"湿热凝结而成",或"因肾虚之人,生疮久溃,肿硬不退,口不收敛,外被寒邪袭入,与脓毒凝结,借人之气血,化成多骨者",虽然认为所脱出之骨为湿热或脓毒等凝结而成,但其治法"初起宜内服化骨生神丹,外用冰翠散盖膏,溃后宜服托里散"亦不离补益气血、温阳益肾的范围。

《外科真诠》记载股阳疽生于股外侧胯尖之后,其毒内搏骨节,脓深至骨,故漫肿不变色也;环跳疽生于胯骨节间之环跳穴,所以腰难屈伸,漫肿隐痛也。二症皆由风湿寒凝结而成,属少阳胆经。初起宜服黄狗下颏方,更刺委中穴出黑血,其腿即能转动。若漫肿大痛者,俱宜服黄芪内消汤,或大防风汤;若时时跳痛,内脓将溃,宜用托里散服之。溃后脓水清稀者,宜服峻补调理,外用乌云散盖膏。股阴疽生于股内合缝下,近阴囊之侧,属厥阴经,由七情不和、忧思愤郁凝结而成。生于左股内合缝折纹间的又名横痃疽。初起坚硬漫肿木痛,甚则痛引睾丸上及少腹,形长如蛤,一两月方能溃破。初起内服阳和汤,外敷玉龙膏。

多骨疽

旴江医学外科学论治

《外科百效全书》(明·龚居中 撰)

【卷之五】多骨疽

夫多骨疽症,由疮久溃,气血不能营患处,久则腐烂骨脱出肉外。治宜补脾胃,壮元气,以疰腮类八物汤加芪桂。外以附子饼灸,或葱熨法祛散寒邪,补接荣气,则骨自脱疮自敛。若有气亏者,其骨渐肿,荏苒岁月,溃脓出骨,亦当用葱熨法。若投以克法,则真气益虚,邪气益甚,鲜不有误。

《外科真诠》(清·邹岳 撰)

【卷上】股部/多骨疽

多骨疽生于大腿之中,疼痛高肿,溃后肉中生骨,以铁钳取出,已而又生,乃湿热凝结而成。初起宜内服化骨生神丹,外用冰翠散盖膏,溃后宜服托里散调理收功。此症老少皆生,亦有发于腮腭、见牙床、眼胞、颏下、手足等处,乃因肾虚之人,生疮久溃,肿硬不退,口不收敛,外被寒邪袭入,与脓毒凝结,借人之气血,化成多骨者。又有初生落草,身肉之中按之有如脆骨,由胎元受之,精血交错而致,迨其人长大后,必于脆骨所生之处,突然发肿,溃后多骨脱出,其口方收。有多骨出之不休者,名曰骨胀,难愈。以上二因,治法俱宜外用附子饼灸之,内用桂附地黄丸服之。若朽骨内含,或出臭脓,或出涎泡,宜用金蟾化管丸去其朽骨,其口始易敛也。

大防风汤:黄芪、人参、防风、白术、牛膝、杜仲、当归、熟地、白芍、川芎、附片、羌活、甘草、生姜。

生化汤:当归四钱、川芎二钱、炭姜一钱、桃仁七枚、甘草一钱,酒水各半煎。

化骨至神丹:茯苓一两、银花三两、牛膝五钱、车前一两、紫花地丁一两、白芍五钱、甘草一钱，水煎服四五剂。

桂附地黄丸，即六味地黄丸加附子、肉桂。

股阳疽、环跳疽

旴江医学外科学论治

《外科真诠》（清·邹岳 撰）

【卷上】股部/股阳疽、环跳疽

　　股阳疽生于股外侧胯尖之后，其毒内搏骨节，脓深至骨，故漫肿不变色也，环跳疽生胯骨节间之环跳穴，所以腰难屈伸，漫肿隐痛也。二症皆由风湿寒凝结而成，属少阳胆经。初起宜服黄狗下颏方，更刺委中穴出黑血，其腿即能转动。若漫肿大痛者，俱宜服黄芪内消汤，或大防风汤。若时时跳痛，内脓将溃，宜用托里散服之。溃后脓水清稀者，宜服峻补调理，外用乌云散盖膏。此处属动处，散难收口，易于生管，宜速治之。

　　黄狗下颏方：黄狗下颏连舌、皮毛劈下，入罐内盐泥封固，火煅净烟，存性取出，色黑如炭为度。豌豆粉、白蔹末，三味等分，研细和匀，每服五钱，温酒空心调下。外以此药香油调敷，服药后出臭汗、熟睡为准。

股阴疽

旴江医学外科学论治

《外科真诠》（清·邹岳 撰）

【卷上】股部/股阴疽

　　股阴疽生于股内合缝下，近阴囊之侧，属厥阴经。初起坚硬漫肿木痛，由七情不和，忧思愤郁凝结而成。困在阴经，起长溃脓，俱属迟缓，溃后尤见缠绵难愈。可照附骨、咬骨二疽治法。

【卷上】股部/横痃疽、阴疽

　　横痃疽生于左股内合缝折纹间，阴疽生于右股内合缝折纹间，属三阴经，由七情郁滞凝结而成。初起漫肿坚硬，时疼，甚则痛引睾丸上及少腹，形长如蛤，一两月方能溃破。初起内服阳和汤，外敷玉龙膏，即可渐渐消散。倘耽延失治，多致成漏。

附：无头疽医案

环跳疽

地官李孟卿，环跳穴患疽，内服外敷，皆败毒寒剂，因痛极刺之，脓瘀大泄，疮口开张，其色紫黯，右关脉浮大。此胃气复伤，不能荣于患处也。余以豆豉饼、六君子加藿香、砂仁、炮姜数剂，由是胃气醒而饮食渐进，患处暖而肌肉渐生，再以十全大补汤而愈。（《外科精要》论疮口冷涩难合）

一壮年患环跳疽，初起身寒壮热，腿骨疼痛，请内科诊视，作伤风寒症治，调理半载，忽于环跳穴燉痛，现一红晕。后请外科医治一年，毒口未愈，其足遂拐，逢寒疼痛。余用紫荆皮一斤，红米泔浸洗，炒焦研末，日服三钱，三日后加重服。外用三品一条药线插入，到七日毒内腐管尽退，拐亦稍好。复用黄狗下颏一具，内贯黑铅，火锻研末，每日酒调服数分，其拐渐次更好。后每日内服百效丸五分，外用轻乳阴阳散盖膏而愈。此症乃膀胱湿热所致，久后瘀血未清。先服紫荆皮末散其瘀血，外用三品一条枪，起其腐管，方能有效。百效丸，治一切大毒恶疮，无论已溃未溃皆效。草乌（酒浸半日，刮去皮切片，炒）、马钱（切薄片，炒黄色，筛去、毛净）、当归（酒拌，晒干炒）、麻黄（去根、节）、僵蚕（酒洗，炒）、山甲（炒，各一两），甘草（五钱）。共研细末，用葱熬汤，酒丸如芥子大，晒干收贮。高年者五六分，中年七八分，少年三分，孕妇忌服。用葱白汤送下，服后汗出，务须避风，否则手足坚硬，宜用甘草末调酒服解之。（《外科真诠》引胡俊心医案）

附骨疽

大尹都承庆，患附骨疽，内痛如锥，外色不变，势不可消。喜其未用寒剂，只因痛伤胃气，而不思饮食，用六君子汤治之，饮食少进。更以十全大补，二十余剂而脓成，针去。仍以大补汤倍用参、芪、归、术，加麦门、五味、远志、贝母，数服，脓渐止，而疮亦愈。按二症，盖因湿热滞于肉理，真气不能运化。其始治宜实脾土，和气血，隔蒜灸，而疽自消矣。（《外科精要》论疮口冷涩难合）

一男子先腿痛，后四肢皆痛，游走不定，至夜益甚。医用除湿败毒之剂，治之不应，延余诊治。察其六脉，举之则滑，按之则涩，此湿痰浊血之为患也。用二陈汤加羌活、苍术、桃仁、红花、川膝、草乌治之而愈，凡湿痰蕴血，流注关节作痛，必用辛温之剂开发腠理，流通隧道，使气行血和，方能奏效。（《外科

真诠》引吴锦堂先生医案）

一男子年卅余，素多劳碌，忽患环跳酸痛，数月后大股渐肿，医以活命饮二剂，未及奏效，而肿益甚。因慌张乱投，或清火，或解毒，遂致呕恶发热，饮食不进，求治于余。余用参芪内托散加炮姜服之，而呕止食进。其肿软熟，知其脓透，用针刺之，出脓不多，用十全大补汤服之，遂得大溃。溃者五六处腿肉尽去，只剩皮骨，足筋短缩，但可竖膝仰卧，毫不能动，动则痛极，自分必成废物。此后内服十全大补汤八十余剂，外用浮海散盖膏，然后腿肉渐生，筋舒如故，复成一精壮男子，此余得救本之功也。（《外科真诠》引吴锦堂先生医案）

一男子房后受寒，大腿无形作痛，至夜尤甚，不能动履，医以散寒除湿，消痰止痛药治之，疼痛益增，求治于余。诊其六脉细涩无力，此气血不足，外寒侵袭之症。用大防风汤二剂，疼痛顿减，又四剂，其疾全安。（《外科真诠》引吴锦堂先生医案）

一老人年七十，因寒湿地气，得附骨疽于左腿外侧，少阳胆经之分，微侵足阳明经分，阔六七寸，长一小尺，坚硬漫肿，不辨肉色皮泽，但行步作痛，以指按至骨内大痛。与此药一服即止，次日坚硬肿消而愈。黄连消毒饮：黄连、羌活各一钱，黄柏、黄芩、藁本、防己、桔梗、归尾各五分，生地黄、知母、独活、防风、连翘各四分，黄芪、人参、甘草、陈皮、苏木、泽泻各二分，上十九味，切作一剂，水煎服。（《寿世保元》）

第七节　流注

流注是发于肌肉深部的多发性脓肿，其特点是初起漫肿疼痛，皮色如常，好发于四肢、躯干肌肉丰厚处，常此处未愈他处又起。相当于西医的脓血症、髂窝脓肿。

盱江医学著作中，《医学入门》对流注的病因病机有较为详细的记载，认为其"皆原素有痰火"，后"或外感风寒""或内伤郁怒""或内伤房室""或内伤劳役、饮食搏动""或跌扑闪挫""或产后恶露未净"而成。其治疗提倡初起用葱熨法；实者，可用十六味流气饮、败毒散；虚者，可用二陈四物汤、托里益气汤、不换金正气散、六君子汤加芎、归，补中益气汤加木香、枳壳等；若溃久不敛者,托里为主,可用十全大补汤、人参养荣汤、补中益气汤、托里抑青汤、托里益气汤、八味丸,更佐以豆豉饼、琥珀膏;脓成,以火针破之;内有脓管,以药线腐之。《外科活人定本》《外科百效全书》等均与上述病因病机和治法类似。唯《外科真诠》根据不同病因病机提出了更为详细的治法方药,即初起湿痰所中者,木香流气饮导之;产后瘀血所中者,通经导滞汤通治之;跌扑损伤瘀血所中者,宜散瘀葛根汤逐之;风湿所中者,宜五积散加附子温散之;汗后余邪发肿者,人参败毒散散之;房欲后外寒侵袭者,初宜服五积散加附子,次服附子八物汤湿之,室女媚妇,郁怒伤肝,思虑伤脾而成者,宜服归脾汤加香附、青皮散之。此皆流注初起将成之法,一服至三四服皆可,外俱用乌龙膏或冲和膏敷贴。皮肉不热者,雷火神针针之,轻者即消,重者其势必溃。将溃、已溃时,俱宜用托里散服之,外用乌云散或浮海散盖膏。久溃脓水清稀,精神怯少,渐成漏症者,宜服先天大造丸,外用八宝珍珠散。

旴江医学外科学论治

《医学入门》（明·李梴 撰）

【卷五 外科】流注

流者,行也;注者,住也。或结块,或漫肿,皆原素有痰火,或外感风寒,邪气流行,至其痰注之处而发;或内伤郁怒,以致痰火骤发;或内伤房室,阴虚阳气凑袭,逆于肉理而成;或内伤劳役、饮食搏动而发;或跌扑闪挫,一时气逆血凝而成;或产后恶露未净,复被感伤凝注。多生四肢,或胸、腹、腰、臀关节之处。初起,宜葱熨法;实者,十六味流气饮、败毒散;痰痛便秘者,古半硝丸;虚者,二陈四物汤、托里益气汤、不换金正气散、六君子汤加芎、归,补中益气汤加木香、枳壳,选用。令其自溃、自消。若溃久不敛者,纵有表邪,只托里为主,十全大补汤、人参养荣汤、补中益气汤、托里抑青汤、托里益气汤、八味丸,更佐以豆豉饼、琥珀膏,祛散寒邪,补接阳气。脓成,以火针破之;内有脓管,以药线腐之。若过用寒凉者,不治。

《外科活人定本》（明·龚居中 撰）

【卷之三】流注

此症初因风寒表散未尽,而后复生肿痛者,再宜和解之。表邪已尽,而后复生流注者,宜清热消肿,行散气血。暴怒所伤,抑郁所致,胸膈痞闷,中气不舒,顺气宽中。肿硬已成而不得内消者,宜调和气血,更兼补助脾胃。跌扑闪胸,瘀血凝滞为患者,宜调和气血,通行经络。寒邪所袭,筋挛骨痛及遍身疼痛者,温经络,行气血。产后败血流注关节致生肿痛者,常散败瘀,养气血。溃后脓水不止而形衰食少者,宜滋气血,补脾胃。

调和荣卫汤,治流注初起,已成未成。气血凝聚不散。川芎、当归、陈皮、独活各一钱,赤芍、白芷、乌药、大茴香、黄芪各八分,甘草炙、红花各五分,牛膝下部加一钱。水二钟,煎八分,入酒一杯,量病上下服。

木香流气饮,治流注及郁结为肿,或血气凝滞,遍身走注作痛,或心胸痞闷,嗌咽不利,胁腹膨胀,呕吐不食,上气喘急,咳嗽痰盛,或四肢面目浮肿者,并服之。川芎、当归、陈皮、桔梗、白芍、茯苓、乌药、枳实、黄芪、青皮、防风、半夏、紫苏各一钱,甘草节、大腹皮、木香、槟榔、泽泻、枳壳各五分。水二钟,姜三片,枣一枚,煎八分,食远服。下部加牛膝一钱。

附子八物汤,治房欲阴虚受寒,遍身腿脚疼痛,不能动履。川芎、白芍、熟地、人参、白术、茯苓、当归、附子各一钱,肉桂五分,木香、甘草各五分。水二钟,姜三片,枣一枚,煎八分,食后服。

通经导滞汤,治妇人产后败血流注经络,结成肿块疼痛。香附、赤芍、川芎、当归、熟地、陈皮、紫苏、牡丹皮、红花、牛膝、枳壳各一钱,甘草节、独活各五分。水二钟,煎八分,入酒一小杯,食前服。

香附饼,治风寒流注,袭于经络,结成肿痛。用香附为末,酒和,量疮大小做饼覆患处,热熨斗熨药上,未成者自消,已成者自溃。风寒湿毒宜姜汁作饼。

醒脾汤,治怀抱郁结,思虑伤脾,致脾气不行,逆生于肉里,乃生痈肿,疼痛不眠,心烦不安,神气不安等症。白术、黄芪、人参、茯神各一钱,酸枣仁、地骨皮、远志各七分,柴胡、甘草、桔梗、黄连、木香、香附各五分,圆眼肉七个。水二钟,姜三片,枣二枚,煎八分,不拘时服。

调中大成汤,治流注溃后,脓清食少,不能生肌收敛。白术、茯苓、当归、白芍、陈皮、山药、牡丹皮、黄芪各一钱,藿香、砂仁、远志、甘草各五分,附子、肉桂各八分,人参二钱。水二钟,煨姜三片,枣二枚,煎八分,食后服。

黄芪六一汤,治流注溃后脓水出多,口干作渴,烦躁不宁。黄芪六钱(半生用,半用蜜水炒),甘草一钱五分(半生半炙),人参一钱。水二钟,煎八分,食远服。

琥珀膏,治一切皮色不变,漫肿无头,气血凝滞,结成流毒。无论身体上下,年月新久,但未成脓者并效。大黄二两,郁金、南星、白芷各一两,共为细末，用大蒜头去壳，捣烂，入上药再捣稠，入酒一二匙调匀，遍敷肿上，纸盖，随有热痛，又有不痛，俱待药干便效。次日有起泡不起泡者，如起泡，挑去黄水，用膏贴之自效。

万灵丹，治湿痰流注及痈疽疔毒，对口发腮，风湿风温，附骨阴疽，鹤膝风，左瘫右痪，口眼㖞斜，半身不遂，气血凝滞，遍身走痛，步履艰辛，偏坠疝气，偏正头风，破伤风牙关紧闭，截解风寒，无不应效。茅术八两，明雄黄六钱，全蝎、石斛、明天麻、当归、甘草、川芎、荆芥、防风、北细辛、川乌（汤泡去皮）、草乌（汤泡去皮尖）、何首乌、麻黄各一两，上为细末，炼蜜丸，弹子大。每药一两，分作四丸，一两作六丸，一两作九丸，三等以下，以备年岁老壮，病势缓急取用，预用。朱砂六钱，研细为衣，磁罐收贮。如恶疮初起二三日之间，或痈疽已成，至十朝前后，但未出脓者，状若伤寒，头痛烦渴，拘急恶寒，肢体疼痛，恶心呕吐，四肢沉重，恍惚闷乱，坐卧不宁，皮肤收热。又治伤寒，四时感冒传变疫症，但恶寒身热等症未尽者，俱宜服之。

用连须葱白九枝，煎汤一钟，乘热化开一丸，服尽，重被盖出汗为妙。如服后汗迟，再用葱汤催之。汗出如洗，渐渐退去，覆被其汗，自收自敛，患者爽快，其病速愈。但病未成者即消，已成者溃脓，其效如神。如诸病无表症不须发汗，用热酒化服。

《外科百效全书》（明·龚居中 撰）
【卷之四】遍身部/流注

流者，行也；注者，住也。或结块，或慢肿，皆因素有痰火或外感风寒，邪气流行，至其痰注之处而发。或内伤郁怒，以致痰火聚发；内伤房室，阴虚阳气凑袭逆瘀肉理而成；或内伤劳役，饮食搏动而发；或跌扑闪挫，一时气逆血凝而成；或产后恶露未尽，复被感伤凝注，多生四肢或胸腹腰臀关节之处。

初起宜用葱熨法，实者用痰核内十六味流气饮，虚者大头风内六君子汤加芎归，或夔疽内补中益气汤加木香、枳壳选

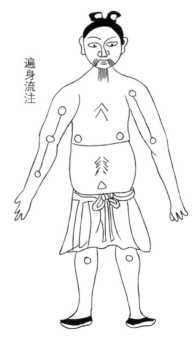

遍身流注

《外科百效全书》遍身流注

用,令其自溃自消。若溃久不敛者,纵有表邪,只托里为主,以疿腮内八味丸、八物汤加芪桂,或脑疽类托里益气汤,更佐以豆豉饼,祛散寒邪,补接阳气。脓成以火针破之,内有脓管,以赤插入腐之。

应圆制治流注初起者,但毒在上,以升麻为主;毒在下,以羌活、牛膝、木瓜为主。佐以土赤芍、川黄连、白芷梢、何首乌、旧枳壳、小茴香、土乌药、当归尾、川独活、大粉草,半水半酒煎,以葱根泡服。

《外科真诠》(清·邹岳 撰)

【卷下】发无定位部/流注

流注发无定位,漫肿不红,连接三四处。或因湿痰,或因瘀血,或因风湿,或因伤寒汗后余毒,或因欲后受寒,或因怒气郁结,稽留于肌肉之中,致令气血不行而发。初起湿痰所中者,木香流气饮导之,产后瘀血所中者,通经导滞汤通治之,跌扑损伤瘀血所中者,宜散瘀葛根汤逐之;风湿所中者,宜五积散加附子温散之;汗后余邪发肿者,人参败毒散散之。房欲后外寒侵袭者,初宜服五积散加附子,次服附子八物汤温之。室女孀妇,郁怒伤肝,思虑伤脾而成者,宜服归脾汤加香附、青皮散之。此皆流注初起将成之法,一服至三四服皆可,外俱用乌龙膏或冲和膏敷贴。皮肉不热者,雷火神针针之,轻者即消,重者其势必溃。将溃、已溃时,俱宜用托里散服之,外用乌云散或浮海散盖膏。久溃脓水清稀,精神怯少,渐成漏症者,宜服先天大造丸,外用八宝珍珠散。

起自缺盆流于天枢穴者,为气毒流注,有九个者不治。生于肩背,坚硬如石者,为之痰注。生脑后形似蜂窠者,为蜂窠流注。流于两肩者不治。通用营卫返魂汤治之。

流注发在肉厚处易愈,发在骨节及骨空处难瘥。欲后受寒化成者,脓色稀白而腥,其水中有猪脂水油之状,此为败浆症,属不治。

流者,行也,由气血壮自无停息之机。注者,住也,乃气血衰,是有凝滞之患。

通经导滞汤:当归、熟地、赤芍、川芎、枳壳、紫苏、香附、陈皮、丹皮、红花、牛膝各一钱,独活、甘草各五分。入酒一杯,同煎。

散瘀葛根汤:葛根、川芎、半夏、桔梗、防风、羌活、升麻八分,细辛三分,甘草、香附、红花、苏叶、白芷六分。葱三根,姜三片,引。

人参败毒散:人参、羌活、独活、前胡、柴胡、枳壳、桔梗、茯苓、川芎一钱,甘草五分,生姜一片,同煎。

附子八物汤:附子、人参、白术、茯苓、当归、熟地、川芎、白芍一钱,木香、肉桂、甘草五分,姜枣引。

营卫返魂汤:赤芍、木通、白芷、首乌、枳壳、小茴香、台乌药、当归、甘草,水酒各半,煎服。

附:流注医案

一妇人背患流注,内溃胀痛,服流气化痰之剂,自汗盗汗,脉大而弱,此元气亏损之症也。与参、芪各一两,归、术各五钱,肉桂二钱,服而针之。至夜半,始出稀脓二碗许。翌日大汗倦甚,烦热作渴,扬手气促,脉洪大而数。仍用前药加附子一钱,灸甘草二钱。二剂,脉症悉退。又以六君加姜、桂二十余剂,始离床褥。后因劳复,寒热作渴,汗出,时仲冬,寝帏气出如雾,用十全大补加桂、附,二剂而瘥。(《外科精要》辨痈疽阴阳浅深缓急治法)

通府李廷仪,患流注,唾痰气促。自恃知医,用化痰理气等剂,脓水淋漓,肿硬不消,寒热往来,饮食少思,肌肉消瘦,大便不实,手足时冷,两尺脉浮大,按之微细。余曰:此属命门火衰,当用八味丸。不信,乃服参、芪、归、术之类,更加痰喘、泄泻。服八味丸、益气汤,年余而瘥。(《外科精要》形症逆顺务在先明)

一弱人,流注内溃,出败脓五六碗,是时口眼歪斜。以独参汤加附子二钱,二剂少愈,更以十全大补之剂,月余而瘥。大抵疮病脓血既泄,当大补气血为先,虽有他症,当以末治之。(《外科精要》看色灼艾防蔓论)

第八节 丹毒

丹毒是皮肤突然发红,色如涂丹的急性感染性疾病。生于下肢称流火,生于头面为抱头火丹。新生儿多生于臀部,称赤游丹。相当于西医的急性网状淋巴管炎。

丹毒一病,《外科真诠》论述最为详尽。从丹毒发病部位而言,有发无定位部、发于肋部、发于股部、发于胫部等之分。发无定位部者有红白干湿痒痛之殊,用药宜分表里补泻之异。如色赤而干,发热作痛者,即名赤游丹,属心肝之火,宜内服消丹饮治之,外用芸薹叶汁调青黛末刷之,或用侧柏叶汁调亦可。色白而湿,烂流黄水,痒痛不时者,名水丹,又名风丹,属脾肺湿热,宜内服桑白分解散治之。又有痒而搔之,起块成饼成片,皮色不变者,名为冷瘰,宜内服乌药顺气散治之,或服藿香正气散,外以枳壳煎汤浴之。丹毒有由胃气虚极,致令虚火游行于外而发者,治宜补以降之。用人参五钱,当归、白术各一钱半,水煎服之。又女子十五六岁,经脉未通者,多发丹疹,此由血有风热乘之也。治宜凉血,虚则补之,慎投风药。生于肋骨者,由脾肝二经热极生风所致,初起急向赤肿周围砭出紫血,以瘦牛肉片贴之,羊肉片亦可,如无牛羊肉片,即用鸭蛋清调青黛冰片末刷,内服防风升麻汤。腿游风生于两腿里外,由营卫风热相搏,结滞而成,宜先砭去恶血,用牛肉片贴之,或调黄柏、冰片末刷。先内服红花去瘀汤,次服当归拈痛汤。肾游风,生于胫部或腿肚,多生于肾虚之人。由肾火内蕴、外受风邪、膀胱气滞而成。初宜内服紫苏流气饮,继服六味地黄汤,外用水腐调黄柏末刷。

《外科真诠》对小儿丹毒的治法论述也非常丰富。其"小儿部"记载赤游丹毒皆由胎毒所致,欲发之时,先身热啼叫,惊搐不安,次生红晕,由小渐大,其色如丹,游走无定。症名虽有十种(飞灶丹、吉灶丹、鬼火丹、天火丹、天灶丹、水激丹、葫芦丹、野火丹、烟火丹、胡漏丹),治法俱宜先服防风升麻汤以解毒发表,再用外药擦敷。另外,也记载了较为凶险的内丹治法,认为内丹赤色隐于皮毛之内,而外不十分显出,点灯照之,若用纱裹朱砂样。此等丹毒,倘发于腰脐而作痛,或大小便秘,皆死症也;若生于渊腋、京门等穴,或左或右,尚非死症,以热在胆经而不在肾经也。宜内服清火消丹汤治之。而露丹是指小儿半岁以上,忽然眼胞红肿,面青色黯,夜间烦啼,脸如胭脂,此因伏热在内,发之于外。初则满面如水痘,脚微红而不壮,出没无定,次至颈项,赤如丹砂,名为露丹。宜内服三解散。

盱江医学外科学论治

《万氏秘传外科心法》(明·万全 撰)
【卷之十】小儿图形九症/赤游风
赤游风手上生黑点,极痛极痒,用生姜、陈艾、槐叶煎汤洗之。

《寿世保元》(明·龚廷贤 撰)
【卷八 小儿科】初生杂症论方/丹毒、赤游
一论小儿丹毒赤肿,风热狂躁,睡卧不安,胸膈满闷,咽喉肿痛,九窍有血

妄行,遍身丹毒,及痘疮已出未出,不能快透,或已出,热不解,急宜服。

消毒饮:牛蒡子、荆芥穗、防风、黄芩各一钱,犀角、甘草各五分。上锉,水煎,不拘时服。如无犀角,以升麻代之。

泥金膏,治丹毒赤游风。阴地上蚯蚓粪、熟皮硝,蚯蚓粪三分之二,共一处研细,新汲井水浓调,厚敷患处,干则再上。

《外科真诠》(清·邹岳 撰)

【卷下】发无定位部/丹毒

丹毒,肌表忽然变赤,如丹涂之状。是症有红白干湿痒痛之殊,用药宜分表里补泻之异。如色赤而干,发热作痛者,即名赤游丹,属心肝之火,宜内服消丹饮治之,外用芸薹叶汁调青黛末刷之,或用侧柏叶汁调亦可。色白而湿,烂流黄水,痒痛不时者,名水丹,又名风丹,属脾肺湿热,宜内服桑白分解散治之。又有痒而搔之,起块成饼成片,皮色不变者,名为冷瘼,宜内服乌药顺气散治之,或服藿香正气散,外以枳壳煎汤浴之。

丹毒有由胃气虚极,致令虚火游行于外而发者,治宜补以降之。用人参五钱,当归、白术各一钱半,水煎服之。

又女子十五六岁,经脉未通者,多发丹疹,此由血有风热乘之也。治宜凉血,虚则补之,慎投风药。

丹毒本于火邪,其势暴速,自胸腹走于四肢者,顺,从四肢攻于胸腹者,逆。

消丹饮:玄参一两、升麻一钱、麦冬三钱、桔梗一钱、丹皮二钱、牛蒡子二钱、甘草七分、淡竹叶十片,引。

桑白分解散:桑皮三钱、米仁一两、泽泻二钱、升麻一钱、花粉二线、猪苓二钱、神曲一钱、甘草五分、陈皮七分。

乌药顺气散:台乌一钱五分、橘红一钱、枳壳七分、白芷一钱、桔梗一钱、防风一钱、僵虫一钱、独活五分、川芎一钱、甘草五分、生姜一大片,引。

藿香正气散:藿香、白术、白芷、桔梗、紫苏、陈皮、半夏、大腹皮、茯苓、厚朴、甘草、生姜、枣子。

【卷上】肋部/内发丹毒

内发丹毒生于肋骨,延且腰胯,色赤如霞,游走如云,痛如火燎,由脾肝二经热极生风所致。初起急向赤肿周围砭出紫血,以瘦牛肉片贴之,羊肉片亦可。如无牛羊肉片,即用鸭蛋清调青黛冰片末刷。内服防风升麻汤,投方应病者顺。若呕哕昏愦,胸腹膜胀,遍身青紫者,则为毒气内攻,属逆。

【卷下】小儿部/赤游丹毒

赤游丹毒皆由胎毒所致,欲发之时,先身热啼叫,惊搐不安,次生红晕,由小渐大,其色如丹,游走无定。起于背腹,流散四肢者,顺;起于四肢,流入胸腹者,逆。症名虽有十种,治法俱宜先服防风升麻汤以解毒发表,再用外药擦敷,方免逼毒入里之弊。丹毒色红者轻,紫者重,黑者死。

一切丹毒入脏,脐突出浆,面颊紫浮,噎气不乱,手足拳禁,大小便绝,胸背血点,舌生黑疮,心胸紫肿者,皆为不治。

丹毒已解,发热作渴不食者,宜七味白术散服之。

防风升麻汤:防风、升麻、栀炭、麦冬、荆芥、木通、干葛、薄荷、元参、牛子、甘草、丹皮、灯心引,便闭加大黄利之。

七味白术散:人参、白术、茯苓、干葛、藿香、木香、甘草、煨姜、枣子。

飞灶丹。从头顶上红肿起,此火毒在泥丸也。本是难救,然急用葱白捣自然汁(即生地黄汁)调及柏散涂之,即消。

及柏散:白及三钱、黄柏三分。研末,用葱汁调敷一昼夜。

吉灶丹。从头上向脑后红肿者是,亦有肿而作疼者,尤为可畏,是足太阳膀胱风热,故作痛也。更有浑身作热者,宜内服防风通圣散加减治之,外用紫荆散调擦,自愈。

防风通圣散:防风、荆芥、连翘、麻黄、薄荷、川芎、当归、白芍、白术、栀炭、大黄、芒硝、黄芩、石膏、桔梗、滑石、甘草。

紫荆散:紫荆皮一钱、赤小豆一钱、荆芥一钱、地榆一钱、上片二分,共研末用鸡子清调涂。

鬼火丹。先面上赤肿,后渐渐由头而下至身亦赤肿,是手足阳明经内风热。治宜用白虎汤以泻胃热,加防风、荆芥、薄荷、桑皮、葛根以散其风,引其从皮毛而外散也,外用伏龙散擦之。

白虎加味汤:石膏二钱、知母一钱、麦冬三钱、半夏一钱、防风七分、荆芥一钱、薄荷七分、桑皮二钱、葛根一钱、甘草五分、竹叶三十片,同煎。

伏龙散:伏龙肝三钱、炒黄柏三钱、上片二分,研末,用鸡子清调擦。

天火丹。从脊背先起赤点,后则渐渐赤肿成片,是肾督脉中热毒,兼足太阳经风热。宜内服解苦散,外用桑榆散涂之。

解苦散:元参五钱、生地五钱、羌活一钱、黄柏二钱、茯苓三钱、丹皮三钱、升麻七分。

桑榆散:桑皮二钱、地榆二钱、羌活一钱、元参三钱、上片三分,共研细末,羊脂溶化调涂。

天灶丹。从两臂起,赤肿少黄色,或止一臂见之,乃手阳明经风热。宜内服轻解散,外用柳灰散涂之,此丹最轻。

轻解散:防风五分、麦冬三钱、生地三钱、桑皮二钱、黄芩一钱、柴胡八分、白芍三钱、花粉五分。

柳灰散:柳枝灰一钱、荆芥炭二钱、太宁石(即滑石)三钱、生甘草一钱,共研末,用水调涂,加生蜜少许更佳。

水激丹。初生两胁虚肿红热,乃足少阳胆经风火,此丹亦热之轻者。宜内服加味小柴胡汤,外用鸡子清和香油调青黛末涂之自效。

加味柴胡汤:柴胡一钱、半夏五分、黄芩一钱、陈皮三分、白芍二钱、防风五分、荆芥一钱、甘草五分。

葫芦丹。先从脐上起黄肿,是任脉经湿热也。宜内服化湿饮,外用槟榔散涂之。

化湿饮:白果十个、白术一钱、黄柏二钱、淮山二钱、茯苓三钱、泽泻一钱、木通一钱、赤芍二钱、荆芥一钱、花粉。

槟榔散:槟榔二钱、甘草一钱,研末,米醋调涂。

野火丹。从两腿上起,赤肿痛甚,如火之烧,乃足阳明胃经风热。宜内服凉膈散加减,外用消肿散涂之。

凉膈散:连翘二钱、大黄一钱、芒硝五分、栀子二钱、黄芩一钱、薄荷七分茯苓一钱、甘草一钱、竹叶五片。

消肿散:乳香一钱、白及一钱、牡丹皮一钱、上片二分,共研末,用羊脂调涂。

烟火丹。有从两足跗起,赤色肿痛,乃足三阳经风热。药有从足底心起,乃足少阴肾经火热。宜内服抑火制阳丹,外用黄柏散涂之。

抑火制阳丹:元参二钱、黄柏五分、生地一钱五分、熟地二钱、豨莶草一钱、丹皮七分、沙参七分、牛膝五分、石斛一钱、甘草梢五分 生黄柏五钱、上片三分,研末,用水腐调涂,或用蜜亦可。

胡漏丹。从阴囊下起红肿,乃厥阴肝经虚火发于外也。宜内服清散汤,外用屋土散涂之。

清散汤：白芍一钱、茯苓一钱、当归一钱、栀炭一钱、荆芥一钱、防风三分、生地二钱、麦冬二钱、黄柏一钱、甘草五分。

屋土散：瓦上陈土三钱、炒黄柏三钱、生甘草二钱、上片三分，研末，用蜜醋调涂。

更有胎毒重者，遍体皆是，最宜速治。倘日久失治，攻入脏腑则不救矣。

治丹若不砭去恶血，专用擦敷，十不救一。但婴儿皮肉娇嫩，若非丹色紫硬，不可擅用砭法，恐气弱难当耳。

又有一种烂皮火丹，宜用莲蓬煅、面粉、伏龙肝、黄柏末、上片研细，和匀干掺。

【卷下】小儿部/内丹

内丹赤色隐于皮毛之内，而外不十分显出，点灯照之，若用纱裹朱砂样。此等丹毒，倘发于腰脐而作痛，或大小便秘，皆死症也；若生于渊腋、京门等穴，或左或右，尚非死症，以热在胆经而不在肾经也。宜内服清火消丹汤治之。

清火消丹汤：生地、丹皮、元参、牛膝、赤芍、花粉、甘草。

【卷下】小儿部/露丹

露丹，小儿半岁以上，忽然眼胞红肿，面青色黯，夜间烦啼，脸如胭脂，此因伏热在内，发之于外。初则满面如水痘，脚微红而不壮，出没无定，次至颈项，赤如丹砂，名为露丹。宜内服三解散。

凡婴儿无故眼生厚眵，或眼胞红晕，微有气喘，夜则烦啼，此欲发丹之候也。

三解散：人参、防风、天麻、郁金、白附、庄黄、黄芩、僵虫、全虫、枳壳、薄荷、赤芍、甘草，灯心引。

【卷上】股部/腿游风

腿游风生于两腿里外，忽然赤肿，状如堆云，焮然疼痛，由营卫风热相搏，结滞而成。宜先砭去恶血，用牛肉片贴之，或调黄柏、冰片末刷。先内服红花去瘀汤，次服当归拈痛汤。

红花去瘀汤：红花、归尾、皂刺、苏木、连翘、山甲、银花、赤芍、甘草。

当归拈痛汤：当归、白芍、防风、升麻、干葛、丹皮、泽泻、苦参、银花、甘草。

【卷上】胫部/肾游风

肾游风，腿肚红肿，形如云片，游走不定，痛如火烘，多生于肾虚之人。由肾火内蕴，外受风邪，膀胱气滞而成。初宜内服紫苏流气饮，继服六味地黄汤，外用水腐调黄柏末刷，自可消散。

紫苏流气饮:紫苏、槟榔、香附、陈皮、枳壳、厚朴、台乌药、木瓜、荆芥、防风、川芎、甘草、生姜。

附:丹毒医案

一女童暑月右腿内一点红,内有一核如橄榄形,疼痛,请内科诊视,作暑热症治,用香薷饮之类,渐见脚肚肿大,红白如云片,痛如火烘,游走不定,步履艰难,震动不止,足趾缝间流汁,饮食不思,寒热往来。余用寄生汤加鹿茸四剂,其毒减半。复用流气紫苏饮之类,四剂红肿全消。再以红花散数剂,腿上红点亦消。后服加减六味数剂,复元。此症乃外受风邪,膀胱气滞而成,然腿肚红肿,游走不定,多生于肾虚之人,又名肾游风,始终治法,总以补肾为主。寄生汤,寄生、羌活、秦艽、续断、杜仲、防风、细辛、云苓、川膝、白芍、鹿茸、甘草。红花散,红花(一钱)、归尾(一两)、没药(二钱)、苏木(五分)、甲珠(一片)、银花(四钱)、甘草(五分)。(《外科真诠》引胡俊心医案)

第九节　腰缠火丹

缠腰火丹,以成簇水疱沿身体一侧呈带状分布排列,宛如蛇形且疼痛剧烈为特征。因其多缠腰而发,故名缠腰火丹,亦有发生于胸部及颜面部者。又名蛇丹、蛇串疮等。相当于西医的带状疱疹。

《万氏秘传外科心法》记载称其为火腰带,破后称为龙癣疮,认为其因湿热所伤心肝脾三经,当速解毒,用败毒流气饮、千金救苦饮、消毒饮治之后,以万灵膏生肌收功;《外科百效全书》记载了名为白蛇缠的病证,具体是否属于腰缠火丹待考证,而《外科真诠》中记载腰缠火丹有干湿不同,红白之异,皆如累累珠形。干者色赤,形如云片,上起风粟,作痒发热,属肝心二经风火,宜内服加减泻肝汤。湿者色白水泡,大小不等,作烂流水,较干者多疼,属脾肺二经湿热,宜内服胃苓汤,外用侧柏叶汁调明雄黄末刷,或用羊蹄草汁刷。

旴江医学外科学论治

《万氏秘传外科心法》(明·万全 撰)

【卷之六】侧图形十一症/大腰带

大腰带生于肚脐骨下,离奶五寸有余。初起如桃,渐渐赤肿,因湿热所伤心肝脾三经,当速解毒,不然渐渐沿腰如索缠转,后破,痛苦难当也,名曰龙缠疮。用败毒流气饮、千金救苦饮、消毒饮治之后,以万灵膏生肌收功。

十四味败毒流气饮:紫苏、川芎、当归、人参、黄芪、甘草、羌活、独活、荆芥、桔梗、黄连、白芷、防风、连翘。食远服。

二味短毒截腰法:白芨一两,明雄一两。共为末,鸡蛋白调搽。

十一味千金救苦饮:羌活、白芍、苍术(米泔水浸)、连翘、黄连、桔梗、乳香、没药、木香、白芷、升麻。食远服。

三味消毒饮:石榴根皮、棠梨根皮、地骨皮。共煎水洗。

《外科百效全书》(明·龚居中 撰)

【卷之五】白蛇缠

是症有头尾,俨似蛇形,或前胸生至后背是也。初起宜隔蒜于七寸间灸之,仍用雄黄为末,酒调服之,再以雄黄为末,醋调敷。或内服三黄丸,外用蜈蚣烧灰,麻油调搽。蛇皮疮,治宜以松香一两,白桐子六个,捣烂搽,妙。

《外科真诠》(清·邹岳 撰)

【卷上】腰部/缠腰火丹

缠腰火丹生于缠腰,俗名蛇串疮。有干湿不同,红白之异,皆如累累珠形。干者色赤,形如云片,上起风粟,作痒发热,属肝心二经风火,宜内服加减泻肝汤。湿者色白水泡,大小不等,作烂流水,较干者多疼,属脾肺二经湿热,宜内服胃苓汤,外用侧柏叶汁调明雄黄末刷,或用羊蹄草汁刷。蛇串疮遍身皆生,唯腰间生者更重,若不速治,缠腰已遍,毒气入脐,令人膨胀闷呕者逆。

加减泻肝汤:胆草三分、栀子一钱、黄芩一钱、泽泻一钱、柴胡七分、车前二钱、木通六分、生地一钱二分、甘草六分。

胃苓汤:苍术、川朴、陈皮、甘草、白术、茯苓、猪苓、泽泻、桂枝。

第十节　瘰疬(结核)

瘰疬是多发生于颈部的慢性炎症性疾病,主要临床表现为结核累累如贯珠。其特点是好发于颈部耳后,病程缓慢,初起结核如豆,不痛不红,缓慢增大,融合成串,溃后脓水清稀,夹有败絮样物,此愈彼溃,经久难敛,形成窦道,痊愈后有凹陷性疤痕。相当于西医的颈部淋巴结结核。另外,结核一病在历代著作中是指一类以结节、肿块为主要表现的外科性疾病,包含瘰疬等多种疾病在内。

《世医得效方》主要针对瘰疬列出了一些有效方药,如白花蛇散、牵牛散、连翘丸、三圣丸、必胜丸、旱莲子丸、破毒雄黄丸、海菜丸、立应散等方剂。《万氏秘传外科心法》记载瘰疬生于耳后及项间,一名九子痈,一名老鼠疱。此病由少阳多气少血所致,病因有嗜欲太甚、酒味太厚、思想太劳、志愿不遂、思淫于外、内蕴七情、中伤六欲、传染、误治,虽然病因不同,但痰均是一个重要因素。治疗方面提出了灸法与内服消痰降火之药、外敷方药的方法,初起,核上以艾灸之,每核各八九壮,或十余壮,更于肩井、肺俞、风池、缺盆等穴,各灸三五壮,并服消痰降火之药,如十八味消痰和气饮、二十二味开郁清痰丸、十一味清肝流气饮、十三味消风和气饮、十八味救苦化痰汤。另外,《万氏秘传外科心法》进一步认为痰核瘰疬若治不如法,则肿起大溃,以致脓血毒气下流,生于缺盆之外,自胸而至胁,名马刀疮,可先服奔毒饮,外着艾灸肩井、肺俞、膻中、风池、中腕、百劳、曲池等穴,各五六壮等方法治疗。《外科活人定本》基本沿用《万氏秘传外科心法》有关瘰疬的认识。

《万病回春》根据病症和部位的不同,记录了绕项起核的蟠蛇病,延及胸前、腋下起的瓜藤病,左耳根肿核的惠袋病,右耳根肿核的蜂窝病,结核连续者为瘰疬,形长如蛤者为马刀。该书认为:瘰疬初发,必起于少阳经。不守禁戒,必延及阳明经。大抵饮食厚味,郁气之积,曰毒、曰风、曰热,皆此三端招引变换。须分虚实。彼实者故易,自非痛断厚味与发气之物,虽易亦难,殊为可虑,以其属胆经,主决断有相火,而且气多血少。《寿世保元》基本沿用此说。《医学入门》除瘰疬、马刀之说外,还有尖而小的风病、肿赤色的热病、推动滑软的痰病、圆而动的气病的区分,并认为无痰不成核,诸瘰初起,实者皆以化痰为主,通用二陈汤加防风、桔梗、黄芩、竹沥。《外科百效全书》亦有类似《医学入门》的相关记载。

《外科真诠》对瘰疬的部位及命名有较为系统的论述,并认为瘰疬不仅仅与少阳、阳明有关,也涉及其他经络。认为生于项前属阳明经,名为痰瘰;项后属太阳经,名为湿瘰;项之左右两侧,属少阳经,形软遇怒即肿,名为气病;坚硬筋缩者,名为筋病;若连绵如贯珠者,即为瘰疬;或形长如蛤蜊,色赤而坚,痛如火烙,肿势甚猛,名为马刀瘰疬。又有子母疬,大小不一。有重台疬,疬上堆累三五枚,盘叠成攒;有绕项而生者,名蛇盘疬;如黄豆结篓者,又名锁项疬。生左耳根,名蜂窠疬,生右耳根,名惠袋疬;形小多痒者,名风疬;颏红肿痛者,名为燕窠疬;延及胸腋者,名瓜藤疬;生乳旁两胯软肉等处者,名痪疬疬;延及遍身漫肿而软,囊内含硬核者,名流注疬;独生一个在腮门者,名单窠疬;一包生数十个者,名莲子疬;硬坚如砖者,名门闩疬;其形如荔枝者,名石疬;如鼠形者,名鼠疬。认为瘰疬"受病之原,虽不外痰湿风热气毒结聚所致,然未有不兼恚怒忿郁、谋虑不遂而成者也。故瘰疬者,肝病也。肝主筋,肝经血燥有火,则筋急而生瘰疬。多生于耳前后者,胆之部位,胆与肝相表里。其初起即宜消疬丸消散之,徐以益气养营汤调理之,不可用刀针及敷溃烂之药。若病久已经溃烂,不能合口者,先服益气养营汤数十剂,使其气血稍足,再用必效散三四服,取去其毒,仍进益气养营汤调理善后,其毒断无不愈"。

一、瘰疬

旴江医学外科学论治

《世医得效方》（元·危亦林 撰）

【卷第十九 疮肿科】诸疮

白花蛇散,治九漏瘰疬,发于项腋之间,憎寒发热,或痛或不痛。白花蛇(酒浸软,去皮骨,焙干称二两)、生犀角(镑,半钱)、青皮(半两)、黑牵牛(半两),上为末。每服一钱,入腻粉半钱,研匀,五更糯米饮调下。巳时,利下恶物,乃疮之根也。更候十余日,再进一服。忌发风壅热物。如已成疮,一月可效。用之神灵。

四圣散,治瘰疬,用花蛇散取转,后用此补之,永去根本。海藻(洗),石决明(煅),羌活、瞿麦穗各等分,上为末。每服二钱,米汤调下,日三服。下清水尽为妙。

牵牛丸,立效。荆芥穗、僵蚕各五钱,斑蝥(去头翅足,用糯米炒)二十八个,黑牵牛五钱,上为末,皂角末熬膏为丸,绿豆大。临睡时先用米饮调滑石末一钱服,半夜时再一服,五更初却用温酒吞二七丸。服讫,如小便无恶物行,次日早再进一服。又不行,第三日五更初先进白糯米稀粥汤,却再进前药一服,更以灯心汤调琥珀末一钱服之,以小便内利去恶毒,是其应也。

连翘丸,治瘰疬结核,或破未破者。薄荷(新者二斤,裂取汁)、皂角(二铤,水浸,去皮,裂取汁)。以上二味于银石器内熬成膏,次入青皮、陈皮各一两,连翘半两,黑牵牛(半炒)、皂角子(慢火炮,去皮,取仁,捣罗为末)各两半,上为末,用前膏为丸,梧桐子大。煎连翘汤食前下三十丸。

三圣丸,治瘰疬。丁香(五十个)、斑蝥(十个)、麝香(一分,另研)。上为末,用盐豉五十粒,汤浸烂如泥。和药令匀,丸如绿豆大。每服五七丸。食前,温酒送下,日三服。至五七日外,觉小便淋漓是效,即加服。或便下如青筋膜之状,是病之根。忌湿面毒食。

必胜丸,治瘰疬。不以年深日近,及脑后两边有小结核连复数个,兼瘰疬腹内有块。鲫鱼(一个,去肠肚并子,入雄黄一粒鸡子大、硼砂一钱于腹内,仰安鱼于炭火上,烧烟尽取出)。以全蜈蚣(一条)、蓬术(半两)、栀子(五个)、皂角(二铤并烧)、蓖麻子(五个,去皮灯上烧)、黄明胶(三文)、皂角(二铤,去皮酥炙)。上为末,别用皂角(二铤,去皮捶碎),以水三碗揉汁,去滓,煮精羊肉四两,烂软,入轻粉五匣,男子乳汁(半两),同研成膏,和药末丸如绿豆大,朱砂为衣。温酒侵晨十九,日一服。至晚下肉疙瘩子。若项有五个,则以五服药取之,视其所生多少,以为服数,即可更进数服。如热毒疮疖未有头顶者,亦用消散。一方,加巴豆三七粒,烧存性入。

旱莲子丸,治少长脏气不平,忧怒惊恐,诸气抑郁,结聚瘰疬,滞留项腋。及外伤风寒燥湿,饮食百毒,结成诸漏,发作寒热,遍于项腋,无问久近,悉验。旱莲子、连翘子、威灵仙、何首乌、蔓荆子、三棱(醋湿纸裹,熟煨)、赤芍药,以上各一两,南木香(二两,不见火),大皂角(三铤,刮去皮,酥炙,无则用羊脂)。上为末,米糊丸梧桐子大。茶清下三十丸至五十丸,日三服。小儿量与之,食后服。

破毒雄黄丸,治瘰疬久作不愈,寒热往来,项筋挛急,已破未破皆可服之,立见逐下恶物,自小便中来。通明雄黄、颗块大朱砂各三钱,水银二钱,斑蝥(去足翼,用糯米炒黄)二十八个,上先以斑蝥为末,续以雄黄、朱砂,另研为末,再入水银细研,合和。用鸡子清和糯米稠糊为丸,绿豆大。每服二七丸,米饮或温酒下。如恶物未见,半朝再一服。

已验方,治瘰疬已作者。乌鸡子(七枚)、斑蝥(四十九个,去头翅足)。上每鸡子一个,去顶,用箸搅匀,入斑蝥七粒,以纸糊盖,于饭上蒸熟,取开,去斑蝥食鸡子,每食一个,煎生料五积散咽下。服不过四五,已破者生肌,未破者消散。

海菜丸，治病生于头项上交接，名蛇盘病，宜早治之。海藻菜（荞麦炒，去壳）、白僵蚕（炒断丝）。上为末，取白梅肉泡汤为丸，梧桐子大。每服六七十丸，临卧米饮送下，其毒当自大便泄去。忌豆心鸡羊酒面，日五六服。

经效方，治瘰疬久年不愈者，不蛀皂角子一百枚，用米醋一升，硇砂二钱，同煮醋尽，炒令酥，看数病子多少，如生一个，服一枚，生十个，服十枚，细嚼，米汤下。酒浸煮服亦可。

立应散，治瘰疬神效，已破未破皆可服。连翘、赤芍药、川芎、当归、甘草（炙）、滑石（研）各半两，黄芩三钱，白牵牛（生取末）、土蜂房（蜜水洗，饭上蒸，日干）各二钱半，地胆（去头翅足）、糯米（炒黄为度）称三钱，川乌尖七个。上为末。每服一大钱，浓煎木通汤调下，临卧服。毒气从小便中出，涩痛不妨，如粉片块血烂肉是也。如未效，后再服，继以薄荷汤解其风热。且地胆性带毒，济以乌尖，或冲上麻闷，不能强制，嚼葱白一寸，茶清下，以解之。如小便涩，灯心煎汤调五苓散服。疮处用好膏药贴。若疔痈疽，用此宣导恶毒，本方去黄芩不用。

皂角散，不蛀皂角，不以多少，每三十条作一束，以棕榈裹之，缚定，于溷缸内浸一月，取出，却于长流水内再浸一月，死水不能浣洗，不可用。去棕榈，晒干，不得焙，捣罗为末，每一两入麝香半钱、全蝎七个，研细拌匀。每服一二钱，温酒或汤饮调下，一两服愈。

粉乳托里散，治瘰疬攻心呕吐，发出其毒。（方见前。）

蜡矾丸，治瘰疬，神效。（方见前。）

蜗牛散，治瘰疬已溃未溃，皆可贴。蜗牛不拘多少，以竹索串尾上晒干，烧存性。上为末，入轻粉少许，和猪骨髓调，用纸花量病大小贴之。一法，以带壳蜗牛七个，生取肉，入丁香七粒于七壳内，烧存性，与肉同研成膏，用纸花贴之。

烧灰散，大田螺并壳肉烧存性灰，破者干贴，未破者清油调敷。

洗敷方，白芷煎汤，泡荆芥候温，软帛蘸洗，拭干，好膏药贴，脓汁恶肉出尽，用后药敷。半夏、南星、血竭一钱，轻粉少许，上为末，以津唾调敷。一方，用五倍子、海螵蛸、槟榔、雷丸、五灵脂、麝香为末，干用清油调搽，则干掺。

又敷方，治瘰疬初作，未破，作寒热。木鳖子二个、草乌半两，以米醋磨，入擂烂葱白连根、蚯蚓粪少许，调匀，敷病上，以纸条贴，令通气孔，尤妙。

敛疮口，血竭一字、枣子（烧灰）半钱、麝香少许。上灰研，津唾调敷。

灸法：以手仰置肩上，微举肘取之，肘骨尖上是穴。随患处左即灸左，右即灸右。艾炷如小箸头大，再灸如前，不过三次，永无恙。如患四五年者，如或用药屡不退，辰时着灸，申时即落。所感稍深，若三作即三灸，平安。又法，只以蒜片贴有病上，七壮一易蒜，多灸取效。

《万氏秘传外科心法》（明·万全 撰）

【卷之七】侧图形十二症/瘰疬

瘰疬生于耳后及项间，一名九子痈，一名老鼠疮，其实皆瘰疬也。多起于少阳经。盖少阳多气少血故也。由嗜欲太甚，酒味太厚，思想太劳，志愿不遂，思淫于外，内蕴七情，中伤六欲，或传染，或误治，种种不同，为痰则一。男子见此，潮热频生，女人见此，经水不调，渐成不治之症。如初见耳后项下，或三四个，或似连珠。即如初起，核上以艾灸之，每核各八、九壮，或十余壮，更于肩井、肺俞、风池、缺盆等穴，各灸三五壮，真有起死回生之妙矣。后服消痰降火之药，可不劳而收全功也。每见人频用烂药，甚至勾割，自取丧亡，可不惜哉。患此者，必要清心养性，淡味节食，可保终始也。治此症者，当各尽心，庶不天折矣。以万灵膏，清肌消毒，长肉生肌，是为圣药。既溃，彻尽脓，长肉消毒，是为神方，此二者对症之药也，必不可少。

十八味消痰和气饮：陈皮（去白）、半夏（姜汁炒）、茯苓、玄参、桔梗、荆芥、升麻（去黑皮）、白芷、紫苏（酒洗）、黄芩（酒浸）、黄柏（酒炒）、昆布、川芎、当归、木香、防风、花粉、甘草。食后，仰卧服。

二十二味开郁清痰丸：香附（醋炒）、陈皮（去白）、半夏（酒炒）、川芎、甘草、苍术（酒炒）、羌活、桔梗、黄连、海石、黄芩、全归、玄参、白芷、石膏、连翘、枳实、贝母、青黛、花粉、昆布、海藻（酒洗）。以上研细末，炼蜜为丸，如梧子大，或姜汤或茴香汤送下，每早空心服，六七十丸可愈。

十一味清肝流气饮：紫苏、防风、桔梗、枳壳（麸炒）、甘草、厚朴（姜汁炒）、前胡、川芎、当归、羌活、莱菔子。水煎，不拘时服。

十三味消风和气饮：紫苏、桔梗、枳壳、甘草、乌药、香附、茯苓、半夏、厚朴、青皮、羌活、柴胡、赤芍。姜枣引，空心服。

十八味救苦化痰汤：黄芪（蜜炙）、人参、甘草、连翘、丹皮、当归、生地、白芍、紫苏、羌活、防风、昆布、三棱、桔梗、玄参、升麻、龙胆草、天花粉。姜引，食后服,仰卧片时。

二十二味敷方:乳香、没药、血竭、螵蛸、儿茶、熊胆、麝香、雄黄、朱砂、牛黄、白芷、赤石脂、礞石、穿甲、云丹粉、百草霜、龙骨、虎骨、猪头骨、狗头骨、鸡头骨(其骨俱用火煅)、青鱼胆。共为细末,无论已破未破,俱敷上,外用万灵膏盖之。

【卷之七】侧图形十二症/马刀疮

马刀疮生于缺盆之外,自胸而至胁,盖由痰核瘰疬之时,治不如法,以至潮热频作,血气精神减少,肿起大溃,以致脓血毒气下流,而发此症。何谓马刀?盖马者,行甚速也,刀者,利器也,行疾而器利无将岂能善敌哉。必须先服奔毒饮,外着艾灸肩井、肺俞、膻中、风池、中腕、百劳、曲池等穴,各五六壮,宜用前瘰疬症内诸方皆可服。若马刀未破,其面小即从核上灸之,外贴万灵膏,并敷药调理自愈。如稍迟延,虽神丹不可治也。

二十四味奔毒饮:花粉、牛子、生地、当归、昆布、柴胡、青皮、桑白皮、黄柏、桔梗、川芎、人参、黄芪、白术、乳香、没药、雄黄、羌活、麦冬、干葛、升麻、黄连、朱砂、陈皮。食远服。

十七味瘰疬时方:海藻、海带、昆布(以上各二钱,但以醋浸洗、焙干火煅),连翘(去隔)、陈皮、桔梗、石膏、黄芩、牡蛎(火煅)各二钱,荆芥、柴胡、防风、黄柏、苦参、黄连(姜汁炒)各一钱,木通、夏枯草各四钱。此药要用十剂。空心服,忌生冷发物。

外一方,用苍术三斤,葱斤半,俱切片熬膏,以青布摊膏贴之效,一日三换。

四味敷方:蓖麻子(去壳、油)一两,松香(嫩者)五钱,乳香、血竭各一钱,捣成膏敷贴之。已破后,即用此方。

十味瘰疬药酒方:二花四两,萱草根四两,益母草四两,紫花地丁四两,玄参、甘草、大黄、石菖蒲各五钱,鹅不食草、归尾各四钱。用好酒十壶,煮三炷香埋土中三日,取出,不拘时服。已溃未溃,服之俱效。

十七味痰核肿痛方:连翘、归尾、白芷各二钱,防风六分,干葛四分,枳壳三分,花粉七分,陈皮六分,贝母五分,茯苓四分,苦参三分,二花二钱,炙草三分,桔梗六分,黄芩三分,苏梗三分,夏枯草二钱。以上药味,俱不可加减,用水碗半煎一碗,再用野菊花根煎水酒共三钟,对前药,每日早中晚食后服。此方神效,救人多矣。

《**万病回春**》（明·龚廷贤 撰）

【卷之八】瘰疬

绕项起核，名曰蟠蛇疬；延及胸前、腋下者，名曰瓜藤疬；左耳根肿核者，名曰惠袋疬；右耳根肿核者，名曰蜂窝疬。结核连续者，为瘰疬也。形长如蛤者，为马刀也。夫瘰疬初发，必起于少阳经。不守禁戒，必延及阳明经。大抵饮食厚味，郁气之积，曰毒、曰风、曰热，皆此三端招引变换。须分虚实。彼实者故易，自非痛断厚味与发气之物，虽易亦难，殊为可虑，以其属胆经，主决断，有相火，而且气多血少。妇人见此，若月信不作寒热可生。稍久转为潮热，其证危矣。自非断欲绝虑食淡，虽圣神，不可治也。

瘰疬先从结喉起者，紫苏、乌药、枳壳、桔梗、柴胡、前胡、防风、羌活、独活、川芎、芍药、茯苓、大腹皮、甘草各等分。上锉，水煎，食后服。

瘰疬先从项上起者，紫苏、连翘、桔梗、枳壳、防风、柴胡、羌活、独活、白芷、当归、川芎、芍药、甘草各等分。上锉，水煎，食后服。

瘰疬先从左边起者，紫苏、厚朴、当归、羌活、枳壳、桔梗、前胡、防风、川芎、芍药、萝卜子、苏子、甘草。上锉，水煎，食后服。

瘰疬先从右边起，紫苏、香附、青皮、乌药、半夏、厚朴、桔梗、茯苓、柴胡、防风、羌活、甘草。上锉，水煎，食后温服。

人稍壮者宜：

内消散：治瘰疬结核。朱砂、血竭各一钱，斑蝥（去翅足，生用）三分。上为细末，每服一分，空心烧酒调服。一日一服。未破者，三五服立消。既破者，内服此药；外用全头蜈蚣一条，焙研极细末，用麻油一小钟浸三旦夕，搽患处，其疮即肿溃。过一二日肿消，可贴膏药。疮势大者，二十日瘥；小者，十余日可保平复。

琥珀散：治瘰疬结核，内消神效。滑石、白牵牛（头末）各一两，斑蝥（去翅足）三钱，僵蚕一两，枳壳五钱，赤芍、柴胡各五钱，木通、连翘各七钱，琥珀二钱，黄芩一两，甘草三钱。上锉作六剂，水煎服。

斑蝥散：即神效散。斑蝥（去翅足，酒炒，净）一钱，穿山甲（土炒）、僵蚕（去头足，酒炒）、丁香、白丁香、苦丁香、红小豆、磨刀泥各一钱。上为细末，每服一钱。五更无根水调服，至未时打下毒物，其形如鼠。后用田中野菊花焙黄色为末，陈醋调，贴疮上。一日一换，七日全安。

赤白丸：治瘰疬未破。白矾三两、朱砂九钱。上为细末，酒糊为丸，如绿豆大。每服二十九,清茶送下。日进三服,药尽即消。

人虚弱者宜:

益气养荣汤:治怀抱抑郁,瘰疬流注,或四肢患肿、肉色不变,或日晡发热,或溃不敛。黄芪、人参、白术(炒)各一钱半,当归、川芎、白芍、生地、陈皮、香附、贝母(去心)各一钱,柴胡、桔梗(炒)、地骨皮、甘草(炙)各五分。上锉一剂,水煎食远服。有痰加橘红;胁下刺痛加青皮、木香;午后有热,或头微眩加炒黄柏;脓水清,倍参、芪、当归;女人有郁气,胸膈不利,倍香附、贝母;月经不通加牡丹皮、当归。

抑气内消散:治瘰疬并诸瘤结核。当归、川芎、白芍(酒炒)、白术(去芦)、青皮(去瓤)、陈皮、半夏(姜炒)、桔梗、羌活、白芷、独活、厚朴(姜汁炒)各八钱,防风、黄芩、乌药、香附、槟榔各一两,苏叶一两半,沉香二钱,木香、人参、粉草各五钱。上锉,水煎温服。服十余剂即消。若再服,照分量制酒糊为丸,如梧桐子大。每服七十九,酒下。

附　瘰疬外施之药:

神品膏:贴年久不愈瘰疬疮神效。香油一斤,官粉二两半,黄蜡二两,乳香、没药、孩儿茶、血竭各四钱,胡椒六钱。先将香油熬滴水不散,方下官粉熬成膏,下黄蜡再熬,滴水成珠,离火,方入细药。疮久者,胡椒加半搅匀,入磁器内收贮,退火毒,油单纸摊贴。每用先将葱须、花椒、艾、槐条熬水洗疮,净后贴之。

奇效膏:贴瘰疬,未破内消,已破则合。真香油一斤二两、大黄六两入油炸胡,滤去渣;慢火下净黄丹半斤,慢火再熬;滴水成珠,下古锻石(炒过)五钱、乳香四钱、没药四钱、黄蜡二两。成膏,用油单纸摊膏贴。

治瘰疬鼠疮甚效:嫩槐条一斤、蕲艾四两、川椒三两(净)。上三味,用新大砂锅一个盛水满,煎至七分,去渣待温,将所患之疮徐徐洗一炷香,去脓水并甲,用软白布拭干;至午时,仍将药渣入水一锅,又煎至六分,去渣,照前洗一炷香,掺干;待晚,仍将熬洗一炷香。次日,用大蒜瓣切薄片围疮,止用麦子大艾炷灸蒜上。如痒再灸,以痛为止,渐渐自愈。

乌龙膏:治瘰疬溃烂久不愈者。木鳖子(带壳炒,存性去壳)、柏叶(焙)、人中血(即乱发烧灰)、青龙骨(即锅牌面上垢腻)、纸钱灰、飞罗面各一钱。上俱为末,用好陈米醋调成膏涂疮上,外用纸贴。

瘰疬膏:真香油四两,象皮三钱,熬熟去滓,入黄蜡三钱、官粉一两五钱,离火晾温,入乳香、没药各三钱,孩儿茶一两,龙骨一钱五分,血竭一钱搅匀,以磁器收贮,任意点之。

马刀疮者,项侧有疮,坚而不溃也。

柴胡通经汤:柴胡、连翘、当归尾、黄连、黄芩、牛蒡子、三棱各一钱,桔梗二两,生甘草一钱,红花少许。上锉,水煎,食后服。忌苦药泄大便。

散肿溃坚汤:治马刀结核硬如石,或在耳下至缺盆中,或至肩上,或于腋下,皆属手足少阳经;及瘰疬遍于颊下,或至颊车,坚而不溃,在足阳明所出;或疮已破出水,并皆治之。兼治瘿瘤大如升,久不溃者。昆布(冷水洗)、海藻(微炒)、黄柏(酒炒)、知母(酒浸)、天花粉、桔梗各五钱,龙胆草四钱(酒炒),三棱(酒炒)、莪术各三钱(酒炒),连翘、黄连、黄芩(酒炒)、干葛、白芍(酒炒)各二钱,升麻、柴胡各五分,甘草(炙)五钱,归尾五分。上锉,每一两水二盏,先浸半日,煎至一盏,去渣,热服。于卧处伸足在高处,头微低。每噙一口,作十次咽下。至服毕,依常安卧,取药在胸中停蓄之意也。另攒半料作细末,炼蜜为丸,如绿豆大。每服百丸,或百五十丸,用此药汤留一口送下。

《寿世保元》(明·龚廷贤 撰)

【卷九 外科诸症】瘰疬

瘰疬,属血气痰热,必起于少阳一经,不守禁忌,延及阳明,大抵食味之厚,郁气之积,曰风曰热,皆此二端。拓引变换,须分虚实,实者易治,虚者可虑。此属胆经,主决断,有相火且气多血少,妇人见此,其月经如期,不作寒热者,易治。积久转为潮热,危矣。自非断欲食淡,神仙不治也。

一论瘰疬者,《经》所谓结核是也,或有耳前后连及颈项,下连缺盆,皆为瘰疬。或在胸前及胸之侧,下连两胁,皆为马刀,手足少阳主之。独形而小者为结核,续数连接者为瘰疬,形长如蛤者为马刀也。

一论绕项起核,名曰蟠蛇疬。延及胸前及连腋下者,名曰瓜藤疬。左耳根肿核者,名曰串袋疬。右耳根肿核者,名曰蜂窝疬。

一论瘰疬马刀。生耳前后,或项下胸腋间,累累如珠者,未破已破皆治。

消毒化坚汤:当归一钱、黄芪一钱、白芍一钱、玄参六分、天花粉六分、连翘一钱五分、柴胡一钱、黄芩五分、牛蒡七分、龙胆草四分、升麻七分、桔梗一钱、陈皮八分、羌活七分、薄荷四分、海昆布七分、甘草四分。上锉一剂,生姜煎服。一方,加甘草节、知母、贝母、海藻,更佳。

升阳调经丸:升麻八钱,葛根五钱,芍药三钱(煨),连翘五钱,黄连五钱,黄芩(酒炒)五钱,生黄芩四钱,黄柏(酒炒)五钱,桔梗五钱,归尾三钱,三棱(酒炒)五钱,莪术(酒炒)五钱,龙胆草(酒洗)五钱,夏枯草五钱,甘草(炙)五钱。上药称一半,另研为末,炼蜜为丸,如绿豆大,每服一百二十丸,白汤下。一半作咀片,每服五钱,水煎服,半月即瘥。

一论久患瘰疬流注,以致血气两虚,怀抱抑郁,饮食少思,或四肢患肿,肉色不变,或日晡发热,或溃而不敛,久不愈者。益气养荣汤:黄芪(炙)、人参、白术(去芦炒)各一钱五分,当归(酒洗)、川芎、白芍(炒)、怀生地黄(炒)、陈皮、香附、贝母各一钱,柴胡、地骨皮、桔梗、甘草各五分。上锉一剂,水煎,食后服。如有痰,加橘红。如胁下刺痛,加青皮或木香。如午后有热,或头微眩,加黄柏炒。如脓水清,倍人参、黄芪、当归。如女人有郁气,胸膈不利,倍香附、贝母。如月经不调,加牡丹皮、当归。

一论瘰疬兼诸瘤皆治。抑气内消散:当归、川芎、白芍(炒)、白术(去芦炒)、青皮(去穰)、白芷、半夏(姜炒)、陈皮、桔梗、羌活、独活、厚朴(姜炒)、防风、黄芩、乌药、香附、槟榔各一两,苏子一两五钱,沉香三钱,木香、人参、粉草各五钱。上锉,水煎,温服,十余服即消。若再发,照分两制为末,酒糊为丸,如梧子大,每服五十丸,酒送下。

一论瘰疬未破,在左为瘰疬,(山东李西岭传)宜内消调经散:升麻、葛根、龙胆草、黄连、桔梗、连翘、黄芩、黄柏、莪术、三棱、甘草各五分,当归尾、白芍各三分。上锉,水煎服。稍虚,加夏枯草。有痰,加天花粉、知母各五分。少阳,加柴胡四分。

一论在右为马刀,疮未破,宜柴胡通经汤:柴胡、连翘、归尾、甘草、黄芩、鼠粘子、三棱、桔梗各二分,黄连、红花。上锉一剂,水煎,热服。

一论瘰疬已破者,补中胜毒汤。黄芪一钱,人参、当归、生地黄、熟地黄、白芍、陈皮各三分,升麻五分,柴胡五分,连翘一钱,防风、甘草各五分。上锉,水煎,热服。

一治瘰疬并颈项结核,或肿或痛,宜夏枯草水煎,食后顿服。一方用夏枯草一把,水煎三次,去渣,熬成膏,贴患处立消。

一治瘰疬元气无亏,用此以去之。若病既去而不收敛,服前益气养荣汤。若元气怯弱,宜先补后服。病毒已后,仍服前汤,庶无他疾。此方治瘰疬,未成者消,已溃者敛,元气壮者可服。

必效散：南硼砂二钱五分、轻粉一钱、麝香五分、巴豆五个（去皮心膜）、白槟榔一个、斑蝥四十枚（去头足用糯米炒熟去米）。上研极细末，取鸡子两个，去黄，用清调药，仍入壳内，以湿纸数重糊口，入饭甑蒸熟取出曝干为末，每服五分，生姜酒炒，五更初调服，如觉小腹痛，用益元散一服，其毒俱从大便出。

一治远年鼠瘘疮神方，千槌绿云膏：松香半斤（熔七次滤去渣）、乳香二钱五分、没药一钱五分、血竭一钱、铜绿一钱半、杏仁（去皮）一钱、孩儿茶三分、蓖麻子（去壳）二两、麻油二两、乳汁二盏。上为细末，合作一处，同乳汁麻油搅匀，槌捣千下成膏，用绢上药贴患处。

《医学入门》（明·李梴 撰）

【卷五 外科】瘰疬

生颈前项侧，结核如大豆、如银杏，曰瘰疬；生胸胁腋下，坚硬如石，形如马刀虫，曰马刀，多气少血之病，总皆手足少阳相火所主。盖耳前后与缺盆、肩上、胛下，属足少阳部分；延及额、项、颊车与颈，属足阳明部分；延及胸中、中府、云门肺经部分者死。风疬尖而小；热疬焮肿赤色，又名血疬；痰疬推动滑软；气疬圆而动。又有鼠残疬，大小不一。

无痰不成核。诸瘰初起，实者皆以化痰为主，通用二陈汤加防风、桔梗、黄芩、竹沥。胸紧者，以此探吐尤妙。通经脉，必用斑蝥。疏渗小便以泻心火，古方必效散、立应散是也。但此二药甚峻，服后宜量体调治：体实风热盛者，继以宣热丹服之；体虚者，托里益气汤，或八物汤合二陈汤，多服，疮口自敛。又有虚甚者，宜先服健脾药，而后服二散；轻者，只用斑鸡丸。便坚胃盛者，白蚕丸，或追脓化毒散、软硬皂子丸。少阳分者，柴胡通经汤；阳明分者，升麻调经汤；少阳、阳明二经，二汤合服调之。误下则犯经禁、病禁。清肝者，胆与肝合病，则筋累累如贯珠，寒热焮痛，乃肝气动而为病也，当清肝火为主，佐以养血。若寒热止而疮不愈者，乃肝血燥而为病也，当养血为主，佐以清肝，清肝益荣汤、栀子清肝汤、柴胡清肝汤选用。

疮如豆粒附筋，肉色不变，内热口干，精神倦怠，久不消溃，及肝脉弦紧，肾脉洪数，乃肾水不能生木，以致肝血火动筋挛，忌用风药燥肝。经久烂破，脓血大泄者，脾肾愈亏，火炎于肺，皆宜肾气丸、补中胜毒饼为主，兼服逍遥散加桔梗、麦门冬、玄参以清肺火。多怒有肝火者，清肝解郁汤；有寒热者，单夏枯草散。肝火旺盛，或近骨处生虫作痒者，芦荟丸。通用猫头丸、海藻散坚丸。外治：银右散、蚕茧散、猫蝠散。虚弱者，单夏枯草膏内服，外贴加麻油。

瘘，即漏也。经年成漏者，与痔漏之漏相同。但在颈则曰瘰漏，在痔则曰痔漏，治法则一。初起者，宜温散风冷，及行肾经湿热邪水；久则大补气血，兼用熏洗平肌塞窍之药。古方白蛇散，治瘰疬成漏，以其有牵牛能利肾经恶水，免至淋漓穿穴。但利后当量体调治，痛节酒色财气。凡漏，治详漏条。

经调及经闭无潮者，可治；经闭有潮，或咳者，死。古方用玉烛散治瘰疬，和血通经，服之自消。日进一服，七八日见效。便不闭者，柴胡通经汤、升麻调经汤。久闭者，加味逍遥散、清肝益荣汤，或用二陈汤合四物汤加牡蛎、柴胡、黄芩、玄参、神曲为末，以桑椹膏捣丸，绿豆大。每五十丸，温酒下。或肾气丸尤妙。

瘰疬，伤证之标也。故瘰疬类有曰腹中有块、颈上有核，最为难治。况成溃漏，而不清金降火、滋肾健脾，病患又不清心淡口，则潮汗咳泻，恶证蜂起，其可生乎？但视其目内赤脉，贯瞳人有几条，则知其几年死。

面色㿠白，金克木；脉洪大，为元气虚败，俱为不治。故曰：实者可治，虚者可虑。

颈项生核，不红不痛，不作脓，推之则动，乃痰聚不散也。不可误用瘰疬药治，宜二陈汤加大黄、连翘、柴胡、桔梗。体薄者，二陈汤加桔梗、黄芩、玄参，麦门冬及防风少许，入竹沥，多服自消。如耳后与项间各有一块者，含化丹。

臂核或作微痛者，以内无脓，散外虽肿不红，或生背膊皆然，宜陈皮、半夏、茯苓、防风、酒芩各一钱，连翘二钱，皂角刺一钱半，川芎、苍术各五分，甘草三分，水煎服。

《外科活人定本》（明·龚居中 撰）

【卷之二】图形十三症/瘰疬

此症生于耳后及项间，一名九子疮，一名走鼠疮，其实皆瘰疬也。多起于少阳一经，及阳明经有之，以多气少血故也。盖由嗜欲太甚，饮酒太过，食味太厚，思想太极，所愿不遂意，外感湿热，内蕴七情六欲，或传染，或误治，种种不同，为灾则一。男子见此潮热频生，女子见此令经不调，渐渐不治，神仙莫救。神方：于初起之时，或见一二种之际，或耳后项下有连珠，就于初起大核之上艾壮灸之，或核上各灸五六壮，或七八壮，十壮止，更于肩井、风池、肺腧、缺盆各灸三壮，真起死回生之妙用也。灸后服清痰、降火、消风、败毒之药，可收全功。每见今人不行火灸之法，而听下工频敷烂药，甚则勾割，以取丧亡，又谁咎哉？此症前后宜服清痰和气饮、开郁清痰丸、清肝流气饮、清风和气饮、救苦化核汤。要清心养性，淡味节食，可保终吉。此症生于富贵膏粱之人，多费调理，以味厚欲深故也。生于贫贱藜藿之人可保无虞，以味薄欲少故也。古人治病以膏粱、藜藿不问，正此议也。治此疾者，当各尽心，庶不致大害。又有万灵膏、生肌散，灸病后，用此贴之。清肌、消毒、长肉、拔痰，是为圣药，既溃后用此贴之，彻脓败血，长肉消毒，是为神方。若二方真病症无敌也。二方见首卷。

清痰和气饮：半夏法制、陈皮去白、玄参、桔梗、荆芥、白芷、黄芩酒炒、黄柏酒炒、当归、紫苏、升麻、川芎、木香、防风、昆布、甘草、天花粉各等分，食远仰卧服。

开郁清痰丸：半夏法制、陈皮、香附醋浸、川芎、苍术、白术、羌活、当归、桔梗、黄芩、玄参、黄连、白芷、石膏、连翘、贝母、枳壳、螵蛸酒制、海石、青黛、昆布酒制、甘草、天花粉各等分，炼蜜为丸，如梧桐子大。每服五六十九，用姜汤或茴香汤，空心下。

清肝流气饮：防风、紫苏、桔梗、枳壳、乌药、厚朴、玄胡、川芎、当归、羌活、甘草、萝卜子各等分，不拘时服。

消风和气饮：紫苏、桔梗、枳壳、乌药、香附、茯苓、半夏、厚朴、柴胡、青皮、羌活、赤芍、甘草各等分，姜三片，枣二枚，空心服。

救苦化核汤：人参、黄芪、连翘、丹皮、生地、熟地、白芍、柴胡、当归、羌活、防风、昆布、三棱、桔梗、玄参、升麻、甘草、龙胆草各等分，水一钟，姜三片，温服，仰卧一时。

神效敷疬方：乳香、没药、血竭、螵蛸、儿茶、熊胆、朱砂、牛黄、麝香、雄黄、赤石脂、穿山甲、云母石、百草霜、白芷、鸡头骨、鸭头骨、猫头骨、犬头骨、龙骨、青鱼、鲤鱼胆、虎骨各等分，研末敷上，已未破，用万灵膏贴之。

近访内消散：连翘、荆芥、陈皮、羌活、桔梗、防风、川芎各四两，当归、厚朴、枳实、知母、半夏酒浸、桃仁、黄芩、白芍、赤芍、生地、熟地、栀子、人参、干姜、昆布、海带、海蛤煅、海藻五钱，金银花四两，夏枯草、穿山甲炒五钱，甘草，以上用夏布袋洗滤盛药，吊在坛内，用生酒五六瓶，先用四瓶煮一炷香，又渗二瓶，煮一炷香。每日饮二次，随量饮二三钟，不可多饮，尽了再点药，煎酒自消。如未破，将五花线卷成饼，铺倒病核，在线边上三处、三壮灸之。切莫灸当顶。如已破，万灵膏贴之。

又方，初起时，于大核头上着艾灸，或三七壮。后用药烂之，硇砂、胆矾、人言、血竭等分共末，用纸团水湿蘸药末搽疮上，外用膏药封固，待烂开，用膏药贴之。

又方，治耳后结核三五成丛，不红，不肿，不痛，不成脓。橘红（去白，一两，水洗焙干），赤茯苓（一两，去皮），半夏曲（姜汁炒），片黄芩（酒炒，八钱），瓜蒌仁（另研），小栀子（去皮，炒焦去壳，八钱），玄参（酒洗，焙，一钱），姜黄（水洗，炒黄，六钱），牡蛎（童便淬，炒），天花粉（八钱），大黄（一两，湿纸包煨熟），甘草节（去皮，四两）。上为末，丸如绿豆大，每服八九十丸，白滚汤下。

一方，用土茯苓一斤，忌铁，金银花、南苦参、天花粉各五钱，共合一处。用坛一个，加水三十碗，坛盛封固，入锅内，重汤煮三炷香为度，取出，七日退火毒，每早晚顿热，各服一碗。如疮口未合，用白芝麻一合，飞矾六钱，共捣和贴之。

一方，治瘰疬马刀，已溃未溃，或日久成漏者，用夏枯草六两，水二钟，煎至七分，去渣，食远服。此生血清热，治疬之圣药也。虚甚，宜煎浓膏，兼十全大补汤，加远志、贝母、香附和服，并以膏涂患处佳。

治梅疮瘰疬仙方：当归二两，川芎一两，净金银花三两，川木通二两，薄荷一两，防风一两，木瓜三两，穿山甲一两，皂角子三两，连翘一两，人参八钱，米仁三两，土茯苓一斤，共为粗末，每服一两，半水半酒煎服，一日三次，忌鸡鱼毒物。

第二次转手，用雄黄五分，砂仁五分，僵蚕五分，全蝎五分，金头蜈蚣一条，灸灯。上为细末，分作二服，每早空心葱酒送下。

第三次收功，生地四两，五加皮四两，黄柏一两，蜈蚣五分。上为末，酒调服，再服草药浸酒，断根。

草药奇方：和风柳，鸟不栖，五爪龙二两（用根），夏枯草二两，苏根四两，南蛇藤二两，上煨酒六大瓶，每早空心随量服。

又方，治瘰疬，不问新旧，已破未破并宜，用黄芩一钱六分，胆草一钱，瓜蒌仁一钱，黄柏一钱，知母一钱，贝母一钱，桔梗、昆布、海藻各一钱，柴胡八分，三棱六分，莪术六分，连翘六分，干葛六分，归尾六分，黄连六分，升麻六分，白芍四两，以此味为君多用。上研为散，炼蜜半斤为丸，如梧实大，每服三十九,饭上好酒送下。若已成瘰疬核子,又用药葫芦吸之.神效。

药葫芦吸病核仙方:五倍子、白及、白敛、乳香、没药、五加皮、丁香、砂仁、干姜、肉桂、山慈菇、陈皮、防风、荆芥、白矾、胡麻子、当归、川芎、茯苓、羌活、紫荆皮、独活、漏芦、秦艽、小茴角茴香、续断、黄芪、粉草、升麻、苏叶梗、桔梗、薄荷,上为粗末,装入广东小实葫芦内,用水一大瓶,煎至百沸,倾去渣,乘热气吸上其疬。先将破皮针针一大孔,然后吸上,吸出毒血即消。

又方,治瘰疬,未溃者内消,已溃者亦愈,用夏枯草八两,玄参五两,青盐五两、火煅过,海藻一两,天花粉一两,贝母一两,海粉一两,白蔹、连翘、桔梗俱各一两,当归一两(酒洗),生地一两(酒洗),枳壳(面炒过),川大黄一两(酒蒸),薄荷叶一两,硝石一两,甘草一两。上为细末,酒糊滴为丸,绿豆大,食后临卧低枕,用白汤吞百余丸,就卧一时,妙。外贴太乙膏,即收口而愈。

【卷之二】图形十三症/马刀疮

此症生于血盆之外,自胸而起至胁,盖由痰核瘰疬而不善治之害也。且病瘰之时,潮热频作,气血已枯,精神日少,又兼治之不善,脓血大溃,肿起尤甚,几何不变马刀之症乎。谓之马者,其行速也。刀者,其器利也。行速而器利,人将奚敌哉?虽然人将垂死,犹有可生之方。坐视勿救,岂仁术哉?亦须奔毒汤服之,外须多用火灸,方可回生。如肩井、肺俞、膻中、中脘、风池、百劳、曲池,皆灸三壮。灸后服清痰和气饮,开郁清痰丸、清肝流气饮、消风和气饮、救苦化核汤皆可服。若马刀未破,核子尚小,尤从核灸之甚效,贴万灵膏调理一年,可得复生矣。如其外此,虽日夕求神,亦未待毙矣。

奔毒汤:天花粉、人参、黄柏、柴胡、青皮、生地黄、桔梗、川芎、当归、茯苓、鼠粘子、黄芪、白术、羌活、干葛、麦门冬、陈皮、昆布、升麻、朱砂、乳香末、没药、雄黄各等分,食后远温服。

《外科百效全书》(明·龚居中 撰)

【卷之二】脑颈部/瘰疬

夫瘰疬之症,生颈前项侧,结核如大豆如银杏,或在耳后,连及颐颔,下至缺盆,皆为瘰疬。若生胸胁腋下,坚硬如石,形如马刀虫,曰马刀疮,乃多气少血之病,总皆手足少阳所主。其风病则尖而小,热病、血病则焮肿赤色,痰病则推动滑软,气病则圆而动,鼠残病则大小不一。治者当先辨审,可内消者即内消之,不可内消即用外治。稍不详经络血气多少,脉证受病之异,内卒用牵牛、斑蝥及流气饮、十宣、五香之类,外妄施针灸锭子,则血气必伤,而实实虚虚之祸,若指诸掌。且当知此症成溃漏,而不清金降火、滋肾健脾,病人又不清心淡口,则潮汗咳泻恶症蜂起,其可生乎? 但视其目内赤脉贯瞳仁,有几条则知其几年死,面色白皉,金克木,脉洪大,为元气虚败,俱为不治。故曰实者可治,虚者可虑。

吴继泉传云,治此疾未针灸者,先发表。春秋冬用香苏散,夏用二香散,次服山龙丸、内消百病汤、玉烛散,外用三仙丹、太乙膏,视疾施用。

山龙丸:蚺蛇根二两,陈枯草一两,牙皂一两,人参、川芎、归尾、菊花根、天麻、白附子各一两,甘草三钱。大米饭为丸,竹根汤下。

内消百病汤:半夏、天麻、川芎、金银花、归尾、白芷、皂刺、甘草节、防风、陈皮、天花粉、人参、白术、贝母、乳香、没药各二两,赤芍四两。大米饭为丸,酒下。

玉烛散:当归、川芎、赤芍、生黄、大黄、朴硝、黄芩、甘草为末,每三钱,姜汤调下。

三仙丹:白矾、黄丹、雄黄各等分。上为末,刺核出血搽之,以太平膏贴之。

太平膏:片脑一钱,轻粉、乳香、没药各二钱,麝五分,为细末,用香油十两,葱七根,入锅内熬,葱色已黄去葱,入黄丹五两,用柳枝搅,不住手,煎成膏,方入前末药。

龚如虚秘授治瘰疬痰核流注神方,未破者,单用消疬散,酒调服;已破者,用加味五海饮数贴,酒煎,调消疬散同服。消疬散:牛胶一斤(米糠炒成珠),穿山甲一斤(壁土炒成珠),大黄(好酒九蒸九晒,取末)四两。共为细末,每用酒调二三钱服。加味五海饮:海藻、海粉、海布、海石、海带、和风柳、防风肉、明贝母、沉香生研。用酒煎,每贴入消疬散二三茶匙同服。

杨渊然传治瘰疬,外用巴豆十四个,雄黄一钱四分,将鲤鱼一个剃去肠屎,以前药入于鱼内,黄泥固济,火煨令干,切为末,香油调搽。内用黄芪、南星、荆芥、白苓、白芷、川芎、归尾、甘草煎服,次用木鳖、当归、大黄、知母、贝母、穿山甲、甘草煎服,后用乳香、没药各三分,地龙火(煅过,研)四分,血竭、螵蛸各一分,共为末掺,生肌收口。

允皋传治鼠疬妙方,先用全蝎、贝母、大黄、南星、半夏、黑丑、金银花、木鳖子、牙皂角、僵蚕、地蜈蚣四条,新瓦炒黄,同煎六贴服。后用黑豆四十九个,鹭丝藤六两,夏枯草三两,南蛇根二两,共炊酒二瓶,上用火纸七重包,上面放糯米几粒,后用箬叶包扎,大碗盖倒,要糯米成饭方好,停一朝,每日食后三服。

瘰疬流胸胁烂者,治宜青皮、陈皮、桔梗、贝母、白芷、皂角一两,连翘五钱,乳香、没药、黑牵牛各一两,半生半熟,共为末,用新薄荷汁熬成膏,入前末为丸,梧子大,每以连翘煎汤送下五十九。

瘰疬痛不可忍,用黄连、黄柏、郁金、片脑、朱砂、乳香、没药、白芷等分,共为细末,以泉调作锭子,阴干插入孔中,痛即止。

瘰疬阴消酒,南京传。土茯苓一两,牛蕨郎八钱,地茄根七钱,皂刺五钱,乌不立根八钱,和风柳根一两,炊头酒三瓶,并鸡蛋一个,每每先服十黄汤。

林申梧传治瘰疬神方,生屋角蛇一条(即壁虎),黄泥做匣盛住,以白矾末五钱放上,仍做泥匣盖倒,如棺材样封固。用火烧煅,取出壁虎不用,每晚好酒只送下矾末半分。

瘰疬仙方,体圆弟传,不拘已破未破俱效。当归、防风、羌活、独活、贝母、金银花、皂角刺(炒)、广胶、柴胡、海石各一钱,白及、白蔹各五分,南星八分,夏枯草二钱,蜘蛛一个(另用打死),临吃药时,将蜘蛛放在药内吃,莫令病者见之。连服二十贴即愈。

少阳部分项侧有核,坚而不溃名马刀者,治宜柴胡、连翘、归尾、甘草、黄芩、鼠粘、三棱、桔梗、黄连、红花少许。

云林传散肿溃坚汤,治马刀疮结硬如石,或在耳下至缺盆中,或至肩下或于胁下,皆手足少阳经中;及瘰疬遍于颏或至颊车,坚而不溃,在足阳明经所出,或二疮已破,乃流脓水并治;及生瘿瘤大如升,久不溃者。

散肿溃坚汤:升麻六分、葛根二钱、白芍二钱、归尾五分、连翘三钱、黄连二钱、黄芩梢(酒洗)一钱半、黄柏(酒炒)五钱、知母(酒浸)五钱、桔梗五钱、龙胆草(酒洗)四钱、昆布(洗)五钱、三棱(酒炒)三钱、莪术(酒炒)三钱、海藻(炒)五钱、甘草(炙)五钱、天花粉(酒浸)五钱。上锉,每一两用水二盏(先浸半日),煎至一盏,去渣热服,于卧处伸足在高处,头微低,每嘬一口,作十次咽,至服毕,依常安卧,取药在胸中停蓄也。另攒半料作细末,炼蜜为丸,如绿豆大,每服百丸或一百五十九,此药汤留一口送下。

天花散,治瘰疬溃烂疼痛。天花粉一钱半、穿山甲(炒黄色)一钱一分、赤芍一钱七分、白芷一钱、乳香二分、没药五分、贝母七分、归尾一钱、金银花三钱。共锉剂,好酒一盅半煎服。

代灸散，治瘰疬溃烂不可闻，久不能愈。官粉一钱、雄黄一钱、银朱五分、麝香二分。上为细末，用槐皮一片，将针密密刺孔，置疮上，上掺药一撮，以炭火灸热，其药气自然透入疮中，痛热为止，甚者换三次，轻者二次痊愈。

女人病瘰疬，经闭有潮或咳者死，经闭无潮及经调者可治。古方用前玉烛散和血通经，服之自消，一日二服，七八日见效。便不闭者，用升麻调经汤；久闭者，用前加味逍遥散或桑椹膏丸。桑椹膏丸：陈皮、半夏、茯苓、当归、川芎、白芍、熟黄、牡蛎、柴胡、黄芩、玄参、神曲，为末，以桑椹膏捣丸，绿豆大，每五十温酒下。升麻调经汤：干葛、龙胆草、黄芩、黄柏、黄连、桔梗、连翘、三棱、莪术、当归、白芍、甘草。或加柴胡。

瘰疬风，满颈红肿生核者，用角药无时敷之，宜用大头肿内开关散及咽喉内紫证散、地黄散。

《外科真诠》（清·邹岳 撰）

【卷上】头顶部/瘰疬

瘰疬生于颈项前后，小者为瘰，大者为疬。当分经络，如生于项前属阳明经，名为痰瘰；项后属太阳经，名为湿瘰；项之左右两侧，属少阳经，形软，遇怒即肿，名为气疬；坚硬筋缩者，名为筋疬；若连绵如贯珠者，即为瘰疬；或形长如蛤蜊，色赤而坚，痛如火烙，肿势甚猛，名为马刀瘰疬。又有子母疬，大小不一。有重台疬，疬上堆累三五枚，盘叠成攒；有绕项而生者，名蛇盘疬；如黄豆结缕者，又名锁项疬；生左耳根，名蜂窠疬；生右耳根，名惠袋疬；形小多痒者，名风疬；颔红肿痛者，名为燕窠疬；延及胸腋者，名瓜藤疬；生乳旁两胯软肉等处者，名膈疬疬；延及遍身漫肿而软，囊内含硬核者，名流注疬；独生一个在腮门者名单窠疬；一包生数十个者，名莲子疬；硬坚如砖者，名门闩疬；形如荔枝者，名石疬；如鼠形者，名鼠疬。以上诸疬，推之移动为无根，属阳易治，推之不移动者，为有根且深，属阴难治。受病之原，虽不外痰湿风热气毒结聚所致，然未有不兼恚怒忿郁、谋虑不遂而成者也。故瘰疬者，肝病也。肝主筋，肝经血燥有火，则筋急而生瘰疬。多生于耳前后者，胆之部位，胆与肝相表里。其初起即宜消疬丸消散之，徐以益气养营汤调理之，不可用刀针及敷溃烂之药。若病久已经溃烂，不能合口者，先服益气养营汤数十剂，使其气血稍足，再用必效散三四服，取去其毒，仍进益气养营汤调理善后，其毒断无不愈。必效散药虽峻烈，然疬毒之深者非此不能解，故宜用之，但宜善用之耳。凡生瘰疬者,男子不宜太阳青筋暴露,潮热咳嗽,自汗盗汗,女人不宜眼内红丝,经闭骨蒸,五心烦热。男妇有此后,必变为疮痨逆症,难以收功也。

妇人肝虚血燥者,多生瘰疬,小儿脾虚不能运痰,及阴亏火旺者,亦生瘰疬。总以内消为贵,不得已再用吊法。

吊法用白降丹点核头上盖膏。次日起膏,即有一孔,用活沙牛研降丹为丸绿豆大,纳入烂口盖膏,三日后方起膏内中核子,如已降脱落,再用浮海散收口。

消疬丸:玄参、牡蛎(煅,醋淬)、川贝母各二两,共为末蜜丸。每服二钱,开水下,日二服。

益气养营汤:党参、黄芪、当归、川芎、熟地、白芍、贝母、香附、茯苓、陈皮、白术、柴胡、桔梗、甘草。

必效散:硼砂一钱五分,轻粉一钱,巴豆五个(去油),槟榔六个,斑蝥四十个(糯米炒),寸香二分(研末),取鸡子二个,去黄用白调药,仍入壳内,以湿纸封口,放饭上蒸熟,取出晒干,研末。虚者每服半钱,实者一钱,用滚汤于晚上调服。如觉小腹痛,用冷茶调服益元散二钱,其毒俱从小便出,此药宜间日服之。

二、结核

旴江医学外科学论治

《万病回春》(明·龚廷贤 撰)

【卷之五】结核

结核,或生项侧,在颈、在臂、在身,如肿痛者,多在皮里膜外,多是痰注不散。问其平日好食何物,吐下后用药散核。又云结核,火气热甚则郁结,坚硬,如果中核也。不须溃发,但热气散则自消矣。结核者,风痰郁结也。又云火因痰注而不散也。

消风化痰汤:南星、半夏、赤芍、连翘、天麻、青藤、姜蚕(洗去丝)、苍耳子、金银花、天门冬、桔梗各七分,白芷、防风、羌活、皂角各五分,全蝎(去毒)、陈皮各四分,白附子、淮木通各一钱,甘草二分。上锉一剂,生姜五片,水煎食后服。忌煎炒热物。

消毒散:治咽喉结核,肿块如桃、肿硬疼痛、颈项不回转,四腋下或有块硬如石。南星(姜制)、半夏(姜制)、陈皮、枳实、桔梗、柴胡、前胡、黄连、连翘、赤芍、防风、独活、白附子、苏子、莪术、蔓荆子、木通、甘草各等分。上锉一剂,生姜三片,灯草一团,水煎服。

化凤膏,治咽喉、颈项结核成形及瘰疬。用蓖麻子七枚,去壳热烂,用薄纸卷于中,插入鸡子内,纸封固,水浸湿,火煨熟,去壳,去内纸条,只食鸡子,以酒一杯送下。每早晨服一枚,十日奏效。

内消散:治梅核、痰核、马刀、瘰疬。归尾、连翘、羌活、独活、薄荷、桂枝、赤芍、白芷梢各一两,防风一两半,荆芥、细辛各八钱,藁本七钱半,小川芎、甘草节各六钱。上为细末,每服二钱,食后酒调下。

内托白蔹散:治腋下痰核,因酒、怒气发肿痛,溃脓久不合口。当归一钱,赤芍一钱,川芎七分,白芷八分,连翘一钱,白蒺藜四分,白蔹八分,片芩(酒炒)八分,防风、桔梗各五分,天花粉七分,栝蒌仁(另研)八分,柴胡五分,乳香(另研)七分,生甘草节四分。上锉一剂,水煎,晚间热服。忌一切发物并怒气、房劳。

消核丸:治颈项、耳后结核,三五成簇,不红、不肿、不痛、不成脓者。橘红(盐水洗略去白)一两,赤茯苓(去皮)一两,生甘草节(去皮)四钱,半夏曲(姜汁拌焙)七钱,片黄芩(酒拌炒)八钱,姜蚕(水洗炒黄)六钱,玄参(酒拌焙)七钱,牡蛎粉(火煅、童便淬、另研)七钱,山栀仁(连壳炒焦)八钱,天花粉七钱,栝蒌仁(另研)七钱,大黄(煨)一两,桔梗(去芦)七钱,连翘(去枝梗)一两。上为末,汤泡蒸饼为丸,如绿豆大,晒干。每服八九十丸,白汤送下。

《寿世保元》(明·龚廷贤 撰)

【卷六】结核

结核者,火因痰注而不散,郁结坚硬如果中核也,或在颈胁,或在手足,或在颈项,或在臂在腋。如肿毒,不红不痛,不作脓,不必溃发,但令热气散,则核自消,大法宜二陈汤加竹沥,多服为效。

一论咽喉结核成块,如核桃者,肿硬疼痛,两腋下俱有,及颈项肿硬,头不能转。

消解散:南星三钱、半夏(姜炒)二钱、陈皮二钱、枳实一钱、桔梗八分、前胡二钱、柴胡八分、黄连六分、白附子八分、连翘三钱、赤芍二钱、防风一钱五分、独活二钱、莪术一钱、木通二钱、苏子三钱、白芥子二钱、蔓荆子二钱、甘草八分。上锉,生姜、灯草煎服。

一论不问男妇,遍身疙瘩成块如核,不红不痛,皆痰流注而成结核也。

醉翁仙方,海上异人传。白头翁一斤,去叶用根,分作四服,每一服四两,用酒煎,一日三服,二日服尽而已。

一秘方,治症同前,效不可言。蓖麻子一斤,去壳用肉,放入公猪肚内,酒煮肚烂为度,取去蓖麻子,晒干为末,用前烂猪肚,捣千余下,为丸,酒送下,一日服三次。

一论妇人遍身痰核,不痛不红不肿,内消之剂。陈皮二钱、半夏二钱、白茯苓三钱、当归三钱、川芎一钱五分、白芍二钱、枳实一钱、黄连六分、香附二钱、桔梗八分、龙胆草三钱、连翘三钱、防己二钱、羌活二钱、柴胡八分、甘草八分。上锉,生姜三片,水煎服。

一论结核,浑身手足俱有核如胡桃者。并治胸中胃脘至咽门窄狭如线,疼痛者,此风痰气热所致也。

开结导痰汤:陈皮一钱、半夏七分、枳壳一钱、枳实七分、桔梗五分、前胡五分、黄芩一钱、香附(童便浸)三分、威灵仙七分、荆芥七分、羌活七分、木香七分、槟榔八分、僵蚕二分、射干七分、甘草七分。上锉一剂,生姜三片,水煎服。

一论痰核气核,痄腮疙瘩及吹乳等症。

内消散:朱宾湖得效。南薄荷三钱、斑蝥(去翅足炒)三分。上为细末,每服三分,烧酒调下,立效。服之后,小便频数,服益元散,以乌鸡子清丸如绿豆大,每服一丸,茶下,加至五丸,却每日减少一丸,减至一丸后,每日服五丸,治瘰病,名内消丸。

一论痰核方,庠生介石伯传。归尾一两、赤芍梢一两五钱、连翘一两、藁本七钱五分、细辛八分、羌活一两、桂枝一两、甘草节六钱、赤芍一两。上为细末,每服二三钱,食后,酒调服。

一论痰核,在喉咙上下左右,或生在两腋下,并治瘰病。庠生敏所兄传。

防风一两五钱、山慈菇一两、川山甲七钱、射干二两、红内消二两、白芷梢一两、薄荷一两、金银花一两五钱、桔梗一两五钱、独活一两、僵蚕一两、半夏一两、枯草二两、皂角刺二两、小川芎一两、当归尾一两、甘草五钱。上锉一剂,水煎,食后服,有潮热,加黄芩、柴胡各五钱。

一治瘰病妙方,陈柘所传。天花粉三两、昆布(酒洗)八钱、贝母一两、炒僵蚕一两五钱、全蝎（酒洗）五个、炒黄连五钱、知母一两、蒲公英二钱、陈皮一两、青皮（炒）一两、归尾七钱、黄芩（酒炒）一两、栀子一两五钱、红花五钱、土木鳖（去壳）十个、穿山甲（土炒）一两、连翘（去心）一两五钱、海藻（酒洗）一两半、夏枯草一钱五分。上将十七味君臣药，分为十剂。其蒲公英、夏枯草每服各照数用，白水煎，临服时加浓酒一杯同服。

一治痰核金星膏，苏九宁传。金星凤尾草一两五钱、实竹叶一两、葱白三十根、侧柏叶一两五钱。上用香油一斤，浸药一日，用火熬，看药焦黄为度，用棉布袋滤去渣，仍入锅内熬，熟油一斤净入顶好铅粉三两，用竹搅匀，文武火熬，看烟起黑色，再入铅粉四两，着四五十下锅，仍用竹不住手搅匀，滴水成珠，取起放在地上，再搅，去火毒。

一治痰核气核。陈出寰传。黄芩一钱五分，枳实一钱，苏子、贝母、连翘各一钱，海藻、香附各七分，桔梗、白芥子各八分，甘草三分。上锉，水煎，食后服。

一治痰气核。用柏子仁一斤，晒干为细末，每用末二两。又将天门冬、连翘心各用一两为末，入小布口袋内，将白水酒两小瓶煨熟，窨二三日。食后，每服一碗，半月内即消。

一治痰气核颈大，戴雷门传。牛蒡子五分，枳实三分，僵蚕五分，防风、桔梗、黄芩、连翘各八分，贝母一钱，海藻（水洗）、金银花、枯矾各一钱，夏枯草八分。上锉一剂，白水煎，食后服。

一治痰核，心泉侄传。用黄泥作窝，入生矾四两，鹿角蛇一条，在窝内阴干，火煅化为末，每用服一分，用温酒调服，立消。

一治项后侧少阳经中疙瘩，肉色不变，不问大小，及日月深浅，或有赤硬肿痛。生山药（一排去皮）、蓖麻子（二个去壳），上二味，研匀，摊帛上，贴之如神。

《外科活人定本》（明·龚居中 撰）

【卷之二】图形十三症/痰核

此症生于耳根后，亦少阳阳明所司也。皆由湿生痰，痰生气，气结而不行，故聚于二经耳。亦须清痰和气，宜开郁清痰丸。始作，以小艾于核上灸三壮，其核自消。小儿生此，只须小艾灸一二壮，外贴万灵膏自效。方见前瘰疬并首卷。

痰核第一方，银朱五分，雄黄一钱，官粉一钱，麝香三分，用槐树皮一片，去粗皮，银簪刺孔，将药置槐皮上，火烤二炷香为度。

痰核膏药方，蓖麻子四十九个，芜花根六两，葱头七个，连须，油发一团，香油一两，同熬，用桃柳枝搅，口念太乙救苦经一千声，渐渐下陀僧末五两，滴水成珠不散，下黄蜡三钱。若风损，下麝香五分。

《外科百效全书》（明·龚居中 撰）

【卷之二】脑颈部/痰核

痰核之症，颈项生核，里连筋骨，外及皮肤，不红不痛不作脓，推之则动，或次第及于四肢，乃痰聚不散也，不可误用瘰疬药治。

祖传痰、气二核，瘰疬初起，内服二陈消核汤数剂，服此不消，再服十六味流气饮去槟榔，外用拔毒散，口涎调搽，以膏药贴。如去毒用前化毒散搋，三日后用生肌散，生肌结口，再内有余毒，可用前药插入。

二陈消核汤：陈皮、半夏、茯苓、防风、白芷、贝母、夏枯草、山慈菇、天麻、连翘、海藻、枳实、桔梗、黄芩、前胡。

十六味流气饮：当归、黄芪、桔梗、防风、木香、枳壳、白芍、人参、川芎、肉桂、白芷、厚朴、苏叶、乌药、甘草、槟榔。

拔毒散：巴豆肉一钱三分，人言一钱二分，飞矾九分，雄黄三分，蜗牛十个，共为末，将口涎调搽核上，以万应膏贴处，三日一换，过九日将玉露膏贴，一日一换。

江氏痰核内消方：侧柏子（带壳，一斤，干炒），连翘（去心，五钱，略炒），雄黄（五钱），皂角（五钱），山慈菇（一两），天门冬（一两半），凌霄花（五钱，生），和风柳（四两，晒干），贝母（一两）。痛加乳香、没药各五钱，如核不痛不动，加麝香五分。以上俱略炒过，共为粗末，每酒一坛，用药末四两，以布袋包住，炆熟去渣留酒，每日不拘时服。但愈后断根，要在两手风尾穴艾灸三五九。

单方，用紫背天葵草研酒，饭后服。

如虚秘传核瘰神方，宜以穿山甲一两（土炒），金银花七钱，白芷梢、僵蚕、蝉蜕、大黄、归尾、连翘去心各三钱，蜈蚣一条。俱酒炒为末，入鸭蛋内，重者十四个，轻者六七个，将蛋去白一半，入末搅匀，蒸熟酒下。每日只服一个，服完蛋后灸肺俞穴，灸后服丸药。

丸药，穿山甲、皂刺、漏芦、防风、滑石、赤小豆、夏枯草各等分，共为末，酒打米粉为丸,每酒下三十九。

核病搽药,用鹅蛋壳内散皮烧灰,将鸡糊糖调搽,最妙。

软核,用人参、归尾、熟黄、胆草、黄芪、大黄、黄连、黄柏、知母、黄芩、桔梗、海布、柴胡、三棱、天花粉、莪术、连翘、干葛各二钱,为末,酒调服。

应圆制治项下或手足起核神方,用桔梗、枳壳、青皮、赤芍、连翘、半夏、陈皮、赤苓、防风、归尾、天花粉、前胡、独活、玄参,十服即散。或蜡矾丸亦效。

颈下核物疼痛,用乌不伏一味,头生酒同煎,食远去渣服,醉随眠床上,患左则侧左,右如之。把手捻核上,睡醒方起。

《外科真诠》(清·邹岳 撰)

【卷下】发无定位部/结核

结核生于皮里膜外,结如果核,坚而不痒,由风火气郁结聚而生。宜用五香流气饮治之,其核自消。若误投苦寒之剂,必致溃破。或服之而反甚者,其势将溃,不可强消,以耗其气,宜用托里散治之,外敷乌龙膏,溃后用浮海散盖膏。

结核在于乳者,用南星、贝母、连翘、甘草等分,瓜藤委倍之,青皮、升麻减半,水煎,加酒服。

结核在于小腹下,痛不可忍者,由阳明湿热传入太阳也,必恶寒发热。宜栀子、桃仁、山楂、枳壳等分,水煎服,入生姜引。

五香流气饮:银花、僵虫、连翘、羌活、独活、瓜蒌、小茴、藿香、丁香、沉香、木香、甘草。

【卷下】小儿部/项核

项核,小儿颈项结核,或三五粒十数粒,或痛或不痛,或热或不热。只取墙下凤尾草根,每用一两,以浓酒一碗,瓦瓶煎浓汁,每日一服,多则一月,少则二十日,其核全消,再不复发。

附:瘰疬医案

一妇人患瘰,久而不愈。或以为木旺之症,不宜于春,预用散肿溃坚汤,肿硬益甚。余以为肝经亏损,用六味丸、补中益气汤,至春而愈。此症若肝经风火自病,元气无亏,可用散坚泻毒之剂。若肝自亏损,或水不生木,用六味丸。若金来克木,须补脾土,生肾水。若行攻伐,则脾胃伤,而反致木克土矣。(《寿世保元》)

一妇人项核肿痛,察其血气虚实,先以必效散一服去之,更以益气养荣汤三十余剂补之而消。盖此症初起,而血气虚弱者,先用益气养荣汤,待其气血稍充,乃用必效散以去其毒,仍用补药,无不奏效。若已成脓者,即针而补托之,气血复而核不消者,服散坚之剂,倘不应而气血如故,仍以必效散、养荣汤。又不应,灸肘尖、肩髃二穴,用千捶绿云膏自愈。若气血壮实,不用追蚀,亦能自腐。用药以腐之者,便易于收敛耳。若血虚而用追蚀,不唯无益。(《寿世保元》)

一妇人年逾三十,瘰疬溃烂,久而不愈,肢体衰瘦,五心烦热,延余诊治。先以八珍汤加柴胡、生地、夏枯、香附、贝母,连进四五十服,形气渐转。后以必效散二服,疮口遂合,唯气血未能复元,继以益气养营汤,三十余服而愈。(《外科真诠》引吴锦堂先生医案)

一妇人孀居,子幼未立,忧思劳郁,项间结核,经水不调,寒热如疟,形体衰瘦,延余诊治。脉得弦数,自是劳伤气血,肝火妄动而成。先用逍遥散加香附、丹皮、贝母服之,寒热退尽。次用益气养营汤,服至月余,经水渐调。外用降丹,核上点破,候孔稍大,换用冰蛳散点入盖膏,至十日后其核自脱。内换人参养营汤加香附、木香,三十余服,外搭生肌散而愈。(《外科真诠》引吴锦堂先生医案)

一室女年十七,因择配未遂,延至二旬,项间结核数枚,坚硬如石,经水渐绝,寒热如疟,求治于余。脉得细数,面容憔悴,余曰:此心病也,非药可疗。彼父悟之,即为择嫁。三月后复请诊之,先用逍遥散加香附、青皮、栀皮、栀炭、贝母,十余剂,寒热渐止。次以人参养营汤加丹皮、红花,十余剂通其血脉。后用益气养营汤服半载,精神顿复,经水亦调,唯核未全消。外用降丹点破,徐用冰狮散起脱,再用生肌玉红膏搭之,内服补脾开郁药调理一载,始得痊愈。(《外科真诠》引吴锦堂先生医案)

第十一节　流痰

流痰是发生在骨与关节间的慢性化脓性疾病,因其成脓后,可流窜至病变附近或更远的空隙处形成脓肿,破溃后脓液稀薄如痰,故得此名。其发病部位不同有不同的名称,如发于脊背为龟背痰、发于髋关节为环跳痰、发于膝部为鹤膝痰、发于足踝部为穿拐痰、发于手指骨节为蜈蚣蛀等。相当于西医的骨与关节结核。

旴江医学外科学论治

《万氏秘传外科心法》（明·万全 撰）

【附】杂症便方

肿毒并流痰方（此方作末药先服）：沉香一钱五分，木香五分，槟榔五分，没药七分五厘，乳香六分五厘，大黄二钱五分，穿甲一个半，二花五分，皂刺一个半。（如疮未溃头，用此药则去其尖）。共为细末，生酒化服。

次服药方：厚朴、归尾、荆芥、羌活、防风、青藤、赤芍、草乌、前胡、柴胡、陈皮、白芷、蒺藜、麻黄、甘草。以上俱要三七钱，唯麝香只用三二分。用黑豆一岁一粒为引，病在头加茯苓引，病在右加柴胡引，病在左加前胡引，病在足加牛膝、麝香引，在腰加杜仲引。要用生酒煎服出汗。

《外科真诠》（清·邹岳 撰）

【卷上】手部/蜈蚣蛀

蜈蚣蛀生于手指骨节，由湿痰寒气凝滞而成，体虚之人多患之。初起不红不热不痛，渐次肿坚形如蝉肚，屈伸艰难，日久方知木痛。初肿时宜先服六君子汤益气除湿化痰外，以醋磨南星涂之，徐用益气养营汤调理，或可消散。若失于调理，肿处渐渐腐烂，脓如清水，淋沥不已，肿仍不消，多成疮痨，不治。

六君子汤：党参、白术、茯苓、广皮、半夏、甘草、煨姜、枣子。

第十二节　其他分类不明的疮疡

此部分疾病因为不能明确归属于具体的疮疡疾病，且在旴江医家著作中也是分散记载，故一并转录于此，供学者参考。

一、头面五官部

（眉风毒、须毒、髭毒、唇风、舔唇疳、核疳、火痰毒、面发毒）

眉风毒

《万氏秘传外科心法》（明·万全 撰）

【卷之六】侧图形十一症/眉风毒

眉风毒生于两眉之间，乃脾肺湿热，冲聚于眉峰也。内服败毒流气饮，外贴万灵膏，若破，上生肌散，宜用灯火甚妙。

十三味败毒流气饮：羌活、独活、桔梗、紫苏、川芎、当归、白芷、防风、升麻、柴胡、黄连、黄芩、白芍。食远服。

《外科活人定本》（明·龚居中 撰）

【卷之二】图形十一症/眉风毒

此症生于两眉之上，乃脾肺属湿，故热冲上而聚于眉间也。宜败毒流气饮服之，外用万灵膏贴之。若破溃，生肌散敷之。初起觉痒，用灯火爆之，甚妙。

败毒流气饮：羌活、独活、桔梗、苏叶、柴胡、川芎、黄芩、黄连、当归、白芷、防风、升麻各等分，食后酒服。

须毒

《万氏秘传外科心法》（明·万全 撰）

【卷之八】面图形十五症/须毒

须毒生于上唇有须之处，乃脾肺有热，毒气结聚而生。初宜用铁箍散，溃用生肌散。内服清肝流气饮（方见眼丹）。

髭毒

《外科活人定本》（明·龚居中 撰）

【卷之二】图形十五症/髭毒

此症生于唇髭之处，乃脾胃心肺有热，毒气聚于髭处。初起用铁圈散敷之可消。如不治，遂烂溃，用生肌散上之，内服清肝流气饮，治之则愈。

《外科真诠》（清·邹岳 撰）

【卷上】面部/虎髭毒

虎髭毒生于颏下承浆穴,属任脉经,初起肿痛焮赤。宜内服加减消毒散加桔梗,外用青黛、赤小豆、姜黄研末,生蜜调敷,或用洪宝膏敷亦可。若坚硬木肿未老白头,宜照疗疮治。

唇风

旴江医学外科学论治

《外科真诠》（清·邹岳 撰）

【卷上】唇部/唇风

唇风生于上下唇,一名驴嘴风,由阳明胃经风火凝结而成。初起发痒,色红作肿,痛如火烙。可照唇疽治法:初起宜内服加减消毒散,外用桑木汁调姜黄末涂之。小儿患此,宜于消毒散内加芜荑、谷虫、山楂、麦芽等泻积热之药方效。外用旧青扣布取铁汗搽之亦佳。

取铁汗法,用旧青布卷筒,将火烧着,取灶土常用菜刀锅划灸之,抹取上面汗汁,搽之即消。

舔唇疳

旴江医学外科学论治

《外科真诠》（清·邹岳 撰）

【卷上】唇部/舔唇疳

舔唇疳唇口浮烂,作痒时,舒舌舔之,乃心脾积热之病。宜内服加味导赤散,外用白芷、五倍子末搽之。此症小儿多患之。

加味导赤散:生地、木通、竹叶、山楂、麦芽、芜荑、谷虫、甘草。

核疳

旴江医学外科学论治

《万氏秘传外科心法》（明·万全 撰）

【卷之十】小儿图形九症/核疳

核疳流水地角溃烂,用雄黄、枯矾、明粉、螵蛸、乳香、蛤粉、青鱼胆敷之。

火痰毒

盱江医学外科学论治

《外科真诠》（清·邹岳 撰）

【卷上】头项部/火痰毒

　　火痰毒生于耳后上下，坚硬如瘰，皮色不变，小儿多有此症。宜内服消瘰汤，外用火酒磨槟榔刷，或用蜜调石决粉敷亦可。

　　消瘰汤：牡蛎粉三钱、元参一钱、川贝母一钱。

面发毒

盱江医学外科学论治

《外科真诠》（清·邹岳 撰）

【卷上】面部/面发毒

　　面发毒生于颊车骨间，初生一个，渐发数枚，形如赤豆，色红焮痛，坚硬似疔，时流黄水，由风热客于阳明，上攻而成。初宜服加减消毒散，若胃火盛，唇焦口渴，便燥者，宜加大黄下之。外以清凉消毒散敷之。

　　清凉解毒散：白及、乳香、明雄黄、花粉、乌药、慈姑、黄柏各二钱，上片三分，研末，用蜜调刷。

二、项肩上肢部

（走皮延疮、颈毒、肘毒、手腕毒、手心毒、瘑疮）

走皮延疮

盱江医学外科学论治

《外科百效全书》（明·龚居中 撰）

【卷之五】走皮瘌疮

　　夫走皮瘌疮之症，生满颊项，发如豆梅，痒而多汁，延蔓两耳，外内湿烂。治宜先以桑寄生、桑根皮各一握，白芷、黄连各少许，煎汤以绵蘸洗，候恶血出尽拭干。次用皂荚、麻竹箨（俱烧存性）、黄柏、黄连、樟叶、白芷各等分为末，麻油调搽,忌醋。

颈毒

盱江医学外科学论治

《外科百效全书》(明·龚居中 撰)

【卷之二】脑颈部/颈毒

男妇小儿头上或颏下生无名风毒,治宜羌活、防风、官桂、川山蜈蚣、红内消、杭白芍、川厚朴、白芷梢、黄芪、归身、川芎、粉草、桔梗、升麻、贝母各等分,生姜煎服二剂。不消,去升麻,加天麻、山菇。

如颈上生毒,大而根白,乃血少气衰,治宜防风、白芷、当归、川芎、茯苓、黄芪、肉桂、厚朴、羌活、细辛、白芍、小参、贝母、甘草、山菇、红内消、川山蜈蚣,姜枣煎服,神效。

颈上生疮,作痒出水,乃肺经有热毒,治宜青藤、海藻、连翘、贝母、僵蚕、蒺藜、甘草,白水煎半,空心服四五贴。再用大黄、黄柏、黄芩、黄连、连翘、蒺藜、蕲艾、苦参,共合四贴,外用乌桕根半斗,左缠藤一把,同炒熟,倾入盆内,方下皮硝三两,泡化,久洗神效。

掩颈风,颈项浮肿,治宜用角药用针,先服紫证散,后服地黄散。

肘毒

盱江医学外科学论治

《万氏秘传外科心法》(明·万全 撰)

【卷之六】侧图形十一症/内肘毒

内肘毒生于肘后内侧,乃六经热血凝滞而生。初起内服木香败毒饮,外上清消毒散敷之,若肿溃,以万灵膏贴之,可愈。外肘生于肘后外侧,与内肘毒治同。

十味木香败毒饮,木香、胆草、二花、当归、地骨皮、川芎、桔梗、荆芥、羌活、甘草。食远服。

七味上清消毒饮,龙泉粉、雄黄、大黄、黄连、黄柏、黄芩、白芨。共研末,鸡蛋清调搽。

《外科活人定本》（明·龚居中 撰）

【卷之二】图形十一症/内肘毒

此症生于肘后内侧,乃手六经有热,血滞而生,宜木香败毒饮治之。初起用上清消毒散敷之可散,若毒气肿,以万灵膏贴之,可溃而愈。

木香败毒散:广木香、忍冬草、桔梗、羌活、当归、龙胆草、地骨皮、川芎、荆芥、甘草各等分,食后服。

上清消毒散:龙泉粉、雄黄、黄连、大黄、黄柏、黄芩、白及,上研细末,以鸡蛋调匀,敷毒上。

【卷之二】图形十一症/外肘毒

此症生于肘后外侧,亦手六经负热而生.治法同上。若肿大,用龙泉粉散敷之,未溃可消,已溃可愈矣。

龙泉粉散:龙泉粉、白及,共为末,以好酒调匀,敷毒上。

手腕毒

旴江医学外科学论治

《万氏秘传外科心法》（明·万全 撰）

【卷之八】面图形十五症/手腕毒

手腕毒生于掌后交骨之间,盖由心生热,肝生风,风热壅甚,血气燔灼,又兼喜怒忧恐,感积于心,而生此毒。当用定痛消毒饮、内托流气饮,若毒贯透手心、手腕者,此心毒流于骨髓,乃危症也。急以三香托里饮救之,或乳香返魂汤。外贴万灵膏,后上生肌散。若痛甚,以乳香散熏之。

十八味三香托里散:乳香、木香、大黄、人参、黄芪、甘草、紫苏、桂枝、干葛、乌药、当归、桔根、防风、花粉、白芍、二花、升麻、玄参。食后服。

十四味乳香散:乳香、没药、雄黄、二花、川芎、蒲公英、草乌、木鳖、艾叶、桃叶、白芷、青蒿叶、何首乌、麝香(少许)。上药捣烂成团,用瓦器盛着烧烟熏之,或煎水洗亦可。

《外科活人定本》（明·龚居中 撰）

【卷之二】图形十五症/手腕毒

此症生于掌后交骨之间,乃心经之毒也。盖由心经生热,肝脏多风,风热壅盛,气血燔灼,又兼喜怒忧恐成积于心,外感湿热,冲动积热,故生斯毒。久而不治,终至不起。当用定痛消毒饮。若毒贯透手心,或透手腕,此心毒流骨髓,乃危症也。急以三香托里饮或乳香返魂汤。再贴万灵膏,上生肌散。若痛甚,以乳香略熏之,庶回生可也。

三香托里散:乳香,木香,茴香,苏叶,桂枝,干葛,防风,乌药,玄参,人参,金银花,黄芪,当归,桔梗,白芍,天花粉,升麻,甘草。姜三片,枣三枚,食后服。

乳香散:乳香、没药、雄黄、川乌、白芷、金银花、草乌、艾叶、桃叶、槐叶、何首乌、木鳖子、蒲公英、蓖麻叶、青蒿、麝香少许,同捣杵成团,瓦器盛着,烧烟熏毒处,真奇方也。或以前药煎水洗,妙。

手心毒

旴江医学外科学论治

《万氏秘传外科心法》(明·万全 撰)

【卷之八】面图形十五症/手心毒

手心毒生于两手掌心,乃厥阴心经之所司也。治之不善,去死不远,盖由心经燥甚,血热妄行,肝风鼓舞,毒长四肢,加以忧思,酒色过度,遂使毒流骨髓,侵入劳宫。治宜定痛消毒饮、内托流气饮、千金追毒饮,乳香反魂汤。外敷以万灵膏,后用生肌散收功,不然见筋骨断而毙矣。

十三味定痛消毒饮,紫苏、白芍药、川芎、甘草、桔梗、乌药、白芷、防风、羌活、独活、茯苓、连翘、桂枝。姜枣引。食后服。

十八味内托流气饮,人参、木香、当归、川芎、黄芪、芍药、防风、甘草、厚朴、枳壳、桔梗、白芨、乌药、连翘、黄芩、槟榔、紫苏、腹皮。姜枣引。食远服。

八味千金追毒饮,人参、黄芪、桂枝、干葛、连翘、黄连、升麻、二花。每剂重二三两。食后服。

十五味乳香返魂汤,乳香、雄黄、干葛、首乌、当归、木通、赤芍、白芷、茴香、没药、甘草、枳壳、木香、黄芪、二花。姜枣引。食后服。

六味敷方,龙泉粉、白芷、螵蛸、石脂、熊胆、麝香。用皮树汁煎药成膏,调匀,以油纸摊膏贴之。

《外科活人定本》(明·龚居中 撰)

【卷之二】图形十五症/手心毒

此症生于手掌中心,系手少阴心经所主也。此症最毒,苟治之不善,去生远矣。盖因心火炽盛，血热妄行，肝风鼓舞，毒散四肢。加以酒色交并，忧思过度，遂使毒流手心而浸于劳宫。劳宫系心之脉络，放毒生焉。凡痛楚苦彻心，治宜定痛消毒饮、内托流气饮、千金追毒饮、乳香返魂汤。外贴万灵膏，彻尽脓水。水略干上生肌，又以龙泉散消毒祛脓，可获全功。不然，吾见筋断骨裂而毙，惜哉！膏方见首卷。

定痛消毒饮：苏叶，芍药，川芎，桔梗，枳壳，乌药，白芷，羌活，独活，连翘，防风，白术，桂枝，甘草。姜三片，枣三枚，食后服。

内托流气饮：人参，木香，厚朴，桔梗，枳壳，乌药，白及，黄芩，槟榔，当归，黄芪，川芎，白芍，防风，苏叶，甘草，腹皮，连翘、姜三片。枣一枚，食后服。

千金追毒饮：人参、黄芩、桂枝、干葛、连翘、黄连、升麻、忍冬草各等分。每剂重二两，水二钟，食后服。

乳香返魂汤：何首乌、乳香、雄黄、当归、木通、忍冬草、赤芍、白芷、茴香、枳壳、木香、没药、黄芪、甘草各等分。姜三片，枣三枚，食后温服。

龙泉粉散：龙泉粉、白及末、赤石脂、海螵蛸、熊胆、麝香少许。共研细末，上以皮木取汁，前末调匀，用油单纸贴毒上，日换三四次，甚妙。

《外科真诠》（清·邹岳 撰）

【卷上】手部/掌心毒

掌心毒生于手掌心，赤肿疼痛，属包络经劳宫穴，积热而成。初起宜内服败毒散，外敷洪宝膏，溃用冰翠散盖膏。若未老白头，木痛而痒者，名托盘疗，可照疗疮治法。

痼疮

盱江医学外科学论治

《外科真诠》（清·邹岳 撰）

【卷上】手部/痼疮

痼疮生于指掌之中，形如茱萸，两手相对而生，亦有成攒者，起黄白胀脓疱，痒痛无时，破流黄汁，由风湿客于肤腠而成。宜用藜芦膏搽之。

藜芦膏：藜芦一两，苦参一两，用猪油八两，将二味煎枯去渣，入松香一两溶化，离火再加枯矾末一两，雄黄末一两，搅匀候冷涂之。

三、肋背胯股部

（挟胁、骨羡疮、骨瘘疮、肾气游毒、坐板疮）

挟胁

盱江医学外科学论治

《万氏秘传外科心法》（明·万全 撰）

【卷之八】面图形十五症/挟胁

挟胁生于两胁之下，乃肝经积热，气血不行而生。初觉用一扫丹、失笑饼，若内消稍迟，则不可也，只用清肝流气饮（方俱见前）。外用敷药。

三味敷方：过山龙、山芋头、山药。酒捣烂，青布包之。

《外科活人定本》（明·龚居中 撰）

【卷之二】图形十五症/夹胝

此症生于两胁之下，乃肝经积热，血滞不行，气壅于斯，故生此毒。初起时，用神仙祛毒一扫丹、敷毒失笑饼，外用敷方，脓熟以针开之，针孔入皮纸捻，外用万灵膏贴之，再服前方即愈。

敷方：过山龙、山芋头、山药，好酒捶细，以青袱兜胝上。

骨羡疮

盱江医学外科学论治

《外科真诠》（清·邹岳 撰）

【卷上】背部/骨羡疮

骨羡疮生于背上神堂穴，或膈关、膈俞穴，属太阳膀胱经。初起瘙痒无度，愈搔愈痒，愈痒愈搔，必至皮肉损破而见骨矣。虽是阴虚而生，亦有祟凭焉。内服加味补血汤，外用太极黑铅膏刷，或可保全。

加味补血汤，黄芪一两，当归一两，党参一两，银花二两，茯苓三钱，草乌一钱，贝母三钱。

骨痿疮

盱江医学外科学论治

《外科真诠》（清·邹岳 撰）

【卷上】股部/骨痿疮

骨痿疮生于两胯骨上,先小后大,筋骨疼痛,荫开流水,如胯间相对生疮者,症属险逆。宜内用加味补血汤治之。

肾气游毒

盱江医学外科学论治

《万氏秘传外科心法》（明·万全 撰）

【卷之五】面图形十二症/肾气游毒

肾气游毒生于大胯之侧,阴头尽处之地,乃足少阴经之所司也。男或由行房而为风热所伤,女由行经而为风热所搏。初觉宜神仙敷毒失笑饼,如痛,起用定痛流气饮、槟榔坠毒丸,外用万灵膏,彻尽脓水,可愈。

十三味定痛流气饮:木香、紫苏、桔根、枳壳、厚朴、连翘、槟榔、香附、木瓜、防风、牛膝、大腹皮、二花。空心服。

五味槟榔坠毒丸:枳壳(麸炒)一两,大黄(半生半熟)一两半,木瓜一两,防风五钱,槟榔一两。共为末,炼蜜为丸,如黄豆大每用五六十九,长流水送下,服六七次为度,其毒可尽。

又方,仙人掌、土牛膝。以酒捶细,敷之。

《外科活人定本》（明·龚居中 撰）

【卷之二】图形十一症/肾气游毒

此症生于大胯,乃阴头尽处之地,乃足少阴肾经所司也。男子生此,由行房为风热所伤;女人生此,由行经为风湿所搏。始生,宜神仙敷毒失笑饼敷,毒可消。如肿盛,用定痛流气饮、槟榔坠肿丸剂治之,外用万灵膏彻脓。方见首卷。

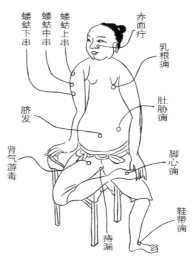

《外科活人定本》图形十一症(一)

定痛流气饮：木香、连翘、槟榔、香附、木瓜、防风、牛膝、苏叶、桔梗、枳壳、大腹皮、金银花、厚朴各等分，空心服。

槟榔坠肿丸，初起，可用此方内消。枳壳、槟榔、木瓜各一两，大黄（半生半煨）二两，防风五钱，共为细末，炼蜜丸黄豆大，每用长流水吞五六十丸，微利六七度，毒即可消。

坐板疮

坐板疮，又名风疳，古名痤痱疮，是生于臀部疮疡的统称，表现为腰下及臀部多个散在疖肿，大如黄豆，小如粟米，根浅高突，中央有白色脓头，焮硬疼痛。该病为常见多发皮肤病，夏秋季节尤多。

旴江医学外科学论治

《寿世保元》（明·龚廷贤 撰）

【卷九 外科诸症】诸疮

一治坐板疮，珀四九兄传。花椒（一钱炒）、胡椒（七分）、枯矾（一钱）、人言（一分），上为末，柏油调搽。

一治坐板疮痛痒经年弗愈，中州傅爱泉传。人言（一分）、密陀僧（三分）、硫黄（二钱）、石膏（一钱五分），上为末，生猪油调，搽患处。

《外科真诠》（清·邹岳 撰）

【卷上】臀部/坐板疮

坐板疮生于臀腿之间，形如黍豆，色红作痒，甚则焮痛，延及谷道，势如火燎。由暑令坐日晒几凳，或久坐阴湿之地，以致暑湿热毒凝滞肌肉而成。初宜芫花、川椒、黄柏熬汤熏洗即消，或毒盛痒痛仍不止者，即用松香油擦之，或用鹅黄散刷自愈。

松香油：松香五钱、明雄黄一钱、苍术二钱，研末和匀，用棉纸卷捻二个，松香油浸透，火烧滴油去火毒，擦之立效。

鹅黄散：绿豆粉一两、生黄柏三两、上扫盆（即上等轻粉）二钱、飞滑石五钱，研细，用生猪油捣膏刷。

【卷上】发无定位部/风疳

风疳起于谷道，形如风癣，作痒微疼，破流黄水，浸淫遍体，由风湿客于谷道而成。宜用如圣膏擦之即愈。

如圣膏：当归五钱、巴豆仁三钱，用香油八两，将二药煎枯去渣，入黄蜡三两化尽。离火，绢滤净，将凝入轻粉二钱，搅匀擦之。

四、下肢部

（腿游毒、上水鱼、膝腿毒、青腿牙疳、肉蜈蜂、驴眼疮、青蛙毒、土栗、冷疔、指丫刺、嵌甲疮、青蛇头）

腿游毒

盱江医学外科学论治

《万氏秘传外科心法》（明·万全 撰）
【卷之七】侧图形十二症/腿游毒

腿游毒生于大腿之中，乃肾与小肠之所司也。由邪聚于经络，热气伤于皮肤，血凝此处而生。始觉用一扫丹、失笑饼可消（方见上），迟则服后药，溃后用万灵膏彻脓，再上生肌散可愈。

十三味紫苏流气饮：紫苏、川朴、甘草、香附、槟榔、木瓜、腹皮、川芎、二花、枳壳、乌药、牛膝、骨皮。

十一味托里流气饮：紫苏、枳壳、桔根、羌活、独活、大黄、甘草、腹皮、乌药、香附、连翘。空心服。

《外科活人定本》（明·龚居中 撰）
【卷之二】图形十三症/腿游毒

此症生于大腿之中，乃心与小肠所系也。由寒邪积于经络，热气伤于皮肤，血凝于腿，不得宣泄，故生斯毒。始觉用神仙祛毒一扫丹、祛毒失笑饼可消。如迟缓，必须服紫苏流气饮治之。顶起如有脓，用扁针开之，万灵膏彻尽脓水，自然平复。若不忌口，调理失宜，必成漏腿之患矣。

紫苏流气饮：紫苏叶、厚朴、香附、槟榔、木瓜、大腹皮、乌药、枳壳、川芎、防风、金银花、地骨皮、牛膝、甘草各等分，空心服，以物压之。

托里流气饮：大腹皮、苏叶、桔梗、枳壳、羌活、独活、乌药、连翘、香附、甘草各等分，空心服。

上水鱼

盱江医学外科学论治

《外科真诠》（清·邹岳 撰）

【卷上】膝部/上水鱼

上水鱼生于委中折纹两梢，肿如高埂，长若鱼形，色紫作痛，由血热遇外寒稽留，血瘀凝结而成。外用小针向肿埂上针去恶血，徐用香油调二黄散刷，内治宜参委中毒（编者按：宜速用活血散瘀汤，由湿热凝结所致，宜用五神汤治之）。

二黄散：大黄、硫黄等分，研细末，用香油调刷。

膝腿毒

盱江医学外科学论治

《万氏秘传外科心法》（明·万全 撰）

【卷之八】面图形十五症/膝腿毒

膝腿毒生于下侧去膝不远，亦由湿热所伤，血聚成毒，治同鹤膝风。若缓，则成漏膝矣。

《外科活人定本》（明·龚居中 撰）

【卷之二】图形十五症/膝腿毒

此症生于大胯之侧下，去膝不远，亦由湿热所伤，血聚成毒。主治敷药并同鹤膝，乃风搏肌肤，湿伤筋也。当速治，缓则成漏膝。

青腿牙疳

青腿牙疳指患牙疳而兼见下肢青肿。症见初起齿龈肿痛，渐致牙龈溃腐出脓血，甚者穿腮破唇，两腿青肿，形如云片，色似茄黑，筋肉顽硬，步履艰难，兼见肢体疼痛，四肢浮肿。类于坏血病。

盱江医学外科学论治

《外科真诠》（清·邹岳 撰）

【卷上】股部/青腿牙疳

青腿牙疳生于两腿，形如云行，其色紫黑，大小不一，牙龈腐烂。如此证候，自古方书，罕载其名，仅传雍正年间北路随营医生陶起麟颇得其详。略云：军中凡病腿肿色青者，其上必发牙疳，凡病牙疳腐血者，其下必发青腿。二者相因而至，推其原，皆由上为阳火炎炽，下为阴寒闭郁，以至阴阳上下不交，各自为寒为热，各为凝结而生此证也。相近内地间亦有之，边外虽有，亦不甚多，唯内地人初居边外得此证者十居八九。盖中国之人，本不耐边外严寒，更不免坐卧湿地，故寒湿之痰生于下，致腿青肿，其病形如云片，色似茄黑，肉体顽硬，所以步履艰难也。又缘边外缺少五谷，多食牛羊等肉，其热与湿合，瘀滞于胃，毒火上熏，致生牙疳，牙龈腐烂出血。若穿腮破唇，腐烂色黑，即为危候。边外相传有令服马乳之法，麟初到军营，诊青腿牙疳之症，亦仅以马乳，阅历既久，因悟其马脑之温，不如易之马乳，为效速倍，令患者服之，是夜即发大汗而诸病减矣，盖脑为诸阳之首，其性温暖，且能流通故耳。兼服活络流气饮、加味二妙汤宣其血气，通其经络，使毒不得凝结，外用三棱扁针于腿上青黑处砭去恶血，以杀毒势，更以牛肉片贴敷，以拔精毒，不数日而愈。牙疳用牛黄青黛散擦。

服马乳法，用青白马乳，早、午、晚随挤随服。如无青白马，杂色马亦可。

服马脑法，用马脑子一个，将竹刀挑去筋膜，放在碗内，先将马脑搅匀，再用滚黄酒冲服。倘一次不能服尽，分作二次冲服。

活络流气饮：苍术、木瓜、羌活、生附片、山楂、独活、怀牛膝、麻黄各二钱，黄柏、台乌药、干姜、槟榔、枳壳各一钱五分，甘草一分，黑豆四十九粒，生姜三片引。

加味二妙汤：黄柏、苍术、怀牛膝各三钱，槟榔、泽泻、木瓜、台乌药各三钱，归尾一钱五分，黑豆四十九粒，姜三片引。

牛黄青黛散：牛黄、青黛各五分，月石二钱，朱砂、煅人中白、龙骨各一钱，煅冰片，共研细末，先以甘草水漱口，再上此药。

肉蜈蜂

旴江医学外科学论治

《外科真诠》（清·邹岳 撰）

【卷上】股部/肉蜈蜂

肉蜈蜂生大腿内，属厥阴肝经部位，皮肤不觉红肿，内里疼痛难忍，乃风湿郁积，气血阻滞，注久而成。治斯症者，初不可轻用刀刺，若误犯之，毒气直透心胎,疼痛不止,多致不救,宜内服黄芪内消汤,外用五虎追毒丹盖膏。若内脓已成,宜用托里散服之,溃后有败肉如蜂之状,当用降丹取去,再用生肌等药收功。

驴眼疮

盱江医学外科学论治

《外科真诠》(清·邹岳 撰)

【卷上】足部/驴眼疮

驴眼疮生于足胫骨,烂如臁疮,四边紫黑,时流毒水,或淌臭脓,俗名夹棍疮,因其疼痛难堪,故名之也。由脾经湿毒流滞而成。宜内服祛湿消邪汤,外用田螺捣烂敷之,后用太极膏刷。

祛湿消邪汤:薏苡仁二两、银花三钱、公英三钱、当归一钱、甘草一钱。

青蛙毒

盱江医学外科学论治

《外科真诠》(清·邹岳 撰)

【卷上】足部/青蛙毒

青蛙毒生于足背左侧,因着湿鞋潮袜,一时不觉,日久渐成此毒,状如青蛙。红赤者易治,紫黑者痛如刀刺,难愈。宜外用太极膏刷,内服活血祛风之剂治之。

土栗

盱江医学外科学论治

《外科真诠》(清·邹岳 撰)

【卷上】足部/土栗

土栗一名琉璃疽,生于足跟之旁,形如枣栗,亮而色黄,肿若琉璃,由行路崎岖,劳伤筋骨所致。急服五香汤及加减活命饮加牛膝、木瓜,外用冲和膏敷,溃后用轻乳散擦之。

五香汤:乳香、藿香、丁香、木香、沉香、甘草。

冷疗

《外科真诠》(清·邹岳 撰)

【卷上】足部/冷疗

冷疗生于足跟,由湿寒凝结而成。初起紫白泡,疼痛彻骨,渐生黑气,腐烂孔深,时流血水。气秽经久不敛者,宜先用熏法,徐用铁粉散敷之,内服托里散治之。

熏法,朱砂、明雄、银朱各三钱,黑铅一钱,水银一钱五分,共为末。用红枣廿枚,杵如泥,分作十九,每日用一丸放小口罐内,对患处烧烟熏之。勿令泄气,熏三日为度。

铁粉散:生铁粉、松香、黄丹、轻粉各一钱,元寸一两,研末,先用葱汤洗净,以香油调擦,外用油纸盖孔。

指丫刺

《万氏秘传外科心法》(明·万全 撰)

【卷之七】侧图形十二症/指丫刺

指丫刺,生于足指上,因湿热侵指而成,其症痛痒不一,用下药敷之。

九味敷方:金凤草(子亦可)、胆草、苏叶、骨皮、雄黄、乳香、没药、忍冬草、车前子。以酒糟捣敷之。

六味敷方:龙泉粉、白芨、骨皮、石榴皮、螺蛳、丹皮。共捣烂,以酒调敷。血尽再上生肌散,可愈。

《外科活人定本》(明·龚居中 撰)

【卷之二】图形十三症/指风刺

此症生于脚趾之上,因湿热侵指,痛痒不止,积而成毒。不治则指肿如槌,指烂如瓜,脓血淋漓,指甲不可着肉,用金凤草散包之。

金凤草散:地骨皮,金凤草(如无,用竹叶),雄黄,乳香,忍冬草,车前草,用好酒捶如泥,油单纸包敷毒上。

又方,龙泉散:地骨皮、龙泉粉、白及、雄黄、螺蛳、牡丹皮、石榴皮,又用好酒捶调,包敷毒上,脓血尽,上生肌散,神效。

簪针散,点痣烂肉。人言二分、蟾酥一分、硇砂五分、轻粉五分、雄黄五钱、黄丹五钱、乳香五分、江子五十(去壳)、寒水石五钱(无,石面代)。共为末,以水丸,小麦大。用时将针拨疳,顶见小血,将前药搽上二时。

嵌甲疮

盱江医学外科学论治

《医学入门》(明·李梴 撰)

【卷五外科】嵌甲疮

嵌甲因靴窄研损,爪甲陷入,四边肿焮,黄水流出,侵淫相染,五指湿烂,渐渐引上脚跌,疱浆四起,如汤泼火烧,日夜倍增,不能行动。以陈皮浓煎汤浸,良久,甲肉自相离开,轻手剪去肉中爪甲,外用蛇蜕一条烧灰,雄黄四钱为末,干掺。干者,香油调敷。与甲疽条参治。脚指丫疮湿烂,及足指角急为甲所入,肉便刺作疮湿烂,用枯矾三钱,黄丹五分,为末掺之。或鹅掌黄皮烧灰掺之。又方:用细茶嚼烂敷之。因暑手抓,两脚烂疮亦宜,能解热燥故也。指缝搔痒成疮,血出不止,用多年粪桶箍篾,烧灰敷之。脚上及指缝中沙疮,用燕窠泥略炒,黄柏,二味为末,香油调敷,痛者加乳香。

《外科百效全书》(明·龚居中 撰)

【卷之四】手足部/嵌甲

夫嵌甲之症,多因靴窄研损,爪甲陷入,四边肿焮,黄水流出,浸淫相染,五指湿烂,渐渐引上脚跌,疱浆四起,如汤泼火烧,日夜倍增,不能行动。治宜以陈皮浓煎汤浸,良久甲肉自相离开,轻手剪去肉中爪甲,外用蛇蜕一条烧灰,雄黄四钱,为末干掺,干者香油调敷。与甲疽条参治。

青蛇头

盱江医学外科学论治

《外科真诠》(清·邹岳 撰)

【卷上】足部/青蛇头

青蛇头生足大指节上。乃毒蛇所处之地,人不知觉,早起经过,染受毒气,故生此症。初起状如汤泼火烧,痛不可忍,内毒癀甚,憎寒壮热,四肢酸痛,后则胬肉突出,痛如刀割。宜用人龙散敷之,胬肉自缩,或用蜈蚣散刷亦可。内服白芷散。轻者经旬匝月,重者两三月不收功,溃败筋骨,多有之矣。

人龙散:人龙一条、明雄二钱,同捣烂敷。

蜈蚣散:白芷一两、明雄五钱、蜈蚣三支、樟脑三钱,共研末,用香油调擦,或用大蒜捣敷亦可。

白芷散:白芷三钱、夏枯三钱、公英二钱、银花三钱、紫花地丁二钱、甘草一钱。

五、发无定处

(瘭疽、瘑疽、鱼脊疮)

瘭疽

旴江医学外科学论治

《医学入门》(明·李梴 撰)

[卷五外科]瘭疽

瘭疽,一名蛇瘴,烟瘴地面多有之。先作点而后露肉,四畔若牛唇黑硬,小者如粟如豆,剧者如梅如李。发无定位,或臂或臀,或口齿,或肚脐,多见手、足指间。赤、黑、青、白,色变不常。根深入肌,走臂游肿,毒血流注,贯串筋脉,烂肉见骨,出血极多,令人串痛、狂言。痛入于心即死,突出于外肾者,亦死。

原因感受恶风,入于脉理,或烟瘴地面,伤寒疟后,及感触蛇毒所致。二十以后,四十以前者,皆积伤之毒入胃,壅聚而成;四十以后,六十以前,乃血闭不行,壅热积血得之。治宜宣毒行血,用栝蒌根酒煎,入乳香、没药、五灵脂、皂刺等分,以下其毒,次用清心行血之剂。如系蛇毒,赤足蜈蚣最妙,雄黄、白芷次之;或蜡矾丸,冷酒入麝香送下。外用荆芥、白芷、川椒、葱白煎汤,入盐,俟汤温,自手臂上烫下,日三次。瘭疽毒气走肿所至处,宜紧系之。自手发者,毒走至心;自足发者,毒走至肾,不救。各有小红筋,寻其筋之住处,灸三炷即瘥。经云,在指则截,在肉则割。恐毒气入心入腹,令人烦躁、呕噎、昏闷,或疮出青水秽汁者,肾虚极也,死人至速。此疮极虑引风。凡痛疽开一寸,则一寸引风,非必风入于其中。风邪袭虚,则肉烂透骨,恶血横流,宜南星、半夏、白芷梢,最能去风,可以频敷。其诸疗理,推广痈疽法度行之。

《外科百效全书》(明·龚居中 撰)

【卷之三】遍身部/瘰疽(又名蛇瘰)

是症烟瘴地面多有之,先作点而后露肉,四畔若牛唇黑硬,小者如粟如豆,剧者如梅如李。发无定位,或臂或臀,或口齿或肚脐,多见手足指间,赤黑青白,色变不常。根深入肌,走肾游肿,毒血流注,贯串筋络,烂肉见骨,出血极多,令人串痛狂言,痛入于心即死,突出于外肾亦死。原因感受恶风入于脉理,或烟瘴地面伤寒症后及感触蛇毒所致。二十以后四十以前,皆积伤之毒入胃壅聚而成;四十以后六十以前,乃血闭不壅热积血得之。

治宜宣毒行血,用瓜蒌根酒煎,入乳香、没药、五灵脂、皂刺等分,以下其毒。次用清心行血之剂,如系蛇毒,赤足蜈蚣最妙,雄黄、白芷次之。或蜡矾丸,冷酒入麝香送下。外用荆芥、白芷、川椒、葱白煎汤,入盐俟汤温,自手臂上荡下,一日三次。其瘰疽毒气走,肿所至处,宜紧系之。自手发者,毒走至心;自足发者,毒气至肾不救。各有小红筋,寻其筋之住处,灸三炷即瘥。经云:在指则截,在肉则割。恐毒气入心,入腹令人烦躁,呕噎昏闷。或疮出清水秽汗者,肾极虚也,死人至速。此疮极虑引风,痈疽开一寸则一寸引风,非必风入于其中,风邪袭虚,则肉烂透骨,恶血横流,宜南星、半夏、白芷梢,最能去风,可以频敷,其诸疗理,推广痈疽,法度行之。

《外科真诠》(清·邹岳 撰)

【卷下】发无定位部/瘰疽

瘰疽一名蛇瘰,川、广烟瘴地面有之。初起红点,次变黑色,其形小者如粟豆,大者如梅李,随处可生,疼痛应心,腐烂筋骨,溃破脓如豆汁,今日拭净,明日脓汁复满,愈而复发。初起寒热交作,内服立应绀珠丹,外搭太极膏,溃后脾虚,食少作呕者,补中益气汤如黄连、麦冬服之,外用消瘰膏涂之。治之不应,出清水秽汗者厉逆,此症南人呼为榻看疮,喜着十指,治与脱疽同法。

消瘰膏,鲫鱼一尾 血余五钱 猪油一斤。煎枯去渣,加黄蜡一两,溶化成膏涂之。

瘴疽

旴江医学外科学论治

《外科真诠》（清·邹岳 撰）

【卷下】发无定位部/瘴疽

瘴疽附着筋骨，重按微痛，五七日后毒势涌出浮肿，次变青色，如拳打之状，寒战似疟，头颤口偏，手足厥逆，黑睛紧小，乃山岚瘴气伏藏筋骨之间所致。始见青色时，急用砭法，令出恶血，外用冲和膏刷之，内服不换金正气散加羚羊角以泄邪毒。溃后得黄白脓者顺，出黑汁者险。

不换金正气散：苍术、厚朴、陈皮、藿香、半夏、甘草、生姜、枣子。

鱼脊疮

旴江医学外科学论治

《外科真诠》（清·邹岳 撰）

【卷下】发无定位部/鱼脊疮

鱼脊疮多生筋骨之间，初起白泡，渐长如鱼脊状，破流黄水。由阳气虚寒，复感湿热，凝结而成。初治无论已破未破，宜蒜片艾灸，宣通阳气。徐用乌龙膏敷，内服加味四妙汤。得稠脓色鲜者顺，若灸之不应，色暗腐烂，出臭水者逆。

附：分类不明疮疡医案

一男子唇患之，有紫脉自疮延至口内。余曰：此脉过喉，则难治矣，须针紫脉并疮头出恶血，以泄其毒则可。其不信，乃别用解毒之剂，头面俱肿。复请治，脉洪数，按之全无，恶症悉具。余曰：无能为也。彼求治甚笃、时口内肿胀，针不能入。为砭肿处出血，势虽少退，终至不起。（《外科精要》痈疽灼艾痛痒论）

辛丑孟夏，余至四明，有屠寿卿氏，当门齿忽如所击，痛不可忍，脉洪大而弦。余曰：弦洪相搏，将发疮毒也。先用清胃散，加白芷、银花、连翘一剂，痛即止。至晚，鼻上发一疮，面肿黯痛，用前药加犀角一剂，肿至两额，口出秽气，脉益洪大，恶寒内热，此毒炽血瘀，药力不能敌也。乃数砭患处出紫血，服犀角解毒之剂，翌日肿痛尤甚，乃砭患处与唇上，并刺口内赤脉，各出毒血，再

服前药至数剂而愈。(《外科精要》辨痈疽阴阳浅深缓急治法第二十五)

二守施希禄,项患毒,脓已成,因畏针,延至胸,色赤如霞,其脉滑数,饮食不进,月余不寐,肢体甚倦。此气血虚,而不能溃也。余针之,肿出即睡,觉而思食,用托里药,两月而愈。(《外科精要》看色灼艾防蔓论)

一妇人,癸卯冬,失物发怒,缺盆内微肿。甲辰春,大如覆碗,左肩胛亦肿,肉色如故。或针出鲜血三碗许,腹痛如锥,泄泻不止,四肢逆冷,呕吐恶寒,或时发热,绝食已七日矣,其脉洪大,时或微细,此阳气脱陷也。用六君加炮姜三钱、附子二钱,早服,至午不应,再剂加附子五钱,熟睡觉来,诸症顿退六七,少进稀粥。再四剂,诸症悉退,饮食如故,缺盆始痛。针出清脓二碗许,诸症复至,此虚极也。以十全大补加姜、桂、附各一钱,三剂而安。后减干姜、桂、附各五分,与归脾汤,兼服五十余剂而愈。(《外科精要》辨痈疽阴阳浅深缓急治法)

上舍陈履学之内,先从左肩下一点寒,三日后,右肩下发一白肿如瓯,中红如酒盏,自用消解凉药一剂不散,次投十宣散四剂,加痛略红,次连投参、芪、丁、桂、防、芷之剂,脓溃后,恶心呕吐,头晕不止,厥逆寒战,鼓牙,虚汗,顶平脓清,此投解散凉剂之误。急洗去围药,投以参、芪、归、术、地黄、姜、附大剂一服,原从左肩下旧寒一点先热起,又进一服,遍肿浮热,肿高脓稠。兼纴乌金膏,数日出腐筋如脂膜大小数片。日进前药二服,参、芪投至八钱,逾两月始安。愈后时以劳厥,即投参、芪、归、术、姜、附大剂乃苏。(《外科精要》疮出未辨用津润墨围论)

一男子肩患毒,焮痛饮冷,烦躁便秘,脉数而实。以清凉饮二剂,少愈;以金银花散四剂,悉退;又以十宣散去桂加天花粉、金银花数剂,疮溃而痊。此脉与症皆属有余也。(《外科精要》察疽发有内外之别)

表甥居富,右手小指患之。或用针出血,敷以凉药,掌指肿三四倍,六脉洪大,此真气夺则虚,邪气胜则实也。先以夺命丹一服,活命饮二剂,势稍缓,余因他往。或又遍刺出血,肿延臂腕如大瓠,手指肿大数倍,不能消溃,乃真气愈虚,邪气愈盛。余回,用大剂参归术之类,及频灸遍手,肿势渐消。后大便不实,时常泄气,此元气下陷。以补中益气汤加补骨脂、肉豆蔻、吴茱萸、五味子,又以生脉散代茶饮,大便渐实,手背渐溃,又用大补药五十余服渐愈。(《外科精要》痈疽灼艾痛痒论)

举人边云衢,腋下患毒,呕逆不食,肠鸣切痛,四肢厥冷,脉沉而细。余谓中气不足,寒邪内淫,用托里温中汤,一剂顿愈。更以香砂六君子治之。彼谓肿疡时呕,当作毒气攻心治之,溃疡时呕,当作阴虚补之。余曰:此丹溪大概之言也,即诸痛痒疮皆属心火之意。假如赤肿痛甚,烦躁脉实而呕,为有余,法当下之。肿硬不痛不溃,脉弱而呕,为不足,法当补之。亦有痛伤胃气,或感寒邪秽气而作呕者,虽肿疡尤当助胃壮气。彼执不信,用攻伐之药,病愈甚。复请诊,其脉微细而发热。余谓热而脉静,脱血脉实,汗后脉躁者,皆难治,后果殁。(《外科精要》痈疽既灸服药护脏腑论)

一男子股内患毒,欲求内消。其脉滑数,脓已成矣,因气血虚而不溃,遂刺之,脓出作痛。以八珍汤治之,渐可。但脓水清稀,更以十全大补汤加炮附子五分,数剂渐愈,乃去附子,又三十余剂而愈。(《外科精要》察疽发有内外之别)

上舍李通甫,腿患疮,作痛,少食作呕,恶寒。余以为痛伤胃气,用六君子汤加当归四剂,疼痛少止,饮食加进。又以十宣散加白术、茯苓、陈皮数剂,脓成,针而出之。又以前散去防风、白芷,数剂而瘥。(《外科精要》痈疽既灸服药护脏腑论)

一男子素不慎起居,两足发热,后足跟作毒,医用清热除湿之剂,更加肿痛,又服败毒之药,嫩赤痛甚,溃裂番张,状如赤榴,疼痛如锥,乃足三阴亏损所致,延余诊治。朝服十全大补汤,晚服桂附八味加鹿茸,外敷浮海散,两月余而愈。盖足跟乃二跷发源之处,肾经所由之地,毒生于此,久而不愈,则跷气不能发生,肾气由此而泄,倘非大补气血,决不能瘥。(《外科真诠》引吴锦堂先生医案)

操江都宪张恒山,左足次指患之,痛不可忍。急隔蒜灸三十余壮,即将举步。彼欲速愈,自敷凉药,遂致血凝肉死,毒气复炽。再灸百壮,服活命饮,出紫血,其毒方解。脚底通溃,腐筋烂肉甚多,将愈,予因考绩北上。又误用生肌药,反助其毒,使元气亏损,疮口难敛。予回,用托里药补之,喜其禀实且客处,至三月余方瘥。(《外科精要》痈疽灼艾痛痒论)

中翰郑朝用,疽溃发热吐痰,饮食无味,肌肉不生,疮出鲜血。余曰:此脾气亏损,不能摄血归源也,法当补脾。彼不信,用消毒凉血之剂,加恶寒呕吐,始悟余言,用六君加炮姜、半夏、茯苓,数剂诸症悉退。又用十全大补,疮口渐敛。后因饮食稍多,泄泻成痢,此脾胃虚寒下陷,用补中益气,送四神丸,而痢止,继以六君子汤而疮愈。(《外科精要》辨痈疽阴阳浅深缓急治法)

　　一男子患痈，肿硬不溃，脉弱时呕。彼欲用败毒等药，余谓肿硬不溃，乃阳气虚弱，呕吐少食，乃胃气虚寒，法当温补脾胃。大抵肿赤痛甚，烦躁脉实而呕为有余，当下之，肿硬不溃，脉弱而呕为不足，当补之。若痛伤胃气，或感寒邪秽气而呕者，虽肿疡犹当助胃壮气。彼不信，仍服攻伐之药，而果殁。(《外科精要》形症逆顺务在先明)

　　州守胡延器，脓熟不溃，倦怠发热。余为针之，脓遂涌出，已而发热恶寒，大渴不止，此虚之极也。服人参黄芪汤二剂，热愈甚，又二剂始应。再以当归补血汤数剂渐瘥。(《外科精要》看色灼艾防蔓论)

　　邝进士，患痈将瘥，大便秘结，服大黄等药，反废饮食。余用补气血之剂加桃仁、麻仁，未效，更以猪胆汁深纳谷道，续以养血气而愈。(《外科精要》论医者更易良方)

第六章

盱江医学外科学
乳房疾病论治

第一节　乳癖

乳癖是乳腺的良性增生性疾病,其特点是单侧或两侧乳房疼痛并出现肿块,其与月经周期及情志变化有关,肿块可大小不一、形态不一,边界不清,质地不硬,伴疼痛。相当于西医的乳腺增生。

《外科活人定本》认为本病与厥阴阳明经有关,提出了"初起用艾灸"的治疗方法。《外科真诠》认为本病"总由形寒饮冷,加以气郁痰饮,流入胃络,积聚不散所致",其治疗采用和乳汤加附子、煨姜,并提出了调治不当有可能发展至乳岩。

旴江医学外科学论治

《外科活人定本》（明·龚居中 撰）

【卷之二】图形十五症/乳癖

此症生于正乳之上,乃厥阴阳明经所属也。初起必痒,以小艾灸五七壮,其毒自消。如成大毒,治同前乳发及内外吹,所治皆同,不另立方。何谓之癖?若硬而不痛,如顽核之类,过久则成毒。如初起,用灸法甚妙。

《外科真诠》（清·邹岳 撰）

【卷上】胸乳部/乳癖

乳癖,乳房结核坚硬,始如钱大,渐大如桃如卵,皮色如常,遇寒作痛。总由形寒饮冷,加以气郁痰饮,流入胃络,积聚不散所致。年少气盛,患一二载者,内服和乳汤加附子七分,煨姜一片,即可消散。若老年气衰,患经数载者不治,凡宜节饮食,息恼怒,庶免乳岩之变。

附：乳癖医案

一妇人忧思过度,左乳结核如桃,似痛非痛,咳嗽生痰,身发潮热,求治于余。诊其六脉微数无力,此真气虽弱,而邪火尚未有余。先用逍遥散加香附、贝母、蒲公英。十余服,咳嗽渐止,潮热间作。又以八珍汤加香附、蒲公英、丹皮、柴胡、远志,十余服,身热去其七八,又以益气养营汤加青皮、木香服之,外用香附饼熨之,半载全消。(《外科真诠》引吴锦堂先生医案)

一妇人久郁,右乳内结三核,年余不消,朝寒暮热,饮食不甘,延余诊治。余曰:此乳岩之基也,乃七情所伤,肝经血气枯槁之症,宜补气血、解郁结药治之。用益气养营汤百余剂,血气渐复,外用木香饼灸之,年余而消。此等症候,若用克伐之剂,伤其气血,是速其危也。(《外科真诠》引吴锦堂先生医案)

第二节　乳痈

乳痈是由热毒引起的急性化脓性疾病,其特点是乳房局部结块,红肿热痛,伴全身发热。本病发生于哺乳期称为外吹乳痈,发生于怀孕期为内吹乳痈等。相当于西医的急性乳腺炎。

《世医得效方》记录了多个治疗该病的有效方,如栝蒌散、消毒饮等,并介绍了用灸法治疗的方法,对寻找灸处有较为详细的记载,如"以黄秆纸蘸酒敷贴,认先干处为筋脚,于先干处灸之","又法,屈指从四围寻按,遇痛处是根,就此重按,探入自觉轻快,即此灸之"。《万病回春》认为乳痈发痛,是血脉凝注不散所致,可采用栝蒌散等进行治疗。《寿世保元》认为妇人乳肿作痛,欲成痈毒,宜神效栝蒌散治疗,并同时记载治乳劳乳痈,无论已成化脓为水,还是未成均可采用神效栝蒌散。但此两个神效栝蒌散组成药物不同,也与《世医得效方》《万病回春》记载的不同,各有其组方特点。《医学入门》从乳房结核开始论述,及至乳痈,其认为"核久内胀作痛,外肿坚硬,手不可近,谓之乳痈。未溃者,仍服栝蒌散、内托升麻汤,或复元通圣散加藜芦;虚者,托里消毒散","郁怒有伤肝脾,结核如鳖棋子大,不痛不痒,五七年后,外肿紫黑,内渐溃烂,名曰乳痈,滴尽气血方死,急用十六味流气饮,及单青皮汤兼服"。另外该书还提到了对男性乳病的认识。《外科百效全书》提出"乳风之症,有孕曰内吹,养子者曰外吹,乃妇人饮食厚味、忿怒忧郁,以致胃火上蒸乳房,汁化为浊脓。肝经气滞,乳头窍塞不通,致令结核不散,痛不可忍"。并认为乳上才觉硬肿作痛,宜以葱早熨之,或隔蒜灸灸之,并记载了一些有效经验方,如祖传的内吹初起单方、龚如虚秘传治乳风方、龚应圆制治乳风乳痈神方。其对乳痈的一些认识与《医学入门》记载的相同。

旴江医学外科学论治

《世医得效方》（元·危亦林 撰）

【卷第十九 疮肿科】乳痈

栝蒌散，如不愈者，并依前方治之。栝蒌、明乳香，上为末。每服二钱，温酒调下。热者，加石膏末少许。

又方，草乌七个、小赤豆七粒、拒霜叶（阴干）一两，上为末，井花水调涂角四畔留顶，用前敷药亦妙。

又方，仙人掌草一握，小酒糟一块，生姜一大块，擂烂，入桂末少许炒，酒服。留滓罨肿处即止，更不成疮。

乳劳痈，火炊草、皂角刺、穿山甲、黄蜂窠。上各烧存性为末，入轻粉，生清油调匀，敷疮上。

又方，赤小豆一升，酒研烂，去滓，温酒服。留滓敷患处。

又方，蔓荆子擂烂炒，酒服，滓贴患处。

又方，乳劳痈烂见心者，猫儿腹下毛，坩锅内煅，存性为末，干掺或清油调，入轻粉少许。

吹乳结实疼痛，陈皮一两，甘草一钱，水二碗，煎一碗，分二次服。次用荆芥、羌活、独活煎汤熏之，温则洗之安。

又方，消毒饮加连翘三钱，黄瓜蒌仁三十粒捶损。每服四钱，水一盏半煎，食后温服。

又方，皂角刺烧灰，蛤粉、明乳香少许为末，热酒下，揉散亦可。

奶头裂，取秋后冷露茄子花裂开者，阴干烧存性，灰水调敷。未秋时但裂开者亦可用。

灸法：痈疽高肿坚硬不破，名曰石痈，当上灸百壮。诸痈疽毒，开阔不止，疼楚殊甚，以灸炷四枚，围着所作处，同时下火，各灸七壮，多至十一壮，佳。大蒜头横切如钱，贴其中心，顿小艾炷灸之五壮而止。若形状稍大，以黄秆纸蘸酒敷贴，认先干处为筋脚，于先干处灸之。或两处先干皆灸，但五七壮而止。又法屈指从四围寻按，遇痛处是根，就此重按，探入自觉轻快，即此灸之。凡痈疽展大如龟形，且看头向上下，先灸其前两脚，次灸其尾，或经筋走紧而长，须尽处灸之，须留头并后两脚勿灸。若尽灸之，不唯火气壅聚，彼毒无所走散，又攻入里也。或辨认不明，以白芷三分，汉椒、桑白皮各一分，葱白十茎，水一碗煎，入酸醋半盏淋洗。少顷其筋自现，可以辨认。

《万病回春》（明·龚廷贤 撰）

【卷之六】乳病

乳痈发痛者,血脉凝注不散也。天花粉、金银花、皂角刺、穿山甲(土炒)、当归尾、白芷梢、栝蒌仁、贝母、甘草节。上锉,酒煎服。此方治吹乳、乳痈痛肿不可忍者。

又,栝蒌散,治妇人乳疽、乳痈、奶劳。黄栝蒌(子多者,不去皮,研烂)、当归(五钱)、乳香(一钱,研碎)、没药(一钱,研)、生甘草(五钱)。上合一剂,好酒三碗,于银石器中,慢火熬至碗半,分为二次,食后服。如有乳劳,便服此药,杜绝病根。如毒气已成,能化脓为黄水。毒未成,即内消。疾甚者,再合一服,以愈为度。

《寿世保元》（明·龚廷贤 撰）

【卷七 妇人科】乳病

一论妇人乳肿作痛。欲成痈毒。宜神效栝蒌散:大栝蒌(黄熟者一个,连皮子穰,重重纸包,火煨,捣烂,每一剂半个)、白芷(一钱五分)、元参(二钱)、升麻(五分)、归尾(二钱)、桔梗(一钱)、连翘(二钱)、柴胡(一钱)、青皮(一钱)、天花粉(一钱五分)、穿山甲(炒,一钱)、川芎(八分)、知母(一钱)、木通(一钱)、木鳖子(两个)、元胡索(二分),上锉一剂,水煎温服。

一论内外吹乳,乳痈肿痛,已成未成,服之立瘥。牙皂烧过存性,蛤粉炒过,等分为末。每服五钱,好头生酒调下,以醉为度,热服出汗,立愈。外用巴豆三个烧存性,香油调敷,放痈头上,上用膏药贴之,四围用铁箍散:白芨、白蔹、白芷梢、赤芍梢为末,蜜调敷疮四围,立愈。

一治乳劳乳痈,已成化脓为水,未成即消,治乳之方甚多,独此神效。瘰疬疮毒,其效神。神效栝蒌散:栝蒌(大者两个捣),当归(酒洗)、甘草各五钱,乳香(另研)、没药(另研)各一钱。上作二剂,用酒三碗,煎至二碗,分三次饮之,更以渣敷于患处,一切痈疽肿毒便毒皆可。

《医学入门》（明·李梴 撰）

【卷五 外科】乳痈

妇人之乳,男子之肾,皆性命根也。

烦渴呕吐者,胆胃风热也。甚则毒气上冲,咽膈妨碍。寒热者,肝邪也,此皆表证,宜不换金正气散加天花粉能止渴呕,定寒热;咽膈有碍者,甘桔汤加生姜,或护心散。如溃后见此四证,为虚。

饮食厚味,忿怒忧郁,以致胃火上蒸乳房,汁化为浊脓,肝经气滞,乳头窍塞不通,致令结核不散,痛不可忍。初起便宜隔蒜灸法,切忌针刀。能饮者,一醉膏加芎、归各一分,一服两服即效;不能饮者,栝蒌散。

结核亦有气血虚弱,略被外感内伤,以致痰瘀凝滞,俱以古芷贝散为主。血虚合四物汤,更加参、术、柴胡、升麻;气虚合四君子汤,更加芎、归、柴胡、升麻。忧思伤脾者,归脾汤加栝蒌根、贝母、白芷、连翘、甘草节,水、酒各半煎服。有肝火,结核肿痛甚者,清肝解郁汤。吹乳,因乳子膈有痰滞,口气燉热,含乳而睡,风热吹入乳房,凝注不散作痛。初起须作痛揉令稍软,吸取汁透,自可消散。不散,宜益元散,冷姜汤或井水调,一日一夜服三五十次自解。重者,解毒汤顿服之。挟气者,古芷贝散、单青皮汤。外用漏芦为末,水调敷。又有乳汁不行,奶乳胀痛者,涌泉散。

核久内胀作痛,外肿坚硬,手不可近,谓之乳痈。未溃者,仍服栝蒌散、内托升麻汤,或复元通圣散加藜芦;虚者,托里消毒散。将溃两乳间出黑头,疮顶下作黑眼者,内托升麻汤。已溃,寒热者,内托十宣散;少食口干者,补中益气汤;晡热内热者,八物汤加五味子;胃虚呕者,六君子汤加香附、砂仁;胃寒呕吐或泻者,六君子汤加干姜、藿香;遇劳肿痛者,八物汤倍参、芪、归、术;遇怒肿痛者,八物汤加山栀。

郁怒有伤肝脾,结核如鳖棋子大,不痛不痒,五七年后,外肿紫黑,内渐溃烂,名曰乳痈,滴尽气血方死,急用十六味流气饮,及单青皮汤兼服。虚者,只用清肝解郁汤,或十全大补汤,更加清心静养,庶可苟延岁月。经年以后,必于乳下溃一穴出脓,及中年无夫妇人死尤速。故曰:夫者妻之天。唯初起不分属何经络,急用葱白寸许,生半夏一枚,捣烂为丸,芡实大,以绵塞之,如患左塞右鼻,患右塞左鼻,一宿而消。

男子乳疾,治与妇人微异者,女损肝胃,男损肝肾。盖怒火房欲过度,以致肝虚血燥,肾虚精怯,不得上行,痰瘀凝滞,亦能结核;妇人胎产后,亦有肝虚者。大概男子两乳肿者,栝蒌散、十六味流气饮。左乳者,足三阴虚,郁怒所致,八物汤加山栀、牡丹皮,或清肝解郁汤;火盛风热者,更加炒黑草龙胆五分;肾虚者,肾气丸;食少作呕,胸胁作痛,日晡头痛,溺涩者,六君子汤加芎、归、柴胡、山栀;溃烂作痛者,十全大补汤、肾气丸;因劳怒则痛,并发寒热者,补中益气汤加炒黑山栀，不可轻用清热败毒之剂。

《外科百效全书》（明·龚居中 撰）

【卷之三】胸腹部/乳风

乳风之症，有孕日内吹，养子者日外吹，乃妇人饮食厚味、忿怒忧郁，以致胃火上蒸乳房，汁化为浊脓。肝经气滞，乳头窍塞不通，致令结核不散，痛不可忍。

大凡乳上才觉硬肿作痛，宜以葱早熨之。其法用个阔口瓶，以炭火入瓶内，上以热灰填满瓶口，用葱叶及葱白捶损，令遍覆瓶口，用手帕裹瓶倒执，将瓶口向肿处任意轻轻熨之。切莫乱施针刀，以伤其房缝。或初起隔蒜艾灸犹可。

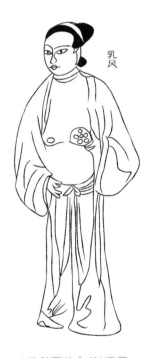

乳风

（外科百效全书）乳风

祖传内吹初起单方，鹿角磨酒多服。外吹初起单方，用百齿霜（即头垢）为丸，雄黄为衣，服七丸出汗就愈，不出汗再服七丸，神效。

龚如虚秘传治乳风，用漏芦、穿山甲、金银花、白芷梢、连翘、贝母、生□、赤芍、甘草节各等分，白水煎数沸，方入大黄，煎一二沸，取起顿服，被盖出汗。次日脓血尽从大便出，神效。不愈，再服脑痈内千金托里散。

龚应圆制治乳风乳痈神方,外用铁箍散敷,内即服防风、连翘、僵蚕、陈皮、青皮、贝母、漏芦、乌药、薄荷、银花、羌活、甘草,姜煎。如肿不消,再用土乌药炆水洗三次。果势甚,即服防风、当归、白芷、陈皮、青皮、贝母(姜制)、漏芦、穿山甲(炒成珠)、乳香、没药、人参、黄芪、肉桂,唯内吹者不可用桂,恐桂动胎也。如溃烂,外用化毒丹搽,后用白朱砂散或生肌散搽之。如有孔久不合口,用青黛、陈皮灰各等分,将纸条拌麻油,蘸药末透入。如体薄久不出脓,必用针刀,仍化毒生肌而治。

核久内胀作痛,外肿坚硬,手不可近,谓之乳痈。未溃者,宜服瓜蒌汤;将溃,两乳间出黑头,疮项下作黑眼者,宜服内托升麻汤;已溃者,宜服方括歌内十宣散,及鬈疽内补中益气汤之类。瓜蒌汤:瓜蒌一个,当归、甘草各五钱,乳香、没药各一钱,半水半酒煎服。内托升麻汤:升麻、葛根、连翘、黄芪、当归、鼠粘子、肉桂、黄柏、甘草,水煎,入酒,斗服。

又有郁怒伤肝脾,结核如鳖,棋子大,不痛不痒,五七年后,外肿紫黑,内渐溃烂,名曰乳癌,滴尽气血方死,急用痰核内十六味流气饮及单青皮汤兼服。如虚者,只用清肝解郁汤:更加清心净养,庶可苟延岁月,以后必于乳下溃一穴出脓。清肝解郁汤:当归、川芎、白芍、熟黄、柴胡、白术、人参、陈皮、炒栀、茯苓、牡丹皮、贝母,水煎服。

妇人乳头裂,治宜秋后茄花阴干,清油调敷,或秋后茄子裂开者阴干,烧存性为末,水调敷。

乳劳痈烂见心者,用猫儿腹下毛,干锅内煅存性,为末干掺,或入轻粉少许,清油调搽。

乳中瘰疬起痛,用川黄连、大黄各二两,水煎服。

乳癣,先以粉草磨水搽,后以油酱搽,效。

病乳痈后,乳如石硬不散,用陈皮一斤(去白,盐水蒸过)、大半夏半斤(生姜汁浸过)共为丸,青黛为衣。每将凌霄花炆水送下三四十九,或酒吞亦可。

乳中番花石榴发,此症治者少,不治者多。亦宜生肌之药,内吃外敷,而不生肌必死。

男子乳疾,治与妇人微异。盖怒火房欲过度,以致肝虚血燥,肾虚精怯,不得上行,痰瘀凝滞,亦能结核。大概男子两乳肿者,用痰核内十六味流气饮;左乳者,足三阴虚,郁怒所致,用痄腮内八物汤加山栀、牡丹皮,或前清肝解郁汤,火盛风热者,更加炒黑草龙胆五分。

如饮食少进作呕,胸胁作痛,日晡头疼,溺涩者,宜大头肿内六君子汤加芎、归、柴胡、山栀。

如溃烂作痛者,宜用痄腮内八物汤,加黄芪、肉桂,肾虚再加故纸、小茴。

如因劳怒则痛,并发寒热者,宜用鬓疽内补中益气汤,加炒黑山栀子,不可轻用清热败毒之剂。

每穴内隐隐痛,痛为疽,肉上微起者为痈。假如中府隐痛者,肺痈也。余各穴仿此,宜流气饮或托里散,加当归、山栀、黄芩、杏仁。

第三节　乳发

乳发是发生于乳房肌肤间,容易发生腐烂坏死的严重化脓性疾病。其特点是乳房皮肤焮红漫肿,疼痛剧烈,毛孔深陷,皮肉迅速溃烂坏死。相当于西医的乳房蜂窝组织炎或乳房坏疽。

《万氏秘传外科心法》认为乳发有内吹、外吹会之别,《外科活人定本》亦承袭此论,这与乳痈中的内吹、外吹会存在混淆。而《外科真诠》则记载"乳肿最大者名曰乳发,肿而差小者名曰乳痈,初发之时即有疮头,名曰乳疽",对乳痈、乳发、乳疽进行了区分,并认为乳房患病,总由肝气郁结,胃热壅滞而成,男子生者稀少,女子生者颇多。初起宜内服和乳汤,若耽延日久,肿硬不消,内脓已成者,即用和顺汤化裁。

盱江医学外科学论治

《万氏秘传外科心法》(明·万全 撰)

【卷之四】面图形十二症/乳发

乳发生于两乳之上,乃厥阴、阳明经所属也。有内吹外吹之别,唯妇人多生此病,因二经风热壅塞,血气凝滞而生。内吹者,因胎中小儿气吹,故生此病。初起觉以艾叶灸并火罐燎之效。外吹初觉捏发乳出,亦可消。若内吹至产后自愈。若外吹不治,必致穿胸走胁而毙矣。先服一醉忍冬花酒(方见前),随服十六味败毒流气饮、定痛乳香汤,外用万灵膏、生肌散敷之。

十六味败毒流气饮:苏叶、桔梗、枳壳、甘草、防风、柴胡、前胡、连翘、川芎、羌活、升麻、白芷、当归、黄芪、二花、皂角刺。食远服。

十三味定痛乳香汤:人参、黄芪、当归(酒洗)、川芎、茯苓、甘草、乌药、香附、赤芍、乳香、没药、二花、连翘。食远服。

九味敷方：乳香、没药、熊胆、儿茶、螵蛸、寸香、龙泉粉、百草霜、绿豆粉。共为末，酒调敷之。

又方，生酒糟捣蒲公英渣敷之，其酒尽量饮之，至醉效。贴以万灵膏，收以生肌散。

【卷之十二】妇人四症/乳发

乳发之毒丹，乳发未溃不能穿头，疼痛难忍。将新鲜天南星一个，只用一半，以酒糟和捣敷一昼夜，去其腐肉，然后用肥肉煮热切片，贴之生肌，甚效。

乳发消毒饮方：麦冬二钱、茅根三钱、齐头蒿一把，水煎服。

《外科活人定本》（明·龚居中 撰）

【卷之一】图形十三症/乳发

此症生于两乳之上，乃厥阴阳明所司也。有内吹、外吹之辨，唯妇人生此。由二经风热壅盛，气血凝盛，遂成此毒。内吹者由儿在胎中，口气吸着乳房而生也。初起时多着艾灸，毒必从火而散矣。外吹者，喂乳之时，儿含着奶睡，口气呵着奶头而生也。初起时亦用艾灸，则可矣。内吹初起时，以火罐吸之可效，外吹初起揉令乳透亦消。若内吹已成巢穴，必待产子方愈。外吹而不治，必致穿胸走胁而毙矣。宜一醉忍冬汤、败毒流气饮、定痛乳香汤治之，外用万灵膏、生肌散，自取其效。若番花、石榴发乳者，此二症不可治。三十二三者可疗，四十以上者宜早治。急用药吃敷，如不生肌者，难治必死。

一醉忍冬汤：忍冬花、蒲公英各二两，上以好酒煎之，随量饮醉，醉后令睡，此其功也。睡觉则疾如失矣。

败毒流气散：紫苏、桔梗、枳壳、防风、柴胡、玄胡、连翘、川芎、羌活、升麻、白芷、当归、皂刺、黄芪、甘草、金银花各等分，食后温服。

定痛乳香汤：人参、黄芪、川芎、当归、白苓、乌药、香附、赤芍、白芍、乳香、连翘、金银花各等分，食后温服。

敷方：血见愁、地骨皮、牡丹皮、金银花、生地、过山龙、胆草各等分，用好酒捣细，敷上。

又方：百草霜、乳香、没药、熊胆、儿茶、龙泉粉、螵蛸、雄黄、绿豆粉、麝香各等分，捣为细末，敷疮上。

又方，治乳硬结核疼痛用。青皮、石膏、甘草节、瓜蒌仁、青橘叶、当归、没药、皂刺、金银花各等分,半酒半水煎服。

《外科真诠》(清·邹岳 撰)

【卷上】胸乳部/乳发

乳肿最大者名曰乳发,肿而差小者名曰乳痈,初发之时即有疮头,名曰乳疽。乳房属胃,乳头属肝,此处患病,总由肝气郁结,胃热壅滞而成,男子生者稀少,女子生者颇多。初起宜内服和乳汤,有寒热头痛者,加防风一钱,前胡一钱,气虚者加生黄芪一钱,外用冲和膏刷,即可消去。若耽延日久,肿硬不消,内脓已成者,即用和顺汤加黄芪二钱,皂刺一钱,催其速溃,以免遍溃乳房,致伤囊隔,难以收敛。溃后用乌云散盖膏。有产后十日内,憎寒壮热,乳房肿痛,乃产后血虚,外感风寒所致,不宜药饵,只用烧红铁秤荷淬水酒二三碗,乘热服之即愈,此百发百中之妙方也。有老年乳房结核,硬肿疼痛,由肝虚血燥、肾虚精怯而发者,用六味地黄汤加当归、白芍、青皮、香附、公英服之即消。有患乳痈好后,内结一核,如桃如李,累月不消,宜用和乳汤加附片七分,煎服四六剂即消。

和乳汤:公英五钱、银花一钱、当归一钱、川芎七分、青皮七分、香附七分、浙贝一钱、甲珠一片、桔梗一钱、甘草五分,有寒热头痛,加防风一钱、前胡一钱。气虚者,加生黄芪一钱。内脓成者,再加皂刺一钱。

第四节　其他乳病(乳漏、乳疳)

乳漏是指发生于乳房部,尤其是乳晕周围的以疮口溃脓后,久不收口形成管道为主要表现的疾病,其特点是疮口浓水淋漓,或杂有乳汁,或杂有豆渣样物,溃口经久不愈。

《外科真诠》对乳漏产生的原因和临床表现有准确的认识,此病多因先患乳痈,耽延失治所致,亦有乳痈脓未透时,医者用针刺伤囊隔所致,表现为乳房烂孔,时流清水,久而不愈,甚则乳汁从孔流出。治疗宜内服托里散,外用八宝珍珠散盖膏。乳疳是指乳头腐烂,延及周围,多因养儿乳少,小儿吮哑过度,嚼起肝火所致,亦有儿患口疳,流毒渐染者。前者可外擦白芷散,后者须内服三星汤化裁,外擦鹅黄散。

盱江医学外科学论治

《外科真诠》（清·邹岳 撰）

【卷上】胸乳部/乳漏

乳漏，乳房烂孔，时流清水，久而不愈，甚则乳汁从孔流出，多因先患乳痈，耽延失治所致。亦有乳痈脓未透时，医者用针刺伤囊隔所致者，宜内服托里散，外用八宝珍珠散盖膏，方可生肌收口而愈。

【卷上】胸乳部/乳疳

乳疳，乳头腐烂，延及周围，多因养儿乳少，小儿吮咂过度，嚼起肝火所致。亦有儿患口疳，流毒渐染者。吮咂过度而来者，乳头必有血丝包裹，外擦白芷散自愈。若流毒渐染而来者，状如莲蓬，色多紫黯，须内服三星汤，外擦鹅黄散。又有妇人无故乳头周围浮皮烂痒，时流清汁，乃肝胃湿热凝结而成，宜内用三星汤加青皮七分，石膏二钱服之，外以白芷散擦之。

白芷散：白芷三钱、牡蛎粉五钱。上片二分，共研细末，擦。

三星汤：银花一两、公英五钱、甘草一钱五分。

第七章
盱江医学外科学
岩癌瘿瘤类疾病论治

瘤是人体组织的赘生物,可随处生长,或发于皮内,或生于筋骨,可单个出现,也可多个而发。初起小核,渐以长大,形如杯盂。多数不痒不痛,推之可动,生长缓慢。大多属于西医的体表良性肿瘤。

岩是发生于体表的恶性肿物,因其质地坚硬,表面凹凸不平,形如岩石而名,其溃烂后如翻花石榴子,色紫恶臭,疼痛剧烈,难于治愈。属西医恶性肿瘤范畴。

瘿的发病部位是颈前结喉两侧,或为结块,或为漫肿,多数皮色不变,能随吞咽动作而上下移动。一般可分为气瘿、肉瘿、石瘿、瘿痈,而筋瘿、血瘿多属于颈部血管瘤或气瘿、石瘿的合并症。与西医的甲状腺疾病有关。

第一节　茧唇

茧唇,《寿世保元》云:"若唇肿起白皮,皱裂如蚕茧,名曰茧唇。"并强调不可妄用清热消毒之药,或用药线揭去皮,否则容易导致翻花败症。其进一步列举了不同证候的方药治法:肝经怒火,风热传脾者用柴胡清肝散;阴虚火动者用济阴地黄丸;中气伤损者用补中益气汤等。《外科真诠》关于此病治疗则提出初起宜内服加减消毒散,外用桑木汁调姜黄末涂之。

旴江医学外科学论治

《寿世保元》(明·龚廷贤 撰)

【卷六】茧唇

《内经》云:脾气通于口。又云:脾之荣在唇。盖燥则干,热则裂,风则瞤,寒则揭。若唇肿起白皮,皱裂如蚕茧者,名曰茧唇。有唇肿重出如茧者。有本细末大如茧如瘤者。或因七情动火伤血,或因心火传授脾经,或因厚味积热伤脾。大要审本病,察兼症,补脾气,生脾血,则燥自润,火自除,风自息,肿自消。若患者忽略,治者不察,妄用清热消毒之药,或用药线揭去皮,反为翻花败症矣。

一论肝经怒火,风热传脾,唇肿裂,或患茧唇。柴胡清肝散:柴胡、黄芩(炒)各一钱,黄连一钱五分,山栀七分,当归一钱五分,川芎六分,生地黄一钱,升麻一钱二分,甘草三分,牡丹皮一钱五分。上锉一剂,水煎,食后频服。若脾胃弱,去芩、连,加白术、茯苓。

一论阴虚火动,唇燥裂如茧。济阴地黄丸:熟地黄四钱、山茱萸(酒蒸去核）二钱、干山药三钱、辽五味子四分、麦门冬三钱、当归（酒洗）三钱、肉苁蓉二钱、甘枸杞子三钱、甘菊花三钱、巴戟肉三钱。上为细末，炼蜜为丸，如梧子大，每服百丸，空心白汤送下。

一论中气伤损，唇口生疮，或齿牙作疼，恶寒发热，肢体倦怠，食少自汗，或头痛身热，烦躁作渴，气喘，脉大而虚，或微细软弱。

补中益气汤：人参、黄芪（蜜水炒）、甘草各一钱五分，白术（去芦）、当归、橘红各一钱，柴胡、升麻各五分。上锉一剂，姜、枣煎服。

一论唇紧燥裂生疮，用橄榄烧灰为末，以猪油调涂患处，立已。

一论冬月唇干血出，用桃仁捣烂，猪油调涂唇上，即效。

《外科真诠》（清·邹岳 撰）

【卷上】唇部/茧唇

茧唇生于唇上，初起如豆粒，渐长若蚕茧，坚硬疼痛，妨碍饮食。宜照唇疽治法：初起宜内服加减消毒散，外用桑木汁调姜黄末涂之。小儿患此，宜于消毒散内加芜荑、谷虫、山楂、麦芽等泻积热之药方效。

第二节　乳岩

乳岩一病，从《万病回春》至《外科真诠》，历代旴江医家的认识类同，其表现为"始有核肿，如鳖棋子大，不痛不痒，五七年方成疮"。此病在初期通过调理可治，但后期则不可治。《万病回春》认为该病初宜多服疏气行血之药，须情思如意则可愈。《外科真诠》也提到"得此症者，于肿核初起时，果能清心涤虑，静养调理，内服和乳汤、归脾汤等药，虽不能愈，亦可延生"。可见，乳岩早期调理的重要性。

旴江医学外科学论治

《万病回春》（明·龚廷贤 撰）

【卷之六】乳岩

妇人乳岩，始有核肿，如鳖棋子大，不痛不痒，五七年方成疮。初便宜多服疏气行血之药，须情思如意则可愈。如成之后，则如岩穴之凹，或如人口有唇，赤汁脓水浸淫，胸腹气攻疼痛。用五灰膏去蠹肉，生新肉，渐渐收敛。此疾多生于忧郁积忿，中年妇人。未破者，尚可治；成疮者，终不可治。宜服十六味流气饮。

十六味流气饮，治乳岩。当归、川芎、白芍、黄芪、人参、官桂、厚朴、桔梗、枳壳、乌药、木香、槟榔、白芷、防风、紫苏、甘草。乳痈加青皮，亦治痘疹余毒作痛瘤。上锉一剂，水煎，食远临卧频服。

《寿世保元》（明·龚廷贤 撰）

【卷七 妇人科】乳岩

妇人奶岩，始有核肿，如鳖棋子大，不痛不痒，五七年方成疮。初便宜服疏气行血之药，须情思如意则可愈。如成疮之后，则如岩穴之形，或如人口有唇，赤汁脓水浸淫，胸胁气攻疼痛，用五灰膏，去其蠹肉，生新肉，渐渐收敛。此症多生于忧郁积忿，中年妇人。未破者尚可治，成疮者终不可治。宜服十六味流气饮：当归、川芎、白芍（酒炒）、人参、官桂、厚朴（姜炒）、桔梗、枳壳（去穰）、乌药、木香、槟榔、白芷、防风、黄芪（蜜水炒）、紫苏、甘草。上锉，生姜煎服。乳痈，加青皮亦治痘疹后余毒作痛瘤。

一治妇人乳岩永不愈者。桦皮、油核桃各等分，烧灰存性，枯矾、轻粉二味加些，共为末，香油调敷。

《外科真诠》（清·邹岳 撰）

【卷上】胸乳部/乳岩

乳岩初起，内结小核如棋子，积久渐大崩溃，有巉岩之势，即成败症，百无一救。得此症者，于肿核初起时，果能清心涤虑，静养调理，内服和乳汤、归脾汤等药，虽不能愈，亦可延生。若妄行攻伐，是速其危也。此症即俗名石榴翻花发。

归脾汤：黄芪、党参、白术、当归、茯神、枣仁、远志、木香、甘草。

第三节　其他癌岩类（肾岩翻花、翻花疮、失营症）

肾岩翻花，类同西医的阴茎癌，其临床表现为"玉茎崩溃，巉岩不堪，脓血淋漓，形如翻花"。因过服清凉、外擦丹药所致者，宜内服六味地黄汤加味，外用珍珠散；因先生杨梅，误服轻粉、丹药，结毒下疳所致者，宜内服搜风解毒汤加味。该病年少气盛者可保全生，若年迈气衰之人得此不治。

翻花疮，指生疮溃后，胬肉由疮口突出，头大蒂小，表面如花状者，又名"反花疮"。本病相当于西医学所说的鳞状细胞癌。《外科百效全书》等认为此病"因疮将敛，原气虚弱，肝火血燥生风"而成，可内服八物汤、补中益气汤、八味逍遥散等，配合外敷药。

《外科真诠》记载："失营症生于耳下，初起状如痰核，推之不动，坚硬如石，皮色不变，日渐长大，由忧思恚怒，气郁血逆，与火凝结而成。初起宜服益气养营汤，或可全生。若病久已经溃烂，色现紫斑，渗流血水，胬肉高突，顽硬不化，形似翻花瘤症，虽有治法，不过苟延岁月而已。"

肾岩翻花

盱江医学外科学论治

《外科真诠》（清·邹岳 撰）

【卷上】下部/肾岩翻花

肾岩翻花，玉茎崩溃，巉岩不堪，脓血淋漓，形如翻花。多因过服清凉，外擦丹药所致。宜内服六味地黄汤加人参、当归、白芍，外用珍珠散。年少气盛者可保全生。若年迈气衰之人，得此不治。又有先生杨梅，误服轻粉、丹药，结毒下疳所致者，筋骨必多疼痛，宜内服搜风解毒汤加人参、当归治之，外药同上。

翻花疮

盱江医学外科学论治

《寿世保元》（明·龚廷贤 撰）

【卷九 外科诸症】诸疮

一翻花疮及似花之状。胭脂、贝母各三钱，胡粉二钱五分，硼砂、没药各二钱，上为细末，先用温浆水洗净，后敷之。

《外科百效全书》（明·龚居中 撰）

【卷之五】翻花疮

翻花疮症，因疮将敛，原气虚弱，肝火血燥生风，翻一肉突如菌，大小长短不一,治宜内眼痄腮类八物汤,倍参芪归术。出血乃肝不能藏,脾不能约,宜鳖疳类补中益气汤,加五味、麦门冬。有怒火者,宜服八味逍遥散。若用风药,速其亡也。汗多必然发痉,危哉!

外治宜藜芦一味为末,猪油调涂,周日一易,须候元气渐复,脓毒将尽涂之,则胬肉自入。不然虽入复出.若误用针刀火灸,其势益甚。或出血如注,寒热呕吐等症,急补脾胃为善。若似蛇形长数寸者,用雄黄末敷之。

《外科真诠》(清·邹岳 撰)

【卷下】发无定位部/翻花疮

翻花疮溃后疮口胬肉突出,其状如菌,头大蒂小,愈胬愈翻,虽不大痛大痒,误有触损,流血不止。总由肝虚血燥,怒气而成。宜服加味逍遥散,外用乌梅煅灰、轻粉等分研末,撒之自效。

失营症

旴江医学外科学论治

《外科真诠》(清·邹岳 撰)

【卷上】头项部/失营症

失营症生于耳下,初起状如痰核,推之不动,坚硬如石,皮色不变,日渐长大,由忧思恚怒,气郁血逆,与火凝结而成。初起宜服益气养营汤,令其气血调和,或可全生,不可用刀针及敷溃烂之药。若病久已经溃烂,色现紫斑,渗流血水,胬肉高突,顽硬不化,形似翻花瘤症,虽有治法,不过苟延岁月而已。石疽、失营二症,俱生一处。但石疽来势暴急,稍知痛痒,失营来势缓慢,不知痛痒之为别耳。

第四节　瘿瘤

瘿瘤,分为瘿和瘤两类疾病,旴江医家提出有"五瘿六瘤"之说,如《世医得效方》记载"坚硬不可移,名石瘿;皮色不变,名肉瘿;筋络露结,名筋瘿;赤脉交络,名血瘿;随忧愁消长,名气瘿",《万病回春》等除了记载五瘿,还记载了六瘤:骨瘤、脂瘤、肉瘤、脓瘤、血瘤、筋瘤。《医学入门》中引用了薛立斋对瘤病因病机的认识"立斋云：肝统筋，怒动肝火，血燥筋挛，曰筋瘤；心主血，劳役火动，阴火沸腾，外邪所搏而为肿，曰血瘤；脾主肉，郁结伤脾，肌肉消薄，外邪搏而为肿，曰肉瘤；肺主气，劳动元气，腠理不密，外邪搏而为肿，曰气瘤；肾主骨，劳伤肾水，不能荣骨而为肿，曰骨瘤。瘤之名有五者，此也"。对于瘿瘤的治疗，《外科活人定本》引薛立斋言，阐述更为详细"筋瘤坚而色紫，垒垒青筋盘曲，结如蚯蚓，宜清肝解郁，养血舒筋，清肝芦荟丸治之；血瘤者微紫红，软硬间杂，皮肤隐隐，缠若红丝，擦破血流，禁之不住，宜养血凉血，抑火滋阴，安敛心神，调和血脉，用芩连二母丸治之；肉瘤者软若绵，硬似馒，皮色不变，不紧不宽，终年只似覆肝，然治当理脾宽中，疏通戊土，开郁行痰，调理饮食，用加味归脾丸治之；气瘤者软而不坚，皮色如故，或消或长，无寒无热，宜清肺气，调经脉，理劳伤，和荣卫，用通气散坚丸治之；骨瘤者形色紫黑，坚硬如石，疙瘩高起，推之不移，坚贴于骨，宜补肾气养血，行瘀散肿，破坚利窍，用调元肾气丸治之。又筋骨呈露曰筋瘿，赤脉交结曰血瘿，皮色不变曰肉瘿，随忧喜消长曰气瘿，坚硬不可移曰石瘿。此瘿之五名也，其治略与五瘤同"。

另外，诸旴江医书也收集记载了众多有效的经验方，如破结散、治瘿瘤方、消瘤五海散、消瘿汤等。此外，《世医得效方》提及了采用灸法进行治疗的方法。《外科真诠》提及了不同瘤的鉴别方法"若先辨不真，不知何瘤，先用线针于瘤头上，针一分深，用手捻之。若是白浆，便是粉瘤，若是脓水，便是气瘤。若用手捻之，针口内流血不止，便是血筋等瘤"；还有用扎线法治疗凸出瘤蒂的方法"凡头大蒂小称，不拘何瘤，俱可用蛛丝线扎之，每日抽紧，听其自行枯落，小者七日内可落"；并记载了一种用笔蘸药膏涂瘤四围进行治疗的方法。

旴江医学外科学论治

《世医得效方》（元·危亦林 撰）

【卷第十九 疮肿科】诸疮

破结散，治五瘿。坚硬不可移，名石瘿；皮色不变，名肉瘿；筋络露结，名筋瘿；赤脉交络，名血瘿；随忧愁消长，名气瘿。五瘿皆不可妄决破，破则脓血崩溃，多致夭枉。服此十日知，二十日愈。海藻（洗）、龙胆草、海蛤、通草、昆布（洗）、矾石（枯）、松萝各三分，麦曲四两，半夏、海带各二分，上为末。每服方寸匕，酒调，日三服。忌鸡、鱼、猪肉、五辛、生菜及诸毒物。

灸法：治诸瘿。灸大空穴三七壮。又灸肩髃左右相当宛宛处。男左十八壮,右十七壮;女右十八壮,左十七壮。穴在肩端两骨间陷者宛宛中,举臂取之。又灸两耳后发际,共百壮。

《万氏秘传外科心法》(明·万全 撰)

【卷之九】瘤症总论/治瘿瘤方

瘿瘤,即气颈也。治瘿瘤方:昆布、海藻、海带、海马(米泔水浸涨)各二两,穿甲(土炒)、石燕(醋煮七次)、黄药(烧净土焙干)各二钱。共为末,蜜(少加面)为丸,如黄豆大,每服五至十九,以木香磨水吞之。

又方,螵蛸、昆布、海金砂、冬花、木香、水晶石、海带、夏枯草各五钱,海马一个,石燕一两。共为末,再用黄药引,酒送下。

又方,海藻一两,昆布一两,海马三个,石膏三钱,螵蛸一钱八分,木香三钱,陈皮三钱,黄药子二两。共研末,黄药汤送下,忌生冷、盐。

又方,昆布、螵蛸、海带各四两,黄药二两,小茴五钱,小草五钱,木香三钱。共为末,饭后连送下三茶匙。

又方,昆布半斤(用米泔水洗),海藻一斤,醋制海马一对(醋煅石燕一对,火烧向醋中淬之,自然榨细),海螵蛸三钱,夏枯草子一两(即紫背天葵子是也,醋炒),一人只用五钱。研末,酒送下。

《万病回春》(明·龚廷贤 撰)

【卷之五】瘿瘤

瘿多着于肩项,瘤则随气凝结。此等年数深远,侵大侵长,坚硬不可移者,名曰石瘿。皮色不变者,名曰肉瘿。筋脉露结者,名曰筋瘿。赤脉交结者,名曰血瘿。随忧愁消长者,名曰气瘿。五瘿者,不可决破。决破则脓血崩溃,多致夭枉难治。瘤则有六种:骨瘤、脂瘤、肉瘤、脓瘤、血瘤、筋瘤。亦不可决破,决破则亦难医。肉瘤尤不可治,治则杀人。唯脂瘤破而去其脂粉则愈。瘿瘤,气血凝滞也。

消瘤五海散:海带、海藻、海布、海蛤、海螵蛸各三两半,木香二两,三棱,莪术,桔梗,细辛,香附米,猪靥子七个(陈壁土炒,去油焙干)。上为末,每服七分半,食远米汤下。

内府秘传方,治瘿气神效。海藻(热水洗净)、昆布(洗净)、海带、海螵蛸、海粉(飞过)、海螺(醋炙)、甘草(少许),如颈下摇者,用长螺;颈不摇用圆螺。

上各等分为末,炼蜜为丸,如圆眼大,每夜临卧,口中噙化一丸,功效不可言也。

《寿世保元》(明·龚廷贤 撰)

【卷六】瘿瘤

夫瘿瘤者,多因气血所伤而作斯疾也。大抵人之气血循环,无滞瘿瘤之患。如调摄失宜,血凝结皮肉之中,忽然肿起,状如梅子,久则滋长。瘿有五种,曰:石、肉、筋、血、气是也。瘤有六种,曰:骨、脂、石、肉、脓、血是也。治法:瘿瘤二者,切不可针破,针破则脓溃烂,则杀人。唯脂瘤可破去脂粉,即为异,不可轻易为。余将瘤瘿之分于后,医者宜审辨之,则不误也。

消瘿汤:海藻(洗)、龙胆草、海蛤粉各二两,通草、昆布(烧存性)、枯白矾、松萝各一两,半夏二两五钱,麦曲一两五钱,白芷一两。上为末,每服五钱,酒煮,忌甘草、虾鱼、猪肉、五辛诸毒等物。又要吞矾蜡丸。

一论治瘿瘤、痈疽、便毒、恶疮。久漏不愈者,经验矾蜡丸,白矾用生四两为末,黄蜡二两溶化,众手为丸如梧子大,每服三十九,空心白汤下。

一论内府秘传方,治瘿气。海藻(热水洗净)、昆布(洗净)、海带、海螵蛸、海粉(飞过)、海螺(醋淬)、甘草(少许)。上如项下摇者用长螺,颈不摇用圆螺。各等分为末,炼蜜为丸,每夜卧时,口中噙化一丸,功效不可言也。

一论系瘤神方,兼去鼠奶痔及瘤肉。用芫花根洗净带湿,不可犯铁器,须于木石器中捣取汁,用线一条,浸半日或一宿,将线系瘤,经宿则落。如未落,再换一线,不过三次,自落。用龙骨、诃子、赤石脂,各等分为末,敷疮口即合。如无根,用芫花泡水浸线系。鼠奶痔。依法用之,无一不效。

一论洗瘤秘方,用染指草(名金凤花)一料,煎水频洗。夏用鲜,春秋冬用干,煎水洗。

一治瘿验方,沉香、乳香、丁香、木香、藿香各一钱五分。上用腊月母猪眼子七个,同药酽好,酒煮三炷香,露一宿,连药焙干为末,炼蜜为丸,如白果大,每临卧,噙化一料,效。

一治颈下卒结囊欲成瘿者。海藻一斤洗去咸,酒浸饮之,加昆布等分研之,炼蜜为丸,如杏核大,含口中,稍稍咽下。

一治瘿消块。神效开结散:沉香、木香各二钱,橘红四两,珍珠四十九粒(入砂罐内,以盐泥封固,煅赤,取出去毒),猪厌子肉四十九枚(用豚猪者生项间如枣子大)。上为末,每服一钱,临卧酒调,徐徐咽下,患小三五服,大者一剂愈。忌酸咸、油腻、滞气之物,须用除日于静室修合。

《医学入门》(明·李梴 撰)

【卷五 外科】瘿瘤

旧分五瘿六瘤,唯薛立斋止言五瘤。盖瘿、瘤本共一种,皆痰气结成,唯形有大小,及生颈项、遍身之殊耳。立斋云:肝统筋,怒动肝火,血燥筋挛,曰筋瘤;心主血,劳役火动,阴火沸腾,外邪所搏而为肿,曰血瘤;脾主肉,郁结伤脾,肌肉消薄,外邪搏而为肿,曰肉瘤;肺主气,劳动元气,腠理不密,外邪搏而为肿,曰气瘤;肾主骨,劳伤肾水,不能荣骨而为肿,曰骨瘤。瘤之名有五者,此也。仁斋云:筋脉呈露曰筋瘿,赤脉交络曰血瘿,皮色不变曰肉瘿,随忧愁消长曰气瘿,坚硬不可移曰石瘿。瘿之名有五者,此也。瘿、瘤俱内应五脏,药治相同。

瘿、瘤所以两名者,以瘿形似樱桃,一边纵大亦似之,槌槌而垂,皮宽不急。原因忧恚所生,故又曰瘿气,今之所谓影囊者,是也。瘤初起如梅李,皮嫩而光,渐如石榴、瓜瓞之状。原因七情劳欲,复被外邪,生痰聚瘀,随气流住,故又曰瘤。瘤总皆气血凝滞结成。唯忧恚耗伤心肺,故瘿多着颈项及肩;劳欲邪气乘经之虚而作,故瘤随处有之。

瘿瘤或软或硬,无痛无痒,体实者,海藻散坚丸、海带丸;痰火盛者,舐掌散、神效开结散。此皆化痰行气破坚之剂,久虚者不可妄服。虚者:筋瘤,肾气丸,或八物汤加山栀、木瓜、炒黑龙胆草,肝火盛者,间以芦荟丸暂服;血瘤,四物汤加茯苓、远志;肉瘤,归脾汤、补中益气汤;气瘤,补中益气汤;骨瘤,肾气丸、补中益气汤。通用:初起者,十六味流气饮、单蜘蛛方;稍久者,蜡矾丸,常服自然缩小消磨。外敷南星膏。切不可轻用针刀决破,破则脓血崩溃,渗漏无已,必至杀人。

《外科活人定本》(明·龚居中 撰)

【卷之三】瘿瘤

凡病瘿瘤诸症,切忌大荤厚味,又宜绝欲清心为妙。

此症非阴阳正气结肿,乃五脏瘀血浊气痰滞而成。瘿者,阳也,色红而高突,或蒂小而下垂。瘤者,阴也,色白而漫肿,亦无痒痛,人所不觉。薛立斋分别甚详,肝统筋,怒动肝火血燥,曰筋瘤。心主血,暴急太甚,火旺逼血沸腾,复被外邪所搏而肿,曰血瘤。脾主肌肉,郁结伤脾,肌肉消薄,土气不行,逆于内里而肿,曰肉瘤。肺主气,劳伤元气,腠理不密,外寒搏而为肿,曰气瘤。肾主骨,恣欲伤肾,肾次郁遏,骨无荣养而为肿,曰骨瘤。此五瘤之名也。筋瘤坚而色紫,垒垒青筋盘曲,结如蚯蚓,宜清肝解郁,养血舒筋,清肝芦荟丸治之;血瘤者微紫红,软硬间杂,皮肤隐隐,缠若红丝,擦破血流,禁之不住,宜养血凉血,抑火滋阴,安敛心神,调和血脉,用芩连二母丸治之;肉瘤者软若绵,硬似馒,皮色不变,不紧不宽,终年只似覆肝,然治当理脾宽中,疏通戊土,开郁行痰,调理饮食,用加味归脾丸治之。气瘤者软而不坚,皮色如故,或消或长,无寒无热,宜清肺气,调经脉,理劳伤,和荣卫,用通气散坚丸治之;骨瘤者形色紫黑,坚硬如石,疙瘩高起,推之不移,坚贴于骨,宜补肾气养血,行瘀散肿,破坚利窍,用调元肾气丸治之;又筋骨呈露曰筋瘿,赤脉交结曰血瘿,皮色不变曰肉瘿,随忧喜消长曰气瘿,坚硬不可移曰石瘿。此瘿之五名也,其治略与五瘤同。

　　瘿瘤初起,元气实者,用海藻玉壶汤、六军丸。久而元气虚者,琥珀黑龙丹、十全流气饮。审详用药,自然缩小消磨。切不可轻用针刀掘破,出血不止,多致立危。久则浓血崩溃,渗漏不已,终致伤人。又一种粉瘤,红粉色,多生耳项前后,亦有生于下体者,全是痰气凝结而成。宜披针破去脂粉,以三品一条枪插入数次,以清内膜自愈。又一种黑砂瘤,多生臀腿,肿突大小不一,以手摄起,内有黑色是也。亦用针刺,内出黑砂有声,软硬不一。又一种发瘤,多生耳后发下寸许,软小高突,按之不痛,亦针之,粉发齐出。此瘿瘤之十三症也。又有虫瘤生于胁下,蛆瘤生于肩膊中者,此又异症也,治法具后。

　　清肝芦荟丸,治筋瘤,遇喜则消,遇怒则痛。川芎、当归、白芍、生地(酒浸,捣膏),各二两,青皮、芦荟、昆布、海粉、甘草节、牙皂、黄连各五钱。上为末,神曲糊为丸,如梧桐子大,每服八十丸,白滚汤下。

　　芩连二母丸,治血瘤流血不禁。黄连、黄芩、知母、贝母、川芎、当归、白芍、生地、熟地、蒲黄、羚羊角、地骨皮各等分,甘草减半用。上为末,侧柏叶煎汤,打寒食面为丸,如梧桐子大,每服七十丸,灯心汤送下。或作煎剂,服之亦可。

　　加味顺气归脾丸,治肉瘤或疼或不疼者。陈皮、贝母、香附、乌药、当归、白术、茯神、黄芪、酸枣仁、远志、人参各一两,木香、甘草炙各三钱。上为末,合欢树根皮四两煎汤,煮老米糊为丸,如梧桐子大,每服六十丸,食后服,白滚汤下。

通气散坚丸，治气瘤随喜怒而消长者。陈皮、半夏、茯苓、甘草、石菖蒲、枳实、人参、胆南星、天花粉、桔梗、川芎、当归、贝母、香附、海藻、黄芩(酒炒)各等分。上为末，荷叶煎汤，豌豆大，每服一钱，食后服。灯心二十根，菖蒲二片，泡汤送下。

调元肾气丸，治骨瘤形体日衰，寒热交作，脚膝无力。怀生地(酒煮捣膏)四两，山萸肉、山药、牡丹皮、茯苓各二两，人参、当归、泽泻、龙骨、麦门冬(捣膏)、地骨皮各一两，木香、砂仁各二钱，黄柏(盐水炒)、知母(童便炒)各五钱。上为末，鹿角胶四两，老酒调化，加蜜四两煎，滴水成珠，和药丸如桐子大，空心酒服八十九。忌白萝葡、火酒、房事。

海藻玉壶汤，治瘿瘤初起未破，赤白肿硬皆可服。海藻、贝母、陈皮、昆布、青皮、川芎、当归、半夏、连翘、甘草节、独活各二钱，海带五分，水二钟，煎八分，量病上下，食前后服之。

活血散瘿汤，治瘿瘤渐大，不疼不痒，气血虚弱者。白芍、当归、陈皮、川芎、半夏、熟地、人参、牡丹皮、茯苓各一钱，红花、昆布、木香、甘草各五分，青皮、肉桂各三钱，水二钟，煎八分，服后饮酒一小杯。

六军丸，治瘿瘤已成溃者，不论年月新久，并宜服之。蜈蚣(去头足)，蝉蜕，全蝎，僵蚕(炒去丝)，夜明砂，穿山甲。以上等分为细末，神曲糊为丸，粟米大，朱砂为衣，每服三分，食远酒下。忌大荤煎炒，日渐可消。

枯瘤方，治瘤初起，成形未破及根蒂小而不散者。白砒、硇砂、黄丹、轻粉、雄黄、乳香、没药、硼砂各一钱，田螺(大者去壳)三个，斑蝥二十个，上将田螺晒干切片，同药研极细，糯米调和，捏作小棋子样，晒干。先灸瘤顶三炷，以药饼贴之，用黄柏末调，盖敷药饼，候十日外，其瘤自然枯落，次用敛口药。

秘传饮瘤膏，瘿瘤枯落，后用此搭贴，自然生肌完口。血竭、轻粉、龙骨、海螵蛸、象皮、乳香各二钱，鸡蛋十五个，煮糖心用黄，内放油一小钟，以上药各为细末，再共研之，和入蛋黄，油内搅匀，每日早晚用甘草汤洗净患处，鸡翎蘸涂膏药盖贴。

琥珀黑龙丹，治五瘿六瘤，不论新久，但未穿破，并宜服之。琥珀一两，血竭二两，京墨、五灵脂(炒)、海带、海藻、南星(姜汁拌炒)各五钱，木香三钱，麝香一钱。以上各为细末，和匀再研，炼蜜丸，一钱重，金箔为衣，晒干、藏盖。每用一九，热酒一杯化服。如患在下部、随用美膳压之。

十全流气饮,治气瘿肉瘤,皮色不变,日久渐大者。陈皮、赤茯、乌药、川芎、当归、白芍各一钱,香附八分,青皮六分,甘草五分,木香三分,姜三片,枣二枚,水二钟,煎八分,食远服。

三品一条枪,治粉瘤、砂瘤、瘰疬及痔漏、痈疽诸症。明矾三两,白砒一两五钱,雄黄二钱四分,乳香一钱二分。砒、矾二味为末,入小罐内,加炭火煅红,青烟尽,旋起白烟,约上下红彻住火,取罐倾地上一宿,取出净末一两,加后二味研极细,面糊调搓成如线,阴干。凡遇粉瘤及砂发虫虱等瘤,用药针挑破。将线插入,早晚插二次。如孔大者,多插几条,俟其开裂,出诸恶物,其瘤自消,服十全大补汤自愈。痈痔法同。

《外科百效全书》(明·龚居中 撰)

【卷之二】脑颈部/瘿瘤

夫瘿瘤皆因血气凝滞,结而成之。瘿则喜怒所生,多着于肩项,皮宽不急,捶捶而垂是也;瘤则随留住,初作如梅李之状,皮嫩而光,渐如杯卵是也。

瘿有五种:其肉色不变者,谓之肉瘿;其筋脉现露者,谓之筋瘿;若赤脉交络者,名曰血瘿;若随忧恼而消长者,名曰气瘿;若坚硬而不可移者,名曰石瘿。瘤亦有六种:一曰骨瘤,二曰脂瘤,三曰肉瘤,四曰脓瘤,五曰血瘤,六曰石瘤。瘿瘤二者虽无痒痛,最不可决,破恐脓血崩溃渗漏无已,必致杀人,其间肉瘤不可攻疗。若夫脂瘤、气瘤之类,则当用海藻、昆布软坚之药治之,如东垣散肿溃坚汤亦可,多服庶得消散矣。

瘿瘤或软或硬,无痒无痛,并体实者,宜海藻散坚丸,化痰行气破血也。久虚者不可妄服。

海藻散坚丸:昆布、龙胆、蛤粉、通草、贝母、枯矾、真松、萝茶各三钱,麦曲四钱,半夏二钱,共为末,炼蜜丸,绿豆大,每三十,临卧白汤下,并含化咽之,忌甘草、鱼、鸡、猪肉、五辛、生冷。

如怒动肝火,血燥筋挛,曰筋瘤。用当归、川芎、白芍、地黄、人参、白术、茯苓、山栀、木瓜(炒黑)、龙胆草,煎服。

如劳役火动,阴火沸腾,外邪搏而为肿,曰血瘤。治宜当归、川芎、芍药、地黄、茯苓、远志,煎服。

如郁结伤脾,肌肉消薄,外邪搏而为肿,曰肉瘤。治宜归脾汤。

归脾汤:人参 甘草 白术 黄芪 归身 茯神 酸枣 木香 远志 龙眼。

如劳动元气,腠理不密,外邪搏而为肿,曰气瘤。治宜补中益气汤方见鬓疽内。

如劳伤肾水,不能荣骨而为肿,曰骨瘤。亦宜补中益气汤加补肾药。

通用,初起者用痰核内十六味流气饮,或单蜘蛛擂酒服。稍久者用方括歌内蜡矾丸,常服自然缩小消磨。外用南星膏敷之,切不可用针刀,决破必致伤命。但有一种脂瘤,红粉色,全是痰结,用利刀破去脂粉则愈。或自加茄垂下根,其小者用药点其蒂,俟茄落,即用生肌敛口药,以防其出血。

南星膏:生大南星一枚(细研稠黏),滴好醋三七点为膏。如无生者,以干者为末,醋调作膏,先将小针刺瘤上,令气透。贴之痒则频贴。

瘿瘤单方:用山羊角(米泔浸)、当归,均合为丸,频服神效。

如虚传治瘿气大项,初用三海汤,次用消瘿丸,多服神效。

三海汤:海藻、海带、海布、金樱子、川楝子、木通、通草。水煎,木香另研,斗服数剂。

消瘿丸:海藻、海带、海布各一两,俱用温水洗过,海蛤、螵蛸(俱火炙)、沉香各三钱,南木香五钱,连翘、角茴各一两,川木通、半夏(泡七次)、枳壳各七钱。如冷者,加干姜。上诸药俱晒为末,炼蜜为丸,梧子大,每用姜汤下五七十。

《外科真诠》(清·邹岳 撰)

【卷下】发无定位部/瘿瘤

瘿瘤发于皮肤血肉筋骨之处,瘿者如缨络之状,瘤者随气留住,故有是名。多外因六邪,营卫气血凝郁,内因七情,忧患怒气,湿痰瘀滞,山岚水气而成,皆不痛痒。且瘿症属阳,色红而高突,皮宽不急,蒂小而下垂;瘤症属阴,白色而漫肿,皮嫩而光亮,头小而根大。但瘿有五种,瘤有六种,宜分别治之。

筋瘿者,筋脉呈露;血瘿者,亦脉交结;肉瘿者,皮色不变;气瘿者,随喜怒而消长;石瘿者,坚硬不移。此五瘿也。初起元气实者,海藻玉壶汤、六军丸,久而元气虚者,琥珀黑龙丹、十全流气饮选而服之,自然缩小,渐渐消磨。若久而脓血崩溃,渗漏不已者,不治。

筋瘤色紫而坚,青筋盘曲如蚓,治宜养血舒筋,如清肝芦荟丸可治。血瘤皮肤缠隐,红丝软硬间杂,治宜凉血抑火,如芩连二母丸。肉瘤色不变,软如绵,不宽不紧,治宜行痰开郁理中,如顺气归脾丸。气瘤亦色不变,软如绵,但其随喜怒而消长,治宜清肺和营,如通气散坚丸。骨瘤色黑皮紧,高堆如石,贴骨不移,治宜补肾行瘀,破坚利窍,如调元肾气丸。粉瘤色如红粉,大而必软,治宜开痰行气,如千金指迷方。

瘿瘤诸症,俱宜用药,缓缓消磨,不可轻用刀针决破,以致出血不止,立见危殆。唯粉瘤可破,多生耳项前后,亦有生下体者,全系痰气凝结而成,宜用披针破去脂粉,以白降丹捻子插入两次,将内膜化尽,徐用生肌散贴之,自愈。又有一种黑砂瘤,多生臂腿,肿突大小不一,以手捏起内有黑色即是,亦用针刺出黑砂有声,软硬不一,插药如前。又有发瘤,多用耳后发下寸许,软小高突,按之不痛,亦用针刺之,粉发齐出,插药如前。又有虱瘤,发后其痒彻骨,开破出虱无数,内有极大一虱出,其虱方尽,插药如前。可刺之瘤,如有四五枚者,先刺一二枚,觉有昏溃,由泄气之过也,余毒停止,服补中益气汤数剂,俟患者健旺,再渐渐破之补之。又有虫瘤,每生胁下,本忧思恚怒而成,每难获效,宜按本经虚实治之。

凡头大蒂小者,不拘何瘤,俱可用蛛丝线扎之,每日抽紧,听其自行枯落,小者七日内可落。扎时内服行气调血之药数剂,如香附、青皮、当归、白芍之类。若发于阳明经,多系湿热酒毒,宜于服药内加粉葛根、枳椇子以解酒毒。

瘤症若畏开针者,先用灯火灸一壮,将白降丹点少许于灸迹上,用膏盖之,次日即能开口,仍照上法治。

若先辨不真,不知何瘤,先用线针于瘤头上,针一分深,用手捻之。若是白浆,便是粉瘤,若是脓水,便是气瘤,可以照上治法。若用手捻之,针口内流血不止,便是血筋等瘤,不可擅开,徐用手将所针针口皮捻一刻,其血自行,针口仍自合。

瘿瘤初起,先用甘草煎浓膏,笔蘸涂瘤四围,待干再涂,凡三次,次以大戟、芫花、甘遂等分为末,以醋调,另用笔蘸药涂其中,不得近着甘草处,次日则缩小些,又照前法涂二三次,自然渐渐缩小而消矣。

血瘤初起,用银锈散搽之,即便堕落。

海藻玉壶汤:海藻、玉壶、海带、贝母、陈皮、半夏、青皮、独活、昆布、连翘、当归、川芎。

六军丸:蜈蚣、蝉蜕、全虫、僵虫、夜明砂、山甲,共为末,神曲糊丸,朱砂衣,每服三分,黄酒送下。

琥珀黑龙丹:琥珀一钱,血竭二两,京墨、灵脂、海带、海藻、南星各五钱,木香三钱,元寸三分,研末蜜丸,每丸一钱,金箔为衣,每用一丸,热酒送下。

十全流气饮:陈皮、赤苓、台乌药、川芎、当归各一钱,白芍一钱,香附八分,青皮六分,木香三分,甘草五分,生姜三片、红枣二枚引。

清肝芦荟丸:当归、川芎、白芍、生地各一两,青皮、昆布、海藻、黄连、牙皂、甘草节各二钱五分。研末,神曲糊丸梧子大,每服八十丸,白汤下。

芩连二母丸:黄芩、黄连、知母、贝母、川芎、当归、白芍、生地、全虫、羚角、蒲黄各一两,甘草五钱。研末,用侧柏叶煎汤,打寒食面为丸梧子大,每服七十丸,灯芯汤送下,或作煎剂用亦佳。

顺气归脾丸:陈皮、贝母、香附、台乌药、当归、黄芪、白术、茯神、枣仁、远志、人参各一两,木香二钱,甘草三钱。研末,用合欢树根皮四两煎汤,煮老米糊为丸,每服六十丸,白汤送下。

通气散坚丸:陈皮、半夏、茯苓、胆星、贝母、人参、枳实、香附、菖蒲、花粉、川芎、当归、桔梗、海藻、黄芩。研末,用荷叶煎汤糊丸,每服一钱,灯芯生姜汤送下。

调元肾气丸:生地四两,麦冬、茯苓、山药、枣皮、丹皮各二两,人参、当归、熟地、泽泻、龙骨各一两,木香、砂仁各三钱,黄柏炒、知母各五钱。研末,用鹿胶四两,老酒浸化,加蜂蜜四两同煎,滴水成珠,和药为丸梧子大,每服八十丸,空心温酒送下。

千金指迷丸:半夏四两、茯苓二两、枳壳二两、风化硝三钱,研末糊丸。

银锈散:水银一钱、上片三分、轻粉一钱、儿茶三钱、黄柏二钱、潮脑一钱、镜锈一钱、贝母一钱,共研细末。

附:瘿瘤医案

一妇人腰间生一肉瘤,三年后方觉微痛,一日溃口出小蛔虫二条,长约五寸,某时患者形体衰瘦,口干发热,求治于余。朝用八味丸,午服人参养营汤,至百日外元气渐转,又服百日,其口方收。余意度之,其蛔虫必经络气血所化者,苟非大补气血,安能痊愈?(《外科真诠》引吴锦堂先生医案)

一男子腿外侧近臀肿一块,上有赤缕,于兹三年矣。饮食起居如常,触破涌出脓血,发热恶寒,延余诊治。按其脉息,左尺洪数,右关洪弦,乃肾水不能生肝木所致。朝服补中益气汤,晚服六味地黄丸,月余而痊。(《外科真诠》引吴锦堂先生医案)

第五节　癌瘤通论

　　《世医得效方》中提到了多种治疗外在癌瘤的方法,如以南星膏外敷治皮肤头面上疣瘤,以笔蘸药汁涂于瘤旁四围治小瘤,还有较有特色的系瘤法,即采用丝线浸药的方式"系瘤法,兼去鼠奶痔,真奇药也。芫花根净洗带湿,不得犯铁器,于木石器中捣取汁。用线一条,浸半日或一宿,以线系瘤,经宿即落。如未落,再换线,不过两次自落。后以龙骨、诃子末敷,疮口即合。系鼠奶痔,依上法,累用立效。如无根,只用花泡浓水浸线"。后《外科真诠》所述丝线系瘤法与之有相似之处,但没有采用丝线浸药。《万氏秘传外科心法》则提出"今瘤之所生,由滞气浊血所成,岂无药以祛之? 内服汤药,外贴膏药,内外交攻,表里并治,瘤可愈矣。切不可妄用针刀勾割,恐脓血崩溃,多致夭亡",并收载了十七味大流气饮、七味昆布散、二味白芷膏、四味梅花片散、十二味龙珠膏等内外方药。

旴江医学外科学论治

《世医得效方》（元·危亦林 撰）

【卷第十九 疮肿科】诸疣/瘤赘

　　南星膏,治皮肤头面上疣瘤,大者如拳,小者如粟,或软或硬,不疼不痛,宜服,以可辄用。上用大南星一枚,细研稠黏,用米醋五七滴为膏。如无生者,用干者为末,醋调如膏。先将小针刺痛处,令气透,却以药膏摊纸上,象瘤大小贴之。

　　治小瘤方,先用甘草煎膏,笔蘸妆瘤旁四围,干后复妆,凡三次,然后以药。大戟、芫花、甘遂,上为末,米醋调,别笔妆敷其中,不得近著甘草处。次日缩小,又以甘草膏妆小晕三次。中间仍用大戟、芫花、甘遂如前法,自然焦缩。凡骨瘤、肉瘤、脓瘤、血瘤、石瘤皆不可决,唯脂瘤决去其脂粉则愈(盖六种瘤疮,肉瘤尤不可治,治则杀人)。

　　蜡矾丸,治同上。

　　系瘤法,兼去鼠奶痔,真奇药也。芫花根净洗带湿,不得犯铁器,于木石器中捣取汁。用线一条,浸半日或一宿,以线系瘤,经宿即落。如未落,再换线,不过两次自落。后以龙骨、诃子末敷,疮口即合。系鼠奶痔,依上法,累用立效。如无根,只用花泡浓水浸线。

黄丹末,治鼻渣赘子,及面上雀儿斑。黄丹、硇砂、巴豆(去油)、饼药各二钱,上为末,入生矿石灰末一匕,鸡子清调匀。酒渣用鹅翎刷上,雀儿斑竹针刺破,挑药点之,才觉痛及微肿,可洗去。

《万氏秘传外科心法》(明·万全 撰)
【卷之九】瘤症总论/治瘿瘤方

或问曰,子云:外症分门类治,其立意勤矣,用心仁矣。古之外症,又有所谓瘤者,不知从何而起,从何而成,未尝有痛痒苦楚,无寒热脓血之灾,突然而生,如有物伏于其中,大便于人者,是何而然也? 答曰:瘤者,流而积,积而聚,聚而成也。乃人身之滞气,浊血结聚而成也。如李如桃,而形状不同,如瓜如瓠,而名色不一。古称有六:曰骨瘤,曰脂瘤,曰脓瘤,曰血瘤,曰筋瘤,曰石瘤,以其瘤之中有此物,故指其实而名之也。今原图形一十三症,证其所生之处而言之也,其瘤中所伏之物,亦不过六者之聚而已。或又曰:子云,是矣,治之亦有方乎? 答曰:百病皆自内发于外,古人治病用膏药以攻内,针灸以攻外,皆祛也。今瘤之所生,由滞气浊血所成,岂无药以祛之? 内服汤药,外贴膏药,内外交攻,表里并治,瘤可愈矣。切不可妄用针刀勾割,恐脓血崩溃,多致夭亡。慎之! 慎之!

十七味大流气饮,治诸般瘤症,无论头面胸背手足,通用皆效。人参、黄芪、当归、川芎、肉桂、厚朴、白芷、甘草、桔梗、防风、乌药、槟榔、白芍、枳壳、木香、紫苏、青皮。姜枣引。瘤在上食后服,在下食前服。

七味昆布散:海藻、昆布(俱用酒)、海石(飞过)、海粉、白芷、青黛、浮麦,加海马。共为末,掌上咽之,或蜜丸如杏核大,食后以酒咽一丸。

二味白芷膏:石灰(如铜钱大)一块,糯米十四粒。二味俱用盐水化开,入辰砂末,澄片时用此点之。

四味梅花片散:片脑、血蝎、黄丹、寒水石。共为末,搽于瘤上。

十二味龙珠膏,此膏治诸瘤颇效,宜量势而用,若眼上、喉下、乳下,宜斟酌之。龙芽草三两,棘枣根五钱,海藻五钱,苏木五钱。共为末,水二十碗,煎至十碗,去渣。又用桑柴灰二碗,面灰一碗,苍耳子草灰二碗,用草纸放罗底上,用前药水煎热,淋取灰汁十碗,澄清入锅内,微火熬成膏,用巴豆霜、白丁香、寸香、轻粉搅匀,瓷器收贮,每取敷瘤,去旧药敷新药,如此敷数次,其瘤自溃,用万灵膏彻尽脓水,上生肌散而愈。

治瘿瘤方,即气颈也。昆布、海藻、海带、海马(米泔水浸涨)各二两,穿甲(土炒)、石燕(醋煮七次)、黄药(烧净土焙干)各二钱。共为末,蜜(少加面)为丸,如黄豆大,每服五至十九,以木香磨水吞之。

又方:螵蛸、昆布、海金砂、冬花、木香、水晶石、海带、夏枯草各五钱,海马一个,石燕一两。共为末,再用黄药引,酒送下。

又方:海藻一两,昆布一两,海马三个,石膏三钱,螵蛸一钱八分,木香三钱,陈皮三钱,黄药子二两。共研末,黄药汤送下,忌生冷、盐。

又方:昆布、螵蛸、海带各四两,黄药二两,小茴五钱,小草五钱,木香三钱。共为末,饭后连送下三茶匙。

又方:昆布半斤,用米泔水洗海藻一斤,醋制海马一对,醋煅石燕一对,火烧向醋中粹之,自然榨细,海螵蛸三钱,夏枯草子一两(即紫背天衢子是也)醋炒,一人只用五钱。研末,酒送下。

《外科真诠》(清·邹岳 撰)

【卷下】发无定位部/癌疮

癌疮上高下深,累垂如瞽眼,其中带青头上各露一舌,毒孔透里。用生井蛙皮,煅存性,蜜水调敷。

第八章

旴江医学外科学
皮肤病论治

第一节　热疮

热疮是发热后或高烧过程中在皮肤黏膜交界处发生的急性疱疹性皮肤病,其特点是皮损为成群水疱,有的相互融合,易于复发。相当于西医的单纯疱疹。

鼻疮

小儿鼻疮,《寿世保元》认为其因热壅伤肺,风湿之气乘虚客于皮毛,入于血脉而成,可见鼻下两旁,疮湿痒烂,其疮不痛,汁所流处又成疮,用泽泻散。若久患鼻疮,脓极臭者,用百草霜。

盱江医学外科学论治

《寿世保元》（明·龚廷贤 撰）

【卷八 小儿科】初生杂症论方/鼻疮

一论小儿鼻疮,热壅伤肺,肺主气通于鼻,风湿之气,乘虚客于皮毛,入于血脉。故鼻下两傍疮湿痒烂,是名鼻慝。其疮不痛,汁所流处又成疮,泽泻散主之。

泽泻散,治鼻疮。泽泻、郁金、山栀、甘草(炙)各一钱。上为细末,用甘草煎汤,食后临卧调服。

一治久患鼻疮,脓极臭者,用百草霜研细,每服五分,冷水调服。

第二节　癣

癣是发生在表皮、毛发、指甲、趾甲等部位的浅部真菌病,发生部位不同,名称亦各异。常见的癣病有发于头部的白秃疮、肥疮,发于手部的鹅掌风,发于足部的脚湿气,发于面颈躯干四肢的圆癣、紫白癜风等。盱江医家对癣病多有记载,但因此类疾病表现相似,在名称上可能有所混淆。

一、肥疮

本病多从头顶部开始,渐可延及全头部。以黄癣痂堆积为特征,除去癣痂,其下为鲜红湿润的糜烂面,病变区头发干燥,或永久性脱发,痊愈后可留下广泛、光滑的萎缩性疤痕。中医又称其为"癞头疮""黄癞鬎"。相当于西医的黄癣。

旴江医家对本病的记述集中在经验用药方面,有外用法、有内服方药,如《世医得效方》记载"先用本人小便,烧秤锤令红,投于小便中,方与洗疮皮皆去。然后以帛拭干,用滴青五文,细研,用油鱼三个,以盏烧成油,调滴青涂之。三日效"。其他外用方有一扫光、香粉散、皂矾散等,内服方有解毒雄黄丸、防风通圣散等。唯有《外科真诠》对肥疮的病因病机有所阐述:"肥疮多生小儿头上,乃真阴未足,阳火上浮所致。"

旴江医学外科学论治

《世医得效方》（元·危亦林 撰）

【卷第十九 疮肿科】诸疮/癞头疮

癞头疮,先用本人小便,烧秤锤令红,投于小便中,方与洗疮皮皆去。然后以帛拭干,用滴青五文,细研,用油鱼三个,以盏烧成油,调滴青涂之。三日效。

【卷第十九 疮肿科】诸疮/白癞疮

白癞疮,每旦疮上退白皮一升许,如蛇蜕,宜服解毒雄黄丸,三四服即安。

《万氏秘传外科心法》（明·万全 撰）

【卷之十】小儿图形九症/肥疮

肥疮多生于小儿头上,用糯米、苍术等分炒成炭,研末油调搽。

【卷之十】小儿图形九症/癞头疮

癞头疮,用羊屎烧灰,天雁油敷,先以竹漓水洗之,展干。

《万病回春》（明·龚廷贤 撰）

【卷之八】秃疮

防风通圣散,治癞头疮,用本方为末,酒浸焙干,凡三次,食后白汤调服,日三服,至头有汗效。

《寿世保元》（明·龚廷贤 撰）

【卷八 小儿科】初生杂症论方/头疮

一论小儿头生肥疮，或多生虱子，搔痒成疮，脓水出不止。一扫光：细茶（口嚼烂）一钱，水银（入茶内，研）一钱，牙皂、花椒各二钱，为末，香油调搽。

一小儿疮痛，经年不瘥者。白矾五钱，胡粉一两，水银一两，黄连一两半，黄芩一两，大黄一两半，苦参一两半，松脂一两，蛇床子十八粒。上为细末，以腊月猪脂和研水银，不时敷之。

一小儿头疮胎毒，诸风热恶疮痘疮。黄柏、黄连、白芷、五倍子各等分，上为细末，用井花水调，稀稠得所，涂开在碗内，覆架两砖上，中空处，灼艾烟熏蒸，以黑干为度。仍取前药，再研为末，清油调涂，如有虫，则用前油调，搽之立效。

《医学入门》（明·李梴 撰）

【卷五·外科】头疮

头疮，宜内服酒归饮，外用雄黄、水银各等分为末，以腊月猪脂（半生半熟）和匀，洗净敷之；湿烂者，用燕窝土、黄柏为末，干糁；痂高者，用黄蜡、沥清同熬，敷之。

《外科活人定本》（明·龚居中 撰）

【卷之三】头面耳疮

香粉散，治小儿头上肥疮。松香、枯矾、川椒各五分，水粉三分，共为细末，实放葱内，扎住两头，白水煎沸，用时去葱皮，搽患处即安。

皂矾散，治癞头、白秃疮。先用退杀猪汤，洗疮令净，用赤皮大葱白三条，三寸长，劈开装入皂矾，每一条入矾一钱，用纸包裹煨熟，揉擦头疮即愈，其发即长矣。

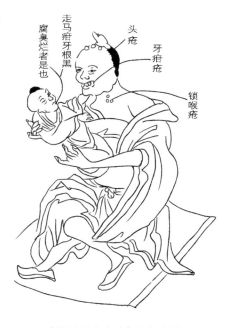

《外科活人定本》牙喉疮图

《外科真诠》（清·邹岳 撰）

【卷上】头项部/肥疮

肥疮多生小儿头上，乃真阴未足，阳火上浮所致。初发小吻，瘙痒难堪，上结黄痂。宜先用细茶汁洗去黄痂，徐用大皂散搽之。

二、白秃疮

本病特征是头皮有圆形或不规则的覆盖灰白色鳞屑的斑片，病损区毛发干枯无泽，自觉瘙痒。发病以头顶、枕部居多，多见于小儿。相当于西医的白癣，为头癣的一种。

旴江医家对本病的记载也是以记录经验方为主，如《万病回春》的陀僧散、扫雪膏，《医学入门》的摩风汤等，其中大部分为无方名的经验方。《外科真诠》记载了本病的病因病机、临床表现，指出本病"多生小儿头上，初起小者如豆，大者如钱，白痂累累，抓痒不堪，年深日久，发焦脱离，由胃经积热生风所致"，并采用"先用香木鳖、生黄柏、芥穗煎水，洗去白痂，徐用太极黑铅膏搽之，内服用防风通圣散料"的治疗方法。

旴江医学外科学论治

《万病回春》（明·龚廷贤 撰）

【卷之八】瘊疮

小儿头生白瘊疮。陀僧散：鹁鸽粪（一两炒，研末用）五钱、密陀僧五钱、硫黄一钱、花椒五钱、人言半分。上为细末，香油渣调搽患处，晚间洗去。

治男妇小儿头生白瘊疮（胡前溪传），公鸡屎（晒干半升，能去病根）、人言（一钱，火煅过杀虫）、塘中黑泥（晒干筛过二两，杀虫）、蛇床子（五钱，杀虫）、白矾（煅，三钱，止痒）、硫黄（五钱，杀虫）、五倍子（炒，五钱）。上为细末，先用鸡子二个，香油煎饼热贴在头上，引出虫去尽，用白矾、倍子煎水洗一次，后用香油调前药搽头上。一日搽一次，搽过六七日即愈。

扫雪膏，治小儿瘊疮。松树厚皮（烧灰，三两），黄丹（水飞，一两），寒水石（细研，一两），枯矾、黄连、大黄各五钱，白胶香（熬，飞，倾石上二两），轻粉（一分）。上为细末，熟熬油调敷疮上。须先洗净疮痂后敷药。

治瘊疮、黄水疮、薄皮疮、羊须子疮。槐枝不拘多少，截四指长，用真香油放锅内，浸过槐枝为止，熬数沸，将槐枝拿出一根掐两截，看内查黑色，通去槐枝，加黄香些须入油搽之。

治秃疮，用花椒、艾熬滚汤放深盆内，将癞疮倒放热汤泡浸。如汤冷再换。将疮甲洗净，用枯矾、黄丹、葱汁、蜂蜜调搽包住，不许见风。

《寿世保元》(明·龚廷贤 撰)

[卷九 外科诸症] 秃疮

白瘌之候，头上白点斑剥，初似癣而上有白皮屑，久则生痂成疮，遂至遍头。洗刮除其痂头，成疮孔如箸头大，里有脓汁出，不痛而有微痒时，其内有虫，甚细微难见，《九虫论》亦云是蜎虫动作而成此疮。乃自幼小及长大不瘥，头发秃落，故谓之白瘌也，宜以后方治之。

一治秃疮方。藜芦二钱，枯矾、苦参、五倍子各二钱。上为细末，香油调搽。

一治秃疮方，临颍杨子登传。仙人垢(即埋葬过人棺板底上垢腻也)研烂，不拘多少，上用鲫鱼，以香油煎熟，去鱼，将油调仙人垢，涂秃上一钱厚，一二次即愈。

一治秃疮。先用水洗令净，用烧酒和芥末，调涂患处，立已。

一治秃疮。胆矾三钱、乳香二钱、没药二钱、紫草五钱、食盐三钱、木柏油一钱。油同草盐煎久，下前三味，剃头方搽。

一治头疮如神，云松弟验。紫草、没药、淮盐(炒)各三钱，木柏油一两，胆矾一钱，石乳二钱，樟脑二钱，上为细末，柏油调匀，先将头发剃净，再洗令净，擦药，一日搽一次，神效。

一治小儿白瘌疮。黄柏皮五分，枯矾一钱五分，硫黄、韶粉、轻粉各一钱，上为细末。腊月猪油调，日擦三次，又用大蒜，每早揩白处。

一治秃头疮。用鲫鱼一个，重三四两，去肚肠，以乱发填满，纸裹，烧存性，雄黄二钱共为末，清油调敷，先以虀洗拭后用药。

又方，以苦楝皮烧灰，用猪脂调敷。

[卷八 小儿科] 初生杂症论方/头疮

一小儿头生秃疮，用通圣散酒拌，除大黄另用酒炒，共为末，再以酒拌焙干，每服一钱水调服。外用白炭烧红，淬入水中，乘热洗之，更用胡荽子、伏龙肝、悬龙尾、黄连、白矾为末，油调敷之。

《医学入门》(明·李梴 撰)

【卷五·外科】白疕

秃疮,初起白团斑剥如癣,上有白皮,久则成痂,遂至满头生疮,中有脓孔,细虫入里,不痛微痒,经久不瘥。宜内用通圣散酒拌,除大黄另用酒炒,共为末,再用酒拌令干。每一钱,水煎服。外用红炭淬长流水,洗去疮痂,再用淡豆豉一合,炒令烟起色焦,屋尘一团,饭饮调剂,炭火煅令灰烬,等分为末,入轻粉少许,麻油调搽。如有热,加黄连、寒水石;有水,加枯矾;有虫,加川椒、麝香少许;肿厚,加消皮、烟洞烟胶、香炉盖上香胶。如久不愈,有虫者,摩风膏加黄柏、黄丹、烟胶各一两。一方用盐乌鱼头烧灰,麻油调搽。

《外科活人定本》(明·龚居中 撰)

【卷之三】头面耳疮

治小儿秃疮:柏油一两,肥皂肉八钱,同煎炒,去肥皂,用油抹。

又方,治秃头疮年深久不愈者,神效。用蛇床子,不拘多少,煎水洗至三五次,以净腥为度,后用黄柏一两,明矾枯过三钱,用真麻油调搽患处,即愈。

陀僧散,治小儿头上白瘑疮。鹁鸽粪(炒,研末)五钱,密陀僧五钱,硫黄一钱,花椒水五钱,人言半分,上为末,香油渣调搽患处,晚间洗去。

神雁膏,治白瘑疮。羊粪炒黑枯存性,为末,用雁油调搽,一二次即愈。

《外科百效全书》(明·龚居中 撰)

【卷之二】脑颈部/头疮

头上生疮,用黄连五钱,蛇床子二钱,五倍子一钱,轻粉五分。为末,香油调搽。但先宜荆芥、葱煎水洗。

头疮湿烂良方。用燕窠土、黄柏为末干掺。或单白石膏,半生半熟,火煅为末,干掩。

头上生疮生风,用银朱一钱打烂,艾叶及火纸卷筒点灼,放桶内以烟熏之,但要布盖定头,莫使烟出,久久熏。次日疮干风死,神效。

头上生疮如梅花点,用生鲫鱼一个,去内杂,不见生水,以生矾末一钱、人言三分入鱼内,麻油浸,焙干为末,干掺之。五六日即脱痂,但先宜花椒、盐茶洗。

疙头,用羊舌根草、白矾浓醋捣烂掩,神效。

又秃头方。用乌鱼头一个,花椒一撮,麻油一大盅,锈钉磨油半盅。四味将铁杓盛,置火上熬,熬得大枯,去鱼骨搽之。

梅花疮,用金头蜈蚣一条,紫草不拘多少,麻油煎成膏,搽患处,但先要盐茶洗净。如小儿肥疮,去蜈蚣。

小儿秃疮,用木油一两,肥皂肉八钱同煎,切去肥皂以油搽。

小儿头疮烂成块久不愈者,以花椒末、新猪油煎膏调涂,三五次即愈。

小儿满头疮,用旧网布烧灰为末,麻油调搽。

小儿头生红饼疮,名胎病瘢。先用生艾、白芷、大腹皮、葱白煎汤洗净拭干,次用生蓝叶入蜜捣膏敷之。

《外科真诠》(清·邹岳 撰)

【卷上】头项部/白癣疮

白癣疮一名癞头疮,多生小儿头上。初起小者如豆,大者如钱,白痂累累,抓痒不堪,年深日久,发焦脱离,由胃经积热生风所致。宜先用香木鳖、生黄柏、芥穗煎水,洗去白痂,徐用太极黑铅膏搽之,内服用防风通圣散料醇酒浸焙为细末,每服一二钱,量其壮弱用之,食后白汤送下,服至头上多汗为验。发落不生,用香油调骨碎补末搽之。

防风通圣散:防风、当归、白芍、芒硝、大黄、连翘、桔梗、川芎、石膏、黄芩、薄荷、麻黄各半两,滑石三两,荆芥、白术、栀子各二钱五分,甘草三两。

三、燕窝疮

(羊胡疮)

本病是一种发生在口周皮肤的真菌病,一般表现为下唇以下的皮肤出现一小片针头大小的红色小丘疹,后逐渐扩大、增多,形成多种图形,其中圆形较多,中心为米糠样的鳞屑,边缘为红色小丘疹、小水疱和鳞屑等。此病实际上是体癣的一种,因发生在口周,俗称为"羊胡子疮"。

《外科真诠》有载"燕窝疮生于下颏,俗名羊胡疮。初生小者如粟,大者如豆,破流黄水,浸淫成片,由脾胃湿热而成。外搽碧玉散自愈。若流连日久,宜内服平胃散加银花二钱"。

旴江医学外科学论治

《外科百效全书》（明·龚居中 撰）

【卷之二】脑颈部/面疮

羊须疮，痒不可当，治宜灰面、松油、麻油煎过调搽，或羊油烧针，针亦妙。

《外科真诠》（清·邹岳 撰）

【卷上】面部/燕窝疮

燕窝疮生于下颏，俗名羊胡疮。初生小者如粟，大者如豆，破流黄水，浸淫成片，由脾胃湿热而成。外搽碧玉散自愈。若流连日久，宜内服平胃散加银花二钱。

碧玉散：生黄柏、煅枣肉，等分研末，用香油调刷。

平胃散：漂苍术一钱，陈广皮五分，川厚朴一钱，生甘草五分。

四、鹅掌风

本病初起掌心、指缝出现水疱或掌部皮肤出现角化脱屑、水疱，水疱破后干涸，叠起白屑，中心向愈，四周继发疱疹，可延及手背、腕部。反复发作后，可致手掌皮肤肥厚、枯槁干裂、疼痛、屈伸不利，宛如鹅掌，故而得名。损害侵及指甲，可形成甲癣。本病相当于西医的手癣。

旴江医学外科著作中记载了本病的许多经验方，《万氏秘传外科心法》认为其病因是阳明经火热血燥，《医学入门》则观察到此癣由杨梅疮所致，《外科真诠》对鹅掌风的病因病机及治法方药记载较为全面"鹅掌风生于掌心，由生杨梅疮余毒未尽，又兼血燥，复受风毒，凝滞而成。初起紫色斑点叠起，白皮坚硬且厚，干枯燥裂，延及遍，手外用枫树子煎浓汁洗之，内服搜风解毒汤加生地二钱。若年久成癣者，难愈。又有不由杨梅毒，无故掌心燥痒起皮，甚则枯裂微痛者，名掌心风。由脾胃有热，血燥生风，不能营养皮肤而成。宜用祛风地黄丸，治之即愈"。

旴江医学外科学论治

《万氏秘传外科心法》（明·万全 撰）

【附】杂症便方

鹅掌风由于阳明经火热血燥，初起紫斑白点，久则皮肤枯厚破裂不已，二矾汤熏洗即效。此方轻则不宜,越重起效。白矾加皂矾四两,儿茶五钱,侧柏叶半斤,用水十碗,煎数沸候用,先以桐油调搽患处,将油纸点着,以烟焰向患处熏之。片时方将前药汤乘滚贮桶内,手架上以布盖手于汤气上熏之,勿令泄气,待微温倾入盆内洗之良久,一次可愈。七日忌下汤水,永不再发。

又方,川乌、草乌、何首乌、天花粉、赤芍、防风、荆芥、苍术、地丁各一钱,艾叶四两。锉碎水煎熏,熏后洗,立效。

又方,核桃壳鲜者更佳,鹈鸪屎等分煎水,频洗立效。

又方,白豌豆一升,入练子同煎水,早午晚洗,每日七次痊愈。

又方,用黑铅不拘多少,打成片,熬一柱香时,入绿豆一碗,再煮烂去渣,以水乘热洗数次,立效,或搽亦可。

《万病回春》(明·龚廷贤 撰)

【卷之八】癣疮

治鹅掌风癣,层层起皮且痒且痛,用此一洗立愈。川乌、草乌、何首乌、天花粉、赤芍、防风、荆芥、苍术、地丁各一两,艾叶四两,上锉,煎水,先熏后洗,立愈。

又方,治鹅掌风癣。核桃壳(鲜皮者佳)、鹈鸪粪等分,煎水频洗,立愈。

又方,用白菀豆一升,入楝子同熬水,早、午、晚洗,每七次,全愈。

治鹅掌风并癣,用黑铅不拘多少打成片,熬一炷香时,入绿豆一碗,再煮烂去渣,以水乘热洗数次,立效,或搽亦可。

《医学入门》(明·李梴 撰)

【卷五·外科】鹅掌风

鹅掌风癣,用猪前蹄爪,破开,入菊花、苍耳末,以线缚定,炆烂食之。次日,用白鲜皮、皂角、雄黄各五分,铅制水银三分,为末,临夜用鹅脂、姜汁调搽。次早,以沙擦去,然后量体服去风之药。此癣,乃杨梅疮类,如多年不愈者,先用磁锋磨刮,次以蓖麻子一两,枯矾二钱。为末,桐油调擦,火烘极热;再以枣肉三两,水银五钱,枯矾三钱,捣烂如泥,每日擦手千余下;次以肥皂、酒糟洗净,十次神效。更灸劳宫或内关一穴断根。又方:桐油调密陀僧末,搽掌;外用水龙骨,火烧烟熏之。治手足掌风及绵花癣。更以樟叶煎汤洗之。

《外科活人定本》（明·龚居中 撰）

【卷之三】癣疮

治四块鹅掌风，用千里光草一大握，苍耳草一中握，朝东墙头草一小握，共入瓶内，水煎百沸，以手少擦麝香，以瓶熏之，仍用绢帛系臂上，勿令走气，熏三次即愈。千里光草即金钱草是也。

《外科百效全书》（明·龚居中 撰）

【卷之四】手足部/鹅掌风癣

治宜以川乌、草乌、何首乌、天花粉、赤芍药、荆芥、苍术、防风肉、地丁各一两，艾叶四两，煎水熏洗。一方用杏仁（去皮尖）、轻粉等分为末，猪胆汁调搭患处，炭火上炙二三次，将麦粒大的艾在大拇指尽处灸三壮，永远不发。

如多年不愈者，先用磁锋磨刮，次以草麻子一两，枯矾二钱，为末，桐油调搭，火烘极热，再以枣肉三两，水银五钱，枯矾三钱，捣烂如泥，每日擦手千余下，次以肥皂酒糟洗净十次，神效。更灸劳宫或内关一穴断根，神效。

又方，黄牛粪，晒干，并蓖麻子研，火上熏之，二炷香为度。

【卷之五】鹅掌风癣

鹅掌风癣，有虫吃开，用黄丹、轻粉各三钱，猪腊头烧油调药搭之。

通用洗药，用紫苏、樟脑、苍耳、浮萍煎汤洗之，或用牛骨炆频洗，数次自愈。

《外科真诠》（清·邹岳 撰）

【卷上】手部/鹅掌风

鹅掌风生于掌心，由生杨梅疮余毒未尽，又兼血燥，复受风毒，凝滞而成。初起紫色斑点叠起，白皮坚硬且厚，干枯燥裂，延及遍手外。用枫树子煎浓汁洗之，内服搜风解毒汤加生地二钱。若年久成癣者，难愈。又有不由杨梅毒，无故掌心燥痒起皮，甚则枯裂微痛者，名掌心风。由脾胃有热，血燥生风，不能营养皮肤而成。宜用祛风地黄丸，治之即愈。

祛风地黄丸：生地四两、熟地四两、白蒺藜三两、川牛膝三两、知母二两、黄柏二两、枸杞二两、菟丝子一两、独活一两。研末蜜丸，每服三钱，酒送下。夏月盐汤下。

五、紫白癜风

（汗斑）

紫白癜风好发于颈项、躯干,尤其是多汗部位以及四肢近心端,临床表现为大小不一,边界清晰的圆形或不规则的无炎症性斑块,颜色为淡褐、灰褐至深褐色,或轻度色素减退,可有少许糠秕状细鳞屑,常融合成片,有轻微痒感。有传染性。相当于西医的花斑癣,俗称汗斑。

关于紫白癜风的病因病机,《寿世保元》认为此病乃因心火汗出,及醉饱并浴后毛窍开时,乘风挥扇得之,扇风侵逆皮腠所致;《外科真诠》认为本病紫因血滞,白因气滞,总由热体被风湿所浸,留于腠理而成。在治疗方面,《世医得效方》记载了何首乌散、如圣散等方,并介绍了治癜风灸法;其他医著中的治疗药物还有追风丸、胡麻散、陀僧散等。

旴江医学外科学论治

《世医得效方》（元·危亦林 撰）

【卷第十三·风科】癜风

何首乌散,治肌肉顽麻,紫癜、白癜风。荆芥穗、蔓荆子(去皮)、蚵蚾草(去土)、威灵仙(洗)、何首乌、防风(去芦)、甘草(炙)各等分。上为末。每服二钱,食后温酒调下。

如圣膏,治癜风。诗曰:紫癜白癜两般风,附子硫黄最有功,姜汁调匀茄蒂蘸,擦来两度更无踪。先以布擦其疮令损,却以茄蒂蘸药擦。一说,白癜风用白茄蒂,紫癜风用紫茄蒂。

又方,硫黄一两,米醋煮一日,海螵蛸二个,并为末,浴后以生姜蘸药热擦,避风少时,数度绝根。

又方,鸡子一枚,用酽醋浸一宿,以针刺小穿,滴青烊为汁,入砒霜并绿豆末少许,和匀,用石扎擦破,青布蘸擦。

又方,雄黄、硫黄、黄丹、密陀僧、大南星各等分,上为末,先用姜汁擦患处,次用姜蘸药末,擦后渐黑,次日再擦,黑散则无恙矣。

灸法:治白癜风,灸左右手中指节宛中三壮,未瘥,报之。凡有赘疣诸痣,但将艾炷于上灸之,三壮即除。

《万病回春》（明·龚廷贤 撰）

【卷之八】癜风

白癜紫癜一般风，附子硫黄最有功，姜汁调匀茄蒂搽，但患痒处并无踪。上将粗布搽洗患处令净，以茄蒂蘸擦之。一说白癜用白茄蒂，紫癜用紫茄蒂。

追风丸，治白癜风。何首乌、荆芥、苍术（米泔浸）、苦参各等分，上为末，用好大肥皂去皮弦锉碎，煮汁滤去渣，入面少许，打糊为丸，如梧桐子大。每服五十丸，空心清茶送下。忌一切动风之物。

治汗斑，用密陀僧为细末，以隔年酽醋调搽斑上，随手而愈。

治黑白癜风，硫黄一钱、密陀僧一钱、信六分。以上三味俱生为细末，用隔年陈醋调和擦之，一二次即愈。晚间搽上，次早洗去。

《寿世保元》（明·龚廷贤 撰）

【卷九 外科诸症】癜风

紫癜风、白癜风，乃因心火汗出，及醉饱并浴后毛窍开时，乘风挥扇得之，扇风侵逆皮腠所致。宜服胡麻散，或追风丸，外以洗擦药涤之。

一论紫白癜风并癣，及面上酒渣，又名粉渣面刺，俱可服之。

胡麻散：胡麻子（赤色扁者佳，另研）五两，白芷二两，何首乌、防风、升麻、威灵仙各二两，蔓荆子一两五钱，甘菊花一两，苦参（酒炒）三两，川当归、川芎（酒炒）、牛蒡子（微炒另研）、荆芥穗、薄荷叶、片黄芩各二两，白蒺藜三两，白芍（酒炒）二两，黄连（酒泡一日，炒）二两，上为细末，每服三钱，食远服。秋分后至春分，白酒调服，用米糊细丸，食远，白汤下亦可。

追风丸：何首乌、荆芥穗、苍术（米泔浸焙）、苦参各四两。上为细末，好肥皂三斤，去皮弦子，入砂锅内，水熬成膏，和为丸，如梧子大，每服五六十丸，空心温酒或茶送下，最忌一切动风之物。

一治白癜风。用雄鸡肾、白果仁，捣烂擦患处。

一治汗斑方。白莲花、半夏。上各等分为末，飞面糊为丸，如弹子大，用六安茶擦之。

一治紫癜风、白癜风，即如今汗斑之类。白附子、雄黄、密陀僧上各等分为细末，用带皮生姜自然汁调，以茄蒂蘸药，擦之即愈。

一治紫白癜风神方。雄黄二钱，雌黄、硫黄、白砒、白矾（并用透明者佳）各二钱，上共为末，每用时先一浴，令通身出汗，次以捣生姜拌药布包，患处擦之良久,以热汤淋洗。

一治白癜风方。用杜蒺藜子生捣为末,作汤服之,每服三钱。

《外科活人定本》(明·龚居中 撰)

【卷之三】汗斑

一方,治紫白汗斑,夏枯草浓煎水,日洗数次,神效。

一方,治汗斑,用羊蹄根、明矾捣烂,布包洗擦。

一方,用大风子七个,油核桃三个,捣烂擦之。

一方,用核桃壳外蒲擦之,或竹内臭水搽之亦妙。

一方,治面目黑斑,用鹿角、益母草熬水洗即除。

《外科百效全书》(明·龚居中 撰)

【卷之六】汗斑

宜用密陀僧一两,硫黄二钱,螺蛳二钱,川椒七个,共为细末,将绢巾兜住,俟洗澡后即筛于上,二七见效。或用雄黄、硫黄、全蝎、僵蚕、白附子、密陀僧各五分,麝香二分。上为末,蘸生姜于患处搽之,五日除根,决效。

《外科真诠》(清·邹岳 撰)

【卷下】发无定位部/紫白癜风

紫白癜风,俗名汗斑,紫因血滞,白因气滞,总由热体被风湿所浸,留于腠理而成。多生面项,斑点游走,蔓延成片,初无痛痒,久之微痒。初宜外用陀僧散搽之,或用白瓜片蘸月石末擦亦可,甚者宜内服胡麻丸,外灸夹白穴阳燧锭二三壮,自当获效,非若白驳风之难疗也。

陀僧散:陀僧、石黄各一钱,明雄黄、硫黄、蛇床子各二钱,轻粉五分,研末,用醋调搽。

胡麻丸:胡麻四两,苦参、防风、灵仙各二两,石菖蒲、白附、独活各一两,甘草五钱。研末酒丸,每服二钱,白汤下。

灸夹白穴法,先以墨涂两乳头,次令两手直伸夹之,染墨处是穴,即用阳燧锭灸之。

【卷下】发无定位部/疬疡风

疬疡风生于颈项胸腋之间,其色紫白,点点相连,亦无痛痒,较白驳形圆,不延漫开大。由风邪郁热皮肤,居久不散而成。宜内服苍耳膏,外用羊蹄草根,共硫黄蘸于铁片上研浓汁,日涂二三次自效。

苍耳膏,苍耳草鲜者,连根带叶取二十斤,洗净切碎,入大锅内煮烂,取汁,绢滤过,再熬成膏,磁罐盛之。用时以桑木匙挑一匙嗑口内,用黄酒送下。服后有风处,必出小疮如豆粒大,此风毒出也,刺破出汗尽即愈。

六、脚湿气

脚湿气以脚趾痒烂而得为主要临床表现,主要发生于趾缝,也可见于足底,以皮下水疱、趾间浸渍糜烂、角化过度、脱屑、瘙痒等为特征。相当于西医的足癣。若伴发感染,足丫糜烂、焮痛、起疱、破流臭水者,称为"臭田螺""田螺疱"。

《外科真诠》认为本病生于足指丫者,由胃经湿热下注而成,先宜用地肤子、蛇床子煎水温洗,徐以陀僧散擦。生于足掌者,由脾经湿热下注,外寒闭塞而成。法宜苦参、菖蒲、野艾煎汤热洗,用线针挑破黄疱,放去臭水,剪去疱皮,徐用陀僧散盖膏,内服解毒泻脾汤。更有经年不愈者,系下部湿寒,宜用肾气丸治之。

旴江医学外科学论治

《外科真诠》(清·邹岳 撰)
【卷上】足部/臭田螺

臭田螺生于足指丫,随起白斑作烂,先痒后痛,破流臭水,形同螺厣,甚者脚面俱肿,恶寒发热,由胃经湿热下注而成。先宜用地肤子、蛇床子煎水温洗,徐以陀僧散擦。或用鹅掌皮煅灰,香油调刷更佳。此症极其缠绵,愈而复发,经年不愈。

陀僧散:陀僧一两、石膏三钱、枯矾二钱、轻粉一钱。研细,桐油调擦,湿则干掺。

【卷上】足部/田螺疱

田螺疱生足掌,由脾经湿热下注,外寒闭塞而成。初生形如豆粒黄,颇闷胀硬痛,不能着地,连生数疱,皮厚难于自破,传度三五成片湿烂,甚则足跗俱肿,寒热往来。法宜苦参、菖蒲、野艾煎汤热洗,用线针挑破黄疱,放去臭水,剪去疱皮,徐用陀僧散盖膏,内服解毒泻脾汤。更有经年不愈者,系下部湿寒,宜用肾气丸治之。

解毒泻脾汤:石膏、牛子、防风、黄芩、苍术、木通、栀子、银花、甘草、灯心引。

肾气丸:附片、肉桂、熟地、淮山、茯苓、丹皮、枣皮、泽泻、淮膝、车前。

第三节　麻风

麻风是一种因感受风邪疬毒而导致肌肤麻木的慢性传染病。其特点是病程较长,症状变化多,除主要累及皮肤与周围神经外,瘤型麻风可累及深部组织和内脏。中医文献也称其为大风、疬风、癞病等。

对于本病,《万氏秘传外科心法》记载了大麻风方、通天散等经验方。龚廷贤在《万病回春》中提到此病为"天刑之疾,阴阳肃杀之气砭人肌肤、伤人肢体,初起白屑、云头、紫黑疙瘩、流脓;甚者,鼻崩肉陷",预后不佳,提倡早期干预治疗,记录有通天再造饮、洗大风方等经验方。龚廷贤在《寿世保元》中更进一步分析了本病成因,曰:"夫疬风者,天地杀物之风,燥金之气也,故令疮而不脓,燥而不湿。燥金之体涩,故一客于人,则荣卫之行滞,令人不仁而麻木也。"强调了燥的重要性,提出了补气泻荣汤、愈风换肌丹、苦参酒、苦参丸、如圣丹等经验效方。《医学入门》阐释了麻风的病因"一因风毒,或汗出解衣入水,或酒后当风;二因湿毒,或坐卧湿地,或冒雨露;三因传染,然未必皆由外也,内伤饮食,热毒过甚,大寒大热,房劳秽污,以致火动血热,更加外感风寒、冷湿而发"。其中对"毒"进行了强调,并提出了"疮痂虽见于皮肉,而热毒必归于肠胃,故法必先治阳明,初起宜防风通圣散,在上用麻黄,以去外毒;在下用硝、黄,以去内毒"的方药治法。《外科百效全书》承袭了《医学入门》之说,并收录补充了一些经验方。《外科真诠》中记录的一种治疗大麻风初起的方法,较有特色,值得借鉴,即"大麻风初起用麻黄、苏叶各半斤,防风、荆芥各四两,煎汤一桶,沐浴浸洗,换新衣,服再造丸三钱,黄酒送下,再饮至醉,盖卧出汗,汗干脱去衣于空地焚之,另换新衣,至午又服再造丹三钱,酒下至醉,用夏枯草蒸热铺席下卧之,不取汗,次日沐浴服药至醉,铺夏枯草卧照前,将旧衣、旧草取出焚之。如此七日,其病尽出,如豆如疮,再服一七,疮俱脱壳,五七日全瘥,真至圣药也。终身忌螃蟹并狗肉"。

旴江医学外科学论治

《万氏秘传外科心法》（明·万全 撰）

【附】杂症便方

治大麻风方，初起时用桐子白，火上烧存性，放锄头板上熬成膏，以纸摊膏贴患处。

又方，通天丹内加蕲蛇在内，名通天散，用苦参十余斤，不沾铁铜器，挖时仔细，如恐沾锄头处用檀木捶，向石楞上除去粘铁苦参，用蕨碓舂细，糯米泔水浸七日，一日一换，用柳木甑蒸过晒干，缸片焙焦磨粉用之，每一料用苦参粉一斤，加枳壳三钱，天仙子三钱（炒时有香为度），炼蜜用熟荞麦粉入内糊丸，白水下，再用乌梢蛇去头尾皮刺，以猪肉伴和为丸服之。

又方，用赖虾蟆一个，入鸭肉煮熟去蟆食肉，汁洗遍身，吃后用青布衫穿着，虫尽沾于布衫上效。

又方，生姜、葱各四两，陈屋瓦草一斤，黑羊屎三斗，煎水洗取汗禁风。

《万病回春》（明·龚廷贤 撰）

【卷之八】疠风

疠风者，天刑之疾。阴阳肃杀之气，砭人肌肤，伤人肢体，初起白屑、云头、紫黑疙瘩、流脓；甚者，鼻崩肉陷，致死危矣。初见云头皮木就当施治。患者屏绝欲情、清淡饮食，十活一二，否则难治。

通天再造散：郁金五钱，皂角刺（黑大者）、大黄（煨）各一两，白牵牛（头末六钱，半生半炒），上为细末，每服五钱。日未出时，无灰酒送下，面东服之。当日必利下恶物，或臭不可近，或虫或脓。如虫口黑色，乃是多年；赤色，乃是近者。数日后，又进一服，无虫乃止。

洗大风方：地骨皮、苦参、荆芥、细辛、防风、苍耳子。上锉片，水煎熏洗遍身，血出为效。如洗，务要宽汤浸洗良久方佳，多洗数次为妙。

灸法，治大风断根方。于大拇指筋骨缝间约半寸，灸三炷香，以出毒气。

《寿世保元》（明·龚廷贤 撰）

【卷九 外科诸症】疠风

夫疠风者，天地杀物之风，燥金之气也，故令疮而不脓，燥而不湿。燥金之体涩，故一客于人，则荣卫之行滞，令人不仁而麻木也。毛落眉脱者，燥风伐其荣卫，而表气不固也。遍身癞疹者，上气下血俱病也。诸痛属实，诸痒属虚。疠风之痒，固多有虫，而卫之虚，不可诬也。是症也，以润燥之剂主之。白花蛇，血气之属也，用血气之属以驱风，岂不油然而润乎？然其性中有毒，同气相求，直达疠风毒舍之处，岂不居然而效乎？皂角之性，善于洁身，则亦可以洁病。苦参之性，善于去热，则亦可以去风。昔人治以防风通圣散，此方乃汗下之剂也，非荣卫虚弱者所宜。今以玉屏风丸更之，则黄芪可以排脓补表，防风可以利气疏邪，白术可以实脾而补肌矣。

补气泻荣汤：黄芪、当归、生地黄、黄连各三分，人参二分，黄芩四分，连翘、升麻各六分，甘草一钱五分，全蝎二分，虻虫（去足微炒）一枚，桃仁二个，苏木、梧桐泪、地龙各三分，水蛭（炒尽烟）三枚，桔梗五分，麝香少许，上锉一剂，水煎，温服。

一论治疠风，手足麻木，毛落眉脱，满身癞疹，搔痒成疮等症。愈风换肌丹：白花蛇（头尾全者，酒浸二三日，去骨阴干）二条，苦参四两，皂角（去皮弦，酒浸一宿，取出以水熬膏）五斤，上为末，以皂角膏和丸如梧子大，每服七十丸，以防风通圣散送下。

苦参酒：用苦参五斤，好酒三斗，浸一月，每服一合，日三服。

苦参丸：苦参一斤，防风、荆芥、羌活、当归、川芎、赤芍、金银花、独活、连翘、黄芩、黄连、栀子、滑石、白术、甘草各一两。上为末，面糊为丸，如梧子大，每服百丸，苦参酒送下。

一治癞风。如圣丹：全蝎（酒洗）一两，天麻一两五钱，僵蚕（炒）、蝉蜕、苦参各一两，防风一两五钱，荆芥、羌活、细辛、白芷、川芎、当归、白芍各一两，人参五钱，白术（去芦）、枳壳（去穰）、桔梗、滑石、黄柏（去皮）、大黄（煨）各一两，芒硝五钱，麻黄、石膏各一两，黄连五钱，大枫子（去壳）一个，郁金五钱，皂角刺、山栀子、连翘各一两，独活五钱。上三十味为细末，用红米糊为丸，如梧子大，每服五七十丸，用六安茶送下，日三服即愈。

半身不遂，尿如靛水黑色，此病之深者，只用此药二料。如眉毛须发脱落，日渐生长，切不可食羊、鸡、鹅、猪头蹄、鲤鱼、生冷。如肯食淡，百日全愈。如癞破裂，只用大枫子壳煎汤洗。春夏石膏、滑石依方。秋冬二味减半，遇春分秋分，服防风通圣散一帖，空心服，利三四次，以粥补之。

一治疠风眉发脱落者。取皂角刺，九蒸九晒为末，每服二钱，温汤送下，久服眉发再生，肌肤悦润，眼目倍明。

一治大风恶疾，双目昏暗，眉发自落，鼻梁崩倒，肌肤疮烂，服此立效。皂角刺三斤，炭火蒸炙，晒干为末，煎大黄浓汤调服，数日间发生肌润目明，诸病立瘥。

一治大麻风，即大风疮。用人蛆一升，细布袋盛之，放在急水内流之，干净取起。以麻黄煎汤，将蛆虫连布袋，浸之良久，取起晒干，再用甘草煎汤浸，晒干，又用苦参汤浸，晒干，又用童便浸，晒干，又用生姜葱煎汤，投虫入内，不必取起，就放锅内煮干，就焙干为末。每虫一两，加麝香二钱、蟾酥三钱，共为一处，入瓷器内，每服一钱，石藓花煎汤下（花即山中石上生白藓如钱样）。以苍耳草煎汤洗浴，然后服药，七日见效。体厚者一日一服，弱者三日一服，神效。

《医学入门》（明·李梴 撰）

【卷五·外科】癞风

癞，即《内经》疠风。受天地间肃杀风气，酷烈暴悍，最为可畏。一因风毒，或汗出解衣入水，或酒后当风；二因湿毒，或坐卧湿地，或冒雨露；三因传染。然未必皆由外也，内伤饮食，热毒过甚，大寒大热，房劳秽污，以致火动血热，更加外感风寒、冷湿而发。初起身上虚痒，或起白屑、紫云如瘢风然，或发紫疱疙瘩流脓。上先见者，气分受病，上体必多；下先见者，血分受病，下体必多；上下俱见者，气血俱病。从上而下者，为顺风；从下而上者，为逆风。但从上、从下，以渐来者可治，顿发者难愈。治失其法，以致皮死，麻木不仁；脉死，血溃成脓；肉死，割切不痛；筋死，手足缓纵；骨死，鼻梁崩塌，与夫眉落、眼昏、唇翻、声嘎，甚则蚀伤眼目、腐烂玉茎、挛拳肢体，病至于此，天刑难解。

胃与大肠，无物不受，脾主肌肉，肺主皮毛。然疮痂虽见于皮肉，而热毒必归于肠胃，故法必先治阳明，初起宜防风通圣散，在上用麻黄，以去外毒；在下用硝、黄，以去内毒；上下俱见者，用正料防风通圣散，以解表攻里。三五日后，即服醉仙散，以吐恶涎。服后，又服防风通圣散去硝、黄、麻黄，多服久服。待胃气稍定，用再造散以下其虫。又有宜先下虫而后吐涎者。吐、下后，仍以防风通圣散量加参、芪、熟地以固气血；或脾胃弱者，白术当倍用。

虫因火盛，气血沸腾，充满经络，外疮延蔓，内虫攻注，蚀肝眉脱，蚀心足底穿，蚀脾声哑，蚀肺鼻崩，蚀肾耳鸣如雷，宜先服泻青丸以泻肝火，次随证救治。虚痒者，四物汤加酒芩，调浮萍末；痒甚加荆芥、蝉蜕；瘙痒皮皱白屑者，白花蛇丸；眉发落者，三蛇丹，或柏叶煎；眉脱鼻崩者，换肌散、补气泻荣汤；蚀眼者,芦荟丸;肢节废者,蠲痹散。通用:凌霄花散、胡麻散、加味苦参丸、大枫丸、换骨丸、大麻风丸、紫云风丸、活神丹、肾气丸、四圣不老丹、八味汤。外治:摩风膏、浴癞方。发落不生者,先用生姜擦三次,后用半夏为末,麻油调擦。

《外科活人定本》(明·龚居中 撰)

[卷之三]大麻风

追风丸:大风子、全蝎、归尾、皂角、防风、牛蒡子、蝉蜕、藁本、苦参、羌活、苦连儿、蒺藜、白芷、水石、木香、胡麻、细辛、枸杞、川芎、麻黄、荆芥、首乌、雄黄、麝香、花粉、甘草、人参各等分,花蛇一条,共为细末,用酒糊为丸,如梧桐子大,每服五十九。麻风光头用羊屎烧成灰,和油抹之。

搜风丸:威灵仙、当归、川芎、白芷、苦参、白附子、首乌、地龙、羌活、蒺藜、大川乌、防风、胡麻、荆芥、栀子、蔓荆子、大风子、乌梢蛇(一条)各等分,如前丸服。

消风散,第一日服。香白芷、全蝎、人参各一两,上为细末,每服二钱,先一日午间宜食粥,忌生姜、胡椒、葱、蒜一切热物,晚间不可饮食,次日五更空心温酒调下,觉身燥汗为妙。

追风散,第二日服,泻血追虫。锦纹黄六两,郁金(小者)一两八钱,皂角刺一两五钱,为末,初服六七钱,大风子油钱半,净朴硝少许,用好酒一碗调化,五更服。直至辰时,又如前调药,入熟蜜少许,勿令患人知,先以水与患人漱洗净,然后服药。必以蜜解口,忌人与患者同坐卧,良久腹中疼为妙。候泻十数次,以薄粥补之。凡老弱者难治,五十以下者可治。精壮者十日三服,初一日消风散,初二日服追风散,初三日服磨风丸。损弱者十日内一服,稍瘥如壮健人,十日内三服,每月后二十日一服,须记日数。

磨风丸,第三日服,日进二次。威灵仙、当归、羌活、独活、川芎、何首乌、天麻、细辛、防风、荆芥、车前草、荆子、牛子、麻黄、地松、苍耳草各一两。各等分,俱不见火,晒干为末,酒煮面糊为丸,如梧桐子大,每服三十九,食前温酒下,后用药蒸洗。

洗药方:地骨皮、荆芥、苦参、细辛各等分,上剉片,每用二两,以水煎熏洗遍身,血出为效。如洗,务要汤宽,浸洗良久佳。

敷药,第四日,治疮大烂,遍身涂之。黑狗脊(即杜仲)二两,蛇床子一两,寒水石、硫黄、白矾枯各二两,朴硝少许。共为细末,用野猪油或香油调敷,不烂不必敷。

搽药方：密陀僧、白附子、苍耳子、细辛、白芷各等分，共为细末，用姜汁调搽。

敷方：蛇床子根（烧存性）、雄黄、硫黄、白矾、草乌各等分，共为细末，用香油或蜜水调搽。

又方，治大风眼昏，不辨人物，眉发自落，鼻梁崩塌，生疮如癣。皂角刺一二斤，蒸晒为末，食后大黄汤调服一钱，旬日见效。

又方，治大风疮，再生眉发。柏叶九蒸九晒，用蜜为丸，如梧桐子大，每服五十丸，白滚汤送下，日三服，夜一服，百日见效。

又方，用皂荚焙干，鹿角烧灰存性。共为细末，用生姜汁调涂眉上，一日二次即生。

又方，治大风肤裂，眉落，可矜可畏。用防风通圣散加苦参、天麻、蝉蜕，早晚各一服，药至百帖即愈，忌房事、盐、酱、腥味。

灸方，治大风后断根法，于患人大拇指筋骨缝间约半寸灸三五壮，出其毒气，断后无忧。

治大麻风初起者，马钱子（酒浸一日，切片，瓦上火焙为末）一两五钱，直僵蚕四十九个，蜈蚣二条（火焙），穿山甲（先用陈皮水洗，浸一夕后，用生漆漆上，再用雄黄末罨于漆上，火炒成珠）八钱。上共为极细末，每五更于避风处，用好酒调服，初三分，后加至五分，临睡时又一服，重者不过四五料。

又方，木鳖子一两（炒），草乌一两（炒），当归二两（酒炒），川乌一两（泡），细辛一两，老公须一两（炒），蜈蚣一条（酒灸），雄黄三钱，大黄一两，肉桂一两，青竹蛇一条（酒炒），青木香一两。上为细末，酒打糊为丸，如梧桐子大，每服五十丸，白汤送下。

单方，用土虺蛇一条，大麦七八合，俱放在罐内煨干，取出大麦与一只鸭吃了，其鸭毛羽自落，其蛇不用。将鸭杀了煮熟，均三日食之即愈。

灸法，将艾丸于头上当顶穴灸七壮，齐发际下中离寸灸七壮，愈后又灸，灸几年自愈，不复发。

《外科百效全书》（明·龚居中 撰）

【卷之四】遍身部/癞风

癞风即疠风，又名大麻风，是症受天地间肃杀风气，酷烈暴悍，最为可畏。

一因风毒,或汗出解衣入水,或酒后当风;二因湿毒,或坐卧湿地,或冒雨露;三因传染。然未必皆由外也。内伤饮食,热毒过甚,大寒大热,房劳秽污,以致火动血热,更加外感风寒冷湿而发。初起身上虚痒,或起白屑紫云如癜风然,或发紫疤疙瘩流脓。上先见者,气分受病、上体必多;下先见者,血分受病,下体必多;上下俱见者,气血俱病。从上而下者为顺风,从下而上者为逆风,但从上从下以渐来者可治,顿发者难愈。治失其法,以致皮死麻木不仁,脉死血溃成脓,肉死割切不痛,筋死手足缓纵,骨死鼻梁崩塌。与夫眉落眼昏,唇翻声喳,甚则蚀伤眼目,或腐烂玉茎,挛拳上肢体,病至于此,天刑难解。

应圆制治大麻风,初起先用乌药叶,捣烂炒热,遍身久熨。又用苦楝根、杉木根、茶叶、樟叶、茱萸、土乌药叶,每煎水遍洗,便觉疾减一半,只服后药。防风肉、荆芥穗、净连翘、白蒺藜、金银花、海桐皮、白鲜皮、何首乌、真青藤、蔓荆子、威灵仙、皂角刺、石菖蒲、土牛膝、宣木瓜、薏苡仁、大枫子、川续断、土苦参、胡麻仁、当归尾、白芷梢、川黄连、赤芍梢、川独活、北柴胡、大甘草,渴加天花粉、甘草(少下),余均合。不记贴数,每参醇酒同炆多服,切忌盐并各毒物。若有疮口,用苍术、荷叶同为末,涂上自愈。

如虚兄传治疬风症,眉毛脱落,鼻梁倒塌,遍身生癞者,治宜圣化丹。川芎、防风、荆芥、羌活、独活各一两,胡麻(炒)、苦参(去皮)、金毛狗(去毛)、牙皂(去皮核)、当归各一两半,蝉蜕、僵蚕(炒)、全蝎(去头足尾)、何首乌(去皮,蜜炒)各一两二钱,白芷、苍耳草(熏)各五钱。上为细末,大枫子二斤去壳捣烂如泥,同药和匀,将陈米饭打糊为丸,如梧实大,每服四十至五十九丸。如病人身上浮肿,眉上痒不止,或是风气攀睛,手足拘牵,先服此药一料,用青茶送下,日进四服。或妇人四肢麻痹,手刺痛,腿膝生疮,先服夺命丹一料,后服此圣化丹,服药后十日瓦锋面上放血,次于膊上放血,后于腿脚放血。而遇天气清明,五六日放一次,量病轻重,不可乱放血。若妇人,多破血无妨。

祖传,用木鳖子(炒泡)、草乌(炒)、老公须(炒)、川乌(泡)、细草、青木香、大黄、肉桂各一两,当归(酒炒)二两,雄黄三钱,蜈蚣一条(酒炙),青竹蛇一条(酒炒)。上为细末,酒打糊为丸,如桐实大,每服五十九,白汤送下。

王氏传,用川芎、生地、当归、赤芍、白芷、羌活、威灵仙、僵蚕、蒺藜、蝉蜕、天麻(炒)、黄柏、乌药、荆芥、穿山甲、防风、雄黄、胡麻子(炒)、石菖蒲、金银花、五灵脂各五钱,川乌(煨过)四两,皂刺(炒)半斤,草乌(炒)、全蝎、大枫子、苍耳子各一两,蜈蚣一条,白花蛇一条(酒炙)。上为细末,老米打糊为丸,如梧实大,每服五十九,酒汤下。

吴氏换肌散,治癞风年深不愈,以致眉发脱落,鼻梁崩损,重者方可服之。乌梢蛇(酒炙)、白花蛇(酒炙)、地龙各三两,天麻、细辛、白芷、蔓荆、当归、苦参、甘菊花、荆芥、威灵仙、川木贼、紫参、沙参、甘草炙、不灰木、天门冬、赤芍药、川芎、胡麻、定风草、何首乌、紫菀、蒺藜、石菖蒲、苍术、木鳖、草乌各一两,共各制过为末,每以五钱数,温酒调服。

《外科真诠》(清·邹岳 撰)

【卷下】发无定位部/大麻风

大麻风,疠风也。由水枯火盛,乘天地肃杀之气所致。形虽见于皮毛,风毒积于脏腑。上而下者为顺,下而上者为逆,渐来可治,顿发难医。必先麻木不仁,次发红斑,再次浮肿破烂无脓,久之热湿生虫,攻蛀脏腑。如虫蚀肝则眉落,虫蚀心则目损,虫蚀脾则唇反,虫蚀肺则声嘶,虫蚀肾则耳鸣、足底穿,为之五败。又皮死麻木不仁,肉死割截不痛,血死溃烂无脓,筋死指节脱落,骨死鼻梁崩塌,为之五不治。但风之中人,必从虚入,故须绝情欲;必壅滞经络,故须食清淡;必先麻痹,故须用疏通。治法初以立应绀珠丹汗之,次以芦荟丸清热杀虫,后用神应养真丹加白花蛇等分,久服可愈。

大麻风初起用麻黄、苏叶各半斤,防风、荆芥各四两,煎汤一桶,沐浴浸洗,换新衣,服再造丸三钱,黄酒送下,再饮至醉,盖卧出汗,汗干脱去衣于空地焚之,另换新衣,至午又服再造丹三钱,酒下至醉,用夏枯草蒸热铺席下卧之,不取汗,次日沐浴服药至醉,铺夏枯草卧照前,将旧衣、旧草取出焚之。如此七日,其病尽出,如豆如疮,再服一七,疮俱脱壳,五七日全瘥,真至圣药也。终身忌螃蟹并狗肉。

芦荟丸:芦荟、胡连、川连、芜荑、青皮、雷丸、鹤虱各一两,木香三钱,元寸五分,研末糊丸,每服一钱。

神应养真丹:当归、川芎、白芍、熟地、羌活、天麻、木瓜、菟丝等分,研末蜜丸。

再造丹:生漆、松香各八两,大蟹七只,明雄黄八两,蛇壳七条,川乌(姜制)、草乌(姜制)、人参、天麻各二两。将生漆、松香和匀,盛瓦盆内,入大蟹,将盆埋半截于土内,日晒之,以柳枝搅之,夜则盖之,二十一日俱化成水,再将明雄黄等研末,用漆蟹汁为丸。

【卷下】发无定位部/癫疯

癫疯发在遍身,亦由犯肃杀之气所致。有乌癫、白癫之殊。乌者皮毛变黑,痒如虫行,或如瘾疹,手足顿麻,针刺不痛,脚如拘,肘如缚,眼见物如垂丝,心常恐怖,言语及食时出气而鸣。白者皮色变白,四肢顽疼,内如针刺,手足缓纵,背脊拘急,鼻生息肉,瞳生白沫,目暗声嘶,身热心烦。治法初宜服立应绀珠丹,继用搜风顺气丸治之,外以杏仁霜擦之。

搜风顺气丸:大黄五钱(酒)、大麻仁、郁李仁、川独活、陈枳壳、花槟榔、车前仁、菟丝子二两,淮山药、川牛膝、山茱萸一两,川羌活一两。研末蜜丸梧子大,每服三十丸,茶酒任下,早晚各一服。

杏仁霜:杏仁霜三钱、明雄黄三钱、扫盆粉二钱,研末。用猪胆汁调刷。

第四节 疥疮

疥疮是由疥虫寄生在人体皮肤所引起的一种接触传染性皮肤病,其特点是夜间剧痒,在皮损处有灰白色、浅黑色或皮色的隧道,可找到疥虫。俗称虫疥、癞疥、干疤疥等。

《万病回春》将疥疮分为五种,即:干、湿、虫、砂、脓。并记载了用防风通圣散、仙子散、五疥灵丹、一扫光、金不换等治疗疥疮的经验方。《寿世保元》介绍了疥与癣的区别,并记载了一些疥、癣的通治方。《医学入门》对五疥的临床表现、病因病机和治法方药进行了较为具体的论述,如"干疥瘙痒,皮枯屑起,便秘者,为心肝火郁于肺,四顺清凉饮、古荆黄汤、搜风顺气丸","湿疥㿠肿作痛,久则水流如黑豆汁,便秘者,为脾郁湿热毒,防风通圣散加木鳖子,或升麻葛根汤加天麻、蝉蜕","砂疥,如砂子细个,或痛或痒,抓之有水,㿠赤,乃心血凝滞","虫疥,痒不知痛,延蔓易于传染","脓疥含浆稠脓色厚,㿠痛便秘者,为湿热,五香连翘汤、升麻和气饮,或竹叶石膏汤合四物汤;含浆脓清色淡,不痛便利者,为肾虚火,八味逍遥散,或四物汤加知母、黄柏,或四生散、肾气丸"。《外科百效全书》在此基础上,指出了"治此五疥,更宜分上下肥瘦。如上体多兼风热,下体多兼风湿,肥人多风湿,瘦人多血热"。《外科真诠》记载,疥疮虽由传染而来,总因各经蕴毒,兼受风湿所致,指出了五疥与脏腑所属经络的关系:"肺经燥盛则生干疥,搔痒皮枯,而起白屑;脾经湿盛则生湿疠,燉肿作痛,破流黄水,甚流黑汁;肝经风盛则生虫疠,搔痒彻骨,挠不知疼;心血凝滞则生砂疠,形如细砂,燉赤痒痛,抓之有水;肾经湿热,则生脓窠疠,形如豆粒,便利作痒,脓溃淡白;或脾经湿盛亦生脓窠疠,但项含稠脓、痒痛相兼为异。"

盱江医学外科学论治

《万病回春》(明·龚廷贤 撰)

【卷八】疠疮

五疠者,干、湿、虫、砂、脓也。(五疠皆由五脏蕴毒而发也。)

防风通圣散,治风热疮疠久不愈,方见中风。

仙子散,治遍身疮疠,经年举发者。威灵仙、蔓荆子、何首乌、荆芥、苦参。上各等分为细末,每二钱,食前温调服。日进二服。忌发风物。

五疠灵丹(服此可以除根):苦参(糯米泔浸)一两,白芷一两,白鲜皮(炒)一两,枳壳(麸炒)、连翘、羌活、栀子、当归、荆芥各七钱。上为细末,炼蜜为丸,如梧桐子大。每服五十丸,滚汤下。

断根方,治未患疮疠之前,用此服之,永不生疮。或已成疮,服此亦好。用田螺不拘多少,水煮热,去肠屎取净肉,用酒醅炒熟食之,能除一身之疮疠也,神效。

一扫光:枯白矾一两,硫黄七钱,五倍子(炒)、花椒各五钱,砒二分。上为末,用香油煎鸡子令熟,去鸡子不用,只用香油调药搽疮。

金不换,治血风疮、癣疮、虫疮及坐板疮,疥癞等疮,立效。蛇床子五钱,大枫子(去壳)五钱,水银二钱,白锡一钱,枯白矾一钱。上各为末,先将锡化开,次入水银研匀不见星,再入末药柏油共研匀,搽药,宜干些。或无柏油,腊猪油亦可。

治疥癞瘙痒,先用药水洗,后用熏药被盖熏之。防风、荆芥、马鞭草、白矾、花椒、苦参、野菊花,上锉,水煎频洗。

熏药,苦参五钱,苍术一钱,半夏、大黄、雄黄各二钱,熟艾叶。上为末,分作筒,以熟艾、绵纸卷筒,每一晚被盖熏一筒。

又方,银朱一钱、雄黄一钱、木鳖子一个、好乳香一钱、艾三钱。上为细末,以绵纸卷筒,被盖留头在外熏之,大小便亦要包裹。

治男妇小儿遍身生疥癣,并脚上疯块,痛痒不止。硫黄二钱、蛇床子二钱、白矾二钱、水银渣三钱。上为细末,用生姜汁调,擦患处立已。

治满身生牛皮疥癫,花椒一钱、大枫子(去壳)六个、巴豆仁八个、人言一钱、雄黄一钱、艾一两。上共为细末,将艾槌熟入药,纸卷作二筒。每晚熏一筒,被盖头露在外。仍要包裹大小便,免伤毒气。作瓦二片,阴阳盛药于中,放脚腕下熏。甚者,不过二次愈。

补遗方,祛热搜风饮,治疥及脓泡疮。苦参、金银花二味为君,柴胡、生地、片芩、荆芥、黄柏(炒)、黄连(炒)六味为臣,连翘、薄荷、独活、枳壳(麸炒)、防风五味为佐,甘草(蜜炙)为使。上锉,水煎,食远热服。

《寿世保元》(明·龚廷贤 撰)

【卷九 外科诸症】疥疮

夫疥与癣,皆热客于皮肤之所致。风毒浮浅者,为疥也。毒之深沉者,为癣也,多因风毒夹热得之。疥发于手足,或至遍身。癣则肌肉瘾疹,或圆或斜,或如苔藓走散,内藏汁而外有筐,曰干癣、苔癣、风癣、湿癣,四者莫不有虫者,治癣去风杀虫是也。

一论风疮、疥癣、瘾疹、紫白癜风、赤游风、血风疮、丹瘤及破伤风。在上部者,加桔梗一钱。在下部者,加木瓜、牛膝各一钱。如湿气成患而在下,去蝉蜕、僵蚕。

祛风败毒散:枳实、赤芍、前胡、紫胡各五分,荆芥、薄荷、牛蒡子、独活、苍术各六分,僵蚕、连翘各七分,川芎、羌活各八分,蝉蜕、甘草各三分。上锉一剂,生姜三片,水煎服。

一熏疥如扫。银朱一钱、雄黄一钱、木鳖子一个、好撺香一钱、艾叶三钱,上五味为末,以纸卷条,阴阳瓦盛,熏两腿腕,以被盖之,留头面在外,先以布包裹二便。

一熏疮疥虫疮。花椒、雄黄、蕲艾。上三味,共为末,将纸卷简放被内熏之。

一洗疥如神。防风、荆芥、马鞭草、白矾、花椒、苦参、野菊花。上锉,水煎汤洗,神效。

一治疥如神。徐金坡传。大枫子五钱、水银渣三钱、樟脑一钱五分。上用油核桃同捣烂,绢帛包,擦疥上。

一熏疥妙方。油核桃去囊,一半留,一半捣烂。入苦参末八厘,搅匀,仍合一处,放瓦上火烧烟熏之,即已。

一扫光,又名玉绣球,治诸疮疥癞。大枫子肉四十九个、杏仁(泡去皮)四十个,二味同研。花椒(去子)四十九个、白矾(生用,另研)二钱、水银三钱、茶叶(另研末)一钱、樟脑(另研)二钱,以上三味同研。轻粉一钱。上和匀再研,听用。先以槐、柳、桃、楮、桑五木枝,煎汤洗疥,拭干。将前药量疥多少,用柏油入盐少许,乘热和药,擦上,一日搽三次。忌羊鸡鱼猪头等物。

一治干疥疮。香油四两,花椒一两,熬至焦黑,研烂,入大枫子去壳七个,轻粉三钱,硫黄一钱,人言三分。为末,入油内搽之。

十香膏:白矾(炒)、轻粉、水银、雄黄、川椒(去子炒)、樟脑各一钱,槟榔(研末)一个,杏仁(去皮同研)四十个。大枫子(去皮肉,另研)四十个,上共和匀。用柏油八钱,俱入乳钵内,研至不见水银星为度,丸如弹子大,待疮疥痒,将药丸于患处滚过。

一治遍身风痒生疮疥,土蒺藜汤洗之。

一治老人生皮风疥疮瘙痒。藜芦根为末,脂油调搽即愈。

一鼻闻香疥疮。后山李怀严传。大枫子三十个、朝脑(研细)三钱、水银(研至不见水银星为度后入)一钱、油核桃仁七个。上共一处,再研,用粗碗盛在内,用纸盖口,勿使泄气,用时擦手心内,以鼻闻数日即已,或擦亦可。

《医学入门》(明·李梴 撰)

【卷五 外科】五疥

五疥由五脏蕴毒而发,属足三阴者尤多。疮有遍体难分经络,必凭外证以断虚实。焮肿作痛,便秘硬,发热者,为风毒湿热;漫肿痒痛,晡热,或时寒热,体倦少食,便顺利者,为血虚风热。

干疥瘙痒,皮枯屑起,便秘者为心肝火郁于肺,四顺清凉饮、古荆黄汤、搜风顺气丸;久者,天门冬膏。便利者为相火郁于肺,活血润燥生津饮,或四物汤加黄芩、连翘、天门冬;久者,肾气丸;久虚,古乌荆丸。如素有肺风,面上多粉刺者,桦皮散。

湿疥焮肿作痛,久则水流如黑豆汁。便秘者,为脾郁湿热毒,防风通圣散(俱酒蒸或炒,大黄另用酒煨炒三次)加木鳖子,或升麻葛根汤加天麻、蝉蜕。气滞,复元通气散;湿胜者,除湿丹。便利者,为脾虚湿热,补中益气汤量加芩、连清热,芎、芷燥湿;胃火作渴者,竹叶黄芪汤;脾郁盗汗不寐者,归脾汤;溺涩腹胀者,胃苓汤加黄连;久者,二炒苍柏丸;湿胜,单苍术膏;脾肺风毒者,何首乌散。

砂疥,如砂子细个,或痛或痒,抓之有水,嫩赤,乃心血凝滞。便秘者,当归丸,或凉膈散合四物汤;久者,酒蒸黄连丸;胸烦多痰者,牛黄清心丸;心烦口干,小便不利者,连翘饮。便利者,活血四物汤;久者,当归饮。

火盛生虫,即腐草为萤意也。虫疥,痒不知痛,延蔓易于传染。便秘者,肝风热甚,芦荟丸,或败毒散,磨羚羊角汁刺之;久者,古苦皂丸。便利者,肝经火郁,逍遥散,磨羚羊角汁刺之;久不愈者,胡麻散。但诸疮久则生虫,须兼外治敷洗。

脓窠嫩痛脾壅热,痛慢虚火肾不充;含浆稠脓色厚,嫩痛便秘者,为湿热,五香连翘汤、升麻和气饮,或竹叶石膏汤合四物汤;含浆脓清色淡,不痛便利者,为肾虚火,八味逍遥散,或四物汤加知母、黄柏,或四生散、肾气丸。

上体多兼风热,下体多兼风湿;肥人多风湿,瘦人多血热。瘦弱虚损,肾枯火炎,纵有便秘、发热、作渴等证,只宜滋阴降火,略加秦艽、苍耳、连翘之类,决不可纯用风药凉血伤胃,因皮肤之疾而坏脏腑者有之。通用连归汤。气虚,四君子汤;血虚,合四物汤;风,合消毒饮;湿,合平胃散。

开毒郁,须辛温,吴萸、白芷之类;退肌热,须苦寒,芩、连、大黄之类;杀虫,须水银之类,此丹溪外治三法也。干疥,吴茱萸散,或黄连、大黄为末,猪胆汁调搽;湿疥,一上散;砂疥,剪草散;虫疥,硫黄饼;脓窠,三黄散。通用摩风膏。洗药:用荆芥、黄柏、苦参等分煎汤,痒加蛇床子、川椒,肿加葱白。

《外科活人定本》(明·龚居中 撰)

【卷之三】疮癣

一方治疥疮:轻粉、松香各五钱,枯矾、硫黄、朴硝各二两,寒水石一斤,共为细末,吞油调搽。或硫黄、川椒、石膏、白矾等分细末,香油调搽。

又立效散:全蝎三十枚,巴豆三十个,皂角七个(炒焦)。共为粗末,清油四两熬至焦色,去渣,次入大风子、蛇床子、白矾末各一两,黄蜡一两,同熬成膏,以磁器收贮,任意搽疮。

《外科百效全书》(明·龚居中 撰)

【卷之五】五疥

夫五疥者,干疥瘙痒,皮枯屑起。湿疥骨肿作痛,久则水流如黑豆汁。砂疥如砂子细个,或痒或痛,抓之有心嫩赤。虫疥痒不知痛,延便易于传染。脓窠疥含浆稠脓,色厚嫩痛。皆由五脏蕴毒而发,属足三阴者尤多。但疮有遍体,难分经络,必凭外症,以断虚实。如嫩肿作痛,便秘硬发热者,为风毒湿热;如慢肿痛痒,晡热或时寒热,体倦少食,便顺利者,为血虚风热。

治此五疥,更宜分上下肥瘦。如上体多兼风热,下体多兼风湿;肥人多风湿,瘦人多血热。瘦弱虚损,肾枯火炎,纵有便秘、发热、作渴等症,只宜滋阴降火,略加秦艽、苍耳、连翘之类,决不可纯用风药凉血,伤胃而坏脏腑。内服通用方括内散血疏风汤或连归汤,气虚合四君子汤,血虚合四物汤,风合消毒饮,湿合平胃散。外治,搽药:通用合掌散、摩风膏、便易散;洗药:荆芥、黄柏、苦参等分煎汤,痒加蛇床、川椒,肿加椒。

疥灵丹,云林传,治疥内服除根之剂。苦参(糯米泔浸一日,晒干)二两,白芷一两,白蒺藜(炒)一两,枳壳(麸炒)七钱,连翘七钱,羌活七钱,栀子(炒)七钱,当归(炒)七钱,荆芥七钱。上为末,炼蜜丸,梧子大,每服五十九,滚水下。

仙子散,云林传,治遍身疮疥经年举发者。威灵仙、蔓荆子、何首乌、荆芥、苦参。上各等分,为细末,每二钱食前酒调服,日进三服,忌发风物。

洗疥药:苍术 皮硝 花椒 苦参,水煎频洗。

熏疥药:艾叶、雄黄、人言(少许)、核桃壳,为末卷作筒,烧烟熏之。

一扫散,治各色疥疮神效。大枫子肉一钱,枯矾三钱,蒺藜、花椒各一钱,倍子一钱(略炒),硫黄、雄黄、青矾、水银各一钱,人言五分。共为细末,木油调搽。

便易散,应圆制,治干疥诸疮甚神,更不废本,以便制卖。香附半斤、槟榔三两、花椒一两、蛇床二两、白矾一两。共为极细末,核桃油或木油调搽。

合掌散,如虚传,治干疥诸疮、黄疱坐板等疮俱效。樟脑二钱,水银、蛇床、白芷、花椒各一钱,白矾五钱,大枫子一钱。共为细末,油核桃肉为丸,置手掌摩擦鼻嗅之。

摩风膏,治疥癣风癞诸湿痒疮,及妇人阴蚀疮、火丹诸般恶疮神效。蛇床子五钱,大枫子十四个,杏仁二十,枯矾、樟脑各二钱,川椒、轻粉、水银各三钱,雄黄一钱半,银朱一钱,共为末。木油三两研为丸,弹子大,瓷器收贮,每用少许,遇痒遍擦。

《外科真诠》（清·邹岳 撰）

【卷下】发无定位部/疥疮

疥疮先从手丫生起，绕遍周身，搔痒无度，有干、湿、虫、砂、脓五种之分。虽由传染而来，总因各经蕴毒，兼受风湿所致。如肺经燥盛则生干疥，搔痒皮枯而起白屑；脾经湿盛则生湿疥，焮肿作痛，破流黄水，甚流黑汁；肝经风盛则生虫疥，搔痒彻骨，挠不知疼；心血凝滞则生砂疥，形如细砂，焮赤痒痛，抓之有水；肾经湿热，则生脓窠疥，形如豆粒，便利作痒，脓溃淡白。或脾经湿盛亦生脓窠疥，但项含稠脓、痒痛相兼为异。虽属有余之症，而体虚之人亦生。以便秘为实，便利为虚，亦有虚而便燥者，如风秘则便燥，血分枯燥则便涩。又在疮形，色重、色淡及脉息之有力、无力辨之。初起有余之人，俱宜荆防败毒散服之，虚者四妙汤加防风、苍术治之。经久不愈，血燥者，服当归饮子，气虚者服二生汤。外治干疥用轻桃丸，湿疥擦臭灵丹。

疥疮生于头面胸背者，气血虚也，宜用十全大补汤加银花、首乌、牛蒡子治之。疥疮用药水洗之，尚无大害，倘轻用熏药，必致伤肺，外疮虽愈，而火毒内攻，往往有生肺痈者，不可不慎。

四妙汤：黄芪、当归、银花、甘草。

当归饮子：当归、生地、白芍、川芎、首乌、防风、荆芥、蒺藜各一钱，黄芪、甘草各五分。

二生汤：生黄芪、生甘草、土茯苓。

轻桃丸：轻粉一钱、白薇二钱、防风一钱、苏叶一钱。共研细末，用油胡桃肉三钱，同猪板油捣成丸，如弹子大，擦疮上，一二日即愈。

臭灵丹：硫黄末、油核桃、生猪油各一两，水银一钱。共捣膏搽。

十全大补汤，即八珍汤加附子、肉桂。

第五节　瘾疹

瘾疹，是指皮肤出现红色或苍白色风团，瘙痒，时隐时现为主要表现的过敏性皮肤病。以皮肤上出现瘙痒性风团，发无定位，骤起骤退，消退后不留任何痕迹的临床特征，又称风痦、痦瘟、赤白游风等，俗称风疹块、鬼饭疙瘩等。相当于西医的荨麻疹。

《世医得效方》记载了多个治疗瘾疹的经验方,从方解可知,有治疗风寒暑湿外搏、肌肤发为瘾疹的清肌散和加味羌活汤,有治疗因浴出腠风冷、遍身瘾疹的曲术散等。《外科真诠》则较为具体地阐述了瘾疹的病因病机和治疗方法,即瘾疹"由表虚之人,汗出当风,或露卧乘凉,风邪侵袭所致。初起皮肤作痒,次发扁疙瘩,形如豆瓣,堆累成片","日痒甚者,宜服秦艽牛子汤,夜痒重者,宜当归饮子服之";其另一记载为赤白游风,"赤白游风发于肌肤,游走无定,起如云片,浮肿焮热,痛痒相兼,高累如粟,由脾肺燥热,风热壅滞而成。滞于血分者则发赤色,滞在气分者则发白色,故名赤白游风也"。初俱宜服荆防败毒散去木鳖加丹皮治之,外搽太极黑铅膏。赤者次服四物消风饮,白者次服补中益气汤。

旴江医学外科学论治

《世医得效方》(元·危亦林 撰)

【卷第十九 疮肿科】瘾疹

清肌散,治风寒暑湿外搏,肌肤发为瘾疹,遍身瘙痒,或赤或白,口苦咽干,或作寒热。败毒散一两半,加天麻、薄荷各三钱,蝉蜕二七个(去足翼)。分作六服。每服水一盏半,生姜三片煎,温服取效。

加味羌活汤,治风寒暑湿外搏肌肤,发为瘾疹。憎寒壮热,遍体搔痒,随脏气虚实,或赤或白,心神闷乱,口苦咽干。羌活、前胡各一两,人参、桔梗、甘草(炙)、枳壳(麸炒)、川芎、天麻、茯苓各半两。上锉散。每服二大钱,水一盏半,生姜三片煎,不以时服。

治瘾疹,上攻头面,赤肿瘙痒,搔之皮便脱落,作疮作痒而痛,淫液走注,有如虫行。川乌(汤洗浸三五次,去皮尖,焙干称)、荆芥穗各半斤,薄荷五两,杜当归(洗浸三日,焙干称)一斤。上为末,好醋煮米粉糊丸,梧桐子大。每服五十九,温酒下。

曲术散,治因浴出腠风冷,遍身瘾疹,搔之随手肿突,及眩晕呕哕。白术一两、神曲(炒)二两、甘草一分,上为末。每服二钱,米饮调下。一方,以土朱研炒,冷酒调下二钱。不饮,以茶调下。

消风散,治瘾疹瘙痒,神效。

茶调散,治风热瘾疹。

胡麻散,治风气挟热,瘾疹瘙痒。胡麻子五两,苦参、荆芥穗、何首乌各二两,威灵仙、防风、石菖蒲、牛蒡子(炒)、菊花、蔓荆子、蒺藜(炒,去刺)、甘草

（炙）各两半。上为末，每服二钱，食后，薄荷汤或好茶清下。

治遍身瘾疹，疼痛成疮。白僵蚕一两，炒黄色，为末，分四抄，酒调服。

敷药，明矾、朴硝为末，井水调，鸡羽扫敷。

又方，赤小豆、荆芥穗（晒，为末），鸡子清调，薄敷。

洗方，蚕沙，以新水煎，密室温洗。

《外科真诠》（清·邹岳 撰）

【卷下】发无定位部/痦瘤

痦瘤俗名鬼饭疙瘩，由表虚之人，汗出当风，或露卧乘凉，风邪侵袭所致。初起皮肤作痒，次发扁疙瘩，形如豆瓣，堆累成片。日痒甚者，宜服秦艽牛子汤，夜痒重者，宜当归饮子服之。外用烧酒浸百部，以蓝布蘸酒擦之，谨避风凉，自效。

秦艽牛子汤：紫叶、杏仁、元参、犀角、黄芩、秦艽、牛子、枳壳、防风、升麻、甘草。

当归饮子：当归、生地、白芍、川芎、首乌、防风、荆芥、蒺藜、甘草。

【卷下】发无定位部/赤白游风

赤白游风发于肌肤，游走无定，起如云片，浮肿焮热，痛痒相兼，高累如粟，由脾肺燥热，风热壅滞而成。滞于血分者则发赤色，滞在气分者则发白色，故名赤白游风也。初俱宜服荆防败毒散去木鳖加丹皮治之，外擦太极黑铅膏。赤者次服四物消风饮，白者次服补中益气汤加防风、虫退、僵虫、生首乌治之，则风火自息，肿痒自平矣。若赤肿游入腹者，不治。又有过饮烧酒而得者，饮冷米醋一二杯即解，此又似是而非也，宜分辨之。

四物消风散：生地三钱、当归一钱、白芍钱五分、川芎一钱、防风一钱、荆芥一钱、鲜皮一钱、虫退一钱、薄荷五分、甘草七分。

第六节　湿疮

湿疮以对称分布、多形损害、剧烈瘙痒、倾向湿润、反复发作，易成慢性为临床特点。根据发病部位不同、皮损特点不同，名称各异：发于耳部名旋耳疮；发于手部名蜗疮；发于阴囊名肾囊风；发于脐部名脐疮；发于肘膝弯曲部名四弯风;发于乳头名乳头风;以丘疹为主名血风疮或粟疮;浸淫全身,滋水较多,名浸淫疮。相当于西医的湿疹。

一、耳疮

耳疮的发病与少阳经、三焦经、厥阴经及肾经有关。《医学六要》记载,发热焮痛,属少阳厥阴风热,用柴胡栀子散;内热痒痛,属二经血虚,当归川芎散;寒热作痛,属肝经风热,小柴胡加山栀、川芎;若兼内热,口干,属肾经虚火,加味地黄丸。《医学入门》记载,耳疮发热焮痛,属三焦、厥阴风热,用柴胡清肝汤、栀子清肝汤;寒热作痛,属肝风热,用小柴胡汤加山栀、川芎。《外科百效全书》记载,耳疮发热焮痛,属三焦、厥阴风热,宜柴胡清肝汤;内热痒痛,出脓寒热,溺数牵引,胸胁胀痛,属肝火血虚,宜八味逍遥散。由此可见,盱江医家对耳疮的认识及治法,方药基本类似。

另有一旋耳疮,又名月蚀疮。其临床表现与耳疮略有不同,《外科真诠》记载"旋耳疮生于耳后缝间,延及耳把摺上下,如刀裂之状,色红,时流黄水,小儿多患之。此疮月盈则盛,月亏则衰,随月盈亏,是以又名月蚀疮也"。

盱江医学外科学论治

《医学六要》(明·张三锡 撰)

【治法汇 八卷】耳门/耳疮

薛新甫:耳疮属少阳三焦经,或足厥阴肝血虚,风热,或肝燥生风,或肾经风火。若发热焮痛,属少阳厥阴风热,用柴胡栀子散。内热痒痛,属二经血虚,当归川芎散。若寒热作痛,属肝经风热,小柴胡加山栀、川芎。若兼内热,口干,属肾经虚火,加味地黄丸。不应,八味丸。

《医学入门》(明·李梴 撰)

【卷五 外科】耳疮

耳疮发热焮痛,属三焦、厥阴风热者,柴胡清肝汤、栀子清肝汤;中气素虚者,补中益气汤加酒炒山栀、黄芩、牛蒡子;寒热作痛,属肝风热者,小柴胡汤加山栀、川芎。

《外科百效全书》(明·龚居中 撰)

【卷之二】脑颈部/耳疮

耳疮之症,乃三焦肝风热或血虚肾虚火动所致,不可不随症而治之也。耳疮发热燉痛,属三焦厥阴风热,宜鬓疽内柴胡清肝汤。内热痒痛,出脓寒热,溺数牵引,胸胁胀痛,属肝火血虚,宜八味逍遥散:当归、白芍、茯苓、白术、柴胡、车前、牡丹皮、栀子仁、甘草。

《世医得效方》(元·危亦林 撰)

【卷第十九 疮肿科】诸疮

月蚀疮,胡粉散:胡粉(炒微黄)、白矾(煅)、黄丹(煅)、黄连(净)、轻粉各二钱,胭脂一钱,麝香少许。上为末,先以温浆水入盐洗拭,后掺药。干则用清油调。

《寿世保元》(明·龚廷贤 撰)

【卷九 外科诸症】诸疮

一月蚀疮,虫或生小耳内。胡粉(炒微黄)、枯山矾、黄丹、黄连、轻粉、胭脂各三钱,麝香(少许)。上为末,以浆水洗之,拭干后搭药,上麻油调敷即愈。

《外科百效全书》(明·龚居中 撰)

【卷之五】月蚀疮

夫月蚀疮症,随月盛衰,生耳鼻面间及下部诸窍,宜枯矾、轻粉掺。

《外科真诠》(清·邹岳 撰)

【卷上】耳部/旋耳疮

旋耳疮生于耳后缝间,延及耳摺上下,如刀裂之状,色红,时流黄水,小儿多患之。此疮月盈则盛,月亏则衰,随月盈亏,是以又名月蚀疮也。外用连蚶散搭之,即可成功。

二、血风疮

血风疮在盱江诸作中有不同的辨证论治。《万氏秘传外科心法》记载,血风疮生于两颐后之间,表现为痛痒不一,脓水常流,由产后受风所致,治疗可内服防风胜湿汤等。《医学入门》记载,血风疮是三阴经风热、郁火、血燥所致,表现为瘙痒不常、抓破成疮、脓水淋沥,可见晡热盗汗、恶寒、少食体倦,治疗不应妄用风药。书中根据该病不同病因病机提出了不同的治疗方药,即"肝风血燥,寒热作痛者,当归饮加柴胡、山栀;痛痒寒热者,小柴胡汤加山栀、黄连;夜热谵语者,小柴胡汤加生地;肝脾郁火,食少寒热者,八味逍遥散;脾虚晡热,盗汗不寐者,归脾汤加山栀、熟地;肾虚有热,作渴咳痰者,肾气丸"。《外科百效全书》承袭此说。《外科真诠》有记载,"血风疮生于两腔内外臁,上至膝,下至踝骨,乃风热、湿热、血热交感而成。初起搔痒无度,破流脂水,日渐沿开,形同针眼。多生于好饮之徒,过饮于酒以致湿滞不散,血气一衰,疮渐生矣。治之之法,必须断酒,内服补气分湿汤,外贴十补膏,方能奏效。妇人患此,因肝脾二经风热郁火血燥所致,宜内服加味逍遥散治之"。另又有记载,"血风疮生于遍身,形如粟米,搔痒无度,破流脂水,浸淫成片,令人烦躁口干,日轻夜甚。宜内服地黄饮,外用雄黄解毒散搽之。兼忌椒、酒、鸡、鹅动风等物"。

旴江医学外科学论治

《万氏秘传外科心法》(明·万全 撰)

【卷之十二】妇人四症/血风疮

血风疮生于两颐后之间,痛痒不一,脓水常流,盖由产后受风而然也。内宜防风胜湿汤,外用螵蛸散可愈,万灵膏亦可。

五味螵蛸散(敷方):石脂、儿茶、血竭、枯矾、螵蛸。共研末,敷毒上。

隔纸膏:黄丹、黄蜡五钱,白蜡、陀参、水粉各五钱。以桐油一钟,清油一钟,将前药加头发入油内熬成膏,用伞纸刺眼先贴皮肉上,又将药膏贴之,甚效。

《寿世保元》(明·龚廷贤 撰)

【卷九 外科诸症】诸疮

一治血风疮,并湿热生霉,其形如钉,高起寸许者。

追风解毒汤:连翘、黄连、黄芩、黄柏、防风、荆芥、羌活、独活、僵蚕、全蝎、蒺藜、金银花、威灵仙、归尾、甘草、赤芍。上锉,各等分,水煎服。

一治血风疮。石膏、硫黄、百草霜。上各等分,柏油调搽。

《医学入门》（明·李梴 撰）

【卷五·外科】血风疮

血风疮，乃三阴经风热、郁火、血燥所致。瘙痒不常，抓破成疮，脓水淋沥，内证晡热盗汗，恶寒，少食体倦，所以不敢妄用风药。大概肝风血燥，寒热作痛者，当归饮加柴胡、山栀；痛痒寒热者，小柴胡汤加山栀、黄连；夜热谵语者，小柴胡汤加生地；肝脾郁火，食少寒热者，八味逍遥散；脾虚晡热盗汗；不寐者，归脾汤加山栀、熟地；肾虚有热，作渴咳痰者，肾气丸。通用：遍身者，四物汤加浮萍、黄芩等分，甚者，紫云风丸、换骨丸、三蛇丹；两足痛痒者，当归拈痛汤。如因饮酒后，遍身痒如风疮，抓至出血又痛者，用蝉蜕、薄荷等分为末，每二钱，水酒调服。凡身发痒者通用。外治：摩风膏、大马齿膏。

《外科百效全书》（明·龚居中 撰）

【卷之五】诸疮

血风疮症，乃三阴经风热郁火血燥所致，瘙癣不常，抓破成疮，脓水淋沥。内症晡热，盗汗恶寒，少食体倦，所以不敢妄用风药。治宜通用内服归尾、穿山甲、生地、赤芍、浮萍等分，或方括内散血疏风汤，甚者紫云风丸。外治用简易散、大马齿膏或五疥内摩风膏。

紫云风丸：五加皮二两，何首乌四两，僵蚕二两，苦参、当归各二两，全蝎一两五钱，牛蒡、羌活、独活、细辛、防己、白芷、生地黄、黄连、赤芍、蝉蜕、防风、荆芥、苍术各一两。为末蜜丸，梧子大，温酒米饮任下。

简易散：煅石膏一两、硫黄五钱，共为细末，猪油调搽。

大马齿膏：马齿苋（焙干）五钱，黄丹、黄柏、枯矾、儿茶各二钱，轻粉一钱，桐油调，摊油纸上，葱椒煎汤洗。

血风疮，烧热肿红不退，宜用生地黄带叶、头生酒糟，捣如泥敷上，神效。

如因饮酒后遍身发而风疮，抓至出血又痛者，用蝉蜕、薄荷等分为末，每二钱水酒调服，即愈。

热虫血风疮，燉痛不可忍，或有时痒而难当者，用潮脑四钱，白矾一两，牙硝五钱，大枫子一两，蛇床子五钱，硫黄五钱，人言七分，为末，或猪油或橹油调搽。

《外科真诠》（清·邹岳 撰）

【卷上】胫部/血风疮

血风疮生于两胫内外臁，上至膝，下至踝骨，乃风热、湿热、血热交感而成。初起搔痒无度，破流脂水，日渐沿开，形同针眼。多生于好饮之徒，过饮于酒以致湿滞不散，血气一衰，疮渐生矣。治之之法，必须断酒，内服补气分湿汤，外贴十补膏，方能奏效。妇人患此，因肝脾二经风热郁火血燥所致，宜内服加味逍遥散治之。

补气分湿汤：黄芪一两、当归五钱、白术五钱、茯苓三钱、柞木枝五钱、米仁五钱、萆薢二钱、肉桂七分、红花一钱、泽泻二钱、甘草二钱。

十补膏：蚯蚓粪一两、上血竭三钱、马齿苋一两、生黄柏五钱、扫盆粉一钱、乌桕根三钱、银朱四钱、胡粉三钱、潮脑二钱、元寸三分，共研末，用猪油调为膏，开油纸上，照疮之大小贴之。

【卷下】发无定位部/血风疮

血风疮生于遍身，形如粟米，搔痒无度，破流脂水，浸淫成片，令人烦躁口干，日轻夜甚。宜内服地黄饮，外用雄黄解毒散搽之。兼忌椒、酒、鸡、鹅动风等物，自效。

地黄饮：生地三钱、熟地三钱、当归二钱、丹皮钱五分、生首乌三钱、玄参钱五分、蒺藜钱五分、僵虫钱五分、云苓三钱、生甘草五钱、红花五分。

雄黄解毒散：明雄黄一两、煅寒水石一两、生白矾二两。共研末，滚水调刷，或用黄连汁调更佳。

三、脐疮

脐疮有因新生儿剪脐外伤于风邪所致（《万氏秘传外科心法》），有因新生儿水湿伤脐所致（《外科真诠》），其临床表现为脐上生疮常出水。各医家均采用药物细末外掺法，可以取得良效，常用螵蛸、雄黄、枯矾、蛤粉、赤石脂、龙骨、黄柏、蝉蜕等祛风、收湿、敛疮之药。

旴江医学外科学论治

《万氏秘传外科心法》（明·万全 撰）

【卷之十一】面图形六症/脐上疮

脐上生疮常出水，螵蛸、矾末及雄黄。蛤粉和合赤石脂，干搽三日是神方。

《寿世保元》（明·龚廷贤 撰）

【卷八 小儿科】初生杂症论方/脐疮

一论小儿因剪脐，外伤于风邪，以致脐疮不干，用矾龙散。枯矾、龙骨各五分，共为细末，每用少许，干掺脐上。

一小儿脐中汁出，并痛，用枯矾末干掺。

又方，黄柏末敷之。

又方，蚕茧壳烧灰存性，掺之亦可。

《外科真诠》（清·邹岳 撰）

【卷下】小儿部/脐疮

脐疮由水湿伤脐所致，若久不愈，风邪外袭，多变抽搐。宜用大草纸烧灰敷之，或加枯矾、龙骨少许，掺之即效。

四、其他湿疮

（肾囊风、四弯风、侵淫疮）

肾囊风，又名绣球风，主要表现为肾囊瘙痒，《外科真诠》记载，其由肝经湿热，风邪外袭所致。临床特点为"初起干燥痒极，喜浴热汤，甚起疙瘩，形如赤粟，麻痒抓破，浸淫脂水，皮热痛如火燎"，治疗方法为"内服加减泻肝汤，外用蛇床子汤熏洗之，后用狼毒膏擦之"。四弯风，生于两腿弯、脚弯，每月一发，形如风癣，《外科真诠》记载，其由风邪袭入腠理而成，临床特点为"其痒无度，搔破流水"，治疗用大麦熬汤，先熏后洗，再用三妙散、苏合油外擦。侵淫疮，临床特点为"初生甚小，先痒后痛，汁出侵淫，湿烂肌肉，延至遍身"，《外科百效全书》记载，其治法为"每先以苦参、大腹皮煎汤洗，次用苦楝根为末，猪脂调敷，湿则干掺"。

肾囊风

盱江医学外科学论治

《外科真诠》（清·邹岳 撰）

【卷上】下部/肾囊风

肾囊风一名绣球风，系肾囊作痒，由肝经湿热，风邪外袭所致。初起干燥痒极，喜浴热汤，甚起疙瘩，形如赤粟，麻痒抓破，浸淫脂水，皮热痛如火燎者，此属实热。宜内服加减泻肝汤,外用蛇床子汤熏洗之,后用狼毒膏擦之。轻者只用益志壳五钱,竹铃子五钱,蜂房一个,煎水熏洗自愈。小儿风热肾囊嫩赤肿痛日夜啼哭,不数日退皮如鸡卵壳状,宜用二神散擦之。

蛇床子汤:灵仙五钱、床子五钱、归尾五钱、砂壳三钱、土大黄五钱(即野苦麦)、苦参五钱、葱头七个,共煎水熏洗。

狼毒膏:狼毒、川椒、硫黄、槟榔、文蛤、床子、枫子、枯矾三钱,共研细末,用香油一茶钟煎滚,下公猪胆汁一枚,和匀,调煎药擦患处。

二神散:老杉木煅存性、官粉等分,研细,用清油调擦,神效。

四弯风

旴江医学外科学论治

《外科真诠》(清·邹岳 撰)

【卷上】胫部/四弯风

四弯风生于两腿弯、脚弯,每月一发,形如风癣。属风邪袭入腠理而成,其痒无度,搔破流水。法宜大麦一升熬汤,先熏后洗,次用三妙散、苏合油擦之。

侵淫疮

旴江医学外科学论治

《外科百效全书》(明·龚居中 撰)

【卷之五】侵淫疮

夫侵淫疮症,初生甚小,先痒后痛,汁出侵淫,湿烂肌肉,延至遍身。若从口发出,流散四肢者轻;从四肢发生,然后入口者重。治宜每先以苦参、大腹皮煎汤洗,次用苦楝根(晒干,烧存性)为末,猪脂调敷,湿则干掺。

第七节　漆疮

本病系接触漆树或天然漆液引起的急性皮炎,民间称漆痱子、漆咬,中医称为漆疮或湿毒疡。一般在接触漆树后数小时至 1 天内发病,长者可达 2 周,呈急性发病。发病部位多在皮肤裸露部位,以颜面、颈部、腕关节周围、手背、指背为多,然后迅速蔓延。

对漆疮的辨证论治以《外科百效全书》和《外科真诠》较为详细。《外科百效全书》记载，"漆疮，是症因见生漆，中毒面痒而肿，绕眼微赤，痒处搔之随起疮症，重者遍身如豆如杏，脓燉作痛"。《外科真诠》记载，"漆疮由人之腠理不密，感漆辛热之毒而生。初起面痒而肿，抓之渐似瘾疹，色红，遍传肢体燉痛，皮破烂斑流水，甚者寒热交作"。治疗以外治法为多，如涂磨铁槽中泥、蟹黄、皮硝、石灰、韭菜、乳汁、醋茶、柳叶等，内服方则用化斑解毒汤。

盱江医学外科学论治

《世医得效方》（元·危亦林 撰）

【卷第十九·疮肿科】诸疮

漆毒成疮，磨铁槽中泥涂之即愈。又方，蟹黄涂之效。

《外科活人定本》（明·龚居中 撰）

【卷之三】疮癣

一方，治漆疮，用皮硝入滚水，俟冷，洗之妙。或用石灰，以新汲水调敷。

又方，治漆疮，用生螃蟹捣烂，取黄遍敷疮上。或以韭菜捣烂敷，或以乳汁敷之亦妙。

《外科百效全书》（明·龚居中 撰）

【卷之六】漆疮

漆疮，是症因见生漆，中毒面痒而肿，绕眼微赤，痒处搔之随起疮症，重者遍身如豆如杏，脓燉作痛。治宜生蟹取黄，随疮大小遍敷之，或蜡茶为末，麻油调搽，或柳叶煎汤洗之，或磨铁槽中泥涂之。

《外科真诠》（清·邹岳 撰）

【卷下】发无定位部/漆疮

漆疮由人之腠理不密，感漆辛热之毒而生。初起面痒而肿，抓之渐似瘾疹，色红，遍传肢体燉痛，皮破烂斑流水，甚者寒热交作。宜内服化斑解毒汤，外用韭菜汁调三白散涂之，或用清凉汁刷之亦可。忌浴热水。

化斑解毒汤：元参、知母、石膏一钱，黄连五分，人中黄、升麻、连翘、牛子一钱，甘草五分，淡竹叶廿片。

三白散：铅粉一两、轻粉三钱、石膏五钱、上片三分，共研细末，用韭菜汁调，或用香油调亦可。

第八节　枯筋箭

枯筋箭，又名千日疮、疣目、悔气疮、瘊子等，其临床特点是肤生赘疣，初如赤豆，状似花蕊，日久自落。相当于西医的寻常疣。

《外科百效全书》较为详细地记载了疣的辨证论治，如：风热血燥筋急者，宜八味逍遥散加黄连；因怒火而病者，用柴胡清肝汤煎服；亡精肾枯筋缩，宜肾气丸之类。并强调切忌艾灸，不然"轻者反剧，重者大溃肿痛发热出血而死"。但书中其他处又记载疣疮"治宜以艾丸灸初起的，则余者皆落"。可见此二处所指病证是否相同，还需探讨。《外科真诠》记载了疣的两种外治法，"筋蒂细小者，用蛛丝扎之，七日后其患自落。若根大顶小者，用铜钱套疣子上，以艾火灸之，自可脱落"。另外，《外科真诠》还记载了一种长于足跟部的寻常疣，即牛程，此病皮内顽硬，肿起高埂，色黄疼痛，不能行履，初起宜内服加减活命饮加味，外用烫法。

旴江医学外科学论治

《外科百效全书》（明·龚居中 撰）

【卷之四】手足部/手疣

疣又名手背发，此症属肝、胆、小肠经，患于手背及指间，或如黄豆大，或如聚粟，或如熟椹，拔之则丝长三四寸。要知不赤黑者治，其状黑者死。

凡人病手发，如风热血燥筋急者，宜耳疮内八味逍遥散加黄连。如因怒火而病者，用鬓疽内柴胡清肝汤煎服。如亡精肾枯筋缩，宜肾气丸之类。切忌寒凉降火之药及艾灸等症，若犯之则轻者反剧，重者大溃肿痛发热出血而死。慎之！慎之！江氏治手背发，用痰核内十六味流气饮，解毒生肌之药。

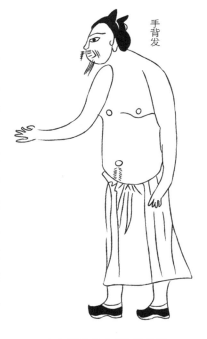

《外科百效全书》手背发

【卷之六】疣疮

疣疮,是症如鱼鳞痣、千日疮一样,多生手足,又名悔气疮。治宜以艾丸灸初起的,则余者皆落,神效。

《外科真诠》(清·邹岳 撰)

【卷上】发无定位部/枯筋箭

枯筋箭一名疣子,多生手足胸乳之间,初起如赤豆,枯则微楄,日久破裂,钻出筋头,蓬松枯槁,如花之蕊。由肝失血养,筋气外发而成。筋蒂细小者,用蛛丝扎之,七日后其患自落。若根大顶小者,用铜钱套疣子上,以艾火灸之,自可脱落。倘日久疮口翻突者,宜用六味地黄丸,滋肾水,生肝血,方为尽善。

【卷上】足部/牛程

牛程生于足跟掌上,皮内顽硬,肿起高埂,色黄疼痛,不能行履。由热脚落水见风,气血凝滞所致。初起宜内服加减活命饮加防风、羌活、牛膝、木瓜,外用烫法治之,或有消者。久则破裂,脓水津流,宜用牛角散擦之。此处皮原极难穿溃,如内脓已成,胀痛不溃者,用野蔊头同酒酿糟捣烂敷,一宿现出黄头,当中用针刺之,挤去脓血,徐用冰翠散盖膏。候脓腐清时,再用牛角散收功。

烫法,用新砖一块烧红,先将米醋润草鞋一只,将患脚穿起,踏于烧砖上烫之,以冷为度,连烫三四次,自能消散。

牛角散:牛角尖三钱(煅)、轻粉一钱、松香二分、上片三两、水龙骨三钱,共研末,用牛骨髓调擦。

第九节　火赤疮

火赤疮,是指以皮肤起燎浆水疱,小如芡实,大如杏核,皮破流津,缠绵不愈为主要临床表现的皮肤疾病。多于中年以上发病。本病慢性经过,易于反复,迁延不愈。中医又称之为天疱疮、天泡疮、天疱等,相当于西医的天疱疮和类天疱疮。

《外科百效全书》记载,天疱疮症由风湿热毒所致,故治以防风通圣散加减,外用马钱子、白及、青木香研水搽,或蚯蚓粪略炒为末,香油调搽,或白果捣烂搽之。《外科真诠》记载,天泡疮由肺受暑热,秽气伏结而成,故又名肺疳。发于暑热,治疗应内服香薷饮,身体上部多生者属风热盛,宜服解毒泻心汤,身体下部多生者属湿热盛,宜服清脾甘露饮。

旴江医学外科学论治

《外科百效全书》(明·龚居中 撰)

【卷之四】遍身部/天疱

天疱疮症,内多白疱,按之不紧,形如鱼泡,乃由风湿热毒所致,小儿亦多患之。治宜以防风通圣散加减服,外以马钱子、白及、青木香研水搽,或蚯蚓粪略炒为末,香油调搽,或白果捣烂搽之,神效。

《外科真诠》(清·邹岳 撰)

【卷下】发无定位部/天泡疮

天泡疮初起白色燎浆水泡,小如芡实,大如棋子,延及遍身,疼痛难忍。由肺受暑热,秽气伏结而成,故又名肺疳。发于暑热时者,宜内服香薷饮,气虚者,宜合生脉饮服之。此症上体多生者,属风热盛,宜服解毒泻心汤,下体多生者,属湿热盛,宜服清脾甘露饮。未破者,用马齿苋汁同猪胆汁刷,或菊花根叶汁同猪胆调刷亦可。已破者,外用石珍散撒之。毒气入囊者不治。

有种天行斑疮,须臾遍身,皆戴白浆,此恶毒气。永徽四年,此疮自西域东流于海内。但煮食葵菜叶,以蒜韭啖之,即止。

香薷散:香薷、厚朴、扁豆、黄连,水煎,冷服。

生脉饮:人参、麦冬、北五味。

解毒泻心汤:黄连、牛子、防风、荆芥、黄芩、栀子、元参、木通、石膏、知母、滑石、甘草、灯心引。

清脾甘露饮:苍术、赤苓、泽泻、茵陈、栀子、麦冬、生地、枳壳、连翘、枇杷叶、黄芩、甘草。

石珍散:煅石膏一两、扫盆粉五钱、洋青黛三钱、生黄柏三钱,共研细末掺。

【卷下】发无定位部/火赤疮

火赤疮初起赤色燎浆脓泡,黄水浸淫,痛如火燎。宜内服防风升麻汤,外用清凉汁涂之。

清凉汁:黄连、黄芩、黄柏、栀子、薄荷、桔梗、枳壳、甘草,各用五钱,水煎浓汁,去渣,研冰片三分、元寸二分,末和入,以鹅翎蘸扫患处。

第十节　白驳风

　　白驳风是以大小不同、形态各异的皮肤变白为主要临床表现的局限性色素脱失性皮肤病。其特点是皮肤白斑可发生于任何部位、任何年龄,单侧或对称,大小不等,形态各异,边界清楚;亦可泛发全身;慢性病程,易诊难治。中医文献中又有"白癜""白驳""斑白""斑驳"等名称。相当于西医的白癜风。

　　旴江医家将白驳风多称为白癜,记载了多种经验方,如《外科活人定本》记载了用雄黄、白附子、人言、贝母等为主的外用方。《外科百效全书》则主张内外兼用,内用嚼鱼散或金樱丸,外治三黄散。《外科真诠》记载了白癜的病因病机和临床表现:"白驳风生于颈面,延及遍体,其色驳白,形如云片,亦无痛痒,由风邪搏于皮肤,气血失和而成。"并提出了病程不长者宜先用山甲片刮患处至燥痛,取鳗鱼脂涂之自效。若日久甚者,宜内服浮萍丸治之。

旴江医学外科学论治

《外科活人定本》（明·龚居中 撰）

【卷之三】癜痣

　　一方,治白癜,用雄黄一钱,白附子一钱五分,人言二钱,贝母五分。上共为细末,以鸡子清调生姜蘸擦之,甚妙。

　　又方,用秋奴茄有缝者,入炒热红信末在缝内,不时擦上。

《外科百效全书》（明·龚居中 撰）

【卷之五】癜风

　　白癜风,治宜内用嚼鱼散或金樱丸,外治三黄散。

　　嚼鱼散,露蜂房一个,将生盐筑满诸孔眼,火烧存性去盐,后用胆矾、天花粉、蝉蜕各等分,俱为细末均分,用纸包三分,将活鲫鱼一对同酒煮熟,无风处细嚼,连刺饮酒,后痒自上而下赶入四肢。

　　金樱丸,忆堂传。何首乌半斤、胡麻仁一两、蔓荆子一两、牛蒡子(酒炒)一两、白蒺藜二两、苍耳子一两、蛇床子(酒炒)一两、菟丝子(酒制)四两、肉苁蓉二两、牛膝(酒洗)二两、苍术(米泔制)一两、金樱子(酒炒)一两、苦参一斤。上为末,面糊为丸,如梧桐子大,每至七十九,温酒送下。

三黄散:雄黄、硫黄各五钱,黄丹、天南星各三钱,密陀僧、枯矾各二钱。上为末,先以姜汁擦患处,姜蘸药末擦后渐黑,次日再擦,黑散则无恙矣。

《外科真诠》(清·邹岳 撰)

【卷下】发无定位部/白驳风

白驳风生于颈面,延及遍体,其色驳白,形如云片,亦无痛痒,由风邪搏于皮肤,气血失和而成。宜先用山甲片刮患处至燥痛,取鳗鱼脂涂之自效。若日久甚者,宜内服浮萍丸治之。

浮萍丸:紫背浮萍,取大者洗净置箆垫上,安水盆上,晒干研末,炼蜜为丸梧子大,每服二钱,用豆淋酒送下。豆淋酒,用黑豆半升炒烟起,冲入好酒三升,浸一日夜,去豆取酒。

第十一节　白疕

白疕是一种皮肤疾病,其临床特点是在皮肤上出现针头大小的丘疹、红斑,丘疹、红斑上反复出现多层银白色干燥鳞屑,边界清楚,该病好发于头皮、四肢伸侧及背部。有的医籍称之为松皮癣,在民间被俗称为牛皮癣。相当于西医的银屑病。

《世医得效方》记载了一种内服的遍身牛皮癣方(川乌、草乌、何首乌、白芷、苏木),以及用雌黄或斑蝥的外用方。《外科真诠》则较为详细地记载了白疕的临床表现、病因病机和治法方药,"生于皮肤,形如疹疥,色白而痒,搔起白皮,由风邪客于皮肤,血燥不能营养所致。初起宜内服搜风顺气汤,外用猪脂、杏仁等分共捣,绢包擦之,继服神应养真丹自愈"。

旴江医学外科学论治

《世医得效方》(元·危亦林 撰)

【卷第十九 疮肿科】诸疮

遍身牛皮癣方,川乌、草乌(去皮尖)、何首乌、白芷、苏木各等分,上截小片,腊月猪脂油煮焦,候冷,入盐少许,瓷器收。时常挑一匙,空心酒调下。又方,雌黄末入轻粉,猪脂调抹。

又方,斑蝥(灯上烧,米醋内淬,再烧再淬,凡三两次,就烧为灰存性),上用红枣一枚汤泡,剥去皮核,与药同研烂。先以手抓破癣,然后搽药。不可犯好肉,恐有毒。

《外科真诠》(清·邹岳 撰)

【卷下】发无定位部/白疕

白疕俗名蛇虱,生于皮肤,形如疹疥,色白而痒,搔起白皮,由风邪客于皮肤,血燥不能营养所致。初起宜内服搜风顺气汤,外用猪脂、杏仁等分共捣,绢包擦之,继服神应养真丹自愈。

搜风顺气汤:酒草(即蚯蜉酒草,鼠曲草别称)、车前、枣皮、淮山、川膝、吐丝二钱,独活一钱,火麻、槟榔、枳壳二钱,李仁二钱,羌活一钱。

第十二节 黄水疮

黄水疮是一种以毒热郁于皮毛而流黄水浸淫成片为临床特点的皮肤传染病,相当于西医的脓疱疮。

《外科真诠》记载,黄水疮临床表现为忽生黄泡、先痒后痛、破流脂水、浸淫湿烂,多生头面耳边,可延及遍身,是热毒郁于皮毛之病,治疗只用外治法,宜先用明雄、防风煎汤洗之,徐用连蛤散擦之。《外科百效全书》记载,若小儿头上生黄水疮宜,外用雄黄、朱砂、硫黄、寒水石、枯矾、蛇床子等药,若遍身四肢俱生黄疱疮,须内外调治,内服方药:防风、白芷、木瓜、七利、皂刺、何首乌、威灵仙、金银花、当归身、甘草、连翘、黄芪。外用硫黄、明矾、羌活、川椒、吴萸、栀子、大黄等药。

旴江医学外科学论治

《外科百效全书》(明·龚居中 撰)

【卷之二】脑颈部/头疮

小儿头上黄水疮,用雄黄、朱砂、硫黄、寒水石、枯矾、蛇床子等分为末,麻油调搽,湿者干掺。

【卷之五】黄癗疮

如遍身四肢俱生黄疱疮,有脓汁而痛者,宜用防风、白芷、木瓜、七利、皂刺、何首乌、威灵仙、金银花、当归身、甘草、连翘、黄芪,轻者八贴,重者一二十贴。外用硫黄一钱,明矾一钱五分(半生半枯),羌活七分(略焙切),川椒一钱半(焙),吴萸一钱(焙),栀子一钱(焙),大黄二钱(炒)。俱存性为末,木油调搽。或用简易散、合掌散俱妙。

《外科真诠》(清·邹岳 撰)

【卷下】发无定位部/黄水疮

黄水疮,忽生黄泡,先痒后痛,破流脂水,浸淫湿烂,延及遍身,多生头面耳边。宜先用明雄、防风煎汤洗之,徐用连蛤散擦之。此热毒郁于皮毛之病,只用外治,自可收效。

第十三节　人面疮

本病多生于两膝或两肘,其形似"人"形,眉目口鼻皆俱,现代医学认为其属于寄生胎的一种。

古人多认为该病与冤业有关,需清心悔过。《外科真诠》记载,此病有生死二种,生者能动能食,死者不能动食。可内服解冤神丹,外刷轻雷散治之,或外用贝母末敷亦可。此症自古都是奇病难病,多不可救。

盱江医学外科学论治

《世医得效方》(元·危亦林 撰)

【卷第十九·疮肿科】诸疮

人面疮,用贝母为末,小苇筒灌其疮口,数日成痂而愈。

《医学入门》(明·李梴 撰)

【卷五·外科】人面疮

疮象人面,眼、口、鼻全,多生膝上,亦有臂患之者。据方书皆云冤业所至,须清心悔过,内服十六味流气饮。久者,大苦参丸、肾气丸;外用贝母为末敷之,乃聚眉、闭口,仍用生肌敛口而愈。

《外科活人定本》（明·龚居中 撰）

【卷之一】图形十症/人面疮

此症生于膝上，有巢穴，有口眼。盖由心肝壅热，下流胯膝及冤业所致。可作善事忏悔，然后服药。用流气饮，久之不好者，服苦参丸补肾水，敷解毒生肌定痛散即效，后用膏药并生肌药填在疮口内。

苦参丸：苦参四两，防风、荆芥、白芷、独活、川乌（生，去皮）、何首乌、山药、川芎、茯苓、蔓荆子、栀子、牙皂、白蒺藜、羌活、黄芪、白附子、草乌（后四味名四生散）各一两，草乌只三钱半，共为细末，水煮面糊丸，如梧桐子大，每服三五十丸，日进二三服，空心南酒吞下。如不饮酒，以好茶吞服。即补肾水、无有不效也。

神方白芷散：白芷、升麻（酒炒）、桔梗、黄连（酒炒）、川芎、羌活、连翘、甘草、忍冬草（酒炒）各等分，食后服。

敷方：牛黄、雄黄、麝香、乳香、没药、儿茶、海螵蛸各等分，为细末，酒调敷之。

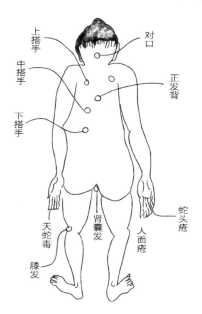

《外科活人定本》图形十症

《外科百效全书》（明·龚居中 撰）

【卷之四】手足部/人面疮

是疮似人面，眼口鼻全，多生膝上，亦有臂患者，乃冤业所致也，须清心悔过，作善禳保。内服痰核类十六味流气饮，外用贝母为末敷之，或敷生肌定痛末药,乃聚眉闭口,仍用生肌药并膏药敛口而愈。

《外科真诠》(清·邹岳 撰)

【卷上】膝部/人面疮

人面疮生于两膝或生于两肘,肿类人面形状,眉目口鼻皆俱。有生死二种,生者能动能食,死者不能动食。据古书云:积冤所致。先须清心忏悔,改过自新,内服解冤神丹,外刷轻雷散治之,或外用贝母末敷亦可。此症自古传来,乃奇病也,多不可救。

解冤神丹:人参四两、白术二两、川贝一两五钱、芥子一两、茯苓一两五钱、青盐一两五钱、甘草一两、半夏一两、白矾一两。研末,米饮为丸,每早晚白汤各送下五钱。

轻雷散:轻粉一钱、雷丸三钱、茯苓一钱,共研细末敷。

第十四节　其他皮肤病

一、头面部

(奶癣、面游风、赤面风、油风、火珠疮、无辜疳)

奶癣

奶癣,即婴儿湿疮,好发于头面部,重者延及全身,皮损多样,分布大多对称,自觉阵发性巨痒,遇暖尤甚。相当于西医的婴儿湿疹。《外科真诠》记载,此病由胎中血热、落草受风而成,有干湿之分。干者形如癣疥,痒起白屑;湿者皮肤起粟,搔痒无度,黄水浸淫,延及遍身。俱宜内服消风导赤汤,外搽文蛤散,痒甚者俱用乌云膏搽之。

盱江医学外科学论治

《外科真诠》(清·邹岳 撰)

【卷下】小儿部/奶癣

奶癣生婴儿头顶,或生眉端,由胎中血热,落草受风而成,有干湿之分。

干者形如癣疥,痒起白屑;湿者皮肤起粟,搔痒无度,黄水浸淫,延及遍身。俱宜内服消风导赤汤,外擦文蛤散,痒甚者俱用乌云膏擦之。

消风导赤汤:生地一钱、赤苓一钱、鲜皮一钱、牛子一钱、防风五分、银花一钱、木通五分、竹叶五分、甘草三分、灯心引。

文蛤散:文蛤四两、川椒二两、轻粉五钱。先将文蛤打成细块,锅内炒黄色,次下川椒同炒黑色,研细,再入轻粉末和匀,干者用香油调擦,湿者掺之。

乌云膏:松香末二两、硫黄末一两,研匀,香油拌如糊,摊南青布上半指厚,捲成条线扎紧,再用香油泡一日,取出刮去余油,以火点着一头,向下用粗碗接之,布灰陆续剪去,将滴下油坐冷水中一宿,出火毒擦之。

面游风

面游风以皮肤油腻、瘙痒、迭起白屑、脱去又生为临床特点,又名白屑风。相当于西医的脂溢性皮炎、皮脂溢出症。《外科真诠》记载,面游风由平素血燥,过食辛辣厚味,以致阳明胃经湿热受风而成,痒盛者宜服消风散,痛甚者宜服黄连消毒饮,外搽摩风膏。另外记载有白屑风一病,临床表现为初生发内,延及面目,耳项燥痒,日久飞起白屑,脱去又生。病因为肌热当风,风邪侵入毛孔,郁久燥血,肌肤失养,化成燥症,宜用祛风换肌丸治之。二病的区别另作研究。

盱江医学外科学论治

《外科真诠》(清·邹岳 撰)

【卷上】面部/面游风

面游风生于面上,初发面目浮肿,痒若虫行,肌肤干燥,时起白屑,次后极痒抓破,热湿盛者流黄水,风燥盛者流血,痛楚难堪。由平素血燥,过食辛辣厚味,以致阳明胃经湿热受风而成。痒盛者宜服消风散,痛甚者宜服黄连消毒饮,外搽摩风膏。

消风散:防风、荆芥、生地、苦参、胡麻仁、蝉蜕、牛蒡子、苍术、石膏、生知母、川通草、甘草。

黄连消毒饮:黄连、黄柏、苏木、桔梗、生地、知母、归尾、防风、泽泻、甘草。

摩风膏:番木鳖三钱、荆芥穗二钱、生黄柏三钱,用香油三两煎黄色去渣,加黄蜡三钱溶化,俟冷去火气,涂疮上。

【卷上 头项部】

白屑风初生发内,延及面目,耳项燥痒,日久飞起白屑,脱去又生。由肌热当风,风邪侵入毛孔,郁久燥血,肌肤失养,化成燥症也。宜用祛风换肌丸治之。

祛风换肌丸:胡麻仁、炒苍术、怀牛膝、石菖蒲、生首乌、天花粉、威灵仙、苦参各二两,当归身、抚川芎、生甘草各一两。研末蜜丸,每服三四钱,白汤送下。

赤面风

赤面风,系指一种面部皮肤病。初起面部发痒,继则灼热肿胀。类似西医的过敏性皮炎。《外科活人定本》记载,此病是心肝血气壅冲上所致,治疗用升麻散毒汤,后用败毒清气饮,外用一扫凉散搽之。

旴江医学外科学论治

《外科活人定本》(明·龚居中 撰)

【卷之二】图形十三症/赤面风

此症生于正面之上,红肿而浮起。初觉宜发散,乃心肝血气壅冲上而然也。用升麻散毒汤,后用败毒清气饮,外用一扫凉散搽之。若稍迟变成大毒,眼闭嘴肿,颧高颐凸、甚可畏也。宜万灵膏彻尽脓血,后上生肌散可也。

升麻散毒汤:白芷、升麻、干葛、芍药、桂枝、连翘、羌活、桔梗、当归、荆芥、甘草各等分,食后服。

一扫凉散:熊胆、儿茶、乳香、片脑、牛黄、雄黄。共研末,用黄连、黄柏煎井花水调药末,鹅毛刷肿处。

油风

油风是一种以突然头发成片脱落为主要临床表现的慢性皮肤病,又名鬼剃头、梅花秃、油风毒。头发部分斑片状脱落,相当于西医的斑秃;头发全部脱光,相当于西医的全秃;严重者累及眉毛、胡须、腋毛、阴毛等全部脱落,相当于西医的普秃。《外科真诠》记载,本病由毛孔开张,邪风乘虚袭入,以致风盛燥血,不能营养毛发,治疗宜内服养真丹,外以海艾汤洗之。

旴江医学外科学论治

《外科真诠》（清·邹岳 撰）

【卷上】头项部/油风毒

油风毒生于头上，毛发干焦，成片脱落，皮红光亮，痒如虫行，俗名鬼剃头。由毛孔开张，邪风乘虚袭入，以致风盛燥血，不能营养毛发。宜内服养真丹，外以海艾汤洗之，毛发庶可复生。

养真丹：羌活、木瓜、天麻、白芍、当归、菟丝子、熟地、川芎，等分研末，蜜丸如桐子大，每服百丸，盐汤送下。

海艾汤：海艾、菊花、藁本、蔓荆、防风、薄荷、荆芥、藿香、甘松各一钱，用水五六碗，煎浓汁，温洗二三次。

火珠疮

旴江医学外科学论治

《外科真诠》（清·邹岳 撰）

【卷下】发无定位部/火珠疮

火珠疮四畔红赤，中藏明亮如珠，焮痛如烙，始于发中，相染不已，乃心肝二经积热炽盛而成。宜内服解毒泻心汤，外用生萝卜捣汁，入醋少许，和匀擦之。

无辜疳

旴江医学外科学论治

《外科真诠》（清·邹岳 撰）

【卷下】小儿部/无辜疳

无辜疳生于小儿脑后，或生于项边，结核如弹丸，推之则动，软而不疼，乃鸟粪、羽毛所中之毒。各鸟所食，多是蛇、蝎、蜈蚣之类，其粪最毒，羽毛亦未尝无毒，小儿不知，偶尔拈衔，其毒因之入脏，久则发于皮肤，乃生此疳。宜内服消辜汤治之，外敷冲和膏使其消散为妙。倘日久失治，羸瘦壮热，大便脓血，症属难治。

消辜汤：人参五分、白芍钱五分、七厘（即刺蒺藜）一钱、乌梅一个、槟榔五分、天葵一钱、贝母五分、桔梗五分、陈皮三分、甘草五分、乌桕根钱五分、蔷薇根钱五分。

二、**下肢部**

（肾脏风、鳝漏、风疽、脚气疮、脚跟疮、麻根疮、瓜藤缠、血疳、脚疔、脚垫）

肾脏风

盱江医学外科学论治

《世医得效方》（元·危亦林 撰）

【卷第十九 疮肿科】诸疮/肾脏风痒疮十方

活血驱风散，治肝肾虚为风毒所入，湿痒生疮。当归（去尾）、川芎、白芷、华阴细辛、白蒺藜（炒，去刺）、桃仁（浸去皮尖，焙）、白芍药、半夏（洗）、五灵脂、甘草各三钱，苍术（炒）、杜仲（去粗皮）、姜汁（炒断丝）、辣桂、天麻、薏苡仁、橘红、槟榔、厚朴（去粗皮）、姜汁（炒）、枳壳（去穰切炒）各四钱。上锉散，每服三钱，水一盏半，生姜五片，枣二枚煎，去滓，入乳香末少许，以佐心气，使心肾相交。挟热，去桂、乳香，加黑豆煎服。

青木香丸，疏导肾经风水，肾虚挟邪浮肿，多用安肾丸，少用青木香丸夹和，盐汤下，屡效。（方见大方科诸疝及虚损类）

小牛黄丸，治肾虚挟热，阴囊痒痛多疮。（方见前）

乌荆丸，治肝肾风痒。（方见风科通治类）

神授丸，治外肾湿痒。（方见风科历节风类）

不换金正气散，疏导脾肾湿气。（方见大方科时疫类）

茎物肿烂淫汁方，干大腹皮一升，苦参、荆芥各二两，煎汤温洗，拭干，以津液涂润。次用油发烧存性，入白芨末少许敷。逐日煎汤，密室洗换。或加乳香末，仍服蜡矾丸，以发灰末米饮调吞下。

肾脏风发疮疥，鸡心槟榔二个（破开，以黄丹三钱合在内，用湿纸裹煨），全蝎六个，明硫黄四钱。上为末，入轻粉半钱，麝香少许，青黛末半钱，于瓷器内收。每用少许，清油调抹两掌掩外肾，女以两掌掩两乳，各睡至醒，次日又用。经验。又方，大红川椒去目，水蘸湿半日，夹生杏仁研膏，擦手如上法，亦效。

《外科百效全书》（明·龚居中 撰）

【卷之四】手足部/肾脏风疮

是症初起两足，时热脚根作痛，多于内胻或臁上痒极，抓破成疮，如癣瘑痒滴脓水，久则能渐延开，失治延及两股，遍身者有之。如内症晡热盗汗，口燥咽干，吐痰体瘦，腰脚倦怠，治宜以肾囊类肾气丸为主，佐以四生散。

四生散：独活、黄芪、白附子、皂角各一钱，共为末，薄荷酒服。

又有遍身生疮，脓水淋沥，两腿尤甚，体倦作痒，经年不愈，乃肾虚火也，宜痞腮类人味丸主之。外治白胶香散。赤石脂、枯矾各五钱，黄丹、没药、乳香、轻粉各二钱，为末，干掺或油调搽。

《外科真诠》（清·邹岳 撰）

【卷上】足部/肾脏风

肾脏风属肾虚风邪乘于臁胫，以致皮肤如癣，或渐延上腿，久则延及遍身。外症则搔痒成疮，脓水淋漓，眼目昏花，内症则口燥舌干，腰腿倦怠，吐痰发热，盗汗体疲。宜用六味地黄汤加黄芪、人参治之。

鳝漏

旴江医学外科学论治

《外科真诠》（清·邹岳 撰）

【卷上】胫部/鳝漏

鳝漏生于腿肚，由湿热而成。初起颇类湿疮，痛痒相兼，破流黄水，绵绵不已，其孔深如钻眼，复受寒气侵入疮孔，以致口寒肌冷。法宜艾叶、老葱熬汤，每日先熏后洗，疮口发热觉痒时，即贴黄蜡膏收敛而愈。

黄蜡膏：上血竭、煅石脂、煅龙骨各三钱，共为细末，香油一两，入血余栗子大一团，炸枯去渣，再入黄蜡一两，白胶香三钱，溶化离火，下血竭等末搅匀，俟冷磁罐盛之。用时捣作薄片贴疮上，绢帛缚定，三日后翻过贴之。

风疳

旴江医学外科学论治

《外科真诠》（清·邹岳 撰）

【卷上】胫部/风疳

风疳生胫骨及曲凹之处，痒搔皮损，流汁黏浓，由风邪留于血脉相搏而成。甚则烦热昏胃，肌肉透红，更增肿痛。宜内服防风汤，外抹青竹大豆油即效。

防风汤：防风、附子、麻黄、白芷、木通、柴胡、当归、桔梗、羌活、甘草各五分。

青竹大豆油，青竹筒，截三尺长，径一寸半，筒内装黑豆一升，以壳糠、马粪二物烧火，当筒中炙之，以碗两头接取油汁。先以渍米泔水和盐热洗患处，拭干，徐涂豆油，不过三度极效。

脚气疮

旴江医学外科学论治

《外科真诠》（清·邹岳 撰）

【卷上】足部/脚气疮

脚气疮生于膝之下足之上，腿胫肿胖痒痛，破流黄水，上结黄痂。由湿热内搏，滞于腠理，外为风乘，不得宣通所致。形类黄水疮，唯身体壮热，心神烦燥，经久不瘥为异。宜内服犀角散，外以漏芦汤洗之，用太极膏擦之。又有脏腑久积热毒，足面生疮，下连大指，上连臁骨，每岁数发，痒痛不常，血出如涌。宜用牛黄金虎丹治之，下硬物数十粒如铁，则痛痒顿除，数日结痂而愈。

犀角散：黄芪、犀角、天麻、枳壳、鲜皮、黄芩、防风、羌活、蒺藜各七钱五分，槟榔一两，甘草五钱。乌梢蛇二两（酒浸），研末，每服八钱，生姜汤下。

漏芦汤：漏芦、甘草、白蔹、槐白皮、五加皮各一两五钱，蒺藜四两，研粗末，用五两，一次煎汤，去渣淋洗。

牛黄金虎丹：犀牛黄五分、上四六五分、扫盆粉五钱、明雄黄三两、枯白矾五钱、川附子二钱五分、胆南星五钱、天竺黄五钱，共研末，蜜丸，每丸重一钱五分，金箔为衣，每服一丸，新汲水化下。

脚跟疮

《医学入门》（明·李梴 撰）

【卷五 外科】脚跟疮（附脚肚疮及袴口疮）

脚跟乃督脉发源，肾经过脉。内因饮食起居，亏损足三阴所致，或外被犬、兔所咬而成。

脚跟疮，初必脚软并跟痛，一味滋补免得寻。漫肿食少者，补中益气汤；晡热头昏者，逍遥散、肾气丸；咳嗽吐痰者，十全大补汤、八味丸。

久不敛口，滴尽气血而死。脚肚上生疮，初如粟渐大，抓搔不已，成片包脚相交，黄水流出，痒不可忍，久成痼疾难愈。先用贯众煎汤淋洗，后用百药煎为末，津唾调，逐旋涂敷，自外而入。袴口疮生于脚胫，或因物打扑而成。其疮口狭，皮内极阔，皮薄如竹膜。极痒痛，终日黄水流，延蔓而生，甚者数十年不愈，又易于染人。

患者须忌房室则易愈。用韭菜地干地龙屎为末，入轻粉、清油，或白犬血调敷。内、外臁疮亦治。

《外科百效全书》（明·龚居中 撰）

【卷之四】手足部/脚跟疮

脚跟疮症，乃督脉发源，肾经过脉。内因饮食起居亏损足三阴所致，或被犬、兔所咬而成也。是症漫肿食少者，宜冀疟内补中益气汤；咳嗽吐痰者，宜疟腮类八物汤加芪桂，或八味丸。外治视病而施，若久不敛口，滴尽气血必死。

麻根疮

《外科真诠》（清·邹岳 撰）

【卷上】足部/麻根疮

麻根疮生于足后跟之下，色赤皮烂，内有肉丝缕缕，状似麻根，故以麻根名之。经属膀胱，本由肾亏所致。治法必须用十全大补汤补其阴阳，更用肾气丸以填其精髓，外用轻乳散擦之，始得全愈。外用苎麻根煅灰合红升丹掺亦佳。

十全大补汤:黄芪、人参、白术、茯苓、熟地、当归、川芎、白芍、肉桂、甘草。

肾气九即桂附八味丸。

轻乳散:轻粉二分、甘草五分、黄柏一钱、铜绿三分、乳香五分、黄丹五分、没药三分、冰片一分,共研细末,先用苎麻根四两,苦参三钱煎汤洗净,再用此末掺之。

瓜藤缠

瓜藤缠是一种发于下肢的红斑结节性血管炎性皮肤病。其临床特点是侵及下肢,常绕胫而发,其结节大如梅核,色红漫肿,疼痛或压痛,常反复发作,数年不愈。相当于西医的结节性红斑。《外科真诠》记载,本病由暴风疾雨,寒湿暑气,侵入腠理而成。治疗初宜内服五苓散加蒲公英、银花、甘草,外治初擦三妙散等。

旴江医学外科学论治

《外科真诠》(清·邹岳 撰)

[卷上]胫部/湿毒流注

湿毒流注生于腿胫,流行不定,或发一二处,疮顶形似牛眼,根脚浮肿,轻则色紫,重则色黑,溃破脓水,止处则烂,日久不敛。由暴风疾雨,寒湿暑气,侵入腠理而成。初宜内服五苓散加蒲公英、银花、甘草,若腿胫至晚发热者,宜服当归拈痛汤。外治初擦三妙散,肿痛全消,换擦轻粉散敛之。若绕胫而发,即名瓜藤缠,结核数枚,日久肿痛腐烂不已,亦属湿热下注而成,治法同上。二症外用龙马丹刷更佳,或用桐油调风化石灰刷亦可。

三妙散:生黄柏、生苍术、花槟榔等分,研末。

轻粉散:轻粉一钱五分,黄丹、黄柏、陀僧、儿茶、乳香各三钱,元寸五分,共研细末。

龙马丹:地龙粪三钱、马齿苋二钱、伏龙肝二钱、陈石炭二钱、生黄柏五钱、扫盆粉一钱、炒黄丹三钱、赤石脂三钱、上四六四分,共研细末,用桐油调刷。

血疳

血疳是一组以下肢多发性细小紫癜及色素沉着为特征的皮肤病,又称"血瘙"。常伴有不同程度的瘙痒,慢性病程。本病类似于西医的色素性紫癜性皮肤病。《外科真诠》记载,本病由风热闭塞腠理而成,宜内服消风散治之。

旴江医学外科学论治

《外科真诠》(清·邹岳 撰)

【卷上】发无定位部/血疳

血疳发于遍体,形如紫疥,痛痒时作,由风热闭塞腠理而成。宜内服消风散治之。

消风散:防风、荆芥、生地、当归、苦参、苍术、虫退、胡麻、牛子、石膏、知母一钱,木通、甘草五分。

脚疔(鸡眼)

旴江医学外科学论治

《外科百效全书》(明·龚居中 撰)

【卷之四】手足部/脚疔

脚疔,俗云鸡眼睛,男妇多有。但用福州碱水浸蜈蚣末,调搽鸡眼上,即时自落,神效。

《外科真诠》(清·邹岳 撰)

【卷上】足部/肉刺

肉刺生于脚趾,形如鸡眼,故俗名鸡眼。根陷肉里,顶起硬凸疼痛,步履不得。或因缠脚,或着窄鞋远行,皆可生之。初宜用乌梅肉、荔枝肉捣膏贴之自消。若日久不愈,宜用蜈蚣散点之。

蜈蚣散:蜈蚣一条、明砂等分,研末,埋地下七日,取出银簪点之,即脱。

脚垫

旴江医学外科学论治

《外科活人定本》(明·龚居中 撰)

【卷之三】疮癣

治脚垫毒,人脚走长路,紧被石块脚底垫,肿不能行步,痛不可忍,急用旧草鞋浸于尿桶内一宿或半日,外用新砖烧红,将浸草鞋放在砖上,以肿脚踏在上,火逼尿气入里即消。如不早治,烂人脚甚至杀人。走长路脚肿痛,亦可用此法即消。

《外科百效全书》（明·龚居中 撰）

【卷之四】手足部/脚垫毒

脚垫毒，是症人脚走长路，被石子脚底垫肿，不能行走，痛不可忍。治宜用旧草鞋浸尿桶内一夕或半日，外用新砖烧红，将浸草鞋放砖上，以肿脚踏定，火逼尿气入里即消。如走长路脚肿痛者，用此法亦妙。

远行脚上打损，用杂草烧镶锈，和饭粘研成膏贴之，用纸封上。若打泡用油线穿过，两头剪断，亦用镶锈饭粘贴之。

远行脚心肿痛，用蚯蚓敷肿处，高阁起脚，一夕即愈。

《外科真诠》（清·邹岳 撰）

【卷上】足部/脚垫

脚垫因走路紧急，被石块脚底垫肿，不能行步，痛不可忍。急用旧草鞋浸尿桶内一夜，将新砖一块烧红，以浸湿草鞋放砖上，除以肿脚踏上即消。若不早治，恐溃烂难愈。

三、发无定位

（猫眼疮、鸦啖疮、走皮风、黄疬疮、蜗疮、火炎疮、蜘蛛疮、蛇窠疮、湿皮疮、涅尻疮、狐惑疮、血痣）

猫眼疮

猫眼疮，临床表现为肤起红斑、丘疹，上有水疱，光彩闪烁，状似猫眼。此病在中医临床文献中又有雁疮、寒疮等名称。此病是冬春两季较为常见的皮肤病，为皮肤黏膜的急性炎症性病变，有自限性，每到冬春两季易复发，可能是对药物、感染、肿瘤等因素的一种过敏反应，寒冷是明显的诱发因素。相当于现代医学的寒冷性多形红斑。《外科真诠》记载，本病由脾经久郁湿热，复被外寒凝结而成，治疗宜内服清肌渗湿汤，外用雄黄解毒散擦之。

盱江医学外科学论治

《外科真诠》（清·邹岳 撰）

【卷下】发无定位部/猫眼疮

猫眼疮一名寒疮，每生于面及遍身，由脾经久郁湿热，复被外寒凝结而成。初起形如猫眼，光彩闪烁，无脓无血，但痛痒不常，久则近胫。宜内服清肌渗湿汤，外用雄黄解毒散擦之，兼多食鱼、鸡、葱、蒜，自愈。唯鲇、鲤、虾、蟹不可食。

清肌渗湿汤：苍术、厚朴、陈皮、甘草、升麻、柴胡、白芷、泽泻、木通，灯心引。

鸦啗疮

鸦啗疮是以皮肤损害为深红色浸润斑块，表面有棕红色结节，愈后形成萎缩性瘢痕为临床特点的皮肤病，又称流皮瘘。相当于西医的寻常狼疮，为皮肤结核中较常见的一种。《外科真诠》记载，本病由脏腑虚寒、血气衰少、邪热侵袭而成。治疗宜内服加味四妙汤，外用鸦毛散擦之。

盱江医学外科学论治

《外科真诠》（清·邹岳 撰）

【卷下】发无定位部/鸦啗疮

鸦啗疮发于皮肤之上，初生如钱窍，后烂似鸦啗，由脏腑虚寒，血气衰少，邪热侵袭而成。宜内服加味四妙汤，外用鸦毛散擦之，自可渐愈。

鸦毛散：鸦毛灰、红绒灰、炒黄丹一钱，珍珠粉五分（水付煮方可成粉），上四六二分，元寸香一分，扫盆粉三分，枯白矾五分，共研末，先用苦茶洗净，干掺。

走皮风

盱江医学外科学论治

《外科百效全书》（明·龚居中 撰）

【卷之五】走皮风

夫走皮风症，面忽烂红而出水，延至胸手俱生红点如豆疹。治宜先以老鼠茨根刮皮炆酒服，以消其红。如面上烂处，只将生地黄汁鹅毛刷上，再内多服防风、荆芥、连翘、蒺藜、黄连、玄参、牛蒡子、金银花、归尾、土芍、白芷、粉草。

黄瘄疮

盱江医学外科学论治

《外科百效全书》（明·龚居中　撰）

【卷之五】黄瘄疮

治宜内服防风、荆芥、蒺藜、连翘、栀子、黄芩、黄连、金银花、苦参、归尾、甘草、鼠粘子，外用槐花煎浓水洗，后用槟榔、硫黄磨橹油搽，或用枯矾、神曲、川椒、硫黄、水银各一钱，为末，香油调搽。

蜗疮

盱江医学外科学论治

《外科百效全书》（明·龚居中　撰）

【卷之五】蜗疮

夫蜗疮之症，生手足间相对，如新茱萸，痒痛折裂，搔则黄汁淋沥，有孔如蜗，久而生虫。

治宜杏仁、乳香各三钱，硫黄、轻粉各一钱半，为末，用麻油三钱，入黄蜡五钱溶化，入前末煎搅成膏，去火毒，瓷器收用。

又方，用燕窠取抱子处土，为末干掺，每先用白芷大腹皮汤洗净，然后敷药。

火炎疮

盱江医学外科学论治

《外科真诠》（清·邹岳　撰）

【卷下】发无定位部/火炎疮

火炎疮遍身发疮，赤烂如火，心神烦躁，宜内服加味消毒散加黄连治之，外擦二黄散。

二黄散：黄连、黄柏三两，赤豆、绿豆一两，寒水石、紫苏、漏芦七钱。共研末，香油调敷。

蜘蛛疮

盱江医学外科学论治

《外科真诠》（清·邹岳 撰）

【卷下】发无定位部/蜘蛛疮

蜘蛛疮生于皮肤间，与水窠疮相似，淡红微痛，五六个成簇，亦能荫开。可用苎麻在疮上揉搓出水，即以苎麻烧灰为末掺之，即愈。或用白布包滚饭熨之亦佳。重者宜用解毒丹擦之。

解毒丹：冰片二分、轻粉五分、白矾二分、灯心灰二分、麻根灰三钱、凤凰衣灰一钱，共研细末掺，先用麻揉破，再掺方效。

蛇窠疮

盱江医学外科学论治

《外科真诠》（清·邹岳 撰）

【卷下】发无定位部/蛇窠疮

蛇窠疮生于身体脐腹之上下左右，本无定处，其形象宛如蛇也。重者烂深，轻者腐泄。多因穿着衣服弃于地上，被蛇哺毒气所致，用蜈蚣油擦之，自可渐愈。

蜈蚣油：蜈蚣十条（切碎晒研），白芷末三钱，甘草末三钱，明雄末三钱。用香油二两，浸一宿擦之。

湖皮疮

盱江医学外科学论治

《外科真诠》（清·邹岳 撰）

【卷下】小儿部/湖皮疮

湖皮疮，初生婴儿有肉无皮，盖因儿在腹中，母食五辛之味，或父母曾患梅疮所致。然伤热而生者，其病轻；受毒而生者，其病重。重者母子必须同服全蝎散，外用白及散敷之，方能收效。若因食热物而生者，唯半体头面无皮，只小儿内服全蝎散，外用白及散敷，或用玉粉散敷之自安。有船户在船生产，金木水火皆全，所缺者土耳，但将无皮婴儿放岸上土地睡卧，得土气其皮自生。

全蝎散：全蝎一两、生黄芪四两、金银花八两、生甘草一两、麦冬四两，共为末，蜜丸，每日母服一两，子服一钱。

白及散：白及一两、明雄三钱，共研末掺。

玉粉散：滑石一两、甘草三钱、冰片二分，研细扑之。

湮尻疮

旴江医学外科学论治

《外科真诠》（清·邹岳 撰）

【卷下】小儿部/湮尻疮

湮尻疮，初生小儿绷缚，手足颐下，颊肢窝腿丫内，湿热之气，蕴积湮烂成疮，此乃乳母顾看不到所致。只用伏龙肝细末干掺，以纸隔之，自愈。

狐惑疮

旴江医学外科学论治

《外科真诠》（清·邹岳 撰）

【卷上】唇部/狐惑疮

狐惑，狐疑不决之状，内热生虫之候也。上唇生疮则虫蚀其肺，名曰惑。下唇生疮则虫蚀其肛，名曰狐。宜用雄黄丸治之。

雄黄丸：雄黄七钱、当归三钱、槟榔五钱、君子十枚、芦荟三钱、芜荑三钱、山楂三钱、乌梅十个。研末洒丸，每服二钱，米饮下。

血痣

旴江医学外科学论治

《外科真诠》（清·邹岳 撰）

【卷下】发无定位部/血痣

血痣由肝经郁火血热而成。初起色红如痣，渐大如豆，触破时流鲜血，用桃花散掺之。血已止，用冰蛳散枯去本痣，次以生肌散收口。血出甚者，宜内服凉血地黄汤治之。

桃花散：白石灰八两、大黄一两五钱，同炒至石灰变红色为度，去大黄，取石灰筛细用。

冰蛳散：冰片一分、大田螺五个（取肉晒干）、矾砒一钱，研末用。

凉血地黄汤：生地三钱、黄连七分、当归钱五分、元参一钱、栀子一钱、炒芩一钱、甘草一钱。

第十五节　癣疮通论

在旴江医家著作中有诸多关于癣疮的记述,有些记录了癣疮的通用治法方药,如《世医得效方》记载的胡粉散(治一切癣)、昨叶荷草散(治一切癣而无问风湿气血);又有些列举了具体癣疮的经验方,因其记录散碎,故未分类整理,如《外科活人定本》记载的风疮药、血风疮方、疥疮癣药、脓血疮方等。

其中值得注意的是《万病回春》提出的"五癣"一说,即湿癣、顽癣、风癣、马癣、牛癣。《医学入门》进一步对五癣进行了阐述,"风癣即干癣,搔之则有白屑;湿癣如虫行,搔之则有汁出;顽癣全然不知痛痒;牛癣如牛颈皮,厚且坚;马癣微痒,白点相连,又曰狗癣"。并具体提出了癣疮的通用治法方药和五癣的外治之法。通用之法,初起有可下者,打脓散化裁;有可汗者,四物汤化裁取汗;经久不敢汗下者,只用防风通圣散化裁等。外治:干癣,用野狼毒、草乌、斑蝥;湿癣,用枯矾、黄连、胡粉、黄丹、水银;牛癣,用旧皮鞋底、轻粉;马疥癣,用马鞭草。《外科百效全书》亦记载了五癣的具体内外治法方药。另外《外科活人定本》记载,疮癣是"受寒热暑湿之气,气脉凝滞"导致的。并根据所发泡的颜色进行诊断辨证,"如黄泡,此乃实热,当泻之;白泡者,虚证,当顺气升麻和气饮之类;紫泡者,肝受风气也"。

旴江医学外科学论治

《世医得效方》(元·危亦林 撰)

【卷第十九·疮肿科】诸疮

胡粉散,治一切癣。神效。胡粉一分、砒霜半分、大草乌一个(生用)、硫黄一分(别研)、蝎梢七枚、雄黄一分(别研)、斑蝥一个、麝香少许。上为末,先以羊蹄根蘸醋擦动,次用药少许擦患处。

乌头丸,治宿患风癣,遍身黑色,肌体麻木,痹痛不常。草乌头一斤,刮洗去皮,令极净,摊干。用清油四两、盐四两,同药入铫内,炒令深黄色,慎出剩油。只留盐并药,再炒令黑色,烟出为度。取一枚劈破,心内如米一点白者恰好,白多再炒。趁热罗为末,醋糊丸如梧桐子大。每服三十丸,空心,温酒下。然草乌性差热,难制,五七日间以乌豆煮粥解毒。

昨叶荷草散,治一切癣,无问风湿气血,与夫相染而生者。昨叶荷草一两

（瓦上日干）、枯矾一钱、雄黄半钱。上为末,以羊蹄菜根先蘸醋揩癣上令痒破,即以药末乘湿涂敷,不过三两次而愈。更服（局方）何首乌散,虚者消风散合和服。

灸法:八月八日日出时,令病患正当东向户长跪,平举两手,持户两边,取肩头小垂际骨解宛宛中灸之,两火俱下,各三壮,若七壮,十日愈。

《万病回春》（明·龚廷贤 撰）

【卷之八】癣疥

五癣者,湿、顽、风、马、牛也。疥癣皆血分热燥,以致风毒克于皮肤。浮浅为疥,深沉者为癣。疥多挟热,癣多挟湿。

防风通圣散,治癣疥去硝、黄,加浮萍、皂角刺。

浮萍散,治诸风、癣疥、癞疮。浮萍、当归、川芎、赤芍药、荆芥、麻黄、甘草各二钱。上锉二剂,葱白二根、豆豉五六十粒,煎至八分,热服出汗。

治干湿癣。雄黄一钱、斑蝥七个、轻粉四分、硫黄三分、蛇床子五分、金毛狗脊五分、寒水石五分、芒硝三分。上为末,香油调搽,湿则干掺。

治癣方,用蒜瓣煮水,洗浴展干,再用生桐油搽掺,炭火上炙,即愈。

治癣疮方,枯白矾四钱、潮脑二钱,为末,用极好醋调起,将癣抓破,搽上即愈。

治癣疮方,雄黄（煅过）六钱、川槿树皮一两、白蔹一两。上为细末,用无根水调,在饭锅上顿,以赤色为度,癣疮不可抓破。忌七八日不可见水,神效。上用小磁器罐一个,用盐泥封,置雄黄在内,用灯盏盖定,用铁线缚紧,周遭以木炭灰泥固完封口,慢火煅过半炷香,黄升盏上取用。

《寿世保元》（明·龚廷贤 撰）

【卷九 外科诸症】癣疮

一风癣、脓疱、疥癞、血风、诸疮肿毒。归尾一钱五分,赤芍、黄芩、黄连、黄柏各一钱,大黄三钱,防风八分,金银花、苦参各二钱,木鳖子（去壳）一个。上锉一剂,水煎,露一宿,五更服。若肠风脏毒下血,去木鳖子,加槐花一钱。

一治一切癣疮瘙痒甚者。胡粉（另研）、雄黄（另研）、硫黄（另研）各一钱五分,大草乌（生用）三钱,斑蝥一钱,砒霜五分,全蝎梢三钱,麝香五分。上为细末,先用羊蹄根蘸醋擦动,次用药少许擦患处。

一治干癣不瘥。天南星、草乌各一个(生用)。上为末,用羊蹄根捣绞汗调涂。

一治遍身顽癣。大枫子四十九个,川槿皮二两,斑蝥(去翅足)五个,川椒、轻粉各一钱,杏仁三钱,海桐皮二钱。上共为末,河水、井水各一碗,浸一夜,蘸汁擦之。

一治癣疮效方,万嵩鹤传。用马蜂窝一个,仰放炭火上,用枯矾末,渐渐填满下面,火炙令焦,为末,蜡脚醋调涂癣上,即愈。

一切疥癣癞疮,及诸疮不能收口者,立见收口。鱼腥草(晒干为末为主),雄黄一钱,木鳖子(去壳)一个,银朱一钱,艾叶不拘多少。上为末,纸卷烧烟熏患处,立效。

一治疥癣、疮板、血风、痛痒,神效,孙方李存吾传。大枫子(去壳)四十九个,蛇床子二钱,木鳖子(去壳)二十个,川椒二钱,枯矾、轻粉、水银各二钱,朝脑一钱。上为末,柏油捣匀,先将椒艾汤洗令净,痒时抓破患处,擦之大效。

一治牛皮癣极痒抓烂。牛脚爪烧灰存性为末,香油调搽,立效。

一治癣疮。用镄针磨极尖快,当痒时于癣疮上各刺百针,血出尽,盐汤洗之,未愈,再刺再洗。

《医学入门》(明·李梴 撰)

【卷五·外科】五癣

疥癣皆血分热燥,以致风毒克于皮肤,浮浅者为疥,深沉者为癣;疥多挟热,癣多挟湿;疥发手足遍身,癣则肌肉瘾疹,或圆或斜,或如苔霉走散。风癣即干癣,搔之则有白屑;湿癣如虫行,搔之则有汁出;顽癣全然不知痛痒;牛癣如牛颈皮,厚且坚;马癣微痒,白点相连,又曰狗癣。

诸风湿虫癣,与疥疮大同。初起有可下者,打脓散去黄连、金银花、穿山甲、芒硝,加赤芍、白芍,水、酒各半煎,临熟入大黄,露一宿,五更服;有可汗者,四物汤加荆芥、麻黄各五钱,浮萍一两,葱、豉煎服取汗。一切癫癣皆效。经久不敢汗下者,只用防风通圣散去硝、黄,加浮萍、皂刺,水煎服。久年不愈,体盛者,兼吞顽癣丸,或古龙虎丹,用何首乌、白芷、苏木等分,入猪油及盐少许,浸酒送下。体虚者,不可妄用风药。气虚者,何首乌散、消风散;血燥者,四圣不老丹,或肾气丸,久服自效;有虫者,俱宜间服蜡矾丸。

外治:干癣,用野狼毒、草乌各二钱半,斑蝥七枚,生为末,津唾调搽。湿癣,用枯矾、黄连各五钱,胡粉、黄丹、水银各二钱,为末,用猪脂油二两夹研,令水银星散尽,瓷罐收贮,搽之。牛癣,用旧皮鞋底,烧存性,入轻粉少许,为末,麻油调敷。马疥癣,用马鞭草(不犯铁器),捣自然汁半盏,饮尽,十日即愈。通用:麻油二两,入巴豆、蓖麻子各十四粒,斑蝥七粒,熬煎三味枯黑去渣,却入白蜡五钱,芦荟末三钱,搅匀,瓷罐收贮,括破涂之;或用川槿皮、浙剪草、木鳖子等分为末,醋调敷。洗药:用紫苏、樟脑、苍耳、浮萍煎汤。

《外科活人定本》(明·龚居中 撰)

【卷之三】疮癣

疮癣,此症今人多有,受寒热暑湿之气,气脉凝滞生焉。或发黄泡小疥,紫泡疥癣,痒痛者有之。如黄泡,此乃实热,当泻之。白泡者,虚证,当顺气升麻和气饮之类。紫泡者,肝受风气也。若于小疥瘁者,虚也。皮下有疥疮者亦风也。如风热之证,皆宜升麻饮中加大黄泻热气可也。又皆以二十四味风疮药加大风子,清油调搽甚妙。洗用寻风藤、苍耳、苦参、荆芥、葱、盐煎汤,洗癣疮、风疮,洗净搽之二二次亦妙。又曰:疥癣疮生于遍身,有虫有风,皮肤燥痒,爬之流血水者风,无血水者虫。有风宜消风败毒散、黄连解毒汤,后服升麻和气饮。有虫者只服升麻和气饮,外搽一扫光。

升麻和气饮:升麻一两,桔梗、干葛各二两,白芷二钱,芍药七钱,干姜五分,苍术、陈皮、半夏、当归、枳壳、大黄、甘草各五钱,灯心十五根,生姜三片煎服。

一扫光:硫黄,陈小麦(炒黄黑色),二味碾极细末,抓破疮出血搽之。有风加枯矾。此药切不可加人言,则流血不愈。虫疮用香油调,血风疮木子油调搽。

加味羌活汤,治肌肤发为瘾疹,憎寒壮热,身痒。羌活、前胡各一两,桔梗、人参、白苓、薄荷、枳壳、蝉蜕、甘草各三钱,川芎、天麻各五钱,姜三片,煎服。

四物汤,治疮痛者。川芎、当归、芍药、黄芩各等分,若人盛血虚痛,更加承气汤,厚朴、芒硝、大黄、枳壳,白水煎服。

止痛药:乳香、没药、绿豆粉,调甘草汤服,疮疼即止。

风疮药:漏芦、雄黄各等分,及白矾,入羊羔肉内,擂烂搽。

血风疮方:香油四两,硫黄一两,血余四钱,皂角一个,鸡子一个,轻粉二分,共煎膏贴之。

疥疮癣药:人参、当归、川芎、白芷、大风子、防风、黄连、桔梗、赤芍、连翘、黄芩、甘草各三钱,水银(滓)、人言、雄硫各四钱,共为末,将芝麻二升研烂入药,做成榄子大丸,用火烧滴油在水上,取油搽。

疮痛不可忍者,用苦寒药可施于资禀厚者,素弱者宜四物汤加黄芩、鼠粘子、连翘,在下加黄柏。若肥人湿热疮痛,宜防风、羌活、荆芥、白芷,盖取其风能流湿故也。

疥疮并马疥疮用马鞭草,不犯铁,捣取原汁一盏饮尽,十日内即愈,神效。

血癜风癣以小麦摊石上,以铁烧红,压出油,搽之立效。

治风癣风疮:樟树叶、木棉子、羯羊屎、鼠粪熏沥油敷上。身上虚痒,四物汤加黄芩,调浮萍末一钱服。又遍身痒,凌霄花末,酒调一钱服。

疥风疮搽药:蛇床子一两,硫黄一两五钱,樟脑三钱,石膏三钱、白矾一两,大风子八个,川椒一两.共为细末,用香油调搽。

风湿水疮痒:硫黄九分,枯矾七分,朴硝三分,人言一分.共为细末,用猪油调搽。

手痢疮方:皂角、枯矾、轻粉、黄柏、黄连.共为末,敷上。

治寒温等疮膏药方:飞丹四钱,黄连五钱,苍术五钱,松香五钱,儿茶一钱,轻粉五分,上为极细末,用生葱头十根捣烂,加吞油调如膏,用梓树叶摊,以隔叶贴,一二日再换。如痛者加乳香、没药各五分,先用桑叶、葱头煎汤,候温洗净贴。

治疥癣风癫湿热痒疮:蛇床子五钱,杏仁二十个,枯矾、樟脑各五钱,银朱一钱,大风子十四个,川椒、轻粉、水银各三钱,硫黄二钱半。上为细末,用乌桕油三两,研匀为丸,弹子大,磁器收,每用少许呵化,遍搽之即愈。

治癣妙方:川槿皮三钱,蚯蚓泥(干)。一钱七分,滑石、白薇各三钱,鹰粪七分,青娘子、红娘子各四个,斑螯(去翅、头、足)十个。上为末,井华水调,厚敷患处,多年者五次,新近者三次除根。

治风癣脓瘘疥疮煎方,一应诸疮毒,皆宜用此方。当归身尾一钱半,赤芍药一钱,黄芩一钱,黄连一钱,防风八分,木鳖子一个(去壳),金银花、苦参各一钱二分,黄柏一钱,大黄三钱七分。上用水一钟,酒一钟,煎至一钟,后下大黄煎三四沸,取起露一宿,五更服。若肠风脏毒下血,去木鳖子,加槐花一钱,验。

治脓瘘疥疮神效,先服前煎药,再用此方搽。大风子(去壳)四十九个,蛇床子(另研、净末)、杏仁(不去皮尖)四十九个,川椒、枯矾各二钱,柏油烛三两,轻粉(水银代亦可)、樟脑各三钱,蛇蜕(火烧存性)三分,蜂窝(火烧存性)三分。上将诸药研细,以柏油烛化开,和匀,调涂三五日即愈。

必效散,治风湿癣疮,并年久顽癣。川槿皮四两,斑蝥一钱,半夏五钱,槟榔五钱,雄黄三钱,木鳖子(去壳)五钱,白砒一钱。上俱切成片,另将雄、砒研细,共合一处,用井水一碗,河水一碗,浸晒三日,露三夜,将药水用鹅翎扫疥上,百发百中。

一方,治遍身生疮,脓血骨肿,极痛且痒。干葛、赤芍、升麻各一两,粉草五钱,加天麻、蝉蜕为散,与人参败毒散合,和生姜、薄荷、生黄、麦冬煎,不拘时服,大效。

一方,治恶疮。用苦楝树根皮烧灰,以猪油调涂。

专治脓血疮方:催干一钱(水飞),乳香一钱(煅),没药八分(煅),儿茶五分,杭粉一钱,用黄蜡、松香、麻油同煎,清后,将药搅入,搽疮上。

又断根浸酒方:苦参二两,黄连四两,防风、荆芥各五钱,用头酒四五壶浸,空心服,以醉为度,又搽药即断根。

治男妇瘰疬风:蚌粉一钱,牙皂七个。半夏七个,三味同烧灰,逼酒吃,神效立见。

治拍蟹毒,乃人大指、次指膈界处忽生肿毒,痛不可忍,若不早治,必烂人手,用鲜蟹研烂,涂患处立消。

治脚指缝烂疮,用鲜鹅掌黄皮,阴干,烧灰存性,为末,干掺极效。

治远年烂脚:老松树嫩皮、烂牛皮、抱郧壳、黄竹箬、蛇蜕各烧灰,独脚、乌桕根、蛇床子、枯白矾、硫黄。各为极细末,木油调搽。

脚生血红疮及松皮烂,苦参黄柏皮黄连,防风大黄蛇床全,大风黄芩片白芷,羌独同为血竭研。共为细末,真麻油调好,油纸做嗝纸膏。

松皮烂,槟苏散加石南藤、川乌、苍术、防风、羌活、左缠藤、独活、甘草、生姜,煎服。

又搽方,用香油调松香末搽,先以盐花椒、细辛、防风、蕲艾煎水洗,后搽。

松皮烂,先将荆芥穗煎汤洗,后用石膏、黄丹、信石三味为末,麻油调搽。

烂脚成黄癫疮方:明矾枯、芙蓉叶、五倍子、薄黄柏(炒褐色)、花椒(炒)。共为细末,用麻油与猪胆同调搽即好。

黄芪汤,治一切疮肿疼痛不止。金银花、黄芪、当归、芍药、陈皮、凤儿草、甘草、大黄、紫花地丁。上哎咀,姜三片,煎服。

紫金散,治诸般恶疮,追毒,去死肉。白矾、黄丹二钱,硼砂三钱。上为末,于铫子炒令烟尽,贴患处。

香粉散,专治毒疮气在肠,呕吐恶心不止。乳香五分,绿豆粉五分,二味等分为细末,以百沸汤待温调,一服愈。

清肝和气散,治妇人女子血气赤肿,疮疖之疾。孕妇不可服。苏叶、枳壳、桔梗、甘草、赤芍、防风、当归、川芎、白芷、羌活、厚朴、茯苓、陈皮、半夏、生地黄、柴胡。上姜三片,枣一枚水煎,不拘时服。

《外科百效全书》(明·龚居中 撰)

【卷之二】脑颈部/面疮

男妇小儿面上生无名风毒,治宜用防风、荆芥、连翘、皂刺、僵蚕、红花、苦参、蝉蜕,水煎,食后服。但先一贴倍用升麻,外用韭菜地内蚯蚓屎、壁上土蜂窠共为末,香油调搽。

面上细疮,常出黄水,用桃花阴干为末,熟水调服。外用杏花煎汤洗之,或官粉(煅)、乳香等分,猪胆调搽。

面上生五色疮,宜用盐汤绵浸搭疮上,日五六易之。

人面卒得赤黑丹,如疥状,不急治,至遍身有即死。宜急用鹿角烧灰,猪油和涂上,头面生孔出脓臭烂,名游面风。治用陈砂糖调酒服,每日三次。

谷嘴疮,用芙蓉花或叶炆水抹洗。

面皮里痛,用何首乌末,姜汁调敷,以帛盖,炙热鞋底熨之。

面上𪒳𪒴,用白附子为末,临卧先以水洗面,后以白蜜调末,涂纸上贴之,渐次自落。

面上雀卵色,用羚羊胆一枚,酒一碗,煮三沸,涂拭之,日行三度。

无故瓜破面皮,速将生姜汁调轻粉末搽面上患处,立时无痕迹。

栗房风,面上浮肿发泡者,可用大头肿内开关散,次用咽喉内紫证散、地黄散。极烂者用药,如泡大者可针泡,如泡小者只用药洗,但针要自下针上,以使流出脓血。

搭颊风,两颊一边浮肿者名单搭颊,两边赤肿者名双搭颊。可针,服咽喉内地黄散、紫证散。但各要看牙眶肿不肿,如牙眶不肿不是搭颊,不针亦可,只服前药。

洗面药:皂角三斤,升麻八两,楮实五两,绿豆、白及、白芷、花粉各一两,甘松、山奈、砂仁、白丁香各五钱,共为末,糯米饭搞丸,如弹子大,量用洗面,去垢润肌,治生点黯,又或生小疮或生痱痤、粉刺、皮肤燥痒。

【卷之五】五癣

五癣之症,乃血分热燥,以致风毒克于皮肤,发则肌肉瘾疹,或圆或开,或如苔梅走散。风癣即干癣,搔之则有白屑;湿癣如虫行,搔之则有汁出;顽癣全然不知痛痒;牛癣如牛颈皮,厚且坚;马癣微痒,白点相连。治宜通用前方括内防风通圣散,去硝黄加浮萍、皂刺,水煎服。久年不愈,体盛者兼吞顽癣丸,体虚者不可妄用风药,有虫者间服前方括内蜡矾丸,白癜癣并梅癣宜立应汤。

顽癣丸:浮萍、苍术、苍耳各一两,苦参一两半,茯苓五钱,香附一钱半,酒糊为丸,白汤送下。

立应汤:蔓荆、防风、荆芥、苦参、苍耳、黄荆子、牛蒡子、胡麻仁、甘枸杞、余良石、白芷梢、苍术、连翘、羌活、独活、土茯苓二两,同煎半,空心服。

外治干癣,用生姜一两切片,内夹盐及盐梅,火纸包定,烧灰为末,再入人言末一钱擦,甚效。古方用狼毒、草乌各二钱半,斑蝥七枚(生),为末,津唾调搭。

湿癣,用枯矾、黄连各五钱,胡粉、黄丹、水银各二钱,为末,用猪脂油二两夹研,令水银星散尽,瓷罐收贮,搭之。或用必效散。川槿皮四两,斑蝥一钱,半夏、槟榔、木鳖(去壳)各五钱,雄黄三钱,白矾一钱。上俱切成片,另将雄砒研细共合一处,以井水一碗,河水一碗,浸晒三日,露三夜,将药水用鹅翎扫癣上,百发百中。

牛癣,用牙硝、胆矾、自然铜、儿茶、银花、乳香、没药、铜青为末,生桐油调搭。或用乌梅剥破蘸蜂蜜,复蘸轻粉擦之。古方用旧皮鞋底烧存性,入轻粉少许为末,麻油调敷。

马癣并疙头,用羊舌头根,将竹杆它起捣烂,加明矾一钱,又捣以好醋调匀,将夏布兜搭。或用湿癣内必效散亦妙。

绵花癣,用桐油、陀僧末搭,用水龙骨烧烟熏,更以樟叶煎汤洗之。

如女子两股间湿癣,长四五寸,发时极痒,痒定极痛。乃以利针当痒时于癣上刺百余下,其血出尽,盐汤洗之,如此三四次方除。盖湿淫于内,其血不可不砭,后服浮萍散出汗。

浮萍散,治诸风疥癣癞疮。浮萍四两,当归、川芎、赤芍、荆芥穗、麻黄、甘草各二钱。上锉二剂,葱白二根,豆豉五六十个,煎至八分。热服出汗。

小儿诸疮癣,宜用蛇床、藜芦、剪草、芫荑仁、龙牙草、陈茱萸各等分,为末,先用甜藤蕉叶煎水洗,后用黄鳅煎南油搭。

【卷之五】诸疮

诸毒疮痛不可忍,宜用白芷、当归、乳香、没药、穿山甲、金银花各等分为末,每服一钱,姜汤送下。

遍身作痒,抓即出水,作烂如癣,先宜用苍术、花椒各五钱,雄黄一钱,共为末,捶烂艾叶卷筒熏,熏后内服防风、蒺藜、归尾、干葛、苦参、胡麻仁、何首乌、甘草四五贴。

毒疮水不干者,用黄丹、轻粉、陀僧等分搽,或用猪胆调搽。痘后遍身生疮,内宜用黄连、栀子、大黄、猪油四两,炆酒服,外治随症。

凡人皮燥,遍身生疮甚者,乃血虚也。宜用当归半斤,猪油半斤,生酒十余斤,封固火煨一二时,候油溶化退火气,每日随量饮之。

附:皮肤病医案

赤白游风

一女人遍身赤晕如霞,作痒发热,延余诊治。用小柴胡汤加生地、连翘、丹皮,服之而愈。(《外科真诠》引吴锦堂先生医案)

枯筋箭

一人颈侧常生小疣子,屡散屡发。又臀上生一块如豆大,触碎则如断束缕,扯之则长,纵之则缩,后两髀发白点,求治。余曰:部属肝胆,乃肝火血燥之候也。须滋补肾水以养肝胆,则诸症自愈。乃用六味地黄丸,服之二年,白点自退,疣亦不生矣。(《外科真诠》引吴锦堂先生医案)

一妇人左手背并次指患五六枚如熟椹,心烦晡热,月经欠期,求治。余曰:此肝脾血虚,而有热也,当调补二经,使阴血生而诸症自愈。不信,乃用艾灸手,即肿胀发热,手指皆挛,两胁项及胸乳间皆患疣子,经行无期,复求治。余用加味逍遥散,少加炒黑黄连,服数剂各症渐愈。更佐以归脾汤百余剂,经行如期,再用地黄丸三料而痊。(《外科真诠》引吴锦堂先生医案)

破伤风

一人斗殴,眉棱被打破伤风,头面肿大发热。以九味羌活汤热服取汗,外用杏仁捣烂,入白面少许,新汲水调敷疮上,肿消热退而已。(《万病回春》)

第九章
盱江医学外科学
外生殖器疾病及
性病论治

本章包括男女前阴的疮疡、肿痛等疾病以及以梅毒为代表的性病。梅毒,中医称为广疮、霉疮、杨梅疮等,其临床表现复杂,可侵犯全身各器官,主要通过性交传染,可通过胎盘传染下一代。西医发现其为苍白螺旋体引起的慢性性传播疾病。根据梅毒损害的特点可将其分为:疳疮(硬下疳)、横痃、杨梅疮、杨梅结毒、小儿遗毒等。另有生于阴部大腿根缝处(腹股沟)的结肿疮毒,其未破溃之时叫便毒,既溃之后称鱼口。与西医性病性淋巴肉芽肿相合。

第一节　前阴疮肿

前阴疮肿是包含男性阴茎阴囊、女性阴户等部位发生的疮疡肿毒,内容较为繁杂。旴江诸家对此类病证记载了较多的经验方,如《世医得效方》记载,治疗阴茎疮、阴囊上疮和阴头生疮的经验方。对于女性阴疮,《医学六要》记载,该病是由七情郁火,伤损肝脾,湿热下注所致,局部可表现为阴中舒出如蛇,或有翻突出如饼,或有如鸡冠花,有生虫、肿痛、湿痒、溃烂、出水、胀闷、脱坠等症状,可据症选用四物汤、归脾汤、龙胆泻肝汤、加味逍遥散、补中益气汤等化裁。《医学入门》《外科百效全书》等对此亦与之相同认识,且论述更为详细,治法方药更为丰富,并增加了外治疗法。《外科真诠》还记载了一名为阴虱疮(八脚虫)的病证,其生于前阴毛际,瘙痒难忍,抓破色红,中含紫黑,由肝肾气浊生热,兼淫欲不洁所致。对于男性阴疮肿毒,《医学入门》提出茎中痒、出白津的病证,多因脾土软弱,不能滋生金水,以致肝经血虚火燥,宜用补中益气汤、清心莲子饮等方药治疗。《外科百效全书》记载,阴头玉茎肿痛生疮,是督任冲三脉之属,督脉属阳,任脉属阴,冲脉属厥阴,盖阳脉主气,阴脉主血,由气血大热,有毒有风所致。

旴江医学外科学论治

《世医得效方》(元·危亦林 撰)

【卷第十九 疮肿科】诸疮

阴茎疮,豆粉(一分)、蚯蚓(二分),上用水研涂上,干又敷之。

阴囊上疮,甘草煎汤温洗,却用腊茶末就敷贴。

阴头生疮,上用溪螺壳,溪港中螺,旧者为妙。坩锅中煅过为末,先以盐水洗五七次,后以此药敷之。

《医学六要》（明·张三锡 撰）

【治法汇 六卷】阴疮门

三锡曰：妇人阴疮，乃七情郁火，伤损肝脾，湿热下注。其外症有阴中舒出如蛇，俗呼阴挺。有翻突出如饼，俗呼阴菌。亦有如鸡冠花。有生虫、肿痛、湿痒、溃烂、出水、胀闷、脱坠者。其内症，口干内热，体倦，经候不调，饮食无味，晡热发热，胸膈不利，胁胀，小腹痛瘕，赤白带下，小水淋涩。治法，肿痛，宜四物加柴胡、山栀、胆草、丹皮。湿痒者，宜归脾加山栀、丹皮、柴胡。淋沥者，宜龙胆泻肝汤加白术、丹皮。溃烂者，加味逍遥散。肿坠，宜补中益气加山栀、丹皮。

一妇人，阴中突出如菌，四围肿痛，小便频数，内热晡热，似痒似痛，小腹重坠，此肝脾郁结之症。盖肝家湿热，作肿作痛；脾虚下陷，则重坠。先以补中益气汤加山栀、茯苓、川芎调理，外以生猪脂和藜芦末涂之，遂收。

一妇，阴中挺出一条五寸许，闷痛重坠，水出淋漓，小便涩滞。夕与龙胆泻肝汤分利湿热，朝与补中益气汤升补脾气，诸症渐愈。再与归脾加山栀、茯苓、川芎、黄柏，间服调理而愈。有虫亦用此法。有脓水肿痛，用补中益气倍升、柴，加茯苓、炒栀子自效。多郁闷人，肝火内郁，有此，宜解郁清肝，越鞠对小柴胡主之。

《医学入门》（明·李梴 撰）

【卷五 外科】阴疮

茎中痒，出白津，多因脾土软弱，不能滋生金水，以致肝经血虚火燥，宜补中益气汤，与清心莲子饮间服。盖脾胃为肝肾之源，心实主之。外治：湿阴疮，柏蛤散、铜绿散；妒精疮，津调散、芦脑散；阴蚀疮，凤衣散；下疳疮，旱螺散；玉茎破裂肿痛者，鹅管散；烂臭成痛者，截疳散，或用洗药；肾茎上生疮，久不合口者，用经布烧灰，蜜调涂上即愈。有阴毛间生虫作痒者，捣桃仁泥涂之。

【卷五 外科】妇人阴疮

阴户生疮，乃七情郁火，伤损肝脾，湿热下注。阴中挺出一条，尺许如蛇，痛坠出水，溺涩者，朝服补中益气汤，晚服龙胆泻肝汤。外涂藜芦膏而收。阴中突出如菌、如鸡冠，四围肿痛者，乃肝郁脾虚下陷，先以补中益气汤加山栀、茯苓、车前子、青皮以清肝火，兼升脾气渐愈。更以归脾汤加山栀、茯苓、川芎调理。外涂藜芦膏。阴户突，因劳力者，血虚，四物汤加龙骨；气虚，补中益气汤。阴中生䘌虫如小蛆者,乃湿热甚而心气又郁,气血凝滞而生,宜藿香养胃汤、补心汤、古硫鲤丸。外用生艾汁调雄黄末,烧烟熏之,更用雄黄锐散纳阴中。阴中生细虫,痒不可忍,食入脏腑即死,令人发寒热,与痨证相似。先以蛇床子煎汤,洗净拭干,后用梓树皮焙干为末,入枯矾四分之一,麝香少许,敷之立效。阴户两旁肿痛,手足不能舒伸者,用四物汤入乳香末,同捣成饼,安阴中立效。阴肿痛极,便秘欲死者,枳橘熨;但肿痛者,四物汤加柴胡、山栀、牡丹皮、龙胆草。如时常阴痛者,四物汤加藁本、防风。阴户肿痛不闭者,逍遥散、十全大补汤;肿消不闭者,补中益气汤,肿坠者加山栀、牡丹皮。湿痒出水又痛者,忧思过也,归脾汤加柴胡、山栀、牡丹、芍药、生甘草。溃烂者,逍遥散。

阴户肿痛不闭,寒热溺涩,体倦少食者,补中益气汤加升麻、柴胡至一钱,量入茯苓、山栀。阴户不闭,小便淋沥,腹中一物攻动。胀痛者,逍遥散加柴胡、山栀、车前子。

交接出血,乃房室有伤肝脾,虚不藏血,补中益气汤;外用热艾帛裹,入阴中,或用乱发、青皮烧灰敷之。若出血过多,见杂证者,调补肝脾自愈。

《外科活人定本》(明·龚居中 撰)

【卷之三】疮癣

治妇人阴内生疮:麝香一钱,杏仁五钱、去皮,二味为细末,用手指大袋二个装药在内,以酒浸,用火上熏热入阴内,睡取汗,二次即愈。

治妇人阴疮:五倍子、苦参、明矾、花椒、葱白、蛇床子各等分,煎水洗净后,又要用大雄鸡一只杀死,旋取出热鸡肝一具,分作二片,乘热生用,纳入阴户中,一时其虫都钉在鸡肝上矣。

治妇人阴疮:雄黄二钱,白矾枯一钱,上为末,调酒服。

一方,治阴中肿痛,用葱白捣烂,入麝香少许,敷之立消。

一方,治妇人阴痛坚硬,用小枸橘切碎炒热,以绢袋盛熨,冷即易之。

治紫裆风,是男子阳物红紫,痒不可当,用山枇杷柴叶及观音茶叶(即藤茶)二味擂酒吃,其渣用火上略烘,热敷裆上,冷了又烘,热敷上,不过二三服即愈。

《外科百效全书》(明·龚居中 撰)

【卷之三】臀腿部/阴疮

凡阴头玉茎肿痛生疮,乃督任冲三脉之属,督脉属阳,任脉属阴,冲脉属厥阴:盖阳脉主气,阴脉主血,皆由气血大热,有毒有风,故生此疾也。玉茎红肿,痛烂流脓,出汗日夜不干,甘草水频洗,后用羊角烧灰存性为末,每老酒调服三钱。

玉茎挺长,肿硬皮塌,磨股难行,两胁走气逆,以柴胡、人参、黄芩、黄连、黄柏煎服,其肿渐收。茎中有块未消,以青皮为君,少佐风药末服之,外以丝瓜子、五倍子末敷之。

阴头出脓,茎下捻之痛,用柴胡、赤苓、升麻、猪苓、泽泻、木通、车前、远志、山栀、瞿麦、牛膝、生姜、灯心,酒煎空心服。

玉茎肿痛出脓,日难行步,夜卧掣痛,先服囊痛内八正散,如故后服导水丸加桃仁、芒硝,三五次肿消,痛减而安。

玉茎肿烂流水,先将芭蕉兜艾叶、白矾、川椒煎水,先熏后洗,再用海螵蛸二钱,轻粉二分,枯矾一分,冰片二厘,共为末搽。

如因热毒,阴头结涩,或粗衣磨破,用新竹节上霜刮下,一搽即愈。或白螺蛳一个,灌杭粉入内火逼,再入片三厘,为末搽之,如神。

如由肾虚,风湿相搏,邪气成之,瘙痒成疮,浸淫汁出,状如疥癣,名湿阴疮。宜黄柏、磁锋刮下末,同蛤粉等分掺之。

如阴毛间生虫作痒者,捣桃仁泥涂之。

茎中痒,出白津,多因脾土软弱,不能滋生金水,以致肝经血虚火炽也,宜用鬟疽内补中益气汤,与清心莲子饮间服。

清心莲子饮:黄芩、车前、茯苓、麦门冬、地骨皮、黄芪、甘草。

玉茎痛不可忍,用石乳香一钱,葱汁调搽。

蜡烛发,是症肿烂如蜡烛泻形,初起若肿烂不消,宜用地茄根炆水熏洗,或用松叶、樟叶、乌药叶、枫叶、桐叶,俱取表,煎水熏洗。外用毯子片烧灰,片脑、儿茶,共为末搽。或磨镜布烧灰搽患处,内服黄连解毒汤。

应圆制治蜡烛发,烂去一边极甚者,内用僵蚕五钱,蒺藜四钱五分,蝉蜕二十个,牙皂二十,金银花半斤,杏仁四钱半,土茯苓二斤,肥皂子仁二十个,精猪肉一斤,俱分作四大贴煎服,肉与皂子仁皆要吃下肚。外用上好徽墨磨水,久浸渐消,盐茶洗,再用乳香、没药俱制、儿茶、血竭、轻粉、海螵蛸、白芷各一钱,冰片一分,海巴子一个,为末搽。如水不干者,用海螵蛸指甲抉落成粉,米泔浸一宿,火焙干,每一钱入轻粉一分,为极细末搽之。

又方,不问年深日久,出汗流脓,日夜疼痛不止,或病去一边,或病去一截,服之神效。俱用蜒蚰一条,丢入热酒内,自然成水服之。一日一次,不过三服即干水,止痛住脓矣,甚妙。

【卷之三】臀腿部/妇阴疮

妇人阴中生疾,多因七情郁火伤损,肝脾湿热下注也。

如阴突挺出一条,尺许如蛇,痛坠出水溺涩者,朝服鬓疽内补中益气汤,晚服龙胆泻肝汤,外涂藜芦膏。

如阴中突出,如菌如鸡冠,四围肿痛者,乃肝郁脾虚下陷,先以补中益气汤加山栀、茯苓、车前、青皮,以清肝火,兼升脾气渐愈,更以瘿瘤内归脾汤加山栀、茯苓、川芎调理,外亦涂藜芦膏。

阴中生细虫,痒不可忍,食入脏腑即死,令人发热,热与痨症相似。先以蛇床子煎汤洗,后用梓树皮焙干为末,入枯矾四分之一,麝香少许敷之。

又方,治阴痒,捣烂桃叶纳入或鸡肝煮熟,乘热入阴中。或用大黄(微炒)、黄芩、黄芪(炙)各一两,赤芍、玄参、丹参、小茴茴、蛇床子各五钱,为末,空心温酒调二钱服。

阴内或痒或痛,用文蛤、皮硝煎水熏洗,内服囊痈内八正散,次用当归、川芎、芍药、地黄、荆芥、蒺藜煎服。

阴门湿痒,先用茄花根、夏枯草煎水熏洗,次日用鸡子一双,炙半熟,覆在阴门上,过一夜取出虫物,复用茄花煎水洗,效。

阴部湿淹疮,用文蛤粉五钱,白矾、铜青各一钱,轻粉一字,乳香五钱,为末擦。

阴内肿痛,二便时皆痛,大便有血,以芙蓉叶坛煮,置桶内坐熏,内服猪苓、泽泻、白术、茯苓、黄连、黄柏、黄芩、防风、金银花、木通之类。

阴内肿痛,小便欲去不去,或痒相兼,用茄苓汤加木通、车前、牛膝、栀子,七八贴煎服。

阴肿如石硬,痛不可忍,二便不利欲死者,用枳实、陈皮各四两,炒令香热,以绢袋盛之,遍身从上至下及阴肿处频频熨之,冷则又换,直至喉中觉枳实气,则痛止肿消便矣。

如时常阴痛者,用四物汤加藁本、防风。

蚌壳风,用防风、归尾、全蝎、蒺藜倍下、蝉蜕、僵蚕、苍术、黄连、甘草服五六贴,每二贴煎洗。

茄病,内用酸车前二两、白马骨一两、茄根、茄花各一钱,猪精肉四两,同炆服。外用地茹根、木通、瞿麦罐炆置桶中,插一孔,坐熏待温,洗三四次。

妇人阴痔,用草乌七个烧存性,瓦罐盛,入米醋煎热,将搭纸上开一孔,坐熏.神效。

妇人阴冷,用吴萸入牛胆内,令满阴干。每取二十粒研为末,绵裹纳阴中即热。

如阴臊臭甚,用柴胡、归尾、泽泻、木通、胆草、生黄、车前水煎服,每食压之。

阴内生疮,或出蛆虫,用黄芩、川芎、当归、黄连、大黄、川椒、细辛煎水熏洗。

妇人交接出血,乃房室有伤,肝脾虚不藏血,宜鬓疽内补中益气煎服,外用热艾帛裹入阴中,或用乱发、青皮烧灰敷之。若出血过多见杂症者,调补肝脾自愈。

《外科真诠》(清·邹岳 撰)

【卷上】下部/阴虱疮

阴虱疮一名八脚虫,生于前阴毛际,瘙痒难忍,抓破色红,中含紫黑,由肝肾气浊生热,兼淫欲不洁所致。先用菖蒲、白果煎水洗之,徐用油调水银抹之。甚者外用银朱纸烧烟熏之。内服六味地黄汤加芦荟一钱,断无不愈。

【卷上】下部/湿阴疮

湿阴疮,阴囊瘙痒成疮,浸淫汗出,状如疥癣,由肾经虚弱,风湿相搏而成。宜内服全虫散三服。外用益志壳一两,煎水冲洗自愈。

全虫散:全虫(酒洗,焙)、元胡、杜仲(砂)各三钱,共研细末,空心用温酒调下三钱。

第二节　阴蚀疮(妒精疮)

阴蚀疮是女子阴户所得疮疡,《万氏秘传外科心法》记载此病"一痒则酸麻彻骨,一痛则痛苦酸心",盱江医家认为本病病因是产后护理不当,以致风寒内逼;或月经调治失宜,遂延湿热中生;或产日未满而交合;或月经未住而行房;或惹男子疳毒,内生热症。治疗采用内外结合的方法,内服清热流气饮、川楝祛毒汤,外用鸡肝散插之,草麻汤洗之,艾烟熏之。妒精疮多指男子因交合不慎引起的阴茎疮肿性疾病,《世医得效方》记载了津调散等经验方。而《医学入门》记载的阴蚀疮亦是指男子阴茎疮肿,是"因妇人子宫有败精带浊,或月水未净,与之交合房室,后又未洗浴,男子肾虚,邪秽滞气,遂令阴茎连睾丸肿痛,小便如淋",并提出若经久溃烂,侵蚀肌肉,血出不止,会发展成下疳疮或杨梅疮。

旴江医学外科学论治

《世医得效方》(元·危亦林 撰)

【卷第十九 疮肿科】诸疮/妒精疮

妒精疮,上用大田螺两个,和壳煅过,存性为末,入轻粉,搽所患处。即可安。又方,治年少阳道兴起,当泄不泄,不泄强泄,胀断嫩皮,初如针眼大。畏疼不敢洗刮,日久攻入皮肉,连茎溃烂一二寸许。用荆芥、黄柏皮、马鞭草、甘草、生葱,煎汤洗去脓靥,以诃子烧灰,入麝香少许,干掺患处。仍断房事数月,临睡吃冷水两三口,勿令阳道兴起,胀断疮靥。靥坚后即安矣。

津调散,治妒精疮,脓汁淋漓臭烂。黄连、款冬花各等分,上为末,以地骨皮、蛇床子煎汤,用软帛浥干,津调药涂之。最忌不得用生汤洗,诸疮皆然。

《万氏秘传外科心法》(明·万全 撰)

【卷之十二】妇人四症/阴蚀

阴蚀生于阴户之内,人门之中。一痒则酸麻彻骨,一痛则痛苦酸心。皆由产后保护不慎,以致风寒内逼;或月经调治失宜,遂延湿热中生;或产日未满而交合;或月经未住而行房;或惹男子疳毒,内生热症,种种不一。宜清热流气饮、川楝祛毒汤服之,鸡肝散插之,草麻汤洗之,艾烟熏之,外此而不知求医,则子宫散而阴户亦脱,逐致不起者多矣。

十八味清热流气饮:紫苏、牛膝、木通、猪苓、黄柏、知母、车前子、二花、牛子、连翘、赤芍、羌活、蛇床子、甘草、当归、木鳖、红花、生地,灯草引,空心服。

十七味川楝祛毒汤:川楝子、车前子、蛇床子、栝蒌子、白芷、木通、大腹皮、地骨皮、五加皮、紫苏、黄柏、当归、羌活、连翘、麦冬、红花、葵花。空心服。

九味鸡肝散:臭芜荑、蛇床子、硫黄、朝脑、花椒、枯矾、雄黄、螵蛸、黄连。共为末,取新鸡肝搭上药末,乘痒时插入阴户之中,亦可愈。

十味草麻汤:蓖麻子、柏叶、槐叶、柳叶、桃叶、白芨、白芷、升麻、防风、麝香。煎水入盆中薰洗,不然晒干为末,燃着入秽桶内,令坐其上,勿通气燃薰,一七个时辰方住。

《医学入门》(明·李梴 撰)

【卷五 外科】阴疮

阴蚀疮,因妇人子宫有败精带浊,或月水未净,与之交合房室,后又未洗浴,男子肾虚,邪秽滞气,遂令阴茎连睾丸肿痛,小便如淋。经久溃烂,侵蚀肌肉,血出不止,以成下疳疮。久不愈,必成杨梅疮,宜服仙遗粮汤预防之。

身体烦热,壮热恶寒,宜急治之。阴血虚而有热者,小柴胡汤加参、术、芎、归;肿痛发热者,四物汤加柴胡、山栀;湿热肿痛,茎裂寒热者,小柴胡汤加龙胆草、黄连、青皮;热胜二便秘者,八正散。湿热甚则肿痛溺涩;及茎缩纵痒痛,或出白津者,龙胆泻肝汤。如气虚者,补中益气汤加龙胆草、山栀;烦渴不止者,竹叶黄芪汤。肿溃后,气血虚而有火者,八物汤加柴胡、山栀;无火大便软者,托里散、内托十宣散。大要,此证肝经阴虚为本,肿痛寒热为标,宜常服肾气丸,若专治肝则误矣。

附:阴蚀疮医案

一妇人,阴中突出如菌,四围肿痛,小便频数,内热晡热,似痒似痛,小腹重坠,此肝脾郁结之症。盖肝家湿热,作肿作痛;脾虚下陷,则重坠。先以补中益气汤加山栀、茯苓、川芎调理,外以生猪脂和藜芦末涂之,遂收。(《医学六要》六卷 阴疮门)

一妇,阴中挺出一条五寸许,闷痛重坠,水出淋漓,小便涩滞。夕与龙胆泻肝汤分利湿热,朝与补中益气汤升补脾气,诸症渐愈。再与归脾加山栀、茯苓、川芎、黄柏,间服调理而愈。有虫亦用此法。有脓水肿痛,用补中益气倍升、柴,加茯苓、炒栀子自效。(《医学六要》六卷 阴疮门)

第三节　下疳

下疳生于阴头之上,多由不洁性行为而得。《万氏秘传外科心法》认为此病为湿热相侵所致;《万病回春》认为此病是厥阴肝经主病,记载了专治下疳疮的消疳败毒散,并收集了珍珠散等外治方药,《寿世保元》则收集了更多治疗下疳及类似病的经验方;《外科活人定本》又称此病为便发,与人身任脉有关,"由饮酒贪色过多,湿热下流下焦,或行房沾惹,或妇人有阴毒而致者,或与行经交合而致者",治法为:初起之时,用紫花射干、生姜等内服,得利小便即效;若肿痛,宜木香流气饮、槟榔追毒饮治之。《外科百效全书》记载了前人的有效方药,并介绍了女性用熏蒸法治疗该病的详细过程,即"若女人,先用五倍子一两,将小罐煨至极烂,置桶内,令妇人以阴门端坐于罐口上,熏至水冷为度。又将此药水倾出,煨热洗之,抹干撩前药"。

盱江医学外科学论治

《万氏秘传外科心法》(明·万全 撰)

【卷之十一】面图形六症/下疳疮

下疳疮生于阴头之上,乃湿热相侵而然也。有贪色而生,有淫妇占精而生,与秽妇行房而生。初若无事,既溃,痛不可忍,用花椒、陈茶、艾叶、桃、柳、槐叶,共煎水洗之,外用儿茶、黄柏、雄黄、螵蛸、轻粉、蛤粉、枯矾,共为末搭之。

又十三味方:黄连、木通、猪苓、赤芍、槟榔、白术、车前、甘草、忍冬、川芎、紫苏、厚朴、连翘。空心服。忌房事一月。

《万病回春》(明·龚廷贤 撰)

【卷之八】下疳

下疳者,阴头肿痛而生疮也。乃厥阴肝经主病。宜消疳败毒散,专治下疳疮。防风、独活各六分,连翘、荆芥、黄连、苍术、知母各七分,黄柏、赤芍、赤茯苓、木通、龙胆草各九分,柴胡一钱半,甘草梢三分。上锉一剂,灯草二十四根,水煎,空心热服。如有便毒,量人虚实,加大黄一二钱。

凉血解毒丸,先服升麻葛根汤发其毒,毒出后,服此丸即愈。不必服轻粉之类。苦参八两,黄连四两,连翘三两,牛蒡子、生地黄、白芷各二两,防风、石膏各一两,大黄二两半。上为末,荆芥汤打糊为丸,如梧桐子大。每服百丸,空心温水送下。

下疳外治之药:

珍珠散,治下疳疮如神。枯白矾、雄黄、珍珠、黄柏、官粉(煅过)各等分。上为末,以米泔水洗疮,令净后掺药。

治疳疮,蜗牛(焙干)一钱,枯白矾一钱。上为细末,湿则干掺,干则以香油调,敷上即愈。

治下疳，并玉茎蚀了也长出来如初，止少元首，就是舌头被人咬去，抹上药也长全有效。黑铅五钱化开，即投汞二钱五分（研不见星），入寒水石三钱五分、真轻粉二钱五分、好硼砂一钱。共为极细末听用。如遇此患，用葱、艾、花椒熬水洗患处。若怕洗，将汤入瓶内，将龟头向瓶口熏之，止了痛再洗，拭干，掺上此药。若治舌咬去，先以乳香、没药煎水口噙，止痛后，上药即长也。

洗疳汤：川楝子、黄连、瓦松、花椒、艾叶、葱根。上锉各等分，煎水倾入盆内，用青布展洗疮上，立效。

治下疳，用皮硝一碗，乳香、雄黄、孩儿茶各五分，入小坛内，外用干牛粪火煨热坛，其硝自化，熏之，晚上使心口凉为度。

下疳方，抱过鸡卵壳（略炒为末）、孩儿茶（末）各一钱，和匀，先用茶洗净，后搽药。

《寿世保元》（明·龚廷贤 撰）

【卷九 外科诸症】下疳

下疳疮，乃男子玉茎生疮，皆因所欲不遂，或交接不洁，以致邪毒浸渍，发成疮毒。日久不愈，或成便毒，或损烂阳物，多致危笃。又鱼口疮、妒精疮，皆其类也。俗云：疳疮未已，便毒复来生也。

妒精疮，此盖因妇人阴中先有宿精，因而交接，虚热熏蒸，即成此疾。初发在阴头如粟类，拂之甚痛，两日出清脓作白孔，蚀之大痛，妇人有生于玉门内，正似疳蚀疮，不痛为异耳。

消疳败毒方：防风六分、独活六分、柴胡一钱五分、连翘七分、荆芥七分、黄柏八分、知母七分、黄连七分、赤芍九分、苍术七分、赤茯苓九分、木通九分、龙胆草九分、甘草三分。上锉一剂，灯心二十四寸，水煎，空心服。如有便毒，量人虚实，加大黄一二钱煎服。

一治下疳痛不可忍，如神。宫粉（煨）五钱、冰片一分、水银（用锡三分制）三分，上为细末，掺疮上。

一治下疳溃烂。珍珠（烧存性）、片脑、人手指甲足指甲（烧成灰）各一分，血余（烧成灰）二分，上为细末，掺患处。

一熏下疳方。皮硝一碗，乳香、雄黄、孩儿茶各五分。上入小坛内，外用牛粪火煨坛热，其硝自化，熏至晚上，使以心口凉为度。

一治阴头上疳疮，何和宇传。五倍子（烧灰存性）一钱七分、朱砂七分、孩儿茶五分、冰片五分、轻粉二分五厘、水银一分。上共为细末,撒患处,如从一边烂起,加狗骨烧灰二分。如从周遭烂起,加鳖壳烧灰二分。

一治痔疮秘方。八宝丹:乳香、没药、孩儿茶、红褐子灰、海巴(焙,一个)、珍珠(炒)、象牙(煨)、龙骨各五分,上为细末。先用米泔水洗疮,拭干掺上,神效。

一痔疮脓清不结痂,不合口,久不愈者。用六味地黄丸,加黄柏、知母、麦门冬,四五剂而愈。

一治痔疮。用黄柏去皮,以猪胆汁炙透为末,掺疮上。

一治阴囊上生疮。用甘草煎水温洗,却用脑茶末敷之。

一治阴头生疮。用溪港中螺蛳,入干锅内煅过,先以温水洗五七次,后以此药敷之。

一治妒精疮。用大田螺两个,和壳煅过存性为末,加轻粉敷之。

一治外肾生疮。用绿豆粉一分,蚯蚓屎二分,水研涂,干又敷。

一治肾脏风发疮疥。用红椒去目,水浸半日,和生杏仁研烂,擦两手掌,掩外肾。极效。

一治下部生湿疮,热痒而痛,寒热,大小便涩,食亦减,身面微肿。用马齿苋四两研烂,入青黛一两,再研匀敷上。

一治下疳疮。白矾一两、黄丹(熬,飞,紫色)八钱,上研为细末,以沟渠中恶水洗过,拭干敷上。

一治蜡烛发神方。钟乳石二分、朱砂三分、珍珠三分、琥珀一分五厘、片脑一分五厘。上为细末,每用土茯苓四两,猪蹄二只,煎水三碗,早间服一碗,调前药末四厘,午间服一碗,调前药末四厘,晚间服一碗,调前药末四厘。一日服三次,共一分二厘,十日服尽,其疮必愈。其猪蹄随用之,忌动风发物,牛肉、烧酒最忌之。神良之秘方也。

《外科活人定本》(明·龚居中 撰)

【卷之一】图形十三症/便发

一名痔疮,此症生于阴头之上,乃人身任脉之总司也。由饮酒贪色过多,湿热下流下焦,或行房沾惹,或妇人有阴毒而致者,或与行经交合而致者。惹症虽各不同,而为则一也。如初起之时,神方用紫花射干三寸,生姜一钱,水一钟煎,空心服之,得利小便即效。若肿痛,宜木香流气饮、槟榔追毒饮治之。如灿烂亦宜敷贴,不然脓血窝胀,痛难禁矣。

木香流气饮：木香、木通、紫苏、荆芥、半夏、猪苓、泽泻、连翘、苍术、赤芍、车前子、黄柏、黄连、白苓、蓇蓄、穿山甲各等分，灯心一撮，空心服。

槟榔追毒饮：牛膝、槟榔、猪苓、木通、连翘、黄柏、忍冬草、生地黄、通草、甘草各等分，灯心一撮，空心服。

熏洗药：花椒，连须葱，韭菜，煎浓水洗二次，上生肌散，取汗为度。

敷方：牛膝（冬月用根），通心草，车前草，忍冬草，龙胆草，用好酒捣烂，敷之。

又方：赤石脂、雄黄、血竭、儿茶、白矾、海螵蛸、乳香、黄连各等分，研极细末，用黄白蜡煎溶，摊油单纸上，包药末安阴头上，

搽方，见效极速。用多年墙上白螺蛳壳，不拘多少。洗去土净，火煅，研为极细面，用六分，上好眼药坯四分，冰片五厘，另研和匀，米泔水洗净疮，拭干，将药搽上．就结厌，勿爬破，任其自落，已试验过。

又方：红毡（烧灰存性）五钱，干桃（树上干者，烧灰存性）五钱，炉甘石（火煅黄色，童便淬七次）二钱半，上为细末，临搽入片脑少许。其疮先用椒葱汤洗净后，以药搽上。三次即愈，已试验过。

《外科百效全书》（明·龚居中 撰）

【卷之三】臀腿部／阴疮

下疳疮，皆因所欲不遂，或交接不洁，以致邪毒侵溃发成疮毒，日久不愈，或成便毒，或损烂阳物，多致危笃。故俗云：疳疮未已，便毒复来生也。

周居白先生传一方，用细茶浓煎，入盐少许洗，洗后用天竺黄、片脑为末掺。

如虚兄传，用杏仁五个去油，轻粉一分，冰片半分，共研烂，口涎作饼贴。或用麻梗烧水洗净，后用日久白螺蛳（煅过）一钱，冰片半分，为末掺。

应圆制治疳疮神方，内用防风、荆芥、连翘、独活、黄连、黄芩、知母、黄柏、苍术、赤芍、木通、胆草、柴胡、甘草，灯心煎，空心服十余贴。外用文蛤二分半，牛黄、冰片各一分，珍珠二分，轻粉一分，黄柏（猪胆汁搽，火烧数次取末）二分半，共研为细末掺之。

如男妇疳疮骚痒，用五倍子（烧过存性）二钱，轻粉二分，冰片一分，为细末掺之。若女人，先用五倍子一两，将小罐煨至极烂，置桶内，令妇人以阴门端坐于罐口上，熏至水冷为度。又将此药水倾出，煨热洗之，抹干掺前药。如

疳疮肿不退,用益元散加防风、荆芥、何首乌煎水温洗。

祖传治疳疮极甚者,内以黄荆子四两,乳炒为末,绿豆粉为丸,每白水送下二钱半,一日二服。外以甘草一两,防风一两,皮硝一两,用公猪肉煎汤洗,一日二次。后以白螺蛳壳五钱,公鸡内金三个焙干,乳香、没药、象牙末各一钱,珍珠、龙骨各一分,雄黄、黄连各一钱,共为细末,或搽或掺。

《外科真诠》(清·邹岳 撰)

【卷上】下部/龟头肿痛

龟头肿痛,有因肝经湿热下注者,其肿红胀,宜内服加减泻肝汤,外用鳖头煅存性,取末二钱,合上片二分,乳匀,香油调刷。有因涂擦春药而致者,宜用松罗茶浓汁洗,刷以朱黄散。有因嫖妓娈童,沾染秽毒,其肿紫黯,上有黄衣,溺管必痛,小便淋沥,否则茎皮收紧,包住龟头,即成袖口疳疮。亦有龟头之下,红胞如瘤坚硬,亦有所患之胞如水光亮,即为鸡嗉疳疮,治法以解毒为主,宜内服防风败毒散,外用猪胆汁浸之,徐用朱黄散刷之。亦有新婚损伤龟头肿者,以浓甘草汤洗之,刷以朱黄散,或用扪毒布烧灰存性,取末一钱,加上片一分,油调刷上,过夜其肿即消。

附:下疳医案

一人玉茎浮烂,茎中作痛,窍出白津,小便秘涩,延余诊治。先用小柴胡汤加山栀、泽泻、黄连、木通、胆草、茯苓二剂,以清肝火,导湿热,诸症渐愈。后用六味地黄汤服之,以生肝血,滋肾水而痊愈。(《外科真诠》引吴锦堂先生医案)

一童子十五六岁,玉茎肿痛,比常粗大一倍,医以解毒清肝之药治之,愈肿愈痛,延余诊治。按其六脉细数无力,自是中气不足,脾经湿水,乘虚下注所致。用四物汤合平胃散,加木香二分,附子、人参各五分。一服肿痛顿退,加服四五剂而痊愈。(《外科真诠》引吴锦堂先生医案)

一男子年四十,色欲过度,小便涩痛,时出白浆,结冻成块,延余诊治。六脉细数无力,自是肾伤湿热为患。朝用八味丸吞服,午用八珍汤加枣皮、丹皮、黄柏、知母。服之月余,涩肿渐退,小便渐清,但窍中常有滑精渗出,久致腰膝无力,偶以三因胜骏丸,服至月余,前症悉愈。(《外科真诠》引吴锦堂先生医案)

第四节　杨梅疮

　　杨梅疮有许多别称,如《寿世保元》记载,"夫疠疮者,一名杨梅疮,因形相似,乃气受之,故坚实凸起。又名棉花疮,血受之,其形扁塌而溃。又名果子疮,亦类其象而俗呼之也。北人曰天泡疮,皆一名异而实同源"。《外科真诠》记载,"杨梅疮发无定位,以其肿突红烂,状如杨梅,故尔名之。古今称名不一,有名广疮者,因其毒出自岭南也;有名时疮者,以时气乖变、邪气凑袭之故也;有名棉花疮者,因其缠绵不已也,有名天泡疮者,因其夹湿而生白泡也"。

　　对于杨梅疮一病,虽有如《万氏秘传外科心法》仅收录有效方者,但大部分盱江医家对此病均予以了详细论述。《万病回春》记载,此病为风湿热毒所致,治疗应初起用消风散毒散,毒发出用二十四味风流饮、茯苓汤、雄黄败毒丸,遗毒为患用香螵汤、通仙五宝散、西圣复煎丸,愈后残留疤痕用大黄、白矾外擦等,采取分阶段治疗的方法。《医学入门》记载,此病多由肝肾脾内风湿热之毒,间有天行湿毒传染,但根据临床表现的不同,病机有所差异。如形如杨梅,嫩红湿烂痒痛属心;多生乳胁,形如鼓钉、黄豆者属脾;多生满面,谓之大风痘,形如绵花属肺;多生毛发,形如紫葡萄,按之紧痛者属肝肾,多丛生胯臀及筋骨之处;如发于鬓、额、口、鼻、谷道边者,属阳明及少阳、太阳。如发于足胫、阴茎、胁肋者,属肝肾及太阴。大抵上先见者,气分受病,上体必多;下先见者,血分受病,下体必多;上下俱见者,气血俱病。并提出了"初宜疏泻,久宜补虚"的治则治法,初起服防风通圣散类方药,若上体多者,兼服败毒散加减;下体多者,兼服龙胆泻肝汤;从鼻准肿起,遍身生疮,面上尤多者,服桦皮散;便燥者,服搜风顺气丸。《外科百效全书》亦沿用此说。《外科活人定本》记载,此病总由湿热邪火之化,提出了"精化""气化"的发病说。即精化乃肝肾受毒,其患先从下部见之;气化乃脾肺受毒,其患先从上部见之。如气化者,毒在皮肤,未经入里,宜服万灵丹,洗浴发汗,解散皮肤之毒。精化者毒在骨髓,未透肌肤,宜服九龙丹,通利大小二便,以泻骨中之毒。行散之后,体实者服升麻解毒汤,体弱者服归灵内托散,服至筋骨不疼,疮根淡白,内毒已解,方用点药。《外科活人定本》《外科真诠》均承袭此说。其中《外科真诠》还提到了杨梅疮有干湿之分,干者发于血虚之人,只有红点,大小不一,掌心居多,甚至发内皆有,稍痒不痛,多起白皮,剥去又生;湿者发于血热之人,起时亦是红点,渐起黄吻,鼓浆刺手,溃后中有一孔,四围起红㼌,痛多痒少,发无定位,大小不一。

此外,《外科真诠》对先天性杨梅疮进行了较为详细地辨证论治。其认为"杨梅遗毒系先天遗毒于胞胎,有禀受、染受之分。禀受者由父母先患梅疮而后结胎元,婴儿生后周身色赤无皮,毒攻九窍,以致烂斑。患此难愈,稍尽人事。内服牛黄解毒丸,外擦甘石丹,百中或可救其二三。染受者乃先结胎元,父母后患梅疮,毒气传于胎中,婴儿既生,则头上坑凹,肌肤先出红点,次发烂斑,甚者毒攻口角、眼眶、耳、鼻,及前阴、谷道破烂。初宜内服搜风解毒汤,肿宜太乙紫金锭水磨涂之,烂者用甘石散涂之。投药应效者,后服二黄散或牛黄解丸,十中可保三四。若延毒遍身,日夜啼哭,不吃乳食者,属毒甚气微,终难救治"。

盱江医家对于本病误治失治的现象也进行了观察。如《寿世保元》记载,"俗传以母猪、犬羊肉、鸡、鲤、毒物发出谓毒尽,殊不知在火上添油矣。又有怕露出而求速效者,过服败毒散,则伤五内胃气,毒益陷伏。以药线熏脐,致使出不能出,收不能收,延溃不能杜绝,手足心皮枯似白鹅掌风,及后筋骨疼痛,风块恶候,皆未获良治而然也"。并认为这种误治后的情况,均可采用内服托里解毒汤,外用千里光明汤频频洗浴的方法治疗。《医学入门》也记载了此病:"失治久则风毒深入经络,挟湿而成顽癣,或气血虚败而成漏,或误服轻粉、水银及不遵禁戒,而成风堆肿烂,流脓出汁,谓之痛。病至于此,亦有蚀伤眼鼻、腐烂玉茎、拳掌肢体,与癞无异,"治宜消毒,兼以补虚。消毒:顽癣者,皂根丸;筋骨痛者,皂刺丸、换骨丸;成漏者,象牙丸;肿块者,仙遗粮丸。通用加味苦参丸、大枫丸、蜡矾丸、单苦参酒。消毒补虚,仙遗粮汤加钩藤,或补气泻营汤、胡麻散。补虚:气虚者,单人参汤、补中益气汤;血虚者,四物汤加山栀、钩藤、金银花、甘草节,或肾气丸、四圣不老丹;气血俱虚者,八物汤、八味丸,单仙遗粮丸。外贴:太乙膏、白蜡膏。"《外科真诠》记载,结毒发无定位,皆由梅毒方炽,未经发散,或被药火之熏蒸,或因轻粉之内拔,或经点药之收敛,以至毒沉骨髓,积欠外攻。初始先从筋骨疼痛,随处结肿,皮色如常,将烂时色方紫红,腐臭不堪,以致脑顶塌陷,腮唇鼻梁损坏,穿喉蚀目,手足拘挛等患,终成痼疾。并提出了初起筋骨疼痛结肿时,宜服搜风解毒汤。若遍身破烂臭秽,而兼筋骨疼痛者,宜服猪胰子汤。若上烂鼻梁,下烂玉茎,宜服寒水再造丹。若入巅顶,头痛如破者,宜服猪胰子汤加天麻、川芎治之。若咽喉腐烂,上串帝丁,用牛黄八宝丹外吹内服,并用六味地黄汤加人参、麦冬调理。若结毒筋骨疼痛,朝轻夜重,喜热手按揉者,系犯寒凉,宜服阴阳二气散。《外科真诠》另记载有胞漏疮,为有梅疮结毒于此,以致肾囊破裂,漏水腥臭,久治不瘥。由服败毒之药过多,伤其元气,则膀胱之气不化,毒结囊中,所以破裂漏水。治疗之法,必须补气以健膀胱,益之分消之药为妙,断不可更服祛毒之味,重伤元气。内服土茯苓汤,外用黄柏散擦,自可渐愈。

值得注意的是,对于杨梅疮导致的鼻部塌陷,《外科真诠》提出了一个"补鼻还原法",认为此法能使鼻部生长如旧。具体方法为:"方取头胎男子胞衣一具,用竹刀刮去血,新汲水洗净炙干。再用大粉甘草八两,人参五钱煎水三碗,再慢火熬至一碗半,取起,将胞衣于磁器内以汁陆续浇灌,汁尽为度。入磁罐内黄泥固济,炭火煅红,俟冷取出,如乌金纸色样,名为乾元。每用一钱,配入飞朱砂四钱,珍珠、琥珀粉各二钱,钟乳粉一钱,上片一分,共研极细末和匀,老米饭捣丸绿豆大,每用土茯苓四两煎汤送下。初起服五分,次服三分,后皆以三分为率,服至一月,鼻长如旧。但未服药时,先到车匠店车成一端端正正鼻式,外以黄蜡溶化,浇木鼻上,取下木鼻,将蜡浇就鼻子,用火烘粘在土星处。待一月药完,取下蜡鼻,看新长鼻子歪正何如。如不正,速用出蛾蚕茧一个,煅存性为末,黄蜡丸芥子大,热酒作一服送下。如要速烂,可用蚕茧二三个煅服,次日渐烂,三日后照旧烂平,仍照前法,用蜡鼻粘上服药,候一月药完,其鼻又长全矣。如阳物烂去,亦照玉茎黄蜡烧成,火烘粘在根上,用土茯苓四两,天花粉五钱,牛膝三钱煎汤服药,一月药完,茎如旧矣"。

本病预后,《寿世保元》认为自致者重,传染者轻。盖自致者,必因淫欲太妄,以致阴处起火,及纵口恣味,三焦皆热,精竭血结,遗滞诸经而成者也。《外科活人定本》认为本病气化传染者轻,精化欲染者重。精化乃肝肾受毒,其患先从下部见之,筋骨多疼,小水涩淋,其形大而且硬。气化乃脾肺受毒,其患先从上部见之,皮肤作痒,筋骨不疼,其形小而且干。

对于一些与杨梅疮相关的病证,盱江医家也有所观察。如《医学六要》记载"脉弦数,曾病梅疮而痛不止,或咽中痛,或臂膊有一块痛,属疮毒"。《外科真诠》记载,漏蹄风生于足掌上,脓水淋漓,日久不愈,如同漏疮,多因杨梅结毒所致。宜先用熏法,徐以轻粉散擦之,内服搜风解毒汤加人参、当归治之。此症发于涌泉穴者,即名地漏,多不可治。

盱江医学外科学论治

《万氏秘传外科心法》(明·万全 撰)

【附】杂症便方

下疳杨梅疮一概具效方,防风、荆芥、栀子、连翘、桔梗、生地、归尾、蝉蜕

（七个）、黄芩、土茯苓（五钱）、天花粉、槐花各五钱，川连五分，大黄三钱。姜引。水二碗，煎至一碗。食饱服，忌生冷发物。

《万病回春》（明·龚廷贤 撰）

【卷之八】杨梅疮

杨梅天疱者，风湿热毒也。初起宜，消风散毒散：归尾、川芎、赤芍、生地黄、升麻、干葛、黄芩各二钱，黄连、黄柏、连翘、防风各八分，羌活、金银花、甘草各五分，蝉蜕二个。初服加大黄二钱，芒硝一钱半（通利恶物，去净后勿用）。上锉一剂，水煎热服。

毒发出宜：二十四味风流饮：防风、荆芥、连翘、白芷梢、归尾、川芎（上部疮多宜倍用）、赤芍、黄芩、黄连、栀子、地骨皮、五加皮、白鲜皮、木通（下部疮多宜用）、木瓜、苦参、金银花、皂角刺、薏苡仁、蝉蜕、僵蚕、黄柏、白蒺藜、甘草、土茯苓（白实者）三斤。疮痛加羌活、独活；体虚加人参、茯苓，去栀子。上锉作五十剂，每日服二剂，水煎。忌牛肉、烧酒。盐宜炒过，食则不生癖。

茯苓汤：土茯苓（捣碎）四两，桔梗、防风各一两，乳香、没药各五分。上锉，水五碗煎至三碗，温服。一日服尽。忌茶水诸物，五贴全除。忌铁器。茯苓糕，治杨梅疮毒。土茯苓（去粗皮，为细末）一斤、白蜜一斤、糯米粉一斤，三味和匀，蒸糕食之。常以茯苓煎汤当茶吃，不可饮茶水。雄黄败毒丸：雄黄、朱砂、轻粉、孩儿茶各一钱，苦参（净末）一两。上为细末，粳米饮为丸，如梧桐子大。每服二十丸，米汤送下，日进二服，口嚼绿豆汤。

遗毒为患宜：香鳔汤，治杨梅筋骨疼痛久不愈者，立效。茜草、麻黄、乌药、细茶、鱼鳔（用顷麻同炒成珠）三钱、槐子（炒）、花椒各五钱，乳香一钱。上锉一剂，水二钟、姜五片、葱五根，煎至一钟，通口温服，二三贴即愈不发。通仙五宝散，凡人病过杨梅天疱、棉花等疮，致成一切难以名状之病；或杨梅疮烂见骨，经年不收口者；或筋骨疼痛，举发无时；或通身疙瘩不消；或手足皴破出血；或遍身起皮发屑，好一层起一层；或赤癜、白癜，鹅掌风癣；或皮好骨烂、口臭难当，及久年臁疮不愈；一切顽疮恶毒并皆治之。钟乳粉三分、大丹砂二分、琥珀五厘、冰片五厘、珍珠二厘半。上为细末，每服五厘，另入飞白霜二分半，炒过合作一服，每一料分作十二帖，每一日用土茯苓一斤，水煎作十二碗，去渣，清晨只用一碗，入药一帖，搅匀温服。其茯苓汤须一日服尽，不可别用汤水并茶，日日如是。服尽一料，以十二日即愈。或有不终剂而愈者。如病重,须再服一料,无不愈也,百发百中。忌鸡、鹅、牛肉、房事,服药完不忌(此方乃王范泉游广东传来,极真,治杨梅疮乃天下古今第一仙方也,幸宝之宝之!)。西圣复煎丸,治杨梅疮后,肿块经年,破而难愈,以致垂危,百方不效,用此如神(此方乃扶沟宝林僧传,殊效)。乳香、没药、儿茶、丁香(焙)各一两,阿魏、白花蛇、血竭各四钱(俱为末),白面(炒)一斤,蜂蜜(炼熟)六两,香油(煎熟)四两,枣肉(水煮去皮核)。上共一处为末,捣千余下,丸如弹子大。每用一丸,土茯苓四两,水四碗煎至二碗,入丸煎化,去渣温服。茯苓饼,治远近顽疮、烂不敛口并治。防风、人参、五加皮、白鲜皮、当归、川芎、丁皮、木瓜、皂角刺、海桐皮、乳香、没药、金银花、甘草各一钱,土茯苓半斤。上共为细末,将药末四两对麦面四两,水和一处作饼,焙干熟用,不拘时。外将细粗末煎作汤饮,以疮好为度。

杨梅天疱愈后,疮痕红黑,用大黄、白矾二味等分同研,擦患处,其痕即去,色亦如旧。玉脂膏,治杨梅愈后,发出鹅掌风癣,起白皮,去一层发一层。牛油、香油、柏油、黄蜡(化开待温入)各一两,银朱一两,官粉二钱,麝香五分。以上三味为细末,入油内搅匀,火烤癣令热,将药搽上,再烤再搽即效。

秘方,治杨梅疮。官粉二钱,入一文钱豆腐,将粉掺于内,重汤煮食,立瘥。

灸法,治杨梅疮。初起那一个灸三五壮,后不再发。

《医学六要》(明·张三锡 撰)

【治法汇 五卷】头痛门/疮毒

脉弦数,曾病梅疮而痛不止,或咽中痛,或臂膊有一块痛,属疮毒,愈毒汤,多服自止。

张三锡屡见头苦痛,百法不应,询之曾生梅疮,用土茯苓四两,白鲜皮、苦参、金银花各三钱,黄柏一钱,皂角子三十粒,薏苡、木通、防风各二钱,气虚加参、芪;血虚加四物。大获奇效,身痛亦效。

《寿世保元》(明·龚廷贤 撰)

【卷九 外科诸症】杨梅疮

夫疬疮者,一名杨梅疮,因形相似,乃气受之,故坚实凸起。又名棉花疮,血受之,其形扁塌而溃。又名果子疮,亦类其象,而俗呼之也。北人曰天泡疮,皆一,名异而实同源,治疗当别。自致者重,传染者轻。盖自致者,必因淫欲太妄,以致阴处起火,及纵口恣味,三焦皆热,精竭血结,遗滞诸经而成者也。俗传以母猪、犬羊肉、鸡、鲤、毒物发出谓毒尽，殊不知在火上添油矣。又有怕露出而求速效者，过服败毒散，则伤五内胃气，毒益陷伏。以药线熏脐，致使出不能出，收不能收，延溃不能杜绝，手足心皮枯似白鹅掌风，及后筋骨疼痛，风块恶候，皆未获良治而然也。凡遇此患，托里解毒汤，外用千里光明汤频频洗浴，大效。

托里解毒汤：当归一钱五分，赤芍一钱五分，川芎、生地黄、连翘、黄芩、防风各一钱，黄连（酒炒）二钱，荆芥穗七分，苦参（酒炒）、羌活、薏苡仁各一钱，皂角子十个，防己一钱，木瓜五分，生甘草二分，土茯苓二两（湿者四两）。上锉，水二碗煎至一碗，温下，渣再煎服。虚弱人，加人参一钱。自生者，加黄柏一钱，牛膝一钱，独活一钱，宜服二十帖，每帖煎三次，一日服一帖。

千里光明汤：青木香、黄连、黄柏、黄芪、荆芥、防风、苦参、苍耳子、蛇床子、羌活、升麻、麻黄、甘草各五钱，鸡肠草（焙）、冬青叶（焙）。上作一剂，用布包水煮，于无风处服此煎药，即以此汤浴洗。凉了又加热，药汤煮热，着实洗，微汗拭干，十日后不必频洗。其药渣并入，煎药渣再洗。鸡肠草一名千里光明草，又名九里明，俗名藤枯卖。其叶梢尖而歧，开花白色，处处有之。

一治杨梅疮初起。先服防风通圣散十余剂，后服此收功，永无后患。十全丹，云莱弟验。雄黄、朱砂、乳香、没药、孩儿茶、当归、白芷、丁香、槐角各一钱，轻粉（用花椒一钱煎水调蒸）八分。上为细末，饭为丸如绿豆大，每服三十丸，土茯苓汤下。

一治杨梅疮。先服防风通圣散，加紫草一两同煎服，后服此良，十九服验。白藓皮二两、皂角子一百二十个、防风二两、细辛一两三钱、川乌一两、草乌二个、罂粟壳四两。上锉十剂，每一剂用土茯苓一斤，猪肉半两，同煎服。

一治杨梅疮。黄左川传。连翘四两、金银花四两、牙皂二两、杏仁二十四个、蝉蜕二十一个、肥珠子三十一个、冷饭团一斤。上俱锉，用酒拌炒，作十帖，水煎服。

一治杨梅疮毒，黄仰溪传。金银花一两五钱，青藤、归尾、皂角刺、五加皮、白藓皮各二两。上锉，分作十二剂，每剂用土茯苓十二两，水煎服，先服通圣散。

一治杨梅疮，南塘侄验。汉防己七钱、槐花二钱、五倍子四钱。上三味为末，用土茯苓半斤研烂，猪肉半斤切碎，共作一服，用酒煮熟，连渣并肉通服。

一治杨梅疮良方，胡云斋传。归尾、牛膝、黄芩、大黄各一两三钱，木瓜一两,金银花二两二钱,皂角刺八钱,蝉蜕五钱,土茯苓二钱。上锉,分作十帖,每帖用红枣、白果、皂角子各十枚,葱白三根,水煎,临晚服,忌绿豆。

一治天泡疮神方。用铁锈钉,酽醋磨浓,搽疮上立已。

一论凡人患杨梅、天泡、棉花等疮,致成一切难状之疾,或杨梅疮烂见骨,经年不收口者。或筋骨疼痛,举发无时,或遍身疙瘩不消,或手足皲破出血,或遍身起皮发靥,好一层起一层,或赤癜、白癜、鹅掌风癣,或皮好骨烂,口臭难当。及年久臁疮不愈,一切顽疮恶毒,并皆神效。通仙五宝汤:钟乳粉三分,大朱砂、琥珀、冰片、珍珠各一分五厘。上为细末,用白飞面炒三分,共一钱二分,分作十二帖,每一日一帖,用一分。用土茯苓一斤,水煎十二碗,每清晨用半碗,和服,共十二碗。一日俱要吃尽,不可别用茶汤,一日一服。有不尽剂而愈者,有终剂而愈者,如病重未愈,须再服一料。忌鸡、鹅、鱼、牛羊发物及房劳

一治杨梅风块作肿作痛,及痈疽瘰疬毒,并一切无名肿毒。黑虎膏:草乌四两,南星、半夏、大黄各二两,五倍子三两(同绿豆五两共炒焦),干姜五钱,姜黄一两,黄柏一两。上为细末,共和匀,用葱汁米醋调成膏,贴患上,时常以葱醋润之,毋令干燥,其膏一日又取下,加些新的,复研,再贴,以消为度。

一杨梅疮愈后遗癣毒,一层一层顽皮,痒不可当。牛油、柏油、香油、黄蜡各一两(熔化待温入后三味),银朱一钱五分,宫粉一钱,麝香五分。上为末,入内和匀。先将火烤癣令痒,抓破擦上药,再烤再擦如神。

一治杨梅疮,不论远近。先服防风通圣散,十数剂后,服此丸收功,神效。轻粉、孩儿茶、糯米饭、芝麻各一钱。上共捣为丸,作一百个,每早茶下十丸。忌荤盐。

一治杨梅疮。雄黄二钱,真轻粉一钱,杏仁(去皮尖)三十个。上研为细末,入杏仁,再研如泥,用雄猪胆汁调,搽疮,要先洗净,拭干搽药,二三日效。

《医学入门》(明·李梴 撰)

[卷五 外科]杨梅疮

杨梅疮,因、治与癞大同。多由肝肾脾内风湿热之毒,间有天行湿毒传染,但各俗呼名不一,有呼杨梅为天疱者,有呼杨梅为大麻风者。以理推之,形如杨梅,嫩红湿烂痒痛属心,多生乳胁;形如鼓钉、黄豆者属脾,多生满面,谓之大风痘;形如绵花属肺,多生毛发;形如紫葡萄,按之紧痛者属肝肾,多丛

生胯臀及筋骨之处:形如鱼疱,内多白水,按之不紧者,谓之天疱疮,乃此类之轻者。如发于囟、额、口、鼻、谷道边者,属阳明及少阳、太阳。如发于足胫、阴茎、胁肋者,属肝肾及太阴。大抵上先见者,气分受病,上体必多;下先见者,血分受病,下体必多;上下俱见者,气血俱病。

初起即服防风通圣散一帖,去麻黄用硝、黄以去内毒,待胃气稍定,再以一帖,去硝、黄用麻黄发汗以去外毒。以后用加减通圣散、丸多服。此方内通脏腑、外发经络,为首尾要药。轻者服此一剂,更加搽洗足矣;重者十帖后,宜服化毒散三日,却用吹药三日,疮干痂欲脱落,再服化毒散三日,后量用防风通圣散加减。上体多者,兼服败毒散加荆、防、钩藤;下体多者,兼服龙胆泻肝汤。从鼻准肿起,遍身生疮,面上尤多者,桦皮散;便燥者,搜风顺气丸,以此调理断根。失治久则风毒深入经络,挟湿而成顽癣,或气血虚败而成漏,或误服轻粉、水银及不遵禁戒,而成风堆肿烂,流脓出汁,谓之痛。病至于此,亦有蚀伤眼鼻、腐烂玉茎、拳挛肢体,与癞无异,治宜消毒,兼以补虚。消毒:顽癣者,皂根丸;筋骨痛者,皂刺丸、换骨丸;成漏者,象牙丸;肿块者,仙遗粮丸。通用加味苦参丸、大枫丸、蜡矾丸、单苦参酒。消毒补虚,仙遗粮汤加钩藤,或补气泻营汤、胡麻散。补虚:气虚者,单人参汤、补中益气汤;血虚者,四物汤加山栀、钩藤、金银花、甘草节,或肾气丸、四圣不老丹;气血俱虚者,八物汤、八味丸,单仙遗粮丸。外贴:太乙膏、白蜡膏。

《外科活人定本》(明·龚居中 撰)

【卷之三】杨梅疮

此症形似杨梅,又为时疮,又名棉花疮,以其绵绵难绝也。总由湿热邪火之化,但气化传染者轻,精化欲染者重。故精化乃肝肾受毒,其患先从下部见之,筋骨多疼,小水涩淋,其形大而且硬。气化乃脾肺受毒,其患先从上部见之,皮肤作痒,筋骨不疼,其形小而且干。如气化者,毒在皮肤,未经入里,宜服万灵丹,洗浴发汗,解散皮肤之毒。精化者毒在骨髓,未透肌肤,宜服九龙丹,通利大小二便,以泻骨中之毒。行散之后,体实者升麻解毒汤,体弱者归灵内托散,服至筋骨不疼,疮根淡白,内毒已解,方用点药。轻者半年,重则一载,方始得痊。如患者不遵此法,欲其速愈,枉用熏条搽药哈吸等法,往往致成大患,宜熟思之。

九龙丹,治杨梅鱼口,便毒,骑马痈疽,初起未成脓者并效。儿茶、血竭、乳香、巴豆(不去油)、没药、木香。上各等分,为细末,用蜜调成一块,卧时旋丸豌豆大,每服九九,空心热酒送下,重者二服即消。

归灵汤,治杨梅不问新久,但元气虚弱者宜服此药。川芎、当归、白芍、熟地、米仁、木瓜、防己、天花粉、金银花、白鲜皮、人参、白术各一钱,土茯苓二两,威灵仙六分,甘草五分,牛膝下部加五分。上用水三钟煎二钟,作二次服,渣再煎。

愈毒饮:软防风、皂角刺、天门冬、枯黄芩、瓜蒌仁、金银花各五分,大当归、熟地黄、薏苡仁各一钱,桔梗七分,土茯苓二两半,水煎服,忌椒酒、煎炙、牛肉、茶、房事。

验方:威灵仙一两,大黄一两(后下),升麻一两,连翘三钱,蝉蜕二钱,穿山甲三钱(炒),生羊肉一斤,用水五碗煮羊肉,以熟为度,其汁入前药煎至一碗,先食羊肉,或盐或酱油食之,后服煎药,大黄不可熟。候半月后,再一服即愈。

又方,治梅漏癣者,先服黄连解毒汤,三日其疮愈发,再将防风通圣散倍加穿山甲、木鳖子煎服三四碗,热服,至出臭汗为度。服事人要先吃蒜酒,使不相掩。又用乌骨鸭肉,肥壮白鸭一只,莫与水食,饿一日后,用轻粉一钱调酒或拌谷亦可,与白鸭子吃,少刻看毛落尽,即杀白鸭煮熟,将好酒时常送服。虽要尽吃鸭,骨亦要焙焦为末,调酒服后,一七疮黑,二七即干,再用薏苡仁、归尾、白鲜皮、金银花、人参各二两,甘草一两,木通、木瓜各三两,花椒一两五钱,皂角每服少许,防风一两,土茯苓五斛,煎服过,空心或渴时频频吃,忌茶、鱼、醋、酒,四七后止。忌茶与鲢鱼、油面。

搽药:胆矾、铜青、杏仁(去油)各一钱,轻粉五分,冰片二分,共为细末,用猪胆调,新笔蘸涂。

升打水火丹:牙硝、青矾、白矾、淮盐各一两,雄黄、硼砂各三钱,朱砂一钱五分,共为细末,将水银一两放小铁锅内,复以前药末盖水银上,用厚磁器碗盖住,将纸条打湿,塞四围,盐泥封固,秤锤压住,用炭火升之,以三炷香为度,取出收贮。另入冰片、珍珠末、琥珀末,罨梅疮、痔疮如神。

《外科百效全书》(明·龚居中 撰)

【卷之四】遍身部/梅疮

杨梅疮症,由肝肾脾内风湿热之毒,间有天行湿毒传染。但形如杨梅,焮红湿烂，痒痛属心，多生乳胁。形如鼓钉黄豆者属脾，多生满面，谓之大风豆。形如绵花属肺，多生毛发。形如紫葡萄，按之紧痛者属肝肾，多丛生胯臀及筋骨之处。如发于鬓、颔、口、鼻、谷道边者，属阳明及少阳、太阳。如发于足胫、阴茎、胁肋者，属肝肾及太阴。大抵上先见者，气分受病，上体必多；下先见者，血分受病，下体必多；上下俱见者，气血俱病。

初起即服防风通圣散一贴，去麻黄，用硝黄以去内毒。待胃气稍定再以一贴，去硝黄，用麻黄发汗以去外毒。以后用薏苡仁、归尾、川芎、牙皂、荆芥、银花、木通、牛膝、鲜皮、羌活、独活、木瓜、防风、甘草各二钱五分，土茯苓一斤半，分作六大贴，酒水同煎服。外用轻粉二钱（油纸包，置豆腐内久炆），银朱一钱（油纸包，置绿豆粉裹内炆），水粉五分（置倾银小锅内煅至黄色），胆矾三分（生），杏仁二十个（去皮，火纸捣去油）。共为末，或麻油或猪胆汁调搽。

应圆制治梅疮神效方，用红花、防风、天花粉、金银花，每贴土茯苓四两同煎，空心服。外用杏仁、半夏各一钱，轻粉二钱为末，猪胆汁调搽。如生在玉茎上烂而痛者，仍先服下药二贴，后服川草薢三两，全银花二钱，山慈菇二钱，红花、紫草各一钱六分，乌梅四个，共分作四贴，每贴用灯心同煎服，外用杏仁（去皮尖）、龙牙（即龙骨，但如牙者是也）、轻粉各一钱，冰片七厘，共为末，湿则搽，干则用猪脚上火筒骨髓调搽。如疮似靴钉及掩盖厚者，用人言一钱为末，以小红枣去核捣烂，包人言入炭火内煅过为末，猪胆调搽。

如虚兄传水火丹：牙硝、青矾、白矾、淮盐各一两，水银五钱，朱砂、硼砂各一钱半，冰片半分，共研如泥，不见水银星为度。用银铺沙窝一个烧红入前药，溶化起泡，挈开待冷，用粗大碗一个，将砂窝覆于碗内，以火纸作条塞四围，用瓦打破取三角，四围排布周密，以炭倾四围堆过砂窝，又用脚盆注水，将大碗置盆内，水浅大碗半寸许，即发火扇红。俟盆内水热住火，候砂窝冷，取去砂窝，起大碗上丹砂收贮。每用二分捣饭为丸七粒，每日一丸，姜汤送下。外仍用此药，浓细茶调搽，治梅疮神效。

如梅疮烂成窟者，用儿茶、小儿骨、芙蓉叶各五分，赤石脂三分，朱砂三分，轻粉、乳香、没药各二分，蜈蚣（烧过）半分，共为细末搽，但每先宜苦参、荆芥、花椒煎水洗。

如生梅疮，服药百余剂还有二三枚不得愈者，用好膏药一两溶化，入铜青、胆矾、儿茶、朱砂各一钱，为细末，搅匀抹厚皮纸贴之。

如病梅疮，服土茯苓大便紧闭者，用川椒灌公猪大肠内，线扎两头炆熟，去椒服汤肠。

如梅疮传经络,作筋骨疼痛,用川芎、当归、熟黄、白芷、木通、牛膝各一两,白术八钱,皂角、厚桂、槟榔各五钱,土茯苓五两,同煎。上午服三碗,下午服二碗,服至二十日自愈。

但疮愈时,若体厚实者,用防风通圣散加减调理。若体薄虚者,用当归、熟黄、白茯苓各一两,荆芥、鲜皮、干姜、苍术各八钱,川芎、白芷、肉桂、木通、木瓜、黄芪、白术、桔梗各七钱,赤芍、厚朴、牛膝、麻黄、皂角仁各五钱,粉草三钱,姜枣煎,分作数贴服,以此调理断根。

【卷之四】遍身部/梅毒

杨梅毒症,乃因失治,久则风毒深入经络,或挟湿而成顽癣,或气血虚败而成漏,或误服轻粉、水银及不遵禁戒而成风堆肿烂,流脓出汗,谓之痈病。至于此,亦有蚀伤眼鼻,腐烂玉茎,拳挛肢体,与癞无异。

祖传,杨梅结毒用当归二两,牛膝一两(在脚倍加八钱),龙骨(煅存性)、生地黄八钱,牙皂七钱,防风、荆芥各一两,金银花一两二钱(净),沉香(老五钱,少七钱),土茯苓五斤。上切片,分作十八贴,服三贴,又服九贴。后远服九贴,服二贴间二日,每贴用水四碗,煎二碗,分作四处服之。但先宜花椒、葱、茶、苦参煎水洗之,药完痊愈,妙不可言。

如虚兄传五宝散,治梅毒如神。用珍珠、琥珀、冰片各四厘,钟乳粉一分一厘,朱砂一分六厘。先将土茯苓四两切碎,炆极浓汁,入炒过飞面一匙,再炆调前末药四厘。疮在下,空心服;疮在上,饭后服。外用五倍、皮硝煎水洗,洗后捺解毒生肌之药,贴太乙膏。

应圆制治梅毒风漏,筋骨疼痛,远年不愈,用冷饭团二钱,白鲜皮、防风、荆芥、五加皮、威灵仙、木瓜各一两半,白芷、当归、川芎、白芍、生黄(酒洗)、地骨皮、寻枫藤、川牛膝(酒洗)、黄连、甘草、白茯苓、槐花(炒)各一两,杜仲二两(炒)断丝,皂角子三十,白牵牛三十个。分作十贴,每以水一盏,酒半盏,煎至半盏样。病在上,饭上服;在下,食前眼.每日一服。如初服三五贴,其疮肿似前,是托出其毒。轻者十贴,重者二十贴,仍以药渣晒干,煎水洗,但切忌房事、生冷、炙煿、毒物。

黄氏传梅毒漏癣,头胸烂成大孔,用青鱼一尾,五月五日午时破劈肠屎,将豨莶草子放满腹中,外以水数升同入锅,煮熟去皮食之,连服三五次即愈。

允皋传拈痛散,治远年近日生过绵花、杨梅等疮,结毒五年十年烂见骨者,起泡疼痛,行步艰难。用防风、荆芥、连翘、皂角、麻黄、生地、熟地、牙硝共为细末,用土茯苓二两半,每日服二贴,服至七日见效。

江氏传梅搽:用白砒一两,水银一钱,老姜二两(取汁),老鸦蒜半斤(取汁),山药半斤(生的)。三味共研烂取汁,先擂烂砒,共水银入汁内,用瓦罐盛,将铁灯盏盖口,用铁线缚紧,将泥涂裹,文武火升,以一炷香尽为度。后用原药为丸,白砒分半,芝麻七分,辰砂三分,雄黄四分,百草霜一钱,灵药二分,各药共为末,炼蜜为丸,做成十四个,每服一丸,白汤送下,神效无比。

体圆弟传治远年梅毒风症神方,白芍、威灵仙、石南藤、山慈菇、甘枸杞、独活、羌活、木通各八钱,荆芥、白芷梢、槟榔、天麻各七钱,黄芪、胡麻仁、连翘、宣木瓜、苦参、薏苡仁、土牛膝各一两二钱,金银花、当归、土五加皮、防风各一两,麻黄一两六钱,白鲜皮、川芎、甘草各六钱,蝉蜕九钱,条芩一两半,牙皂五钱。共为粗末,每日用药末五钱及土茯苓二两,用大火炆服。

梅癣外治,用生白果肉、杏仁、食盐捣烂,爬破频擦。或乳香、没药、龙骨、全蝎、轻粉、人言、雄黄、巴豆为末搽擦。

如杨梅风毒及误服轻粉以致瘫痪,筋肉疼痛,不能动履,或坏肌伤骨者,宜仙遗粮汤。

仙遗粮汤:土茯苓一两,木瓜、防风、薏苡仁、木通、白鲜皮各五分,皂子四分,金银花六分,共合一大剂煎服,服至半月有效。如气虚者加参芪,血虚者加芎、归、熟地、牛膝;肺热去土茯苓,倍薏苡仁、金银花。

如病梅疮后肿块成痛,宜仙遗粮丸。仙遗粮丸:茯苓一斤,防风、木通、薏苡仁、防己、白茯苓、金银花、木皮、鲜皮、皂刺各五钱,白芥子四钱,当归身。为末,蜜丸或浸酒服。切忌生冷、鱼、鸡、煎炒、茶酒、房室,一月余日。

王氏传一扫光,专治梅疮风癣,男妇疥癞神方。白砒一钱,硫黄四钱,俱碾为末,用生猪膏拌匀,将纸卷定,以麻油灯上燃着取油,调后项药末。轻粉一钱,水银一钱,斑蝥去头足,藜芦一钱,槟榔一钱,磨制死水银、白附一钱。和均搽上即愈。

《外科真诠》(清·邹岳 撰)
【卷下】小儿部/遗毒

遗毒系先天遗毒于胞胎,有禀受、染受之分。禀受者由父母先患梅疮而后结胎元,婴儿生后周身色赤无皮,毒攻九窍,以致烂斑。患此难愈,稍尽人事。内服牛黄解毒丸,外擦甘石丹,百中或可救其二三。染受者乃先结胎元,父母后患梅疮,毒气传于胎中,婴儿既生,则头上坑凹,肌肤先出红点,次发烂斑,甚者毒攻口角、眼眶、耳、鼻,及前阴、谷道破烂。初宜内服搜风解毒汤,肿宜太乙紫金锭水磨涂之,烂者用甘石散涂之。投药应效者,后服二黄散或牛黄解丸,十中可保三四。若延毒遍身,日夜啼哭,不吃乳食者,属毒甚气微,终难救治。

牛黄解毒丸:牛黄一钱、朱砂二钱、明雄二钱、琥珀二钱、山慈菇一钱二分、乳香二分(净油)、没药二分(净油)、人中黄一钱二分。研末,蜜丸五分大,银花汤每日送下一丸。

甘石丹:煅甘石一两、煅石脂五钱、蔗皮灰五钱、洋儿茶五钱、生黄柏五钱、绿豆粉三钱。上四六五分,研末,用香油二两,入鸡蛋黄二枚,煎黑色,去渣,取油候冷调擦。

搜风解毒汤,即杨梅结毒汤。

太乙紫金锭:山慈菇二两、五倍子二两、千金霜一两、红大戟一两五钱、明雄黄五钱、大朱砂三钱、元寸香二钱。各研细末,和匀,以糯米糊捣千下,每锭一钱为度。

二黄散:胡黄连二钱、山慈菇二钱、牛黄七分、甘草一钱五分。研细末,每服三分,蜜汤调服。

【卷下】发无定位部/杨梅疮

杨梅疮发无定位,以其肿突红烂,状如杨梅,故尔名之。生是毒者,总由淫毒传染而来。古今称名不一,有名广疮者,因其毒出自岭南也;有名时疮者,以时气乖变、邪气凑袭之故也;有名棉花疮者,因其缠绵不已也,有名天泡疮者,因其夹湿而生白泡也。其实总不出气化、精化二因。但气化传染者轻,脾肺受毒,其患先从上部见之,皮肤作痒,筋骨不疼,毒尚在表,未经入里,宜用五加皮饮服之。元气实者用杨梅一剂散;疮色淡白,内毒已解,徐用金蟾脱甲酒一料,扫除余毒,以绝其源,后用六味地黄汤调理。若精化欲染者重,肝肾受毒,其患先从下部见之,发下疳,生鱼口,渐当遍身发疮,筋骨疼痛,小水淋沥,毒伏骨髓,外达皮毛,若非汗下兼行,何以洗濯其脏腑乎!宜内服防风败毒散治之。日久毒深者,宜用窜毒丹治之;次用搜风解毒汤解除余毒,服至疮色淡白,再用金蟾脱甲酒以绝其流;徐用六味地黄汤调理善后。外症溃烂成片而痛者,用鹅黄散刷之。斑痕不退而痒者,用翠云散点之。轻者两月可愈,重者三月能瘥。若不遵此王道治法,欲求速效,妄用熏擦,霸道劫药,必致余毒藏入骨髓，复为倒发结毒，轻则累及妻子，甚则腐烂损形，不可不慎。

杨梅疮有干湿之分，干者发于血虚之人，只有红点，大小不一，掌心居多，甚至发内皆有，稍痒不痛，多起白皮，剥去又生；湿者发于血热之人，起时亦是红点，渐起黄吻，鼓浆刺手，溃后中有一孔，四围起红塍，痛多痒少，发无定位，大小不一。

杨梅疮治法，初起总以汗下为佳，不用劫药以滋后患，然有善用之法，亦不碍事。初服防风败毒散四六剂，以泻骨髓之毒，徐用五宝劫毒丹一料，三日服完。二日上唇发肿，三日牙痛，语言不清，饮食难进，舌边腐烂，口臭吐涎，数日内只用鸭、肉二汤饮之，不可下盐。后见牙缝冷紫血块流出，毒气方尽，唇肿等症自除，遍身毒迹皆没。徐服搜风解毒汤一二十剂，后用六味地黄汤加首乌二钱，鳖甲一钱，服数剂。如此治法，自能生息，断无倒发结毒之候。此法可限二十日痊愈。

有翻花杨梅疮，窠粒破烂，内突于外，如黄蜡色，是表虚毒气猖獗而成。视其疮势若重，其毒反轻，盖毒欲尽情出外也。治法唯补其表，则表实而毒难藏。内服黄芪外托散，外搭鹅黄散，自可渐愈。

又有杨梅痘，形如赤豆，嵌于肉内，坚硬如铁，宜用内托之剂治之，则毒易散而痘易回。煎服二黄汤一剂，大泻恶物，臭秽不堪，再服二剂，毒尽去矣。去大黄、石膏，加土茯苓二两，煎服四六剂，自可痊愈。

又有杨梅疹，形如风疹作痒，宜外用绿豆二升煎汤熏洗，内服五加皮饮治之。

又有杨梅圈，色红作痒，其圈大小不一，二三相套，乃杨梅将已时，因饮秽毒之物，入大肠而发，或犯房劳亦生。此症治宜大补气血，气血足而精生，精生则脏腑还原，疮自结痂而愈。宜内服十全大补汤加土茯苓，外用鹅黄散搭之。

又有杨梅癣，疮毒已好，偶食牛肉，或洗浴当风抓痒，有犯房欲，致令浑身腥臭，或干而起白屑，或肉碎而流红水，形同风癣。宜内服搜风解毒汤加人参、当归、生地、胡麻仁，外用柏霜散搭之。倘日久不治，必生虫蚀，反难速瘥。

又有患杨梅疮，遍身独有一二个形色，紫黑如熏梅，疼痛特甚，多令通身疮不起发，此乃杨梅疔也。须用针刺出血，将白降丹点之，再按症施治。

小儿梅疮，发于一二月间，或半周之内，最难救治。以其毒禀先天，来路既远，方药难及。医者但以搭洗之治法之，适足以阻其出路，反致内攻不救，只当缓以图之,庶能保全。先以胡麻丸修制精细,每日服之,用土茯苓汤调下。二七之后,内毒将尽,再用杏仁霜搽抹,不三日疮尽愈矣。外用鹅黄散搽更佳。

体虚之人,患杨梅毒,过服清凉之药,日久脓水淋漓。宜内服二生汤,外搽鹅黄散,自可收功。

杨梅疮误服补涩之药,以致咽喉肿痛,手足不遂,疮毒紫硬,甚则呃逆不止。急宜用黄连解毒汤加生大黄治之,使呃逆先止为要。此乃毒火上逆之候,若不速治,即死无救。

有患杨梅疮,被人劫毒入里,面放浮光,手足不遂,疮迹不没。急宜按结毒治法,用搜风解毒汤,连服数十剂,方可痊愈。

亦有不因淫毒传染,偶中湿热而患者,此不过在皮毛肌肉之间,清去湿热,自当痊愈,倘误作杨梅疮治,害人不浅。

一凡生杨梅疮者,宜服槐花蕊至二三升,则毒从小便泄去,可免终身之患。土茯苓乃梅疮之要药,唯妇人不宜多服,多服则落发,宜用磁锋刮去皮,用石臼捣碎,炊服,若犯铁器不效。

五加皮饮:五加皮三钱、生地二钱、木瓜七分、羌活一钱、薏苡仁二钱、壮防风七分、荆芥七分、赤芍钱五分、苦参一钱、僵虫五分、大枫藤一钱、甘草五分。另用土茯苓四两,猪肉四两,炊汤煎服。

杨梅一剂散,麻黄一两、灵仙八钱、大黄七钱、羌活五钱、白芷五钱、皂刺五钱、银花五钱、甲珠五钱、蝉蜕五钱、防风三钱。另用山羊肉一斤,河水煮熟,取清汤二碗,又黄酒一碗,将药煎至一碗,令患者空心将羊肉淡食令饱,随后服药盖被,出汗避风。

金蟾脱甲酒:醇酒五斤、大虾蟆一只、土茯苓五两。浸酒内,瓶口封严,重煎煮二灶香久,取出,待次日饮之,以醉为度,无论冬夏,盖暖出汗为效。余存之酒,次日随量食之,酒尽疮愈。服后宜避风七日,忌口及房欲。

五宝劫毒丹:花珠米一钱(即轻粉),飞明雄二钱五分,飞朱砂二钱,炒槐米五钱,煅龟板五钱。共为末,糊丸,分作三服,土茯苓汤下。

黄芪外托散:黄芪一两、当归三钱、人参三钱、茯苓五钱、土茯苓二两、白芍五钱、银花三钱、甘草钱五分。

二黄汤:黄芪一两、大黄一两、人参一两、茯苓一两、当归一两、远志三钱、石膏一两、银花一两、山甲二钱(炒)。

柏霜散：黄柏二钱、没药一钱、轻粉一钱、粉霜一钱、明雄黄二钱、上片三分、丹砂五分、儿茶三钱、枯矾一钱、蜗牛十只。共研细末，猪胆汁调搽。

胡麻丸：胡麻仁三钱、嫩苦参五钱、何首乌三钱、蔓荆子三钱、威灵仙三钱、荆芥穗三钱、皂角刺三钱、石菖蒲一钱、白菊花二钱。共研细末，酒打糊为丸，量儿大小调服。

二生汤：生黄芪三两、生甘草三钱、土茯苓三两。

【卷下】发无定位部/结毒

结毒发无定位，皆由梅毒方炽，未经发散，或被药火之熏蒸，或因轻粉之内拔，或经点药之收敛，以至毒沉骨髓，积欠外攻。其始也，先从筋骨疼痛，随处结肿，皮色如常，将烂时色方紫红，腐臭不堪，以致脑顶塌陷，腮唇鼻梁损坏，穿喉蚀目，手足拘挛等患，终成痼疾。初起筋骨疼痛结肿时，宜服搜风解毒汤。若遍身破烂臭秽，而兼筋骨疼痛者，宜服猪胰子汤。若上烂鼻梁，下烂玉茎，宜服寒水再造丹。若入巅顶，头痛如破者，宜服猪胰子汤加天麻、川芎治之。若咽喉腐烂，上串帝丁，非牛黄八宝丹外吹内服不能奏效，并宜用六味地黄汤加人参、麦冬调理。若结毒筋骨疼痛，朝轻夜重，喜热手按揉者，系犯寒凉，宜服阴阳二气散。以上诸症，各随次第，如法调治，壮实者以解毒为主，虚弱者以兼补为法，重者一年，轻者半载，自然可瘥。倘求速效，劫上加劫，虽有卢扁，不能救矣。

有未患梅疮而结毒于手足腰胯臀间者，必是先患湿热痛疮，脓毒未经提尽，医者遂用轻粉、铅粉收敛成功，毒伏在内，久后原疤之旁，起泡疼痛溃烂，穿筋蚀骨。此为湿热结毒，内宜补托，外用红升丹，提尽毒气，待红肉长平方可生肌敛口。

初起状如疖子，后渐大而软，久则脓溃恶臭难当，人不可近，四围紫而中黄白者，此轻粉之结毒也，勿作痈疽治。

初起浑身拘急，筋骨疼痛，肉皆麻木，而或有一处如刀锤之刺痛，皮肤不甚红肿，而红色深隐肉里，此轻粉之结毒也，勿作附骨疽治。

遍身云头疙瘩，筋骨酸痛，或时作痒，抓破有白脓流出，此轻粉之结毒也，勿作大麻疯治。

头面胸背并四肢有生硬片，状如牛皮，初痒及抓则起白屑而麻痛，此轻粉之结毒也，勿作癣治。

手足掌上常生黄皮，痛痒不时，状如鹅掌，此轻粉之结毒也，勿作疯治。

遍身发红，状如火毒，口渴心烦，筋骨如解，此轻粉之结毒也，勿作赤游丹治。

遍身发紫，赤红肿斑，痛痒不禁，骨疼如杖，此轻粉之结毒也，勿作发斑瘾疹治。

腹疼如绞肠痧，牵引浑身骨节，疼痛不可忍，久则便下脓血，此轻粉之结毒也，勿作肠胃痛治。

恶心呕吐，吐出皆白水而无痰，四肢不举，饮食不下，骨节酸痛，此轻粉之结毒也，勿作反胃膈食治。

喉咙作痛，忽然肿起，周身骨节疼痛，用针于肿处刺破，恶血虽去，久溃不能完口，致烂溃通鼻窍，或腐延舌下，痛不可忍，臭不可闻，此轻粉之结毒也，勿作喉痹治。

头痛或脑痛，痛则皮肿耳聋目眩，牵引周身，骨节疼痛，此轻粉之结毒也，勿作头风治。

小儿生下三五日或七八日后，九窍之旁现出红点紫斑片片，经三四日后即成小疮，状如蛇窠，啼哭不止，二便不通，乳不能进，身热如烙，腹硬如砖，此父母所遗之结毒也，勿作胎毒奶癣治。结毒臭秽不堪，先用生寒水石末同生猪油捣烂敷之，连敷贴二三日，其臭自除。

杨梅结毒腐烂作臭，脓水淋漓，诸药不效者，宜内服八宝丹，外用苍术散先洗之，徐用熏法，后用解毒紫金膏贴之。杨梅结毒服八宝丹后，小便不利者，乃药将毒行于下，故现滞结之象，不须疑虑，可用百草霜二钱，擂，井水清晨服之即解，或绿豆汤亦可。

结毒烂鼻，取冬青树枝浸童便内四十九日，取出阴干研末，加上片少许擦之。

猪胰子汤：黄芪、银花各三钱，当归、白芍各钱五分，花粉、贝母、山甲、皂刺、鲜皮、木瓜各一钱，防己七分，胡麻二钱，风藤钱五分，甘草一钱，另用猪胰子二两，土茯苓四两，煎汤煎服。

寒水再造丹：麦冬三钱、桔梗一钱、黄芩一钱、连翘一钱、川贝一钱、甘草一钱、寒水石一钱，另用土茯苓二两，夏枯草一两，煎汤煎药去渣，将寒水石研细末调服。

牛黄八宝丹：钟乳粉五钱、飞朱砂三钱、真熊胆一钱、珍珠粉一钱、云琥珀二钱、犀牛黄一钱、上四六三分、飞白面五钱。共研细末，磁瓶收贮，每用五分,土茯苓煎汤调下。吹者减去飞白面,加人中白三钱。

阴阳二气散:黑铅一两入杓内溶化,入杏仁四十九粒,炒焦去杏仁,入硫黄些须于铅上,用槐枝搅之。俟硫烟尽,又入硫些须,搅炒如前,以硫黄三两完为率。仍俟硫烟尽,其铅成灰。每用铅灰二钱,干姜末二钱和匀,用黄酒一大壶,入大葱五根煮,葱烂取酒,调药服之。再尽量饮之,盖暖出汗,一香尽,粉毒随汗出,其痛即止。如未全愈,过三日再一服除根。

苍术散:苍术一两,点红川椒三钱,煎水冲洗。

解毒紫金膏:细块矾红、明净松香各一斤,共研极细,用香油调稠,擦上、油纸盖好扎定,三日一换。

【卷下】发无定位部/补鼻还原法

杨梅结毒烂去鼻准,俱能生长如旧。方取头胎男子胞衣一具,用竹刀刮去血,新汲水洗净炙干。再用大粉甘草八两,人参五钱煎水三碗,再慢火熬至一碗半,取起,将胞衣于磁器内以汁陆续浇灌,汁尽为度。入磁罐内黄泥固济,炭火煅红,俟冷取出,如乌金纸色样,名为乾元。每用一钱、配入飞朱砂四钱,珍珠、琥珀粉各二钱,钟乳粉一钱,上片一分,共研极细末和匀,老米饭捣丸绿豆大,每用土茯苓四两煎汤送下。初起服五分,次服三分,后皆以三分为率,服至一月,鼻长如旧。但未服药时,先到车匠店车成一端端正正鼻式,外以黄蜡溶化,浇木鼻上,取下木鼻,将蜡浇就鼻子,用火烘粘在土星处。待一月药完,取下蜡鼻,看新长鼻子歪正何如。如不正,速用出蛾蚕茧一个,煅存性为末,黄蜡丸芥子大,热酒作一服送下。如要速烂,可用蚕茧二三个煅服,次日渐烂,三日后照旧烂平,仍照前法,用蜡鼻粘上服药,候一月药完,其鼻又长全矣。如阳物烂去,亦照玉茎黄蜡烧成,火烘粘在根上,用土茯苓四两,天花粉五钱,牛膝三钱煎汤服药,一月药完,茎如旧矣。

【卷上】足部/漏蹄风

有漏蹄风生于足掌上,脓水淋漓,日久不愈,如同漏疮,多因杨梅结毒所致。宜先用熏法,徐以轻粉散擦之,内服搜风解毒汤加人参、当归治之。此症发于涌泉穴者,即名地漏,多不可治。

【卷上】下部/胞漏疮

胞漏疮,阴囊上起窠子作痒,搔抓破损,水遂外滴,湿透中衣,乃肝经湿热,非膀胱受毒也。可照肾囊风治法,日久者宜内服全虫散。又有梅疮结毒于此,以致肾囊破裂,漏水腥臭,久治不痊。由服败毒之药过多,伤其元气,则膀胱之气不化,毒结囊中,所以破裂漏水也。治之之法,必须补气以健膀胱,益之分消之药为妙,断不可更服祛毒之味,重伤元气也。内服土茯苓汤,外用黄柏散擦,自可渐愈。

土茯苓汤:土茯苓一两、云茯苓三钱、薏苡仁五钱、上玉桂三分、金银花五钱、人参二钱、漂白术二钱、车前子二钱。

黄柏散:炒柏一钱、轻粉三分、儿茶二钱、上片一分。共研细末擦。

附:杨梅疮医案

一男子小便白浊作痛,次出痏疮,发肿作烂,筋骨微痛。医以熏药治之,痏疮稍愈,而筋骨更痛,头胀欲破,延余诊治。红点满面,乃火气郁遏难出所致。先用黄连解毒汤二服,泻其火毒。次用蟾酥丸发汗,使毒透出,肌表红点,渐渐成疮,筋骨头疼渐减。后用搜风解毒汤加味,服至三月,诸症悉愈。(《外科真诠》引吴锦堂先生医案)

一女人被丈夫生疮所袭,筋骨疼痛,遇晚寒甚,求治于余。余先用人参败毒散四剂,其寒乃退,疼痛不止。又以万灵丹发汗二次,方出点如豆大,头面及背肉无余隙,此毒之瘟也。以防风通圣散二剂,通利二便,后去硝、黄,加皂刺、银花。又十余剂,其疮渐大,小者若钱,大者若杯,气秽作烂,起坐不堪,外以石珍散掺之,内服搜风解毒汤加味,三日余,渐渐收敛而愈。(《外科真诠》引吴锦堂先生医案)

第五节　便毒

便毒,又名跨马痈、血疝,生于腿胯小腹之间的褶纹缝中,近阴上处,无论男女老少皆可发,涉及肝经、肾经和冲脉、任脉。便毒溃后即名鱼口,因生于褶纹缝中,其疮口溃大,身立则口必合,身屈则口必张,形如鱼口开合之状,故得此名。此病若治之不善,经年不愈。《万氏秘传外科心法》记载,治疗此病"始以一扫丹、失笑饼,内服木香消毒饮,可内消而愈。如迟追以人参败毒饮,黄解毒汤。既溃,用万灵膏、生肌散",治疗过程中忌行动(不易合口),并提出此毒有公母之分:公者,小而长易治;母者,围而大难治。另外《万氏秘传外科心法》又记载了鲤鱼便毒和小便毒的病证,鲤鱼便毒也称为鱼口,生于两胯之侧,阴头尽处,乃肾与膀胱之所司,由湿热透于膀胱,酒色过度,伤于脾肾,治如便毒。而小便毒,生于阴头之上,乃人身肾脉之总司,又名便发。因酒色过度,极热流于下焦,或惹妇人阴蚀而生,或行经时交合而生。《外科活人定本》沿用了这些观点。

《万病回春》记载,便毒"或先有疳疮而发,或忽然起核疼痛而发,皆热郁血聚而成"。治疗初发宜疏利之即散,成脓后如常用托里内补之药,如神奇散、斑白散、龙胆泻肝汤和立消散等,《寿世保元》沿用此说,又追录了追毒散、神异散等经验方。

《医学入门》记载,此病发在"精气出入之路",病因为"或入房忍精,或思色不遂,或当泄不泄,败精凝滞为瘀,肿痛在胯腹之间",治疗当先用五苓散,利去败精。并根据临床病机的不同,症状的各异,给出了详细的加减调整方法。

《外科百效全书》收录了一些前人的有效方,又根据病位的差别,提出了气、骑马、路岐、过禊等病证名称及相应治法方药。

《外科真诠》记载,本病"由强力房劳,忍精不泄,或欲念不遂,以致精搏血留,聚于中途,壅遏而成;或为暴怒伤肝,气滞凝血而发",临床特点为"初如有核,渐如鹅卵,坚硬木痛,微热不红,令人寒热往来",治疗宜内服加减消毒散加延胡索二钱,外用蜜调山柰、香附末敷,又根据发病原因、病程阶段和临床表现的不同,给出了具体的治法方药。后又介绍了生杨梅而兼有便毒者的治疗方法,指出"此湿热秽毒之为患",根据患者性别、年龄、体质及溃破后伤口情况的不同,给出了相应的治法方药,并提出了"肌肉瘦削,饮食少进者,不治"的预后判断方法。

旴江医学外科学论治

《世医得效方》(元·危亦林 撰)

【卷第十九 疮肿科】便毒

双解散,治便毒内蕴热气,外挟寒邪,精血交滞,肿结疼痛。辣桂、川大黄、白芍药、泽泻、牵牛(炒,取末)、桃仁(去皮炒)各一分,甘草半分。上锉散,每服三钱,水一盏半,生姜五片煎,食前,日二服。先小便快,热从小便出,后大便利,皆是稠毒。

五香连翘汤,治便毒肿结,因败精搏血留聚而成。立效。

复元通气散,便毒初发用此。穿山甲(酒浸,炙焦)二两,天花粉(酒浸一宿,焙)、白芷、当归、甘草、舶上茴香(炒)、白牵牛(炒)、延胡索(擦去皮)、南木香各一两,青木香半两。上为末。每服二钱,温酒调,食前服。不饮,南木香煎汤服。

五苓散,疏利小便,以泄败精。葱二根煎汤调下。

蜡矾丸,治便毒肿聚,内消神妙。

四顺清凉饮,治便毒热证,大便不通。

木香流气饮,治便毒,体虚气闭,大便不通,加大黄少许煎,食前服。

护壁都尉方,治便毒已消,内托,可常服。

敷药,治毒溃时,用白芨、没药、乳香、血竭为末掺,效。

又方,治便肿痛。雄黄、乳香各二分半,黄柏一分。上为末,分作两服,以新水调敷,自平。

灸便毒法,用细草或软篾,随所患左右手量中指,自手掌尽处横文量起,通三节至指尽则住,不量指爪,挦断。却将此草于手腕横纹量起,引草向臂当中,草尽处即是穴。艾炷如麦大,灸二三壮。肿散痛止即安。

《万氏秘传外科心法》(明·万全 撰)

【卷之八】面图形十五症/便毒

便毒,即鱼口,生于马腙眼内,男妇皆有之,乃厥阴肝经之所司也。因酒色过度,或坐卧湿地,或湿热浸透而生此毒。鱼口者,开而不合也。治之不善,经年不愈,始以一扫丹、失笑饼,内服木香消毒饮,可内消而愈。如迟迨以人参败毒饮,黄芪解毒汤。既溃,用万灵膏、生肌散,忌行动,不易合口。此毒有公母之分:公者,小而长易治;母者,围而大难治。公则无子,母则有三四子,先生母毒,子别列于外,以艾灸三四壮,其子即隐,次第服药,除其后患矣。

二十二味木瓜消毒饮:木瓜、乳香、枳壳、紫苏、白芷、槟榔、防风、木香、腹皮、川膝、肉桂、连翘、甘草、防己、黄芪、川芎、当归、白芍、二花、小茴、羌活、柴胡。空心服。

二十味人参败毒散:人参、甘草、川芎、茯苓、枳壳、前胡、羌活、独活、柴胡、木瓜、干葛、防己、牛膝、槟榔、腹皮、黄连、黄柏、猪苓、麦冬、栀子。空心服。

【卷之八】面图形十五症/鲤鱼便毒

鲤鱼便毒,即鱼口也,生于两腙之侧。阴头尽处,乃肾与膀胱之所司也,盖由湿热透于膀胱,酒色过度,伤于脾肾,治如便毒。初起用黄柏二两,苍术一两,此二味以猪胆汁捣敷之。

【卷之四】面图形十二症/小便毒（便发）

小便毒，生于阴头之上，乃人身肾脉之总司也。又名便发。因酒色过度，极热流于下焦，或惹妇人阴蚀而生，或行经时交合而生，受祸虽不同，其害则一，神方难医。初起之时，用紫花地丁、麝香三四分，生姜一片，煎水一碗，空心服之神效。如小便胚肿痛，宜服木香流气饮、槟榔追毒饮。如燥烂亦宜敷贴，不然脓血塞窍，胀肿难禁矣。

十六味木香流气饮：木香、木通、紫苏、荆芥、半夏、猪苓、泽泻、连翘、白术、赤芍、黄连、车前、穿甲、黄柏、茯苓、萹蓄。灯草为引，空心服。

九味槟榔追毒饮：槟榔、牛膝、木通、草节、猪苓、连翘、生地、黄柏、二花。灯心引，空心服。

五味敷方：牛膝草（冬时取根）、通草、车前仁、二花、胆草。共用酒浸，捣烂敷之。

七味敷方：雄黄、血竭、螵蛸、儿茶、枯矾、黄连、乳香。共研细末，用黄蜡、白蜡熬溶，摊油纸上包裹前药末，贴阴头上甚效。

试效方：水粉、四六片、儿茶、虎耳草汁调搽。一方加松香，一方加青黛，一方加石膏。

《万病回春》（明·龚廷贤 撰）

【卷之八】便毒

便毒，一名跨马痈。此奇经冲任为病，而痛见于厥阴经之分野。其经多血，又名血疝，或先有痔疮而发，或忽然起核疼痛而发，皆热郁血聚而成也。初发宜疏利之，即散；成脓后如常，用托里内补之药。

便毒是厥阴湿热，因劳倦而发，用射干三寸，以生姜煎，食前服。得行二三次立效。凡射干用开紫花者是。

便毒者，生两腿合缝之间也。归尾、赤芍、金银花、天花粉、白芷梢各一钱，木鳖子十个，姜蚕二钱，大黄三钱，芒硝二钱，川山甲（土炒成珠）三片。上锉一剂，好酒二碗煎至一碗，次入硝黄再煎二沸，连药罐露一宿，五更温服，厚盖出汗，利一二次即愈。

神奇散，治便毒鱼口。穿山甲（土炒）三片，木鳖子（去壳）三个，牡蛎、大黄各三钱，黄连、黄芩、黄柏、金银花、连翘各一钱半，黄蜡三钱。上锉一剂，酒水各半煎，空心服。

斑白散：斑蝥(去翅足,炒焦)一钱,白芷八分。上共为细末,每服六分,空嫩心黄酒送下,即利,立效。

龙胆泻肝汤,治肝经湿热,或囊痈、便毒、下疳、悬痈、肿痛嫩作、小便涩滞,或妇人阴瘭痒痛,或男子阴挺肿胀,或出脓水。龙胆草(酒洗,炒)、泽泻各一钱半,车前子、木通、黄芩、生地黄(酒拌)、归尾(酒洗)、山栀。上锉一剂,水煎,空心温服。

便毒溃破,即鱼口疮也。大黄二钱,姜蚕、川山甲(炒成珠)、五灵脂(炒)各一钱,金银花二钱。上为细末,每服三钱,空心,黄酒送下。

立消散,治鱼口便毒。大虾蟆一个,剥去皮,连肠捣烂,入葱五钱再捣,敷肿处,却用皮覆贴其上。

《寿世保元》(明·龚廷贤 撰)

【卷九 外科诸症】便毒

便毒一名骑马痈,此奇经冲任为病。而痈见于厥阴经之分野,其经多血,又名血疝。或先有疳疮而发,或卒然起核疼痛而发,皆热郁血聚而成也。初发宜疏利之,即散,或脓后如常,用托里内补之药。

一论便毒,是厥阴经湿热,因劳倦而发。用射干三寸,以生姜煎。食前服,得利二三行立效。射干开紫花者是。

一论便毒极效方。追毒散：当归尾、赤芍、白芷、金银花、天花粉各一钱,白僵蚕(炒)六枚,木鳖子十个,穿山甲二片,大黄三钱,芒硝二钱。一方加五灵脂更妙。上锉一剂,好酒煎,露一宿,五更热服,厚盖发汗,利一二行即愈。其硝黄待群药煎将熟方入,再二沸用之。一方加射干,去芒硝。

一论鱼口便毒方。神异散：金银花、天花粉、木鳖子各二钱,甘草三分,连翘、黄芩各八分,山栀子七分,穿山甲(炙)二片,皂角刺三钱,木香五分,大黄三钱。上锉一剂,酒水煎,空心服。

一治便毒肿痛神方,徐完愚传。大黄、全蝎、蝉蜕、僵蚕、穿山甲(土炒成珠)、白芷梢、贝母、当归尾各二钱。上合一帖,水煎后,加入大黄,再煎二沸,去渣,入好生酒同服,如未散,加蜈蚣一条同煎服。

一治鱼口疮方。用猪胆一枚,投热酒一碗,温服,即内消。

一治鱼口便毒方。木鳖子(去壳)三个、巴豆(去壳、火烧)二个、穿山甲(炒)四片、僵蚕三个、五倍子五个,上为末,黄酒调下。

一治鱼口便毒方,陈云岳传。僵蚕(炒)三十六个、穿山甲(土炒)二钱、蜈蚣二条、大黄三钱、甘草节一钱、杏仁(去皮尖)一钱、五灵脂二钱、全蝎一个、皂角子(炒)一钱、金银花一钱。上锉一剂,酒水各半煎服。

《医学入门》(明·李梴 撰)

【卷五 外科】便毒

欲云便毒,实血疝也。生于腿胯小腹之间,乃厥阴肝经,乃冲、任、督三脉隧道,乃精气出入之路也。或入房忍精,或思色不遂,或当泄不泄,败精凝滞为瘀,肿痛在胯腹之间,先用五苓散,利去败精。便秘加大黄;有寒热者,小柴胡汤加山栀、泽泻,后用肾气丸以补精,兼逐瘀血;内有湿热,外被寒邪相拒,败瘀不得散,治宜清肝火,活瘀血,渗利肾经邪水;体实二便难者,两解汤、八正散;挟郁怒者,流气饮子,或复元通气散加天花粉、白芷、青木香;肿痛甚者,活命饮;湿热壅滞者,龙胆泻肝汤;体薄大便易,而小便涩者,小柴胡汤加芎、归、知、柏、泽泻,或神效栝蒌汤加柴胡、山栀;痛甚者,活命饮去大黄。湿热因劳倦气滞者,补中益气汤。溃后俱宜托里散、八物汤加柴胡,或十全大补汤。久欲成漏者,蜡矾丸。单方:用紫花地丁擂酒服最妙。

便毒左右两边俱发,或先有痔疮而发,或卒然起核疼痛而发,用药同前。古方:初起宜国老膏,入皂角炭少许主之。外用凤尾草煎汤洗净,以明松香为末,日三次干掺自愈。愈后仍戒房室行动。

《外科活人定本》(明·龚居中 撰)

【卷之二】图形十五症/便毒(即鱼口疮)

此症生于胯根之内,近阴之所,男妇皆有之,乃厥阴肝肾所司也。由酒色过度,或坐卧湿地,侵寒感热,致生斯毒。何谓鱼口?盖口破如鱼,开口而不合也。治之不善,终年不愈。始作以祛毒一扫丹、失笑饼敷贴,内服木香消毒饮,可内消而愈。如迟缓须服人参败毒散、黄芪解毒汤。既溃用万灵膏,彻脓生肌散。平肉须行动,以口不合故也。此毒有公母之辨,公者小而长,母者大而圆。公则不兴子,母则有三四子,毒更难治。若母毒起,就于初起之时,着小艾灸三壮,其子不起,神哉。四方见并首卷。

木香消毒饮:金银花、木香、乳香、枳壳、苏叶、白芷、槟榔、木瓜、腹皮、牛膝、防己、防风、连翘、肉桂、黄芪、厚朴、当归、乌药、茴香、羌活、赤芍、柴胡、甘草各等分,空心服。

人参败毒饮:人参、川芎、白苓、枳壳、羌活、独活、前胡、柴胡、木瓜、干葛、防己、牛膝、猪苓、槟榔、麦冬、栀子、腹皮、黄连、黄柏、甘草各等分,姜三片,灯心一撮,空心温服。

黄芪解毒汤:大腹皮、黄芪、人参、白芷、连翘、川山甲、干葛、羌活、香附、赤芍、鼠粘子、黄连、牛膝、白芍、甘草各等分,空心服。

【卷之二】图形十五症/鲤鱼便(亦是鱼口)

此症生于内胯之侧,阴头尽处,乃肾与膀胱所主也。盖由湿热浸透于膀胱,酒色过伤于脾胃,气血凝结,故生斯毒。治法与上同,初起时用黄柏、苍术各二两,猪胆汁同捣,敷毒上,可消。

一方,用破故纸、牛蒡子微炒,牵牛炒,大黄酒拌煨,等分为末,每服一两,酒调下。

一方,已结成脓者,用大黄、连翘各五钱,枳实三钱,厚朴、甘草节各二钱,桃仁二十个,姜三片,分三贴服,若血热之人疮痛,宜于补中益气加苦寒药。

又方,用白芷、大黄各一两六钱,甘草一钱,穿山甲(土炒)二钱,蜈蚣一条(酒煮干)。俱为末,酒调,空心服,服后以葱一枝压下。

又方,治鱼口疮,已成者即溃,未成者即散。用五灵脂、木鳖子(去壳)、穿山甲(蛤粉炒)、全蝎五分,僵蚕二钱,白芷二钱五分,大黄实人一两,虚人五钱。上作一服,水二大钟,煎一钟,空心服,利五七行即好。外用螺蛳,同白矾捣烂敷掩。

《外科百效全书》(明·龚居中 撰)

【卷之三】臀腿部/便痈

便痈俗云便毒,实血疝也。生于腿胯小腹之间,近阴上处,乃厥阴肝经及冲任督三脉随道,精气出入之路也。或入房忍精,或思色不遂,或当泄不泄,败精凝滞为瘀肿,痛在胯腹之间。

江氏传。先用苏叶、陈皮、香附、麻黄、干葛、升麻、赤芍、羌活,一贴煎服。后以穿山甲(土炒)、白僵蚕(炒)、皂角、五灵脂(炒)、大黄,共为细末,酒调下,通三次而安。或去五脂加白芷、贝母亦妙。体虚者,用清河参三钱炒热,再入大黄二钱同炒,略熟取服。初起及久欲成漏者,俱宜蜡矾散,神效。

应圆制治便毒,用僵蚕、槟榔、牵牛、贝母、白芷梢、大黄、穿山甲各二钱半同煎,炮皮硝三钱,生磨大黄四钱半,空心服,通四五次,以粥止之。外用倍子、白矾,醋调敷,如要箍破用乌豆去皮,生捣烂,鸭清调敷,过一夜即破出脓。

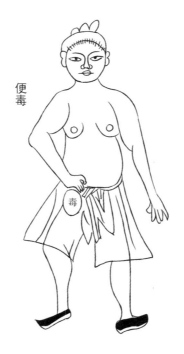

《外科百效全书》便毒

【卷之三】臀腿部/□气

是症比便毒下些,近阴下处,治宜大黄五钱,穿山甲(土炒)、黄柏、黄芩、僵蚕、白芷各三钱,白水煎。生酒斗服,被盖出汗为度,或黑牵牛七钱,大黄五钱,牛蒡子、贝母各三钱,羌活、独活各二钱,甘草一钱,好酒炆,空心热服四贴。

【卷之三】臀腿部/骑马

是症即便毒,左右两边俱发,或先有痔疮而发,或卒然起核疼痛而发,治法同便毒,但溃后亦如。总要敷洗化毒,生肌敛口。

【卷之三】臀腿部/路岐

俗名瘄裆些小胯裆间。此症小儿患之,多因食积之所致。祖传用牵牛、雄黄、川楝子、花粉、枳壳、贝母、甘草,等分为末,用酒调服三五剂,出脓即消。如痛不可忍者,用细辛、黄连、穿山甲、乳香、没药、连翘、归尾、大黄、栀子、银花、牡蛎、车前子、防风、甘核桃(去油),酒煎五更服。如肿不消者,用陀僧、黄连、黄柏、轻粉为末掺之,盐汤洗之,内以赤葛根、生姜同擂烂,镟热酒服之,汗出为度,浑用敷疮。

【卷之三】臀腿部/过裤

治宜山菇、贝母、穿山甲、大黄、芒硝、槟榔、莪术煎服，或大黄、穿山甲、僵蚕、黄芪、牡蛎，酒水各半同煎，空心服。

《外科真诠》(清·邹岳 撰)

【卷上】下部/便毒

便毒一名血疝，生于少腹之下，腿根之上摺纹缝中，言于不便处生毒也。无论男女老少皆发，经属肝肾，由强力房劳，忍精不泄，或欲念不遂，以致精搏血留，聚于中途，壅遏而成，或为暴怒伤肝，气滞凝血而发。初如有核，渐如鹅卵，坚硬木痛，微热不红，令人寒热往来，宜内服加减消毒散加延胡索二钱，外用蜜调山柰、香附末敷。若过于坚硬大痛者，宜内服红花消瘀汤或五虎消毒丸。若无痛无热，不可攻下，宜内服阳和汤多剂为妙。脓势将成，不可强消，宜用托里散服之，调养气血，方能速溃速愈。此证俗云一石米疮，言溃后百日方可痊愈，医若能补养气血，谅不至此。便毒溃后即名鱼口，因生于摺纹缝中，其疮口溃大，身立则口必合，身屈则口必张，形如鱼口开合之状，故有鱼口之名。但此毒系忍精不泄、怒气伤肝而成。

至于生杨梅而兼有便毒者，每每先发下疳，下疳未已，便毒继之，此湿热秽毒之为患也。初起元气强者，速宜用防风败毒散加僵虫一钱、煅蜈蚣一条，先去其毒，后再因证调理。妇人患此者，多在两坳，肿痛或腹中结块，小便涩滞；老年人及小儿亦有寒湿伤肾发此证者。俱宜内服加味二陈汤，外用山柰敷，自可消散。此证溃后无腐者，只用乌云散盖膏，若溃口有腐如豆渣者，须用化管丸提清，再用浮海散盖膏，方能收功。若过服寒凉，变成漏疮，肌肉瘦削，饮食少进者，不治。

红花消瘀汤：红花一钱、归尾二钱、皂刺一钱、生军三钱、连翘一钱五分、苏木一钱、山甲一钱、石决二钱、僵虫一钱、乳香一钱、贝母一钱、丑牛二钱。酒水各半煎，空心服，行五六次，方食稀粥补之。

五虎消毒丸：生军一两、蜈蚣一条(去足)、僵虫二钱、甲珠二钱、全虫二钱。共研细末，酒丸，用开水送下三钱，三服为度。

加味二陈汤：云苓、猪苓、泽泻、川楝子、小茴香、陈皮、姜半夏、延胡索、桂枝、甘草。

附:便毒医案

一妇人小腹内如有所梗,两坳并人门俱肿,小便淋涩,经候不调,内热作渴,饮食少思,腹内初如鸡卵而渐大,延余诊治。按其六脉虚数无力,左关尤甚,乃肝胆郁结之症也。用加味归脾汤服之,间以逍遥散下芦荟丸而愈。(《外科真诠》引吴锦堂先生医案)

一童子玉茎根侧患毒,形如橄榄,皮色如常,内痛作寒。余用茯苓四两、延胡三钱、银花一两、前胡一钱、陈皮一钱、甘草梢一钱、煨荔枝核三个,煎服一剂,外用青黛散盖膏,内消痊愈。此乃肝肾二经湿热凝滞,必重用茯苓以泻膀胱湿热,延胡以行肝肾滞气,前胡等以祛内外寒湿。(《外科真诠》引胡俊心医案)

一老年玉茎根侧患毒,形如桂圆,疼痛色赤,拭之绵软。余外用白降点头盖膏,内服银花四两、当归一两、赤芍三钱、前胡一钱、延胡二钱、茯苓五钱、黄连一钱、小茴五分、甘草五分、煎服二剂,次日起膏,即现一小口,无脓流血,徐用五云线盖膏,内服补脾药数剂,后用白药收功。(《外科真诠》引胡俊心医案)

一室女患鱼口,初起身寒壮热,足不能动,视其人气血颇佳,诊其脉微细非常。余用鹿茸一两、红花三钱、归尾一两、桃仁三钱、甲珠四片,酒煎服二剂,内消痊愈。(《外科真诠》引胡俊心医案)

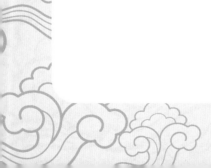

第十章

盱江医学外科学
肛门直肠疾病论治

第一节　痔疮

中医对本病早有认识，古人说"痔者峙也"，为突出之意，本病主要临床表现为肛门重坠感，如有物脱出，或伴有新鲜便血，反复发作。西医认为痔疮是直肠末端黏膜下和肛管皮肤下的直肠静脉丛发生扩大、曲张所形成的柔软静脉团。

《万氏秘传外科心法》记载：痔"名有七，治法则一，曰牝、曰牡、曰鸡冠、曰羊奶、曰通肠、曰翻花、曰脉痔。唯有通肠、翻花难疗"。并提出了内外痔之说及治法方药。其治外痔之法，始生用艾隔蒜灸三四壮，去蒜贴肉灸三四壮，或用过天丝结断痔头，然后用敷药。又须用黄连四物汤、猬皮丸、凉血地黄汤、葛根汤。治内痔之法，宜凉血、解毒、升提其坠气，可愈。《外科活人定本》基本沿袭此说。《万病回春》进一步对五痔的表现进行了描述，"牝痔者，肛门边生疮肿突出，一日数枚，脓溃即散；牡痔者，肛门边发露肉珠，状如鼠奶，时时滴渍脓血；脉痔者，肠口颗颗发瘰，且痛且痒，血出淋沥；肠痔者，肛门内结核有血，寒热往来，登溷脱肛；气痔者，遇恐怒则发，肛门肿痛，气散则愈。又有酒痔，每遇饮酒发动，疮即肿痛而流血；血痔者，每遇大便则血出而不止"。《寿世保元》对痔、漏的关联性与区别进行了阐述。《医学入门》认为，就如《黄帝内经》记载：因而饱食，筋脉横解，肠癖为痔。痔疮的产生"盖饱食则脾不能运，食积停聚大肠，脾土一虚，肺金失养，则肝木寡畏，风邪乘虚下流，轻则肠风下血，重则变为痔漏。或醉饱入房，精气脱泄，热毒乘虚下注；或淫极入房过甚伤筋，忍精停毒，甚则以男交男，致伤膀胱与肾肝筋脉。盖膀胱筋脉抵腰络肾，贯臀走肝，环前后二阴，故痔乃筋脉病，发则面青痛甚，肝苦急也"。并提出五痔可用五痔散治疗：气痔，肛门肿痛便难，强力则肛出不收，加味香苏散；酒痔，饮酒则发，干葛汤；虫痔，侵淫湿烂，岁积月累，蚀肠穿穴，猬皮丸、黑玉丹。凡毒深者，大如鸡冠、莲花、核桃；毒浅者，小如松子、牛乳、鸡心，鼠乳、樱桃，虽种种不同，皆三阴虚也。并进一步对痔的病机进行了分析："痔非外邪，乃脏内湿热风燥，四气相合，蕴久流入大肠而成毒。有肠头肿块者，湿也；肛肿后坠，湿兼热也；出脓血水者，热胜血也；痛极者，火热也；痛痒者，风热也；大便秘者，燥热也；小便涩者，肝火湿热也。又疮头向上或硬者，热多；向下或软者,湿多。"在治法方面提出痔以凉血为主,但同时又不可过于寒凉,否则不易断根,并忌刀割线剔。《外科百效全书》对痔疮生于男妇小儿等不同人群的病因病机进行了分析:"富因酒色财气,病缘负重担轻;妇人因经后受冷,月后伤风;小儿多母腹受热,利后积血。"总的病机在于"脏腑虚而血脉未贯,风湿犯而食毒冒干,七情郁结,众欲交戕,于是血气下坠,蕴聚肛门,宿滞不散,而冲突为此症也",并把此症分二十四种类别。《外科真诠》也记载了二十四种痔的说法,并把痔疮分为了发于肛门内者,和发于肛门外者两种。另外,早在《世医得效方》中就收录了诸多治疗痔的治法方药,有内服用于诸痔的通用方,如钓肠丸、黑玉丹,治疗气痔的橘皮汤,专治酒痢的干葛汤,治疗久痔不愈的黑丸子、白玉丹,外用的五灰膏,另有各种洗药、熏药和灸法。

盱江医学外科学论治

《世医得效方》(元·危亦林 撰)

【卷第七 大方脉杂医科】诸痔

钓肠丸,治久新诸痔,肛边肿痛,或生疮痒,时有脓血。栝蒌(二个,烧存性),猬皮(两个,锉碎,罐内烧存性),白矾(煅),绿矾(枯),胡桃仁(十五个不油者,罐内烧存性),白附子(生用)、半夏、天南星、鸡冠花(锉,炒,五两),枳壳(炒)、附子(去皮脐)、诃子(去核,各二两)。上为末,醋面糊丸如梧子大。每服二十九,空心临卧,温酒下。远年不瘥者,服十日见效,久服除根。

黑玉丹,治同上。

橘皮汤,治气痔。橘皮、枳壳(炒)、川芎、槐花(炒)各半两,槟榔、木香、桃仁(浸去皮,炒)、紫苏茎叶、香附子、甘草各二分半。上锉散,每服三钱,水一盏半,生姜三片,红枣二枚,煎服。

立效丸,百药煎研为末。每服三钱,煮稀白粥搅匀服之,立愈。糊丸,米饮下亦可。

黑丸子,专治久年痔漏下血,用之累验。干姜、百草霜各一两,木馒头二两,乌梅、败棕、柏叶、乱发各五分。上各烧灰存性,再入桂心三钱,白芷五钱,同为末,醋糊丸,梧桐子大。空心,三十九,米饮下。

逐瘀汤,通利大小便,取下黑物。川芎、白芷、生干地黄、赤芍药、五灵脂、枳壳(制)、阿胶(炒)、蓬莪术(煨)、茯苓、茯神、大木通、生甘草各一分,实大黄、桃仁汤(去皮,焙)各一分半。上锉散,每服三钱,井水一碗,生姜三片,蜜三匙,煎服,以利为度。瘀血作痛通用。

白玉丹，治久年肠痔下血，服药不效者。寒水石（不以多少），上煅红，研细水飞，再入银窝中煅红，用糯米糊丸，梧桐子大。每服五六十九，陈米饮下。

黄连阿胶丸，解热调血。枳壳散送下。

槐角丸，治肠风痔疮，内生虫，里急，下脓血。止痒痛，消肿聚，祛湿毒，服之除根。

干葛汤，专治酒痢。白干葛、枳壳（炒）、半夏、茯苓、生干地黄、杏仁各半两，黄芩、甘草（炙）各一两。上锉散，每服三钱，黑豆百粒，姜五片，白梅一个，煎服。

宽肠丸，五灰膏涂痔疮之后，或脏腑秘结不通者，用此药宽肠。黄连、枳壳各等分。上为末，面糊丸如梧子大。每服五十九，空心，米饮下。

秘方，治诸痔捷效。上用白矾、信石各少许，于新瓦上煅过，为末，再入朱砂末少许，以新汲井水调成膏，用旧金纸上药，随疮大小贴之。先用郁金、国丹末、以鹅翎刷于疮四畔围护，恐伤好肉。凡上药，贵宦人肉理娇脆薄，少用之，愚俗人肉理粗厚，稍多少许用之。大抵上药后多疼，不可太过为妙。仍用大青根、晚蚕砂煎水，洗后再上药。兼服槐角、皂角丸。脏腑结热秘甚，八正散加灯心、枳壳、薄荷叶煎。再用大黄、茶、莘草、荆芥穗、防风煎水洗，效。

又方，用川白芷煮白苎作线，快手紧系痔上，微疼不妨，其痔自然干瘘而落，七日后安。

五灰膏，治脏腑一切蕴毒，发为痔疮，不问远年近日，形似鸡冠、莲花、核桃、牛乳，或内或外，并皆治之。荞麦（灰，七升），荆柴、蓟柴、山白竹、老杉枝，上以四件，柴竹截作一尺许长，以斧劈成片，各取一束，晒干，于火上烧过，置坛内为炭，防为风所化。俟烧尽，却以水于锅内，煮出炭汁。又用酒漏以布帛实其窍，而置荞麦灰于酒漏内，以所煮炭汁淋之。然后取汁于锅内慢火熬汁，约取一小碗，候冷，入石灰、国丹调和成膏，以瓦瓶贮之，上用石灰敷面，不令走气。临用，却以石灰，以冷水调开。令病者以水洗净痔疮，仰卧，搭起一足，先以湿纸于疮四围贴护，却用。收效必矣。

熏方：猬皮（方三指大）、雄黄（枣大，研）、熟艾（如鸡子大），为末，用瓶一个，以灰实一半，如烧香法，安高桶内，坐其上，莫令烟透，烟从口中出方好。三度熏，永瘥，勿犯冷风。

洗方：用槐花、荆芥、枳壳、艾叶以水煎，入白矾熏洗。

又方，黄连、黄芩、荆芥、蛇床子各一两，侧柏叶四两，槐条、镜面草、蚵蚾草各一握。上用新汲水熟煎,倾盆内熏,候通手却洗。

莲子散:莲子十四个、草芽茶十四个、乳香随上二药多少入。上三味同捣,以纸里煨透,先以黄连汤洗患处,然后以药生贴之。

木鳖散,木鳖子,百药煎,上等分,为粗末。每服一掬,布裹煎汤,以桶盛之,盖上穴一窍。先以气熏蒸,后通手洗之。

熊胆膏,敷痔极效。熊胆(研细)、脑子(研细)。上各少许,用井花水调,以鸡羽拂痔上。

枯矾散,治五痔痛痒。枯矾半钱、脑子(一字)。上并研为末,先用鱼腥草浓煎汁,放温洗,次用少许敷痔上,效。

硝石散,上用寒水石、朴硝为末,以津润手指,点药敷疮上,立效。

葱青散,上以葱青刮去涎,对停入蜜调匀,先以木鳖子煎汤熏洗,然后敷药,其冷如冰。

又方,耳环草,一名碧蝉儿花,手挪软,纳患处即愈。

又方,川山甲自尾根尽处数,除三鳞不用,取第四、第五、第六鳞,横三行,烧存性为末,用麝香少许,腊茶一匙同调,空心服。以澄下浓者敷疮上,其冷如冰,永不痛,无不效。

蜗牛散,治痔疮肿胀,作热如火。上用蜗牛螺一个,以冰片脑子、麝香各少许,同入瓦器内盛,顿逼半日,自化成水。以少许点疮上,立愈。

灸法:平立量脊骨与脐平处,椎上灸七壮。或年深,更于椎骨两旁各一寸,灸如上数,无不除根。

又法,治痔疾大如胡瓜,贯于肠头,热如糖灰火,发则僵仆。以柳枝浓煎汤洗后,以艾炷灸其上三五壮。若觉一道热气入肠中,大泻鲜红血秽恶,一时至痛楚,泻后其疾如失。久冷五痔便血,灸脊中百壮。五痔便血失屎,灸回气百壮,穴在脊穷骨上。

《万氏秘传外科心法》(明·万全 撰)

【卷之五】面图形十二症/痔漏

痔漏,生于肛门之边,乃下焦之所司也。好酒色之人多有之。因火气下流肠胃蓄热。其名有七,治法则一,曰牝,曰牡,曰鸡冠,曰羊奶,曰通肠,曰翻花,曰脉痔。唯有通肠、翻花难疗。治外痔之法,始生用艾隔蒜灸三四壮,去蒜贴肉灸三四壮,可不劳而愈。或用过天丝结断痔头,然后用敷药。又须用黄连四物汤、猬皮丸、凉血地黄汤、葛根汤。治内痔之法,宜凉血、解毒、升提其坠气,可愈。

五味黄连四物汤:当归(酒洗)一钱,黄连七分,川芎、白芍、生地各二钱。空心服。

二味猬皮丸:猬皮(酒浸过焙干)四两,槐角(经霜者焙干)一斤。将此二味为末和匀,蜜为丸,如梧桐子大,淡酒空心送下,每早百丸。

外洗蒸法,黎击子(即算盘子)十股,桑白皮一股。煎水蒸洗,不过三四次而愈矣。

五味槐角丸:槐角(制)半斤,槐花(制)半斤,槟榔四个,猬皮(酒浸焙干)一两,黄芩二两。俱为细末,炼蜜为丸,如梧桐子大,或酒或水送下。

十味凉血地黄汤:生地、赤芍、丹皮、槐角、红花、枳壳、栀子、黄柏、连翘、黄连。空心服。

二味结痔法,用过天丝与蚕丝合成,缠痔头上六七转,上贴不厚不薄蒜一片,着艾灸于蒜上三壮,后上生肌散,可愈。

二味蜡矾针,用黄蜡溶化枯矾末少许,搓成长条,纳入漏窍中,脓血尽,上生肌散。

二味洗痔汤,用马齿苋煎水洗之,又以白花菜煎水洗之。

《万病回春》(明·龚廷贤 撰)

【卷之四】痔漏

肠澼为痔,如大泽中有小山突出为痔。凡人于九窍中,但有小肉突起,皆曰痔。不特于肛门边生者名之,亦有鼻痔、眼痔、牙痔等。其状不一,方分五种:曰牝、曰牡、曰脉、曰肠、曰气。牝痔者,肛门边生疮肿突出,一日数枚,脓溃即散;牡痔者,肛门边发露肉珠,状如鼠奶,时时滴渍脓血;脉痔者,肠口颗颗发疮,且痛且痒,血出淋沥;肠痔者,肛门内结核有血,寒热往来,登溷脱肛;气痔者,遇恐怒则发,肛门肿痛,气散则愈。又有酒痔,每遇饮酒发动,疮即肿痛而流血;血痔者,每遇大便则血出而不止,宜解热调血顺气为主。若久而不愈,必至穿穴为漏矣。痔者,成瘘不破也。

钓肠丸,治新久诸痔,肛边肿痛,或生疮痒,时有脓血;又治肠风下血及脱肛。瓜蒌(二个,烧灰存性),刺猬皮(二个,剉,罐内烧灰存性),白鸡冠花(五两,锉,微炒),白矾(枯),绿矾(枯),胡桃仁(十五个,不油者,烧存性),白附子(生)、天南星(生)、枳壳(去穰,麸炒)、大附子(生,去皮脐)、诃子(煨)、半夏各二两。上为末,面糊为丸,如梧桐子大。每服二十九,空心,临卧温酒送下。远年不愈者,十日见效。久服永除根。并治肠风等疾,二三年者,连服十余帖,永不再发。

脏连固本丸,凡膏梁富贵之人,患痔甚多,必干于饮食色欲所致,及有火酒犯房。若要除根,必须服此。兼戒醇酒厚味、寡欲,方可全矣。怀生地六两、干山药四两、茯苓(去皮)三两。牡丹皮三两、泽泻三两、山茱萸(去核)四两、黄连四两、黄柏三两、知母二两(去毛)、人参二两、当归二两、皂角二两、槐角三两。上为末,用獖猪大肠头一段去油,灌入药末,两头线扎住;用糯米一升煮饭,将半熟捞起入甑内,将药肠盘藏于饭中如蒸饭之熟;待冷些时取出,去两头无药之肠,将药肠捣烂为丸。如硬,加些饭捣丸,如梧桐子大。每服百丸,空心,白汤送下。

《寿世保元》(明·龚廷贤 撰)

[卷五]痔漏

脉沉小实者易治,浮洪而软弱者难愈。夫痔漏之原,由乎酒色过度,湿而生热,充于脏腑,溢于经络,坠于谷道之左右。冲突为痔,久而成漏者也。痔轻而漏重,痔实而漏虚。治痔之法,不过凉血清热而已。至于治漏,初则宜凉血清热燥湿,久则宜涩窍杀虫,而兼乎温散也。或曰:痔漏火是根原,何故而用温涩?殊不知痔止出血,始终是热。漏流脓水,始是湿热,终是湿寒。不用温药,何以去湿而化寒乎。非止痔漏,百病中多有始热而终寒者,如泻痢、如呕吐,初作则肠胃气实而热,久则肠胃气虚而为寒矣。

一论痔疮肿痛初起,立效。祛风解毒汤:黄连一钱、黄芩一钱、连翘一钱五分、赤芍一钱、枳壳(麸炒)一钱、大黄(酒蒸)一钱五分、苦参一钱五分、黄柏一钱、槐花一钱。上锉,水煎,空心服,为末,水泛为丸,用温水下,亦可。

一论内经曰:二阴皆属肾,虽见症于大肠,实阴虚而火盛也。祛毒养荣汤:当归一钱、芍药二钱、生地黄(酒洗)一钱、黄连(酒炒)一钱五分、黄芩一钱、黄柏(酒炒)五分、知母一钱、连翘一钱、升麻五分、荆芥一钱、槐角二钱、皂角子二钱、皂角刺二钱、天花粉二钱、黄芪一钱、人参一钱、甘草节一钱。上锉一剂,水煎,空心热服,远酒色,则全愈。

一论凡人衣食丰饶,患痔必由于饮食色欲所致,及有乘酒醉犯房。欲要除根，必须服此滋阴补内之药，大戒醇酒厚味，寡欲可也。

脏连固本丸：怀生地黄六两、山药四两、山茱萸肉四两、白茯苓（去皮）三两、牡丹皮三两、泽泻二两、黄连四两、黄柏（去皮）四两、槐角三两、知母（去毛）三两、人参三两、当归二两、皂角二两、天花粉二两。上各为细末，用雄猪大肠一段，去脂油，灌药末于内，两头用丝线缚住，用糯米二升煮饭，将半熟时，捞起，去汤，将药肠盘藏于饭中，如蒸饭已熟，待冷些取出，去两头无药线缚之肠，将药肠入净石臼内杵烂，拣出肠渣筋，如不黏，加些饭杵之好，丸如梧桐子大，晒干，每服百丸，白滚水送下。

一论痔疮，脓血淋漓，口干作渴，晡热便血，自汗盗汗，以益气汤加茯苓、半夏、炮干姜。脾胃渐醒，后以六味丸兼进而愈。

一治莲花痔疮，余绍坪得效。黄连三钱、乌梅三十个、大黄三钱、穿山甲（炒）三钱。上锉，水煎，空心服。

［补遗］

一治痔，谷道中虫痒不止。用水银、枣膏各二两，同研相和，捻如枣核状，薄绵片裹纳下部，明日虫出，若痛者，加用轻粉作丸。

《医学入门》（明·李梴 撰）

【卷五 外科】痔漏

经曰：因而饱食，筋脉横解，肠澼为痔。盖饱食则脾不能运，食积停聚大肠，脾土一虚，肺金失养，则肝木寡畏，风邪乘虚下注，轻则肠风下血，重则变为痔漏。或醉饱入房，精气脱泄，热毒乘虚下注；或淫极入房过甚伤、筋，忍精停毒，甚则以男交男，致伤膀胱与肾肝筋脉。盖膀胱筋脉抵腰络肾，贯臀走肝，环前后二阴，故痔乃筋脉病，发则面青痛甚，肝苦急也。五痔：牡痔，肛边如鼠乳；牝痔，肛边一枚，生疮陷入；肠痔，结核肠内，脱肛出血；血痔，大便清血，随下如射线；脉痔，肠口频频发痒，出血且痛且痒。五痔散主之。又有气痔，肛门肿痛便难，强力则肛出不收，加味香苏散；酒痔，饮酒则发，干葛汤；虫痔，侵淫湿烂，岁积月累，蚀肠穿穴，猬皮丸、黑玉丹。凡毒深者，大如鸡冠、莲花、核桃；毒浅者，小如松子、牛乳、鸡心、鼠乳、樱桃，虽种种不同，皆三阴虚也。

痔非外邪，乃脏内湿热风燥，四气相合，蕴久流入大肠而成毒。有肠头肿块者，湿也；肛肿后坠，湿兼热也；出脓血水者，热胜血也；痛极者，火热也；痛痒者，风热也；大便秘者，燥热也；小便涩者，肝火湿热也。又疮头向上或硬者,热多;向下或软者,湿多。

痔以凉血为主。盖热则伤血,血滞则气亦不运,而大肠下坠作痛。大要以槐花、槐角、生地凉血;芎、归、桃仁和血生血;枳壳行气宽肠;芩、连、山栀清热;黄柏、防己、泽泻行湿;麻仁、大黄润燥;秦艽、荆芥疏风。风邪陷下久者,防风、升麻提之;气弱者,人参、黄芪补之;气不顺者,木香、槟榔和之。古方:热痔,黄连阿胶丸、清心丸、槐角丸、槐胆丹;湿热,加味连壳丸,或四物汤合败毒散;风湿,秦艽汤;燥痔,四顺清凉饮;下血者,芎归丸、苦参丸;痛者,止痛丸;痒者,黑玉丹;肿硬者,豚胃丸。

刀割线剔,损脏伤命;药点药敷,闭毒变漏。初起只宜蒜灸,已成者,防风、荆芥、槐花、木鳖、朴硝煎汤熏洗,滑脱盖文蛤、莲蓬,洗后用古熊胆膏、融松油涂之。内痔,宜用生肌丸,忌搽药。

体实属肺与大肠风热者,加味槐角丸、加味地黄丸、三神丸,断根更易;体薄属肝脾肾三经阴精损者,肾气丸、补中益气汤、十全大补汤,以滋化源,更节嗜欲、谨起居,方可断根。又有兼下痾疮者;有茎中出白津者,有兼疝者,皆肝肾不足变出,勿专服寒凉泻火。蜈蚣油:端午取大蜈蚣一条,竹签阴干,临发剪一寸,煅存性,桐油调涂,轻则不发,重则次年对周日又发,再剪一寸,煅涂断根。又法:用生蜈蚣数条,浸麻油内,俟生霉,略熬化,涂痔及诸疮、癣。

《外科活人定本》(明·龚居中 撰)

〔卷之二〕图形十一症/痔漏

此症生于肛门之下边,乃下焦所属也。酒色之人多有之。因火气下流,肠胃蓄热。形症杂形有七,主治则是一法。曰牡痔、牝痔、鸡胿痔、牛奶、莲花、通肠、番花诸痔。唯番花、通肠二痔难医,余者易治。诸痔初生,用艾隔蒜灸三四壮,去蒜贴肉灸一二壮,可不劳而成功也。治内痔之法,宜凉血解毒,升提其坠气可矣。治外痔法,宜用过天丝结断痔头,然后用药敷之,须服黄芩四物汤、猬皮丸、槐角丸、凉血地黄汤、解毒葛根汤可愈。若夫漏疾,或因附骨之疽,或因痔骨之开,而不肯生肌上肉,直至内溃脓血淋漓,宜蜡矾针以纳其穴,服汤丸以解毒凉血,乃贴万灵膏彻尽脓血,更上生肌散可矣。至若通肠、番花只消内,如上六方,皆可服之,自然取效。方见首卷。

黄芩四物汤:条黄芩六钱,当归、生地、白芍、川芎各一钱。水一钟,煎六分,空心温服。

猬皮丸：经霜槐角二个，猬皮三四个、用酒浸透，共为末，炼蜜丸，如梧桐子大，每服一百，加至五六十九，或滚水，或温酒送下。

槐角丸：槐角半斤，槐花半斤，槟榔四两，猬皮二个、酒浸透，黄芩三两，共为末，炼蜜丸，如梧子大，每服一百丸，或白汤，或酒，空心送下。

解毒葛根汤：干葛、升麻、栀子、黄柏、枳壳、槟榔、羌活、赤芍、槐花、地榆、甘草各等分，空心服。

结痔法，用过天丝缠痔头六七转，俟其自断，后用敷药，即生肌散是也。

蜡矾针，用黄蜡熔化，入枯矾少许于内，丸成小长条，纳入窍内，脓尽上生肌散敷之。

洗痔方，用马齿苋煎水洗，又用百花菜煎汤洗亦可。

一方，治男妇肛门肿痛，热毒。用防风一两，蒺藜一两，槐角一两，黄连一两，陈冬瓜皮二两。上为末，空心调酒服。为散煎水亦可。

一方，治肠风溅血，及肠出不收，三八恶痔疼痛不止者。用经霜后收取冬瓜皮，火上焙炒，为极细末，临病以老酒调服一钱，神效无比。

《外科百效全书》（明·龚居中 撰）

【卷之三】臀腿部/痔疮

痔疮不论男妇小儿俱有，何也？经曰：富因酒色财气，病缘负重担轻；妇人因经后受冷，月后伤风；小儿多母腹受热，利后积血。总之，脏腑虚而血脉未贯，风湿犯而食毒冒干，七情郁结，众欲交戕，于是血气下坠，蕴聚肛门，宿滞不散，而冲突为此症也。然症分二十四，原有歌志云：

痔漏分三八，凭君有细看，穿肠并鼠尾，酒色两相干，莫言翻花怨，蜂窠亦不宽，雌雄并气血，子母及盘肠，玄珠犹可怪，勾肠痛若锁，核桃与流气，闻见即心酸，栗子于中大，鸡心在外安，珊瑚形可恶，脱肛状不堪，内痔肛边出，搭肠里内穿，垂珠更难治，日久有鸡冠，治宜分虚实，毋妄施针刀。

此症凡毒深者，大如鸡冠、莲花、核桃；毒浅者，小如松子、牛奶、乳心、鼠乳、樱桃。虽种种不同，皆三阴虚也。治法亦不甚殊，当知痔非外邪，乃脏内湿热燥风四气相合，蕴久流入大肠而成毒。但疮口向上或硬者热多，向下或软者湿多也。

祖传治血痔，用槐花、槐角、地榆、酒芩、当归、枳壳、荆芥、黄连、蒲黄、木香，酒糊为丸，空心酒下。有热者，米饮下。外以文蛤、白矾、桑寄生、朴硝、莲房煎水，先熏后洗。

《外科真诠》（清·邹岳 撰）

【卷上】臀部/痔疮

痔疮生于肛门边，有发于肛门内者，有发于肛门外者，初起成瘰，溃出脓血黄水。有状似菱角者，有状似莲花者，有状似穿肠者，有状似鼠奶者，有状似牛奶者，有状似羊奶者，有状似花瓣者，有状似蜂窠者，有状形悬珠者，有状似钩肠者，有状似核桃者，有状似栗子者，有状似鸡冠者，有状似鸡心者，有状似珊瑚者，有状似担肠者，有状似串臀者，有状似翻花者，有状似气突者，有状似血箭者，有状似雌雄者，有状似子母者，有状似蚬肉者，有状似脱肛者。其名虽有二十四种，总不外乎醉饱入房，筋脉横解，精气脱泄，热毒乘虚下注，或忧思太过，蕴积热毒愤郁之气，致生风湿燥热四气相合而成。如结肿胀闷成块者，湿盛也，结肿痛如火燎，二便秘者，热盛也；结肿多痒者，风盛也。肛门围绕摺纹破裂、便结者，火燥也。初俱服止痛如神汤，外用菩提露搽，或用田螺水点之，或用乳调三江口水眼药刷之，兼用皮硝、葱头煎汤洗之，自可渐渐平复，后用归脾汤加槐米炭调理。又有因勤苦劳役，负重远行，以致气血交错而生痔者，宜用归脾汤加槐花、地榆治之。又有产后用力太过而生痔者，宜用补中益气汤加荆芥炭治之。患此痔者，宜节欲戒酒，方能除根。

止痛如神汤：秦艽一钱、桃仁一钱、皂角子（煅）一钱、苍术七分、防风七分、黄柏五分、泽泻三分、当归三分、槟榔一分、酒军一钱二分。上除桃仁、皂角子、槟榔，用水二盅，将群药煎至一盅，再入桃仁、皂角子、槟榔同煎，空心热服，待少时以美膳压之，不犯胃也。忌生冷、五辛、火酒、硬物、大料、湿面之类。如肿有脓，加白葵花五朵、青皮五钱、木香三分，则脓从大便出；如大便闭甚，倍大黄，加麻仁、枳实，如肿甚，倍黄柏、泽泻，加防己、猪苓、黄芩；痛甚，加羌活、郁李仁；痒甚，倍防风，加黄芪、羌活、甘草；血下，倍黄柏，多加地榆、槐花，小便短涩，加赤苓、车前、萹蓄。

田螺水，大田螺一枚，用尖刀挑起螺厴，入冰片米五厘，平于磁盘内。待片时，螺窍内渗出浆水，用鸭毛蘸刷患上，数次其肿自然消散。

第二节　肛漏

肛漏是直肠、肛管与周围皮肤相通形成的瘘管，多是肛门直肠周围脓肿的后遗症，以局部反复流脓、疼痛、瘙痒为主要症状。相当于西医的肛瘘。

肛漏，又称为痔漏、漏痔、漏疮等。《万氏秘传外科心法》记载，漏痔"或因附骨之症，或因痔窟之开，而不与生肌长肉，直至内溃，脓血淋漓"；《万病回春》认为痔若久而不愈，必至穿穴为漏；《寿世保元》认为痔、漏关系密切，"痔漏之原，由乎酒色过度，湿而生热，充乎脏腑，溢于经络，坠于谷道之左右。冲突为痔，久而成漏者也"，并指出痔轻而漏重，痔实而漏虚。《外科真诠》对漏的认识较为全面，其记载"痔漏，痔疮失治，日流脓水，久不收口所致。但痔轻而漏重，痔实而漏虚"，并把漏证分为八类：一曰气漏，二曰风漏，三曰明漏，四曰冷漏，五曰色漏，六曰血漏，七曰偏漏，八曰瘘漏。"气漏者，时肿时消，疼胀难忍也；风漏者，孔窍作痒也；阴漏者，男妇阴内疼痛出水也；冷漏者，孔内出白浆也；色漏者，犯色流脓流精也；血漏者，时流鲜血也；偏漏者，肛门之外生孔窍出脓血也；瘘漏者，疮口黑烂出黄黑水也。"

对于漏的治疗，《世医得效方》列举了食治方、代赭石丸以及血竭散等经验方；《万氏秘传外科心法》介绍了插药二味蜡矾针，即用黄蜡溶化枯矾末少许，搓成长条，纳入漏窍中。另还有药线法；《万病回春》亦收集了较多治漏有效方，如当归连翘汤、消毒百应丸、神雷丸、千金不易治漏仙方、平脏丸、白银锭子等。另还记载了隔矾灸法，认为其治痔漏神效。药用皂矾、川山甲、木鳖子、乳香、没药，上药和匀一处，以冷水调，量疮大小作饼子，贴疮上，将艾炷灸三四壮；《寿世保元》通过比较痔与漏，认为治漏，初则宜凉血清热燥湿，久则宜涩窍杀虫，而兼乎温散。因为漏流脓水，始是湿热，终是湿寒。不用温药则难以去湿而化寒；《外科真诠》则认为无论何种漏，俱宜外用补漏丹搽，内服青龟丸，且终身忌鹅肉。

旴江医学外科学论治

《世医得效方》（元·危亦林 撰）

【卷第十九 疮肿科】漏疮

食治方，治漏疮肛门周匝有孔十数，诸药不效。用熟犬肉蘸浓蓝汁，空心食之，不食犬肉，驴肉代之。七日自安。

代赭石丸，治痔变为瘘，脓血不止。代赭石（煅，醋淬研）、磁石（煮米醋数沸，蘸茶细研）、白矾（煅）、牡蛎灰、龙骨（研）、猬皮（炙焦）、皂荚刺（烧）、猪后蹄垂甲（烧，各存性）、赤石脂、川椒（焙）、木贼（焙）、蜂房（炒）各等分。上为末，神曲糊丸如小豆大。每服五十九，食前，艾并生姜煎汤下。漏血处，以熟艾揉和血竭塞,日三换。

血竭散,治痔漏痛不可忍。血竭、牡蛎粉、发灰各等分。上为末,入麝香少许,自以津唾调敷。如更痛,研杏仁膏调药敷之。

《万氏秘传外科心法》(明·万全 撰)

【卷之五】面图形十二症/痔漏

若漏痔或因附骨之症,或因痔窟之开,而不与生肌长肉,直至内溃,脓血淋漓。宜蜡矾针,以纳其穴,服上汤丸,以拔其毒。仍贴万灵膏,彻尽脓血,再上生肌散可愈。

二味蜡矾针,用黄蜡溶化枯矾末少许,搓成长条,纳入漏窍中,脓血尽,上生肌散。

【附】杂症便方

治漏管方,用九齿鳖甲一个烧灰,以玉簪花根末调点上。又用药线取管,白砒二钱,薄荷三钱,入瓦罐内炭火烧红,候烟尽加明矾末六钱(煅枯),上加乳香、没药各一钱,亦候烟尽,共取起打碎,如绿豆大。复用川乌、草乌、何首乌、南星、半夏、防风各三钱,煎汁煮前所煅之药,候汁干取起,加雄黄一钱,冰片、麝香各二分,共为末,面糊,药线入漏孔内,每日三换,上七次其管自出。

《万病回春》(明·龚廷贤 撰)

【卷之四】痔漏

肠澼为痔……若久而不愈,必至穿穴为漏矣。

当归连翘汤,治痔漏。当归、连翘、防风、黄芩、荆芥、白芷、芍药、生地、山栀、白术、人参、阿胶、地榆各等分,甘草减半。上锉一剂。乌梅一个,枣一枚,水煎,食前服。

黑白散:黑牵牛、白牵牛各一钱半,上二味各取头末,各一钱半。用猪腰子一个,竹刀破开,去筋膜,入药末在内,线扎纸裹水湿,灰火内煨熟,去纸。空心嚼吃至巳时,腹中打下,先脓后血,毒气出尽,永不再发。必须忌半日饮食。

消毒百应丸,治痔漏疮并脏毒神效(大梁孙都督传,效)。苍术、黄柏、槐花、金银花、当归、皂角各四两。上六味切片,分作四分。每分用水七碗煎至四碗,去渣,留药汁浸大黄片一斤,浸一宿,次日取出,安筛内晒干;如此将四次水浸晒尽为度;将大黄为细末,面糊为丸,如梧桐子大。每一次六十四丸,空心熟白水送。忌厚味、胡椒、烧酒之类。

洗痔漏神方,花椒、艾叶、葱白、五倍子、皮硝、马齿苋、茄叶。上各等分,锉碎。水煎,先熏后洗。当时痛止,指日可愈。

漏者,溃出脓血也。

神雷丸,治漏。芜荑仁(五分),雷丸(白者,五分),鹤虱(一钱),木贼、黄芩、防风、茄子各五分,当归(酒洗)、龟板(酒洗)、鳖甲(酒洗)、蝉退、蚕退各三分,小枳实(酒洗,三分),大黄(少许),皂角刺(二十个,用黄蜡一钱炒)。上共作一服,水一大钟,乌梅一个,竹叶七片,无灰酒半钟,煎至八分,空心温服。用干煎精猪肉压之。服至八服,筋根出虫,后去皂角刺、蝉退不用。外用生肌药:白龙骨五分,赤石脂五分。二味用鸡胚胚皮包入猪蹄甲内,火煅过,去胚甲不用,将二味为末,入煎汤药内,每帖加二味药一钱,再服四帖除根。忌酸辣、鸡鱼、面筋、发毒、动风之物,其余不忌,酒亦少用。忌烧酒,节欲色,戒恼怒。

济生莲蕊散:莲蕊(一两),锦纹大黄、黑牵牛(取头末,各一两二钱),当归、五倍子、矾红各五钱,黄连(三钱),乳香、没药各一钱,上为细末。欲服药,先一日勿吃晚饭,次日空心,用淡猪肉汁一钟,好酒一钟半,和猪肉汁,秤前药末一钱二分调服。午后于净黄土上疏宣时见出毒物为验,或如烂杏,五色相杂,亦为验矣。如散药难服,用酒糊丸,如绿豆大,每服一钱五分。此方神效,不可轻忽。切忌烧酒、色欲、恼怒及羊、鱼、犬肉、毒物。

千金不易治漏仙方,芜花根、川乌、草乌、南星、半夏各三钱,将上五味药用水数碗煮至二碗下后,血竭、乳香、没药,孩儿茶(二钱),片脑(二厘),麝香(四厘),黄蜡(一钱),用黄丝线合过街蜘蛛丝,用篾作圈网之,合丝搓成线入药水煮为度。用猪鬃引线穿入漏内,俟大便后带出线来扎紧,一日紧三遍。待八九日线落而肉平矣。如孔多者,医好一孔,外用此方,内服后平脏丸除根。

平脏丸,治漏疮,旬日见效。黄连(酒炒)、枳壳(麸炒)、地榆、槐角各一两,莲蕊、当归各三钱,侧柏叶(一钱),京墨(烧存性,五钱),乳香、没药各二钱。上为末,水丸。每服百丸,空心白汤送下。渐减至六十丸止。若加黑丑头末五钱共丸,尤效。

白银锭子,治漏,止有一孔者,用此药不过十日全愈,又不作痛,神效。白砒三两、白矾一两,上二味共研为细末,铁杓熔成饼,再入炭火煅,令净烟取出，去火毒，为末。用面糊和为锭子成条，插入漏内，直透里痛处为止。每一日上三次，至七日为止，至九日疮结痂而愈。如痛未痊，用后生肌药。

生肌药：乳香、没药、轻粉、海螵蛸（用三黄汤煮过）、寒水石（煅）、龙骨（煅）各等分。上为细末，掺患处，贴用太平膏。

太平膏：防风、荆芥、栀子、连翘、黄芩、大黄、羌活、独活、当归、生地、赤芍、甘草、金银花、五倍子、两头尖、头发各二钱，白芷、白蔹、山慈孤各一两，香油一斤。上锉细，入油内浸一昼夜，用文火熬焦，去渣滓再熬，滴水不散；入上好黄丹水飞过，炒黑，用半斤入内再熬，滴水成珠为度；待温冷，再入乳香、没药、轻粉、血竭各二钱为末，于内搅匀；如药色嫩，再入官粉五钱，亦佳。务要看其火色不老不嫩得所为妙。

隔矾灸法，治痔漏神效。皂矾（一斤，用瓦一片，两头用泥作一坝，再用香油制瓦上焙干，再着皂矾瓦上煅枯，去砂为末），川山甲（一钱，入紫粉罐煅存性，取出为末），木鳖子（去壳，火焙，二钱半，净，为末），乳香、没药（各钱半，为末，临灸时加服）。上药和匀一处，以冷水调，量疮大小作饼子，贴疮上，将艾炷灸三四壮。灸毕，就用熏洗药先熏后洗，日六度。三五日如前法更妙，以瘥为度。

熏洗方，前法灸毕，以此方熏洗。皂矾（制法如前，为末，约手块二把），知母（四两，焙干为末，取一两），贝母（四两，为末，取三两，净），葱（七茎，另煎汤），上件先将葱用水煎三四沸，倾入瓶内，再入前药。令患者坐于上瓶口熏之。待水温，倾一半洗疮，留一半候再灸再熏洗，以瘥为度。

攻毒丸，治痔漏。用有子蜂房焙干存性为末，面糊为丸，如豌豆大。每服二十九，空心，黄酒送下。

　　[补遗秘方]

治痔漏秘方：当归八分，川芎五分，芍药八分，生地黄一钱，荆芥七分，乌梅一个，防风、条芩、枳壳（去穰）五分、槐角、黄连、升麻各五分。上锉一剂。水煎，空心温服。

治痔漏效方：用极嫩木耳温水略煮，取出晒干为细末。初服一钱五分，用蜜水调服。一日加一分，加至三钱，每服倒退一分。服至一月通好。要忌口。若穿臀漏极痛者，用鱼鳔捣为泥贴之，其痛即止。

秘传神应膏，治痔漏如神。片脑、熊胆、血竭、牛黄、乳香、没药各五分。上为细末，用蜗牛取肉捣成稀膏，每夜洗净拭干，将此膏搽上患处，数遍即愈。若蜗牛无鲜者，用干的放水碗内泡一宿去壳，内自然成肉；将前六味药要极细末,以蜗牛肉共捣,不要干了,要稀稠得所。用磁罐收贮封固,勿使风尘在内,则不效矣。

熏洗痔漏却毒汤:五倍子、花椒、防风、侧柏叶、枳壳、葱白、苍术各三钱,瓦松、马齿苋、甘草各五钱,皮硝一两。上用水五碗,煎至三碗,先熏后洗,一日三次。

牛黄金花散,敷痔漏良方。黄连、黄芩、黄柏(各一钱,为细末),真牛黄(一分),上共研细。如痔疮,用蜜水调搽上,不过四五次。如是捻成锭子晒干,量疮眼大小纳入,不过二七即好。

《寿世保元》(明·龚廷贤 撰)

【卷五】痔漏

脉沉小实者,易治。浮洪而软弱者,难愈。夫痔漏之原,由乎酒色过度,湿而生热,充乎脏腑,溢于经络,坠于谷道之左右。冲突为痔,久而成漏者也。痔轻而漏重,痔实而漏虚。治痔之法,不过凉血清热而已。至于治漏,初则宜凉血清热燥湿,久则宜涩窍杀虫,而兼乎温散也。或曰:痔漏火是根原,何故而用温涩。殊不知痔止出血,始终是热。漏流脓水,始是湿热,终是湿寒。不用温药,何以去湿而化寒乎。非止痔漏,百病中多有始热而终寒者,如泻痢、如呕吐,初作则肠胃气实而热,久则肠胃气虚而为寒矣。

一论千金不换刀圭散,治痔漏百发百中。

一论专治通肠痔漏。济生莲蕊散:莲蕊(焙)一两、当归五钱、五倍子五钱、黄连五钱、乳香五钱、没药五钱、矾红四两、黑丑头末(炒)一两、锦纹大黄(半生半熟)一两。上共九味,为细末。欲服药,前一日勿食晚饭,次日空心,用淡猪肉汁一钟,好酒一钟半,和猪肉汁煎,称药一钱二分调服。午后,于干净黄土上大便,见紫血为验。或如烂杏,五色相杂,亦为验矣。如散药难服,用酒糊丸,如绿豆大,每服一钱五分,淡猪肉汤下。此方神效,不可轻忽。切忌烧酒、色欲、发物、鱼羊犬肉。

一论治痔漏,累验,猬皮丸,长葛张明山传。刺猬皮一个(连刺酒浸炙干)、当归(酒洗)二两、槐角(酒浸,炒)二两、黄连(酒炒)二两、地骨皮(酒炒干)二两、甘草(蜜炙)二两、乳香二钱、核桃十个(内取膈三十六片)。上为细末,醋糊为丸,如梧桐子大,每服二十五丸,白汤或酒,早晚二服。一月后平复,神效。

一论痔漏多年不瘥之神方也。收功补漏丸,临川徐学韦验。白茯苓(去皮)、赤茯苓(去皮)、没药各二两,破故纸四两。上药俱不犯铁器,于石臼内捣成块,春秋酒浸三日,夏二日,冬五日,取出,木笼蒸熟,晒干为末,酒糊为丸,如梧桐子大,每服二十九,缓缓加至五十九,空心,温酒送下。予尝以此方,加入全料六味地黄丸,同作一处,同丸服,治年久漏不愈者,一料全愈。

一论漏疮,先须用补药,以补气血。参、芪、归、术为主,大剂服之。外以附子为细末,津调作饼子,如铜钱厚,以艾火灸之,漏大者艾炷亦大,漏小者艾炷亦小,灸令微热,不可令痛,饼干即易之,再和再灸。又以补气血药,作膏贴之。

[补遗]

一治痔漏热症,有瘀血作痛,取出恶物,通利小肠。川芎一钱五分、白芷一钱、赤芍二钱、枳壳一钱、阿胶(炒)二钱、莪术一钱、生地黄三钱、茯神三钱、木通二钱、五灵脂一钱、桃仁十粒、大黄二钱、白茯苓三钱、甘草八分。上锉一剂,生姜三片,蜜三匙,水煎,食前服,以利为度。

一治痔漏脱肛便血方,川黄连(多用酒浸约三日许,净)四两,防风(去芦)、枳壳(麸炒)二两,当归(全用)四两。上四味,为细末,以前浸黄连酒,和面糊为丸,如梧桐子大,每服七八十九,空心,米饮或沸汤送下,忌煎炒、酒、面、羊、鸡、鱼、腥之物。

生肌散:五倍子(炒黄色)三两,乳香、没药、孩儿茶各一钱,白矾五分,上为细末,每次以竹管吹入漏疮口内。

《外科活人定本》(明·龚居中 撰)

[卷之二]图形十一症/痔漏

若夫漏疾,或因附骨之疽,或因痔骨之开,而不肯生肌上肉,直至内溃脓血淋漓,宜蜡矾针以纳其穴,服汤丸以解毒凉血,乃贴万灵膏彻尽脓血,更上生肌散可矣。至若通肠、番花只消内,如上六方,皆可服之,自然取效。

蜡矾针,用黄蜡熔化,入枯矾少许于内,丸成小长条,纳入窍内,脓尽上生肌散敷之。

一方,治肠风、脏毒、痔漏秘方。用大雄鸡一只,罩地板上不与食,伺其饥甚,别移于净地上,用猪胰四两,切碎,渐喂鸡,待其放屎,渐收下,如此二三口,候鸡屎积至四两,晒干,加入后药,透明矾四两,千叶雌黄、雄黄各六钱,胆矾五钱,朴硝一两,上各另研为粗末。用砂锅,须要宽高,贮药之余,上有半节空者。先以鸡粪一两在锅底,次以明矾一两,次以明矾,次以雌黄,次以朴硝,次以雄黄,后尽以明矾在内,次加鸡粪在上,然后以新碗盖锅顶,簇炭火煅,青烟尽为度。候冷取出,入石碾研为极细面,再加乳香、没药各五钱,各研极细,和匀,以小口磁罐收贮。用时唾津调匀于手心,以新笔蘸点患处,日三五次,夜二次。先以羊毛笔蘸温汤洗净,软绢拭干,然后点药,庶得药力透肉。点后黄水沥出不止最妙,虽多不妨。三日后,其痔自干枯剥落,倘硬,煎汤频洗。白脱肠自软收上,忌毒物酒色一月,即除根矣。内服后方,用雄猪大脏一副,去两头各七寸,用黄连(去毛,净末)一斤,槐花(净末)四两,装入脏内令满,用绳扎两头口,上用小麦数十粒,放甑上蒸三时,以脏黑,取看小麦极烂为度,入石白捣如泥,丸如绿豆大。每服百丸,空心薄酒下。按:此方膏粱酒色人服之更妙。

化毒仙丹,治穿肠、痔漏二十四种恶痔等,杨梅,悉皆神效。草乌三钱(用姜汁煮过心,不见铁器),海蚌十二个(去油,俗名炒鸡母、用笔管盛,焙干),蟾酥五分,朱砂一钱,雄黄一钱,乳香一钱半,丁香二钱,没药一钱半。上为末,或为丸,牙皂土茯苓汤送下。每日用一分末药,早米打糊为丸。如痔漏、臁疮,米汤下。如毒疮及筋骨痛,去海蚌,加蜈蚣为妙。此方与众不同,专治痔漏,大有神功。如绵花疮,筋骨酸痛者,削草除根,神效无比。

内消痔漏丸:川黄连(酒炒)、槐花末(炒)、冬青子(焙干)各四两,三味为末,入猪大脏内,扎两头,煮烂捣如泥,后药再捣成剂。明雄黄一两,朴硝一两,白蜡一两,青黛五钱,上将白蜡熔化,青黛和匀,取起冷定,再碾为末,和前药捣匀。如硬加醋糊成丸,梧子大,空心酒送下百丸,神效。忌五荤、房事二个月,永不再发。

穿痔漏药线方,芫花根一两(要生者为妙),金银花一两,血见愁一两,没药五钱,乳香五钱。煮黄丝线,穿过漏孔,三五日取效,如漏孔穿裆,不治。

《外科真诠》(清·邹岳 撰)

[卷上]臀部/痔漏

痔漏,痔疮失治,日流脓水,久不收口所致。但痔轻而漏重,痔实而漏虚。其证有八:一曰气漏,二曰风漏,三曰明漏,四曰冷漏,五曰色漏,六曰血漏,七曰偏漏,八曰瘘漏。气漏者,时肿时消,疼胀难忍也;风漏者,孔窍作痒也;阴漏者,男妇阴内疼痛出水也;冷漏者,孔内出白浆也;色漏者,犯色流脓流精也;血漏者,时流鲜血也;偏漏者,肛门之外生孔窍出脓血也;瘘漏者,疮口黑烂出黄黑水也。俱宜外用补漏丹搽，内服青龟丸，每日空心用淡盐汤吞服五钱，服完一料自愈。须戒酒色三月，方能奏效。鹅肉终身宜忌，犯则痛生，急用瓦松数条，皮稍数钱，煎汤熏洗，方免复发。青龟丸须照方修合，不可妄自加减，一加减列不效矣。

补漏丹：抱鸡蛋壳内皮(煅存性)三钱，血余三钱，煅石膏二钱，上四六、龙脑片五分，血竭三分，洋儿茶五分，研细末搽。

青龟丸：乌龟二个、茯苓五两、黄芪八两、当归三两、人参一两、米仁六钱、甲珠五钱、瓦松二支身上干、白芷一两、槐米一两、青苔(墙上)一两、羊蹄(后爪上，炒)四副。将上药为末，以棉纸同龟包之，用火烘焙，龟死将药末取出，再将龟焙干研细，同药末炼蜜为丸，如梧桐子大。

第三节　脏毒

脏毒以肛门不适感和肛门潮湿有分泌物为主要临床特点，相当于西医的肛隐窝炎。

脏毒一病，《外科真诠》有详细记载，其生于肛门两旁，总由湿热相火内灼肺经而成，但有内外阴阳的差别。在外者，由醇酒厚味，勤劳辛苦，蕴注于肛门，两旁肿突，形如桃李，大便秘结，小水短赤，甚者肛门重坠紧闭，下气不通，刺痛如锥，脉数有力，多实多热，属阳易治。治疗宜服一煎散，通利二便，外用菩提露擦之。发于内者，兼阴虚湿热下注肛门，内结壅肿，刺痛如锥，大便虚秘，小便淋漓，寒热往来，遇夜尤甚，脉数微细，为虚为湿，属阴难治。治疗宜用六味地黄汤加人参、当归、白芍治之，间服五灰散。

盱江医学外科学论治

《外科真诠》(清·邹岳 撰)

[卷上]臀部/脏毒

脏毒生于肛门两旁，乃湿热相火内灼肺经而成，有内外阴阳之别。发于外者，由醇酒厚味，勤劳辛苦，蕴注于肛门，两旁肿突，形如桃李，大便秘结，小水短赤，甚者肛门重坠紧闭，下气不通，刺痛如锥，脉数有力，多实多热，属阳易治。宜服一煎散，通利二便，外用菩提露擦之。若肿痛仍前不退者，脓将成也，内服托里散，外用乌龙膏敷，溃后用八宝珍珠散擦之，自可收口。发于内者,兼阴虚湿热下注肛门,内结壅肿,刺痛如锥,大便虚秘,小便淋漓,寒热往来,遇夜尤甚,脉数微细,为虚为湿,属阴难治。宜用六味地黄汤加人参、当归、白芍治之,间服五灰散,候内脏脓出则安。又有生平性情暴急,纵食膏粱,或兼补术,蕴毒结于脏腑,火热流注肛门,结而为肿,其患病连小腹肛门堕重,二便乖违,或泄或秘,肛门内蚀,串烂经络,污水流通,大孔无禁,饮食不飧,作渴之甚,凡患此候,未见得生。又有虚劳久嗽,痰火结肿,肛门如粟,破必成漏,此名痨痔,内伤坏病,不可勉治。

一煎散:归尾、甲珠、甘草、桃仁、皂刺各二钱,黄连、枳壳、槟榔、花粉、台乌药、赤芍、生地、白芷各一钱,大黄、元明粉各三钱,红花五分。水二钟,浸一宿,次早煎一滚,空心服,候行三四次,以稀粥补之。

菩提露:熊胆三分,冰片一分,用凉水一茶匙化开涂患上。

五灰散:血管鹅毛、金头蜈蚣(去足)、穿山甲、血余、生鹿角尖各等分,烧存性研细,每服五钱,空心温黄酒调下。

第四节　脱肛

脱肛,早期表现为便后有物自肛门脱出,便后能自行回纳,日久则不能回复。相当于西医的肛管直肠脱垂,即直肠黏膜、肛管、直肠全层和部分乙状结肠向下移动,甚至脱出肛门。

《万病回春》记载,"肺脏虚寒,肛门脱出",凡泻痢久虚,或老人气血虚惫,或产妇用力过度,俱有脱肛,小儿亦有脱肛症者。治疗宜采用参芪汤加减。《寿世保元》补充了对脱肛的病机认识,并记载:若是大肠湿热,用升阳除湿汤;若血热,用四物加条芩、槐花;血虚,四物加白术、茯苓;兼痔,加黄连、槐花、升麻;虚弱,用补中益气汤加芍药;肾虚,加六味地黄丸主之。对于小儿脱肛,《万氏秘传外科心法》记载了治小儿脱肛验方,《寿世保元》记载了葱汤熏洗、五倍子末敷、五倍子煎汤洗等外治法。

旴江医学外科学论治

《万氏秘传外科心法》(明·万全 撰)

【附】杂症便方

治小儿脱肛方:黄连、生地各二分,木通、连翘、栀子、薄荷各三分,甘草一分,石膏一两,防风五分。灯心引。

《万病回春》(明·龚廷贤 撰)

【卷之四】脱肛

脱肛者,肺脏蕴热,肛门闭结;肺脏虚寒,肛门脱出。用参芪汤加减。凡泻痢久虚,或老人气血虚惫,或产妇用力过度,俱有脱肛也。小儿亦有脱肛症者。

脱肛症者,肛门翻出,虚寒脱出。

参芪汤:人参、黄芪(蜜水炒)、当归、生地黄、白术(去芦)、芍药(炒)、茯苓(去皮)各一钱,升麻、桔梗、陈皮各五分,甘草(炙)五分,肺脏虚寒,加干姜(炒)五分。上锉一剂,姜、枣煎,食前服。

大凡脱出肛门不收,用热尿洗后,用烘热鞋底揉进,恐迟则冷燥难进;或用冰片点上,亦收。

浮萍散,于秋暮取霜露打过浮萍,不拘多少,以净瓦摊开阴干。其瓦一日一易,不可见日,务要阴干,用纸包起。凡有前疾者,临时研为细末。先取井中新汲水洗净脱出肛,次以药末掺上,其肛徐徐即进,一时即愈。不拘男妇大小儿并治。

脱肛方,五倍子炒黄为末,放热鞋底上抵之,即收。

《寿世保元》(明·龚廷贤 撰)

【卷五】脱肛

脉小而缓者,易愈。夫脱肛者,乃虚寒下脱,其病或因肠风痔漏,久服寒凉,或努而下脱,或因久痢里急,窘迫而脱,有产妇用力过多,及小儿叫号努气,久痢不止,风邪袭虚而脱也。夫脱肛者,肛门翻出也,盖肺与大肠为表里,肛者大肠之门,肺实热则闭积,虚寒则脱出,肾主大便,故肺肾虚者,多有此症。若大肠湿热,用升阳除湿汤。若血热,用四物加条芩、槐花。血虚,四物加白术、茯苓。兼痔,加黄连、槐花、升麻。虚弱,用补中益气汤加芍药。肾虚,加六味地黄丸主之。升阳除湿汤,自下而上者,引而竭之。升麻八分、柴胡八分、防风一钱五分、麦芽三钱、泽泻三钱、苍术一钱五分、陈皮二钱、神曲二钱、猪苓二钱、甘草八分。上锉,水煎,空心,温服。胃寒肠鸣,加益智仁一钱五分,半夏二钱。

一论脱肛,乃脾肺虚寒,下脱,肛门翻出也。提气散:黄芪(蜜炙)二钱、人参三钱、白术(去芦炒)二钱、当归身三钱、白芍(炒)二钱、干姜(炒)八分、柴胡八分、升麻四分、炙甘草八分、羌活一钱五分。上锉,水煎服。

洗法:用五倍子三钱,白矾一块,水煎温洗,以芭蕉叶或荷叶托之。

一治脱肛方。以蜘蛛七个,烧存性为末,每用少许,香油调敷。

一方,以生蜘蛛,捣,搭脐上,即收。

一方,以死鳖头一枚,烧令烟尽,捣末敷上,以手按托之。

一方,以乌龙尾(即梁上尘灰)同鼠粪和之,烧烟于桶内,令坐其上,熏之数遍即上,不脱为效。

一论脱肛者,肛门翻出,虚寒而脱也。益气汤去柴胡,加生地、白芍、茯苓、桔梗、炒干姜,姜枣煎服。

一治脱肛气热者。宜熊胆五分、片脑一分、儿茶三分。上为末,以人乳调搭肛上,热汁自下,而肛收矣。

【卷八 小儿科】初生杂症论方/脱肛

一论小儿脱肛,皆因久患泻痢所致,大肠头自粪门出而不收是也。用葱汤熏洗令软送上,或以五倍子末敷而频托入,又以五倍子煎汤洗之亦可。

又方,以鳖头烧存性为末,香油调敷。一云以此物烧烟熏之,久久自收。又以陈壁土用汤泡之,先熏后洗,亦效。

提气散治小儿肛门脱下,极效。

附:肛门直肠疾病医案

脏毒

曾一人近肛门处作一毒,如碗大,名曰脏毒。已作成脓,用艾依法灸一二十壮,次日将面粉作一圈贴毒上,又将槐树皮为一圆片,盖面粉圈上,将大艾丸置槐皮片中间,灸出黄水为度。其槐皮要将粗皮在下,嫩皮在上,如此治之即愈。(《外科百效全书》卷之三)

脱肛

一男子素有内痔便血,时常脱肛。一朝肛门坠重不收,肿痛突起,光亮紫色,延余诊治。先用一煎散服二剂,外以菩提露搽之,其肿痛渐减。后以补中益气汤加生地、黄连、丹皮,服数剂而愈。(《外科真诠》引吴锦堂先生医案)

第十一章
盱江医学外科学外伤
及周围血管性疾病论治

第一节　杖疮

　　杖疮,即受杖刑后的物理性创伤。从法理角度,《医学入门》论"杖疮于法本不当治",从医学角度而言,旴江著作中记载了诸多杖疮方药,根据创伤的严重程度有不同的方药,但治疗原则如《医学入门》所言"破瘀去血为先"。《外科真诠》对杖疮治疗的论述较为系统:"杖疮,刑伤症也,有已破、未破之分。已破者,宜用清凉拈痛膏敷之,疼肿即消;未破瘀血内攻者,急宜砭去瘀血,内服大成汤,便通自愈。如伤处瘀腐作疼者,用生肌玉红膏搽之,或用灵异膏搽,自然腐化新生,其效甚捷。"此外,旴江医著还记载有一些杖前服用减轻痛苦的方药,如《寿世保元》记载"未杖之先,用白蜡细切,入碗内,滚酒泡服,打着不痛",《外科活人定本》的英雄丸,《外科百效全书》记载的鬼代丹、寄杖散,等等。

旴江医学外科学论治

《寿世保元》(明·龚廷贤 撰)

【卷九 外科诸症】杖疮

　　一杖打破脚腿肿痛。金凤花科一根,捣烂如泥,敷患处,如干,又涂上,一夜血散而愈。

　　一杖疮久不愈者。雄猪脊髓,日夜搽破肿处,立已。

　　一杖打血侵裆肿痛。锻石灰三钱,入水搅,澄,再入香油五钱,用金环脚搅打成膏,以鸡翎扫上,使血水长流,须臾肿消痛止。

　　一未杖之先,用白蜡细切,入碗内,滚酒泡服,打着不痛。

　　一杖疮方。用麻油二分,水一分,黄丹一钱,入碗内,用银簪搅成膏,用鹅毛刷上,外用纸贴,日四五次,赶血下行,立时肿消痛止。

　　一治杖疮,及远年近月一切顽疮。黄蜡二两、黄香(为末,去黑渣不用)二两、香油(炖温)三两、乳香(末)五分、没药(末)五分。上先将蜡入瓷碗内,慢火化开,用箸敲碗边,续续入黄香、乳、没,取碗离火,入温香油于内,搅匀待冷,入水缸内去火毒,三日取出,油单纸摊药,贴患处。

　　一杖打伤重,败血攻心欲死。苏木三钱、红花三钱、归尾三钱、大黄三钱。上共为末,童便一大钟,煎至一钟,不拘时热服。

一杖打伤后,溃烂久不愈者,此气血虚也。人参、白术(去芦,焙炒)、白茯苓(去皮)、当归、白芍、陈皮、熟地黄、香附子、贝母、桔梗、甘草各等分。上锉一剂,水煎,空心服。往来寒热,加柴胡、地骨皮。口干,加五味子、麦门冬。脓清,加黄芪。脓多,加川芎。肌肉迟生,加白蔹、肉桂。

白龙棒疮膏,方外异人传。腊猪油一两七钱,白蜡、轻粉、淀粉各五钱,黄蜡三钱,朝脑二钱五分,乳香一钱,没药二钱,冰片一分。上为末,先以猪油同二蜡化开,入群药末,调摊贴之。

一杖疮溃烂生蛆,用皂矾煅过为末,干掺其内,蛆即死。

《医学入门》(明·李梴 撰)

【卷五·外科】杖疮

杖疮于法本不当治,据古方破瘀去血为先,一杖毕,即饮童便和酒,不可吃茶,免血攻心。待神气定后,体盛者,用鸡鸣散下之;体薄者,疮攻寒热,恶心少食,宜当归须散加柴胡、羌活。气郁加木香;心腹胀痛,加童便;心下胀满,气不通畅,加木香、槟榔。外用热豆腐,铺在杖处,其气如蒸,其腐即紫,复以热豆腐铺之,以紫肉散尽,淡红为度。出脓血溃烂者亦宜。甚者内服乳香定痛散,随以热酒尽量而饮。虚者,溃后宜大补气血脾胃,兼吞紫河车丹,最易平复,外贴黄蜡膏、马齿膏。凡杖疮忽干,毒攻腹内,恍惚烦闷、呕吐者,难治。

《外科活人定本》(明·龚居中 撰)

【卷之四】杖疮

一杖毕,即饮童便和酒,不可吃茶,免血攻心。用热豆腐铺在杖紫色处,其气如蒸,其腐即紫。复易之,须得紫色散尽,转淡红为度。或只用葱切烂炒焦,搭患处,冷则再易,以血散为度。

又法,用凤仙花棵,连根带叶,捣烂涂患处,如干又涂,一夜血散即愈。如冬月无鲜的,秋间收阴干为末,水和涂之。一名金凤花。

又法,并打伤皮不破内损者,用萝葡捣烂掩之。

又法,用大黄末,童便调敷之。

又法,用猪胆汁涂之。

又法,用真绿豆粉微炒,鸡子清调刷之。

化瘀散，治杖打重，血上攻心。苏木三钱，红花三钱，归尾三钱，大黄二钱。上共为末，童便一钟，黄酒一钟，煎至一钟，热服。

退血止痛散，治杖后肿痛，瘀血不散，气血攻心，或憎寒壮热。归尾、赤芍、生地、白芷、防风、荆芥、羌活、连翘、黄芩、黄连、黄柏、大黄、栀子、薄荷、枳壳、桔梗、知母、石羔、甘草、车前子，水煎服。

八仙过海，治杖打极重，血沁裆，不治即死。巴豆霜、当归、乳香、没药、硼砂、半夏（姜汁炒）、血竭、土鳖（焙用）。上各等分，为细末，每服八厘，好酒送下。

金箔散，治杖打极重，痛不可忍，昏闷欲死者。白蜡二两（生研），乳香三钱，没药三钱，金箔、银箔各二十帖。上为末，每服二钱，温酒调服。

补气生血汤，治杖后，溃烂久不愈者。熟地黄、人参、茯苓、当归、芍药、白术（焙炒）、陈皮、香附、贝母、桔梗、甘草。往来寒热，加柴胡、地骨皮；口干，加五味子、麦门冬；脓清，加黄芪；脓多，加川芎；肌肉迟生，加白蔹、肉桂。

杖疮膏：密陀僧四两为末，香油八两，同入锅内，文武火熬，用柳条数根，一顺勤搅，不要住手。待熬成黑色，滴水成珠，油纸摊贴患处，当时疼止。拘流脓水，自然生肉，如有疔甲，贴药即止。又治顽疮、天泡、臁疮神效。

不二膏：大黄、黄柏、黄连、乳香、没药、轻粉各一钱，血竭、儿茶各二钱，水银三钱（用官粉三分、吐涎以银磨），片脑二分。上为细末，合和以猪脂四两，炼去渣，入黄蜡二两，再煎，滤过入药，柳条搅匀，随疮大小，摊纸贴之。

白龙膏，治杖疮，及远年近日一切顽疮。黄香二两（净末、去黑渣不用），香油二两（炖温），黄蜡二两，乳香、没药（各末）五分。上先将蜡入磁碗内，慢火化开，用箸敲碗边，续续入黄香、乳没。取碗离火，入温香油于内，搅匀待冷，入水缸内，去火毒，三日取出，油单纸摊药，贴患处立效。

生肌散：乳香、没药、儿茶，三味各等分为末，撒上即止痛生肌，但每宜先用防风、荆芥、苦参煎水洗。

英雄丸：自然铜（火煅、醋淬）、木鳖子（去壳）、无名异、没药、乳香、地龙（去土）各等分。上为末，炼蜜丸，如弹子大，每服一丸，温酒下。打着不痛。

内府秘传二黄膏，专治杖疮，打成坑，肉皆朽腐者，神效。威灵仙、黄柏、栀子、连翘、黄连、蔓荆子、大黄、苦参、荆芥、薄荷、蒺藜、牛蒡。上为散，各等分，将清油半斤，慢火熬至渣黑，去渣不用。将油熬定后，入黄蜡二两半，白蜡一两，待溶倾入磁器内，后乘热入细药在内。龙骨煅过、血竭、儿茶、轻粉、乳香、没药、白芷、大黄、雄黄、樟脑、银朱、水银、麝香各等分，入内搅匀，收贮听用。

《外科百效全书》(明·龚居中 撰)

【卷之五】杖疮

杖疮之症，宜先破瘀止疼，后宜定心补益。如杖疮忽干，毒攻腹内，恍惚烦闷呕吐者，难治。

杖毕即饮童便和酒，不可吃茶，免血攻心。外即用热豆腐铺在杖处，其气如蒸，其腐即紫，复再易热豆腐铺之，以紫肉散尽淡红为度。或用密陀僧浓研醋斗麻油，鸡毛刷，干则又刷，神效。或用绿豆粉微炒，鸡子清调刷。或水粉一两，赤石脂、水银一钱为末，麻油调成膏，伞纸摊，贴紧缚。如肉陷，用此膏填满，尤妙。

又法，打伤，皮不破肉损者，用萝卜捣烂盖之。内用枳壳、桃仁、大黄、归尾、黄芩、栀子、桔梗、柴胡、木通、车前、甘草，忌荤三四日，体薄者去大黄。若体薄者疮痛，寒热恶心少食，宜归尾、桃仁、赤芍、乌药、香附、苏木、肉桂、柴胡、羌活水酒煎。气郁加木香，心腹胀痛加童便，心下胀满、气不通畅加木香、槟榔。如极甚者，外贴膏养，用白蜡一两一钱(秋冬用白蜡一两四钱)、公羊油半斤，水一盏同煎，取油与蜡成膏，俟略温入片脑、潮脑各五分，麝二分，硼砂一两，水银五钱，轻粉三钱，金银箔各一百，同搅匀，或搽或贴。内服乳香、当归、白术、白芷、没药、羌活、甘草为末，酒调服，随以热酒尽量而饮。虚者溃后宜大补气血脾胃。

云林传退血止痛散，治杖后肿痛瘀血不散，气血攻心或憎寒壮热。归尾、赤芍、生地、白芷、防风、荆芥、羌活、连翘、黄芩、黄连、黄柏、大黄、栀子、薄荷、枳壳、桔梗、知母、石膏、车前、甘草，水煎服。

刘文庵传金箔散，治杖打极重，痛不可忍，昏闷欲死者。白蜡一两(生研)、乳香三钱、没药三钱、金箔二十贴、银箔二十贴。上为末，每二钱温酒调搽。

林侍郎传敌杖散，专治杖疮重伤成坑，日久不愈，神效。用大桐子叶取茂盛者，不拘多少，以米醋煮至烂熟，阴干，临时随大小剪贴。

如虚兀传补气生血汤，治杖后溃烂，久不愈者。人参、白术(炒)、茯苓、当归、白芍药、熟黄、陈皮、香附、贝母、桔梗、甘草。往来寒热加柴胡、地骨皮，口干加五味子、麦门冬,脓清加黄芪,脓多加川芎,肌肉迟生加白蔹、肉桂。

内府秘传二黄膏,专治杖疮,打成坑肉皆朽腐者,神效。黄柏、栀子、连翘、黄连、大黄、苦参、荆芥、薄荷、牛蒡、蒺藜、威灵仙、蔓荆子。上为散,各等分,将清油半斤,慢火熬至渣黑,去渣不用,将油熬定后人黄蜡一两半,白蜡一两,待溶倾入瓷器内,后乘热入细药在内。龙骨(煅过)、血竭、儿茶、轻粉、乳香、没药、白芷、大黄、雄黄、樟脑、水银、银朱、麝香各等分入内。搅匀收贮取用。

鬼代丹,乳香、没药、自然铜(火煅醋淬)、木鳖子(去壳)、无名异、地龙骨(去土)各等分。上为末,炼蜜丸,如弹子大,每服一九,温酒下。任打着不痛。

寄杖散,方外传。用白蜡一两,细细切烂,滚酒淬入碗内服之,打着不痛。

《外科真诠》(清·邹岳 撰)

[卷下]发无定位部/杖疮

杖疮,刑伤症也,有已破、未破之分。已破者,宜用清凉拈痛膏敷之,疼肿即消;未破瘀血内攻者,急宜砭去瘀血,内服大成汤,便通自愈。如伤处瘀腐作疼者,用生肌玉红膏搽之,或用灵异膏搽,自然腐化新生,其效甚捷。

清凉拈痛膏:金黄如意散一两,加樟脑末三钱和匀。又有用白石灰三四斤,以水泡开,水高石灰二三指,露一宿,将石灰面上浮起油水结如云片者,轻轻带水起入碗内,有水一盅,对香油一盅,竹筋搅百转,自成稠膏,调前药稀稠得所。不用汤洗,遍敷伤处,纸盖布扎,夏月一日,冬月二日,方用葱汤淋洗干净,仍再敷之,以肿消痛止为度。

金黄如意散:南星二两、陈皮二两、苍术二两、黄柏五两、姜黄五两、甘草二两、白芷五两、大黄五两、厚朴二两、花粉八钱,共研细末。

大成汤:大黄三钱、朴硝二钱、枳壳二钱、厚朴一钱、当归一钱、红花一钱、木通一钱、苏木一钱、陈皮一钱、甘草一钱。

生肌玉红膏:当归二两、白芷五钱、白蜡二两、轻粉四钱、甘草一两二钱、紫草二钱、血竭四钱、香油一斤。将当归、白芷、紫草、甘草四味入油内浸三日,大杓内慢火熬微枯色,细绢滤清,将油复入杓内煎滚,入血竭化尽,次下白蜡易化,取起候片时方下轻粉末搅匀,去火毒用之。

第二节　水火烫伤

在古代,烧伤一般以火烧伤和汤烫伤者居多,故称为水火烫伤,又名汤泼火伤、火烧伤、汤火疮、火疮。本病以创面红斑、肿胀、疼痛、水疱、渗出、焦痂为主要临床表现,严重者伴有全身症状,若不及时救治或治疗不当,可危及生命。本病西医称为烧伤。

水火烫伤,诸医家记载均以外用药为主,此处不再述,原方见于各著作原文。唯有《外科真诠》认为治火烧重症,必须内外同治,火毒方解。此外《医学六要》有记载"慎不可以冷物揾之,及井底泥敷之,使热气不出,烂入见肉",《寿世保元》记载"凡遇汤火所伤,切勿用冷水、冷物、冷泥,盖热气得冷气则却深搏,烂人筋骨,慎之慎之",《外科活人定本》《外科百效全书》沿袭此说。

盱江医学外科学论治

《外科精要》(宋·陈自明 撰)

【卷下】金疮箭镞竹木刺汤火方

《肘后方》治中热油,及火烧,除外痛:以丹参八两,细锉,以水微调,取羊脂二斤,煎三上三下,以傅疮上愈。

《经验方》治汤火伤至圣膏:鸡子黄一两,上用银石器内热,自然油调妙,粉傅之愈。

凡被汤火热油,痛不可忍,取廊下黑淤泥,量份大小,斟酌多少,次加以老姜汁、麻油十分之一,共研令匀,搽伤处即愈。

又方,以尿桶下脓脚,搽伤处。

又方,以雄鼠粪(两头尖者是)烧存性,麻油、轻粉调涂愈。以上皆处处有之,仍有奇效。

《世医得效方》(元·危亦林 撰)

【卷第十九·疮肿科】汤火疮

汤火疮,敷方:刘寄奴不以多少,为末,先以糯米浆鸡羽扫伤处,然后掺药,并不痛,亦无痕。大凡汤者,急以醋调茶、盐末涂之,护肉不坏,然后用别药敷之,至妙。

又方：黄连、黄柏、轻粉各等分，朴硝少许。上为末，入清油用合子合住，饭上蒸，调涂，立愈。

汤泼火烧，细研山栀子，浓调鸡子清，鹅毛轻拂上，立冷愈。

又方：侧柏叶烧灰存性，为末，鸡子清调敷，如干再上。

黄柏散，治汤火伤。鸡子壳、黄柏树皮、朴硝、大黄、寒水石。上等分，为末，白水调涂，极效。

至圣膏：上用鸡子黄，于银石器内熬自然油，调好粉敷之。

近效方，山枇杷柴取皮，焙干为末，生蜜、鸡子清调敷。

四黄散，治汤泼火烧，热疮疼痛。大黄、黄连、黄柏、黄芩、白芨各等分。上为末，水调成膏，以鸡翎时刷。

掺药，治向火多，生火斑疮，有汁。黄柏皮、薄荷叶为末，掺之即愈。

《万氏秘传外科心法》（明·万全 撰）

【附】杂症便方

汤泡火烧方：鸡蛋七个，煮熟留黄，其白与患者吃，用麻油煎黄为膏，黄似果炭，去黄不用，其油搽上愈。

又方：用大黄为末，以鸡蛋清调搽，神效。

《万病回春》（明·龚廷贤 撰）

【卷之八】汤火

治汤火伤，蛤蜊壳不拘多少，炙焦黄色，研细末，用生香油调膏敷之。如冰，仍无痕迹。

一方以蜜调敷之，疼立止，不脓不痂效。

治汤火伤，用桐油二分、水一分，搅令匀，调入黄丹、石膏末敷之，效。

黄白散：用榆树根白皮为细末一两、黄丹二钱，搅匀。看疮大小，用井水花调匀敷患处。若干，再以凉水敷之。不唯止痛，三五日即瘥。或人家失火烧了牲畜，照患处涂之。须臾，流水出可治；不流水，是烧得太重，不可治也。然人彼烧亦同此断。

汤火疮方：槐子烧灰为末，香油调上即好。用槐皮炒为末，香油调上亦好。

《医学六要》（明·张三锡 撰）

【治法汇 六卷】汤火疮门

凡汤火伤,急向火炙,虽极痛,强忍半时,即不痛。慎不可以冷物搨之,及井底泥敷之,使热气不出,烂入见肉。

火烧,以好酒洗之,又以盐敷其上。如皮塌,以酒熬牛皮胶敷之。如汤伤,以淋过二次灰渣敷上立安。热酒伤,糯米粉炒黑末,调敷之。

治汤火灼,未成疮者,用艾白根烧灰,鸡子黄和敷之。如成疮,白蜜封,以竹中膜贴上,日三。

经验方:汤火疮,麸皮炒黑灰为末敷,神妙。此方有补性,始终皆可用。

《千金方》:火疮未起,栀子仁烧灰,麻油和封之,厚乃佳。已成疮,烧白糖灰敷之,燥即瘥。

冰霜散,治火烧皮烂大痛。生寒水石、烧牡蛎、朴硝、青黛、轻粉各等分,共末,井水调搽。

治汤火所伤,赤烂热痛。赤石脂、寒水石、大黄各等分。上为末,以新汲水调涂。

丹溪方:火烧,用桐油、水银等分,二件以柳条不住手搅成膏,再入大黄、石膏末,和以牛皮胶,入少水溶开,外用猫儿肚底毛,细剪掺上贴之。苦参末,油调搽亦佳。

又方,火疮痛不可忍,用尿坑底下泥,加老姜汁、麻油十分之一,研匀搽伤处立愈。青黛敷亦可。

火疮烂者,以黄蜀葵花落者,净器收之,入水些少,待烂成水,敷上,神妙。

热油伤,蜜搽佳。火疮败坏,云母粉同生羊髓和涂之。汤火疮,先以酒洗,次以杨梅树皮为末,香油调敷。

又方,用发一束,香油煎,以发尽为度,放冷搽患处。

又方,热油及火伤,定痛,以丹参细挫,水调和羊脂煎,三上三下,敷疮立愈。

又方,鸡子十数个,石器中熬,自然油敷之。

《寿世保元》（明·龚廷贤 撰）

【卷九 外科诸症】汤火

凡遇汤火所伤,切勿用冷水、冷物、冷泥,盖热气得冷气则却深搏,烂人筋骨,慎之慎之。

先以盐水和米醋调涂疮上,又以醋泥涂之,仍用醋涂不绝,暂救痛苦。一面急捣生地黄,醋调敷疮上,直候疼止,虽厚至数寸亦不妨。

一治汤烫,被火烧破,疮毒疼痛,三方俱效。

一方,用大黄末,蜜和涂之,立愈。

一方,用鸡子清,磨京墨涂之,上用三层湿纸盖之。

一方,用生白矾为末,香油调,扫疮破处,不拘时。

一治汤火伤,用挦猪毛不拘多少,焙干,烧灰存性,研细末,真香油调,量患处大小,周圈厚敷于上,中留一孔,一日一次,慢慢围笼,如敷急速,及不留口,则溃而有疤痕矣。

一治汤烫火烧,此药止痛解毒生血。

清凉膏:生地黄二两,黄连、栀子、白芷各一两,葱白十根。上锉细,用香油四两,煎至地黄等焦黑,滤去渣再煎,入黄蜡五钱,慢火熬蜡化,倾瓷盆内,以鸡翎扫疮上。

一治汤烫火烧疮。家园生地黄,旋取新者,捣取自然汁,入香油、黄蜡少许,砂锅内熬成膏,以鸡翎扫敷疮上。

一治汤火烧伤,用水磨炭末涂,或磨土朱涂,或用真桐油涂。

一方,用蓣头切开,水磨浓浆敷之,立效。

一方,用黄柏为末,香油调搽,立已。

《外科活人定本》(明·龚居中 撰)

【卷之四】汤火

凡遇汤火所伤,先以盐末和米醋调和疮上,次以醋泥涂之,仍用醋涂不绝,暂救痛苦,一面急捣生地黄,醋调敷疮上,直候疼上,须厚至数寸不妨。若一用冷水、冷物、冷泥,热气得冷气则却深搏,烂人筋骨,慎之慎之。

保生救苦散,治火烧汤烫,或热油烙及脱肌肉者。寒水石、大黄、黄柏各三钱。上为末,香油调涂患处,或湿烂干掺。

黑白散,治汤烫火烧伤。百草霜、轻粉减半,共为细末,狗油调搽患处,立愈。

又方,用桐油二分,水一分,搅令匀,调入黄丹、石膏末,敷之效。

又方,治汤烫火烧,破痛不可忍,用生白矾,不拘多少,香油调搽效。

又方,用鸡子清磨京墨涂患处,上用三层湿纸盖,则不起泡,冷如水,效。

又方,治因回禄烟熏致死者,以萝卜捣汁,灌之即苏。

又方,治汤泡火烧,先以腊酒冷洗,以拔其毒,再用鸡蛋十余个,煮熟去白,以黄炒焦黑,取油约一盏,用大黄研末二两,调匀敷上,三日全好,无瘢痕。

又方,治大人、小儿汤火泼伤,面目十分重者,用老鼠不拘多少,烧存性,为末,掺上即效。

《外科百效全书》(明·龚居中 撰)

【卷之五】杂治部/汤火伤

凡遇汤火所伤,先以盐末和米醋调和疮上,次以醋泥涂之。仍用醋涂不绝,暂救痛苦,一面急捣生地黄,醋调敷疮上,直候疼止,须厚至数寸不妨。慎勿以冷水、冷物、冷泥熨之,使热不能出,烂入筋骨。

又方,用陈壁土、真豆粉各半,麻油、井水各半调敷。或用旧杉树尿桶板,烧灰研井水,以包头巾盖患处,以水刷立效。或用水银二分津制死,用鲜猪油二两,火取油去渣,同水银连搅匀,放水中退冷,入冰片半分,轻粉、乳香、儿茶、硼砂各五分,为末搽。

李氏以清烟膏,用鸡子清磨京墨涂患处,上用三层湿纸盖,则不起泡,冷如冰,效。

周巨卿传汤火神方,用真铅粉、鸭蛋白调搭,外用猫儿肚下中卷毛,细细剪烂,铺上即愈。

予曾治一人因炒硝黄被火伤遍身,外用陈杜黄金、乌柏嫩皮、百草霜为细末搣,麻油抹,内用解毒汤频服,七日痊愈。

《外科真诠》(清·邹岳 撰)

【卷下 发无定位部】汤火疮

汤火疮系好肉暴伤汤烫火烧,一时皮消肉烂成疮,此等之疮,正所谓意外之变,非气血内损也。轻则害及皮肤,重则害在肌肉,甚者害在脏腑。害在脏腑者,亦可杀人。初起轻者,外用太极黑铅膏刷,或用冰台散刷亦佳,甚者宜内服救焚汤,再用外药刷之,方能收效。

汤火初伤时,即用陈猪油擦上,再用盐末掺之,自能护肉不坏,轻者并无燎泡,徐用药搽之自愈。不可用冷水并泥浸溻,致令热毒伏内,皮肉臭烂。

火烧遍身如黑色者难救,或烧轻而不至身黑者,犹可疗救。然皮焦肉卷疼痛难熬,有百计千方用之而不验者,以火毒内攻,治之不得法也。故治火烧重症,必须内外同治,火毒方解。

冰台散,冰片三分、何树皮五钱。共研细,湿者干掺,干者油调刷。

救焚汤:生地五钱、丹皮二钱、苦参二钱、槐花三钱、萝卜汁一盅、黄连一钱、甘草二钱。

第三节　冻伤

冻伤是低温寒冷造成身体局部损伤,根据程度的不同主要表现为皮肤痒痛,或皮肤青紫,或局部不知冷暖,或局部坏死等,最易发生于手、足、指、趾、耳等处。

冻伤,又名冻疮,各著作均记载了大量的经验方,以外用药为主。《外科真诠》记载最为详细,"冻疮犯寒风冷气而生,贫贱人多生于手足,富贵人多生于耳面,先肿后痛,痛久则破而成疮。北地严寒,先多此症"。一般方法是采用外用药,如"犬粪经霜而白者烧灰,香油调搽最妙。或用附子末、楝树子肉捣搽,或用灵异膏搽",但对于"更有冷极手足十指堕落者",采用的是内服人参养营汤,外照上治法。并提出"逢冬冻处仍发者,用独胜膏涂之",还介绍有多种未发之前的预防方法。

旴江医学外科学论治

《世医得效方》(元·危亦林 撰)

【卷第十九 疮肿科】诸疮/冻疮

冻疮,以茄子根浓煎汤洗,并以雀儿脑髓涂之。又方,治足上冻烂生疮,黄丹为末,用猪脂调敷。

《医学六要》(明·张三锡 撰)

【治法汇 八卷】耳门/冻耳

冻耳,用橄榄核烧灰,清油调敷,雀脑亦可。又法,冻耳疮,用柏叶三两,微焙,末,杏仁四十九枚,汤浸去皮,研膏,乱发鸡子大,食盐、乳香各半两,细研,黄蜡两半,先煎油令沸,乃下发以消尽为度,次下诸药令焦,滤净以慢火煎,后下乳香、黄蜡等搅匀。每以鹅羽涂之。

《寿世保元》(明·龚廷贤 撰)

【卷九 外科诸症】诸疮

一治冻疮,用茄子根浓煎汤洗,并山雀儿脑髓涂之。

一诸处冻疮久不瘥,年年发不歇,先痒后痛,然后肿破,出黄水不止。用雄雉黄一枚(捣烂),黄蜡各等分,清油减半。同于慢火熔熬,调搽患处。如治手脚冻疮,用橄榄烧存性为末,入轻粉,油调涂上。

《外科百效全书》(明·龚居中 撰)

【卷之六】冻疮

是症先痒后痛,然后肿破出血,黄水不止,治宜用雄黄、鸡脑一枚(捣烂)、黄蜡各等分,清油减半。同于慢火上熬成膏,去渣,涂之,久不愈者亦效。

又方,生附子为末,面调涂之。或白及不拘多少,为末调敷。

寒天手足折裂作痛

治宜清油五钱,慢火熬沸,入黄蜡一块,再煎溶入铅粉、五倍子末各少许,熬紫色为度。先以热水泡手足,火上烘干,后用药敷,以纸贴之,其痛立止,入水亦不落,或桐油膏涂之亦妙。

又方,每遇寒冻之时,将石榴内子取汁,涂其耳面手足,自然润泽。如女子,仍取石榴子汁,调粉搽面,更加艳色。

手足皲

治宜先以百沸汤泡洗,皮软拭干,然后用柏油二两,黄蜡一两,共熬匀敷之。或用五倍子为末,牛骨髓调,瓷罐收贮,埋地中七日取出,填皲中即愈。或桐油调密陀僧涂之,尤效。

《外科真诠》(清·邹岳 撰)

【卷下】发无定位部/冻疮

冻疮犯寒风冷气而生,贫贱人多生于手足,富贵人多生于耳面,先肿后痛,痛久则破而成疮。北地严寒,先多此症。外用犬粪经霜而白者烧灰,香油调擦最妙。或用附子末、楝树子肉捣擦,或用灵异膏擦,皆可收效。更有冷极手足十指堕落者,宜内服人参养营汤,外照上治法。逢冬冻处仍发者,用独胜膏涂之。

灵异膏,并治汤火疮杖疮,多年恶疮。郁金三两、生地二两、粉草一两、猪脂油一斤。用猪油浸七日,煎枯去渣,入黄蜡四两,溶化成膏。

人参养营汤:黄芪、人参、白术、熟地、当归、白芍、茯苓、玉桂、北味、陈皮、甘草、煨姜、枣子。

独胜膏:于六月初六、十六、廿六日,用独头蒜捣烂,日中晒热,涂于冻发之处,即于日中晒干。忌见汤水。如拭三次,永不再发。

第四节　虫兽所致伤

关于治疗狗咬伤,诸家著作中记载了许多方药,其中以斑蝥为主的方药基本上出现在了每种医著的记载中,值得关注。另外,《外科百效全书》记载了辨别癫狗的方法:"凡春夏初交,犬多发狂,但见其尾直下不卷,口中流涎,舌黑者即是癫狗。"并提到"若被所伤,不可视为泛常,乃九死一生之患",可见古人已观察到了癫狗咬伤的不良后果,且还记载了一种针灸救急措施:"急用针刺去血,以小便洗,刮令净,以核桃壳半边,以人粪填满掩其疮孔,着艾于壳上灸之,壳焦粪干则易之,灸至百壮。次日又灸百壮,灸至三五百壮为佳,灸后用生南星、防风等分为末,再以口嚼浆水洗净伤处,用绵拭干掺之,更不作脓,其内须服后药以撤其毒可也。或只就咬处牙迹上灸之,一日灸三壮,灸至一百二十日乃止,常宜食炙韭菜,永不再发,亦良法也。"

对于蛇咬伤,盱江医籍中记载有许多经验方。其中《外科百效全书》所记载的"治蛇咬,宜急用麻绳或头发紧紧缚在上面,莫令毒气奔上",与现代处理蛇咬伤的方法一致,难能可贵。盱江医著记载的治疗蝎蜇伤、蜘蛛咬伤等其他虫兽所致伤的治疗方药均值得参考。至于有些医家提到的符咒之法不可轻信。

一、狗咬伤

盱江医学外科学论治

《万病回春》(明·龚廷贤 撰)

【卷之八】虫兽

狗咬伤,杏仁、甘草,口嚼搭伤处;又宜银杏涂伤处;又宜蓖麻子五十粒去壳,以井花水研成膏,先盐水洗伤处,后敷此药。

癞狗咬伤。用斑蝥七个,去翅足为末,酒调服。于小便桶内见衣沫似狗形者为效。如无,再服,须六七次,无狗形亦不再发,甚效。又宜以斑蝥去翅,用糯米一撮同炒黄,去米,将斑蝥研末,面糊丸如绿豆大,每七九,温酒下。又宜番木鳖(即马前子)磨水吃,即看脑顶上有红头发,急宜摘去。又宜用艾灸蒜切片一二七炷、五倍子末撒上包住,勿见风。

蝉花散,治夏月犬伤及诸伤损,蛆虫极盛,臭恶不可近者。蝉退、青黛各五分,蛇退一两(烧存性),华阴细辛一钱五分。上为细末,每服三钱,黄酒送下。

《寿世保元》(明·龚廷贤 撰)

【卷九 外科诸症】虫兽

癞狗咬方,斑蝥(一日、二日、三日至七日止用七个,七日外记日,每日一个至百日),雄黄(二钱),麝香(三分,小儿不用亦可,或用二三厘),滑石(五六钱,或二两亦可)。上俱观人禀气虚实,用糯米一勺,与斑蝥同炒,以赤为度,斑蝥去头尾翅足,各为细末。每帖用一二茶匙,酒调服。如不饮酒,米汤亦可。服药去毒物,从小便中出,或口吐出,都是大小块子,毒出后,于疮口下去三寸,灸三壮效。先吃香油一碗,次用油洗疮口。又砂糖水调涂,仍服砂糖水一两碗。

癞狗咬伤。番木鳖(即马钱子),磨水吃,即看脑头顶有红头发,急宜扯去。

癞狗咬伤神方。斑蝥(去翅足,七个)、香附(七分)。上共为细末,作一服。烧酒调下,如腹痛不可忍者,吃猪肉汤一两口,解之即止,不一时小便,毒下来即已。避锣鼓、风十七日。

一疯犬咬人。急于无风处,以冷水洗净,即服韭菜汁一碗,隔七日又一碗,四十九日共七碗,百日忌食鱼腥,终身忌狗肉,方得保全,否则十伤九死。一疯犬一日咬三人,止一人用此方得活,亲试有验。一用胆矾敷患处,立愈。

《外科活人定本》(明·龚居中 撰)

【卷之四】兽伤

一方,治疯狗伤,看将患人头发有红者拔去,用斑蝥七个,糯米四十九粒,同炒黄,去米,加大黄三钱,共为末,白汤下,必大便出肉狗方好。如不出,再用滑石六钱,甘草一钱,为末,白汤下,仍以姜葱敷患处,忌荤百日,麻地莫走。一生忌狗肉、茄子、蚕蛹。

一方,治狂犬咬,用白矾填疮中,裹之止痛,或仍杀所咬之犬,取脑敷之,后不复发。

一方,治疯犬咬,以虎骨为末,每服二钱,熟酒调下。或以韭菜根捣汁服之。

一方,治诸犬咬伤不愈,叫唤似犬声,吐白沫者为毒入心,急以人骨烧灰,用东流水调下。

《外科百效全书》(明·龚居中 撰)

【卷之六】虫兽伤

凡春夏初交,犬多发狂,但见其尾直下不卷,口中流涎,舌黑者即是癫狗。若被所伤,不可视为泛常,乃九死一生之患。急用针刺去血,以小便洗,刮令净,以核桃壳半边,以人粪填满掩其疮孔,着艾于壳上灸之,壳焦粪干则易之,灸至百壮。次日又灸百壮,灸至三五百壮为佳。灸后用生南星、防风等分为末,再以口噙浆水洗净伤处,用绵拭干掺之,更不作脓,其内须服后药以撤其毒可也。或只就咬处牙迹上灸之,一日灸三壮,灸至一百二十日乃止,常宜食灸韭菜,永不再发,亦良法也。

□源散,治癫狗咬。斑蝥七个,去头翅足为末,温酒调服,于小便桶内,见衣沫似狗形为效。如无,再须七次,无狗形亦不再发,后用益元散一两,水煎服解之。忌饮酒、食猪肉鸡鱼油腻百日,终身忌食犬肉。凡遇此患,依前针洗艾灸,更服此药,无不愈者。

扶危散,周景阳传,治癫狗咬。斑蝥(七日内用七个,七日外每日加一个,十日十个,百日百个,去头翅足令净,糯米同炒赤),雄黄一钱、麝香一分(小儿不用亦可),滑石一两。上为末,能饮酒者时酒调服,不饮酒者米饮下,或从大小便出,或吐出毒即愈。以伤处去三寸灸之三壮,永不再发,神效。

应圆制癫狗咬伤神方,用糯米一勺,斑蝥七个,同炒出绿烟为度,去斑蝥只用糯米。为末,以香油几点,同调冷水吃,以利出毒为度。不利再服,若毒入腹中作痛,以黄连煎汤,雄黄为末调服。

如虚兄传常犬伤方,每宜水洗去血,用刀刮旧瓶上锡按口上,或晶汁滴咬处,或马全子磨乳刷,神效。

二、蛇咬伤

旴江医学外科学论治

《万病回春》（明·龚廷贤 撰）

【卷之八】虫兽

蛇咬伤。用雄黄五钱、五灵脂一两，共为末；每服二钱，好酒调服。仍敷患处良久，再进一服。又宜贝母去心，好酒服。又宜白芷为末，麦门冬汤调服立愈。又宜扛板归不拘多少，其药四五月生，至九月见霜即无叶，尖青如犁头尖样，藤有小刺，有子圆黑如睛，味酸；用藤叶捣汁，酒调，随量服之，用渣搭伤处立愈。又方，治蛇咬。食蒜饮酒，更用蒜捣烂涂患处，加艾于蒜上灸之，其毒自解。凡毒虫伤并效。

《寿世保元》（明·龚廷贤 撰）

【卷九　外科诸症】虫兽

一蛇咬：雄黄、五灵脂、白芷、贝母。上各等分为末，每服二钱，热酒调服。又以白矾用滚水泡化，洗伤处，效。

一蛇咬，端午制。雄黄，白矾（生，研）。上各等分为末，熔黄蜡为丸，如梧子大，每服七丸……熟水送下。

一治蛇伤。用半边莲研生酒吃，凡被所伤，将绵帛扎住，勿令气上行，服药后，即当解之。不然，则所伤之处必溃烂矣。

一凡蛇入七窍，劈开蛇尾，纳川椒数粒，以纸封之，其蛇自出。更煎人参汤饮之，或饮酒食蒜，以解内毒。如被蛇咬，食蒜饮酒，更用蒜杵烂涂患处，加火于蒜上灸之，其毒自解。凡毒虫伤并效。

《外科活人定本》（明·龚居中 撰）

【卷之四】虫伤

一方，治蛇咬蝎螫，烧刀尖头令赤，以白矾置刀上，看成汁，便热滴咬处，妙。

一方，治蛇咬，以人屎厚敷上，帛裹之即消。或取牛耳中垢搭。

一方，治一切蛇咬，急宰鸡，带毛破开，紧贴患处，其毒即去。无便鸡，或田鹅或蛤蟆皆妙，但不可过半日，则毒气深入难治。

一方，治毒蛇伤，用独蒜切片，敷患处，上加艾灸七壮，即安。

一方，治一切蛇伤，用贝母为末，酒调敷服尽醉，少顷，酒自伤处为水流出，俟水尽，仍以贝母末敷之即愈。

一方，治蛇缠身，令众人以小便浇之即解。

一方，治蛇伤、虎伤，用三七一钱研末，酒送下，又嚼涂患处，极效。

一方，治睡着，忽蛇入口中，以刀破蛇尾，内花椒二三粒裹之，须臾即出。

《外科百效全书》（明·龚居中 撰）

【卷之六】虫兽伤

治蛇咬，宜急用麻绳或头发紧紧缚在上面，莫令毒气奔上，即勉强饱食，随用鸡蛋破些口，放咬处引出毒气，其蛋白随黑。若再未愈又换，必至蛋白不黑方止。又用土乌药叶生，擂酒，湿热醉服。又用嫩梨叶，捣烂酒炊吃，以醉为度。其渣以贴患处，若咬一二日毒传经络，用蕲艾铺咬处灸之，俟其痛止，再无后患。

回生酒，周梅江传，治毒蛇所伤至死。扛板归不拘多少，其草四五月生，至九月见霜即败，叶青如犁头尖，藤上有小茨子圆黑，味酸，用藤叶。上取研烂，用与生酒调服，随量饮之。用渣贴患处立愈，治若火芫仍痛。

海上方，治蛇咬。丝瓜根洗净捣研，生酒吃一醉立愈。

又方，用半边莲研酒服。

三、蝎螫伤

盱江医学外科学论治

《万病回春》（明·龚廷贤 撰）

【卷之八】虫兽

蝎螫伤，妙化丹，治螫蝎伤，宜端午日制，忌妇人鸡犬见之。乳香、没药、轻粉、海螵蛸、雄黄各五钱，硫黄二分。上为细末，左边被伤点左眼，右边被伤点右眼，神效。六神散，治蝎螫疼痛不可忍者。川乌、草乌、南星、半夏、香白芷、九节菖蒲各等分。上为末，每用少许。先以涎唾抹伤处，即将此药搽之立止如神。

治蝎螫方：川乌、草乌、狼毒、半夏、南星、雄黄、胆矾各三钱。上共为细末，五月五日午时，以醋糊丸，如鼠粪大，涂患处立愈。

《寿世保元》（明·龚廷贤 撰）

【卷九 外科诸症】虫兽

蝎螫方：朱砂、雄黄、胆矾。上各等分，麝香减半，端午日取虾蟆、新蟾酥和为丸、一擦立止。

一蝎螫人，雄蝎螫人痛在一处；雌蝎螫人，诸处牵痛。但将蜗牛捣烂，涂伤处，毒即解散，蜗牛食蝎故也。手浸冷水，痛亦止。

一治蝎螫。天南星三个，胆矾五钱。上用焰硝半斤，化成水，入二味末搅匀，滴成锭子，每遇蝎螫，擦之立愈。又治牙痛，用烧酒入此锭少许，漱口数次即止。

《外科活人定本》（明·龚居中 撰）

【卷之四】虫伤

一方，治蝎螫，痛不止，以猫尿或尿涂之，三次即好。或白矾、半夏末，醋调涂之。

一方，治蝎螫，用牛皮胶化开，纸摊贴痛处即止。

一方，治蝎、蛇、蛛蛛等毒，取鸡蛋轻敲一小孔，紧合伤处立愈。

《外科百效全书》（明·龚居中 撰）

【卷之六】虫兽伤

治蝎蜇，痛不可忍，宜用白矾、半夏各等分，为末，醋调涂之。

神妙丸，刘前溪传，治蝎蜇，端午日制，忌妇人鸡犬。雄黄、蟾酥、胆矾、半夏各等分，麝香少许。上为末，用猫儿草捣汁和为丸，用口嗒痛处令净，用丸药捐擦。

二神散，周东泉传，治蝎蜇。肥杏仁七个，葱白三根，口嚼为泥，涂伤处。

四、其他虫兽所致伤

盱江医学外科学论治

《万病回春》（明·龚廷贤 撰）

【卷之八】虫兽

蜘蛛咬成疮。用雄黄一钱、麝香半分，为末，用蓼兰汁和，涂疮上。如无蓼汁，以青黛五分入水内和，涂之立愈。

臭虫方，用荞麦秸熬水淋，其虫即死。

《寿世保元》（明·龚廷贤 撰）

【卷九 外科诸症】虫兽

一被虎伤，用生葛根汁服，并洗伤处，或白矾末纳疮口，痛即止。

一被骡马咬，用马鞭草烧灰，油调敷之。

一蜈蚣入耳，以鸡肉置耳边，自出。蜈蚣咬，痛不可忍，用烧纸卷紧，烧烟熏咬口，立止。一方，用纺线根擂酒吃，立止。蜈蚣咬，痛不可忍，独蒜摩螫处，痛止。又宜乌鸡粪，水调涂之。又蜒蝣研敷之。

一黄蜂螫。以热酒洗之，立效。或用清油搽上即愈。

《外科活人定本》（明·龚居中 撰）

【卷之四】兽伤

一方，治马咬伤，取栗子嚼烂敷之，或马粪烧灰敷，及马尿洗。一方，治虎咬伤，用麻油、松毛汁多服，外用白蜡六钱，半夏四钱，为末罨。

一方，治马咬及踢伤，烧马鞭梢、独栗灰敷之，或艾灸。

一方，治猪咬，用粉松香熔化贴之。

一方，治猫咬，以薄荷叶涂之。

一方，治鼠咬，取猫粪敷之，即不成疮。或以猫尾烧存性，麝香少许，唾津调敷。

【卷之四】虫伤

一方，治头生虱子，用心红一钱，纸包挽髻内，虱自落。或烧熏之亦妙。

一方，治身上生虱，用樟脑、百部、秦矾为末，每浆衣入二三钱在浆内，永不生虱。

一方,治身痒生虱,内银朱、陈艾,纸卷筒熏衣即除。

一方,治阴下瘙痒,八角子,以白果捣烂,擦之即除。

一方,治蚯蚓咬作脓,盐汤浸洗,数数次即愈。

一方,治蜘蛛咬伤,疼痛者用盐豉炒干为末,以清油调敷,效。

一方,治蜘蛛咬,遍身成疮,取蚯蚓一条,入葱叶中捏两头,勿令动气,但摇动即化为水,点咬处即愈。

一方,治蚕咬伤,以麝香为末,蜜调敷之,妙。

一方,治蜈蚣诸毒虫所伤,用清油点灯,以灯烟熏伤处,其痛即止。

一方,治蜈蚣螫,以雄黄研细,鹅冠血调搽。或嚼香附子敷之。

一方,治蜈蚣咬,痛不止,嚼盐沃上,及以盐汤浸洗。

一方,治蜈蚣咬伤,以独蒜摩痛处即止。或以鸡粪涂之。

一方,治蜂螫,嚼青蒿敷上,或热油洗之,或以齿垢搽,或以水凋雄黄搽,俱好。

又方,治蜂伤,以马齿苋搽之即好,内擂酒服,其肿自消。

《外科百效全书》(明·龚居中 撰)

【卷之六】虫兽伤

治虎咬,先与清油一碗,次用油洗伤处,或白矾为末,纳伤处痛止立效。或用砂糖水调涂,并服一二碗。或三角枫、红内消、忍冬藤、嫩枫叶、鹅掌叶、嫩松毛、毛狗脊、臭桐、石霹雳熬水,先熏后洗。

治马咬及踏伤人,用艾灸伤并肿处,或用人屎或马屎烧灰为末,皆可敷之。

治鼠咬,猫毛烧灰入麝香少许,津液调敷,或猫粪填咬处。

治蜈蚣咬,用鸡屎涂之良。一方用蜘蛛吸去其毒,待蜘蛛醉死,急以蜘蛛投冷水中,免伤其命。或野蓼叶久擦,或野芋叶擦,或野鸡苏叶擦,或雄黄酒吞,内服外敷。

治蜘蛛咬,用醋磨烂铁汁或桑白皮汁涂之,亦治蜈蚣咬。或香油燃灯吹灭,以余烟焠之。或山豆根末,和唾涂之。

治壁虎咬,毒入必死。用桑柴烧灰,以水煎三四沸,滤浓汁调白矾末涂伤处。兼蛇咬。

治黄蜂螫,用热油洗之,清油擦之亦可。或用头垢敷,或用盐擦,或醋磨雄黄涂之。

治八脚虫伤，其虫隐于壁间，以尿射人，遍体生疮，如汤火伤。用乌鸡翎烧灰为末，鸡子清白调敷。

《外科真诠》（清·邹岳 撰）
【卷下】发无定位部/天蛇疮

天蛇疮，肌肤似癞非癞，由草中花蜘蛛螫伤，仍被露水所搭所致，宜用秦艽一味煎汤饮之。

【卷下】发无定位部/射工疮

射工疮，树间毛虫，放毛射人所致。初痒次痛，势如火燎，久则外痒内痛，骨肉皆烂，诸药罔效。用豆豉清油捣敷痒痛之处，少时则毛出可见，去豆豉，用白芷煎汤洗之。如肉已烂，用海螵蛸末掺之，即愈。

第五节　其他外伤

本部分介绍席疮，即褥疮，在长期卧床患者中常见，是此类患者应该重点预防的病证。《外科真诠》记载"席疮乃久病着床之人，挨擦磨破而成，上而背脊，下而尾闾"。治疗方法是当用软衬，外以参归鹿茸膏贴之，使病情不至于加重。患者一旦患上席疮，往往皮肉先死，预后不良。

一、签刺疮

旴江医学外科学论治

《世医得效方》（元·危亦林 撰）
【卷十九·疮肿科】签刺疮

签刺疮。单方，治竹草签刺疮，以象牙屑敷之，立出。又方，嚼白梅敷之，立出。

敷药，治竹草刺疮，发肿作疼，缘伤时不曾出血尽，被恶毒气注痛不止。夜卧不安，初破时其疮紫赤黑色，较时起三五重皮是也。绿矾（半两，小便烧热，放矾于内候取出晒干）、丹参（二钱半）、麝香（一字）、马兜铃根（一钱半）。

上为末,浆水洗净疮口,上敷贴立效。

《外科百效全书》（明·龚居中 撰）

【卷之六】

竹木刺入肉不出,治宜霜梅、陈腊肉、柿干等分捣烂罨,或牛膝根嚼烂涂之,或头垢或蛴螬虫捣烂敷。如出后肉烂,以象牙为末掺之。

《外科真诠》（清·邹岳 撰）

【卷下】发无定位部/狐刺疮

狐刺疮多生于手上,疮内有乱丝,疮外有小刺,有雌有雄,雄者单生,雌者偶生,皆有疼痛,多因竹木签伤,破皮破肉而成。治法先用生甘草、枸杞根等分,煎汤洗之,后用桑粉丹敷之即愈。

桑粉丹:桑条灰三钱、扫盆粉一钱、明雄黄一钱、川贝母一钱、上四六二分。共研末,入米醋少许,调稀刷疮口内。

二、席疮

盱江医学外科学论治

《外科真诠》（清·邹岳 撰）

【卷下】发无定位部/席疮

席疮乃久病着床之人,挨擦磨破而成,上而背脊,下而尾闾。当用软衬,外以参归鹿茸膏贴之,庶不致损而又损,昼夜呻吟也。但病人一沾席疮,皮肉先死,不治。

第六节　破伤风

破伤风是因皮肤破伤,风毒邪气侵入引发的以发痉为主要临床表现的疾病。其特点是有皮肉破伤史,有潜伏期,发作时呈现全身性肌肉强直性痉挛、阵发性抽搐,伴有发热,但患者神志清楚。

《世医得效方》记载了破伤风常用方玉真散,《万病回春》则根据风邪所在表里位置对本病的病因和病机进行了较为系统的阐述:"邪在表者,则筋脉拘急、时或寒热、筋惕搐搦、脉浮弦也,宜散之,羌活防风汤。""邪在半表半里者,则头微汗、身无汗也,宜和之,羌活汤。""邪传入里者,舌强口噤、项背反张、筋惕搐搦、痰涎壅盛、胸腹满闷、便溺闭赤、时或出血、脉洪数而弦也,宜导之,大芎黄汤。"《寿世保元》对此病治法总结到:"古方药论甚少,以此疾与中风同论,故不另立条目。唯河间论病同伤寒症治,通于表里,分别阴阳,有在表,有在里,有在半表半里者。在表宜汗,在里宜下,在表里之间,宜和解,不可过其治也。"可见《万病回春》记载的破伤风表里之分来源于此,《寿世保元》进一步辨治:"故表脉浮而无力者太阳也,脉长而有力者阳明也,脉浮而弦小者少阳也,若明此三法,而施治不中者鲜矣。"但同时也指出了此病的凶险,"中风之人,尚可淹延岁月。而破伤风,始虽在表,随即转里,多致不救"。《医学入门》对破伤风的病因进行了归纳,提出破伤风有四因。不因气动者二:卒暴损破风袭;或诸疮汤洗艾灸,逼毒妄行。有因气动者二:疮口不合,贴膏留孔风袭;或热郁遍身白痂,疮口闭塞,气难通泄,传播经络,烧烁真气,是以寒热间作,甚则发痉,口祸噤,角弓反张,须臾欲死。此后诸家所论病因病机、表里治法方药均基本相同。

盱江医学外科学论治

《世医得效方》(元·危亦林 撰)

【卷第十八·正骨兼金镞科】破伤风

玉真散,治风自诸疮口入,为破伤风。强项,牙关紧,欲死者。防风(去叉)、天南星(汤泡)各等分。上为末,每用三钱,童子小便一大盏煎,热服。

香胶散,治破伤风,口噤强直。鱼胶(烧,七分,留性)、麝香(少许),上研匀。每服二钱,酒调服,或米饮下。一方,苏木煎酒下。

急风散,治久新诸疮,破伤中风,项强背直,腰反折,口噤不语,手足抽掣,眼目上视,喉中锯声。及取箭头。麝香(研,一字)、丹砂(一两)、生黑豆(一分,同草乌为末)、草乌(三两,半生用,半烧存性,米醋同淬)。上为末,和匀。破伤风以酒一盏,调半钱服,神效。如出箭头,先用酒一盏,调服半钱,却以药贴箭疮上。

《万病回春》(明·龚廷贤 撰)

[卷之八] 破伤风

破伤风症,河间云:风者,善行数变,入脏甚速,死生在反掌之间,宜急分表里虚实而用之。破伤风,邪在表者,则筋脉拘急,时或寒热,筋惕搐搦,脉浮弦也,宜散之。羌活防风汤,治破伤风,邪初在表者,急服此药以解之。稍迟,则邪入于里,与药不相合矣。羌活、防风、甘草、川芎、藁本、当归、白芍各一钱,地榆、细辛各五分。上锉一剂,水煎热服。

破伤风,邪在半表半里者,则头微汗、身无汗也,宜和之。羌活汤,治破伤风在半表半里,急服此汤。稍缓,邪入于里,不宜服。羌活、菊花、麻黄、川芎、石膏、防风、前胡、黄芩、细辛、甘草、枳壳、白茯苓、荆芥子各五分,薄荷、白芷各二分半。上锉一剂,水煎服。

破伤风,邪传入里者,舌强口噤、项背反张、筋惕搐搦、痰涎壅盛、胸腹满闷、便溺闭赤、时或出血、脉洪数而弦也,宜导之。大芎黄汤,治破伤风在里,宜疏导,急服此汤。川芎、羌活、黄芩、大黄各二钱。上锉一剂,水煎温服,脏腑通和为度。

金刀如圣散,治破伤风。苍术八钱,白芷、川芎、细辛、麻黄各五钱,川乌(炮)、草乌(炮)各四钱,薄荷一钱。上为末,每服一钱,热黄酒调服,盖覆,遍身汗出有验。如治痛风,加滴乳香一钱。

玉真膏,治破伤风及金刃伤、打扑伤损,并癫狗咬伤,能定痛生肌。天南星(为防风所制,服之不麻人)、防风各等分。上为末,破伤风以药敷疮口,然后以温酒调一钱。如牙关紧急、角弓反张,用药二钱,童便调下。

一方,治破伤风。槐子一合炒黄,好酒一碗煎八分,热服,汗出为愈。

一方,治破伤风。用野苏子半生半炒为末,炼蜜丸如指顶大。每服一丸,热酒下。

破伤风外治之法:治跌打破头面及刀伤破手足大口血流不止:沥青(即松香)不拘多少,碾为细末,将伤破疮口用手捏凑一处,以用药末厚敷上,将净布帛扎住。不怕风、不惧水,旬日即瘥。

治破伤风,甘草,甘遂各等分,研成末,将蜂蜜并隔年老葱头共捣一块,将疮甲揭起,微将麝香先撒于上,然后搭药在上,点香至四寸,浑身汗出即愈。

灸法:治破伤风及癫狗咬伤,此方最易而神效。用核桃壳半边,内填稠人粪满,仍用槐白皮衬扣伤处,用艾灸桃核上。灸之,若遍身汗出,其人大困即愈。若远年，只在疮上灸之亦愈。

《寿世保元》(明·龚廷贤 撰)

【卷九 外科诸症】破伤风

夫破伤风者，有因卒暴伤损，风袭其间，传播经络，致使寒热更作，身体反张，口噤不开，甚者邪气入脏。有因诸疮不瘥，荣卫虚弱，肌肉不生，疮眼不合，风邪亦能外入于疮，为破伤风之候。有诸疮不瘥，举世皆言蕲艾为上，是谓热疮。而不知火热客毒逐经，诸变不可胜数。微则发热，甚则生风搐，或角弓反张，口噤目斜。亦有破伤风不灸而病者，因疮着白痂，疮口闭塞，气壅于阳，故热易为郁结，热则生风也。古方药论甚少，以此疾与中风同论，故不另立条目。唯河间论病同伤寒症治，通于表里，分别阴阳，有在表，有在里，有在半表半里者。在表宜汗，在里宜下，在表里之间，宜和解，不可过其治也。故表脉浮而无力者太阳也，脉长而有力者阳明也，脉浮而弦小者少阳也，若明此三法，而施治不中者鲜矣。但中风之人，尚可淹延岁月。而破伤风，始虽在表，随即转里，多致不救。大抵内气虚弱，而有郁热者得之。若内气壮实，而无郁热者，虽伤而无害也。

一论破伤风，邪初在表者，急服此药以解之，稍迟则邪入于里，与此药不相合矣。羌活防风汤：羌活、防风、藁本、川芎、白芍、当归、地榆、细辛、甘草各一钱。上锉，水煎，热服。

一论破伤风，在半表半里，急服此汤，稍缓邪入于里，不可用矣。和解汤：羌活、防风、川芎、菊花、麻黄、石膏、前胡、黄芩、细辛、枳壳、白茯苓、蔓荆子、甘草各五分，薄荷、白芷各二钱半。上锉，水煎，热服。

一论破伤风，邪传入里，见舌强口噤，项背反张，筋惕搐搦，痰涎壅塞，胸腹满闷，便溺闭赤，时或汗出，脉洪数而弦也，宜导之。通里汤：川芎、羌活、黄芩、大黄各二钱。上锉，水煎温服，脏腑通和为贵。

一论风伤肾而腰痛者，或左右痛无常处，牵引两足，宜用五积散，加防风、全蝎三个。

一论破伤风，及金刃伤，打扑伤损，并癞狗咬伤，能定痛生肌。玉真散：天南星（为防风所制，服之不麻）、防风。上各等分，为细末。破伤风以药敷口，然后以温酒调下一钱，如牙关紧急，角弓反张，用药二钱，童便调下。

一治破伤风。初觉有风，急取热粪堆内蛴螬虫二三个，用手捏住，待虫口中吐出水,就抹破处,身穿稍厚衣裳,待少时疮口觉麻,两胁微汗出,立效。如风紧急,速取此虫三五个剪去尾,肚内黄水自出,涂疮口,再滴些少热酒饮之,汗出立效。烂草房上,亦有此虫。

一治破伤风五七日未愈,已至角弓反张,牙关紧急,服之神效。蝉蜕(去头及足净五钱),上为末,用好酒一碗煎滚,服之立苏。

一治破伤风。夺命丹:川乌(火煨去黑皮,一两)、雄黄(一钱)。上为末,葱汁为丸,如莲子大,每服一丸,用葱叶一片,将药裹内,火微烧,嚼烂,黄酒下,衣盖,汗出立愈。

一治破伤风牙关紧急。立效散:雄黄、香白芷,上各等分,好酒煎服,如牙关紧急者,灌之即活。

《医学入门》(明·李梴 撰)

【卷五 外科】破伤风

破伤(证似)中风有四因。四因,百病皆然。不因气动者二:卒暴损破风袭;或诸疮汤洗艾灸,逼毒妄行。有因气动者二:疮口不合,贴膏留孔风袭;或热郁遍身白痂,疮口闭塞,气难通泄,传播经络,烧烁真气,是以寒热间作,甚则发痉,口㖞噤,角弓反张,须史欲死。用蝎梢饼,或三生饮加天麻为末,每一钱,用黑豆淋酒调服,化痰开关。风盛者,二乌丸;风痰俱盛者,古星风散;风痰虚者,乌蛇散;血凝心神,昏闷者,单鹅翎烧灰存性,为末,酒调服一钱。服后,饮酒一二盏,以助药势。如血多痛甚者,如圣散;手足战掉者,朱砂指甲散、蛴螬酒。如头目青黑,额汗不流,眼小目瞪,身汗如油者,四逆不治。

治同伤寒表里法。风热燥甚,怫郁在表,善伸数欠,筋脉拘急,或时恶寒,或筋惕搐搦,宜辛热治风,佐以辛寒,如伤寒麻桂加黄芩、石膏、知母是也。若表不已,渐传入里在肌肉者,宜退风热,开结滞,辛寒之药,或佐以辛热调之,犹伤寒半表里而用小柴胡也。若里热已甚,而舌强口噤,项背反张,惊搐惕搦,涎唾稠黏,胸腹满塞,便溺秘结,或时汗出,宜祛风散结,寒药下之,后复以清热开结之药调之。又云,破伤风同伤寒坏证,治看在何经,而用本经药祛之。

太阳宜汗少阳和。表证,古防风汤去甘草,加川芎、独活等分,水煎服,或调蜈蚣散。或九味羌活汤,少用细辛,加归、芍等分,水煎服。便秘加大黄,缓缓通之。或用古龙虎丹发汗亦妙。半表里证,羌麻汤。

阳明下之工中甲。若服表药过多,脏腑和而自汗者,白术防风汤;大汗不止,搐搦者,升麻葛根汤加白术、黄芩。如脏腑闭,小便赤,自汗者,先用小芎黄二三服,后用大芎黄汤速下之。或江鳔丸。气弱者只用蜜导法。

本是血疾易入阴。或始而出血过多,或疮口早合,瘀血停滞,俱是血分受病。血属阴,五脏所主,始虽在表,随即入里,故多死也。宜养血当归地黄汤、活神丹、托里散、内托十宣散,以防毒陷。外用鱼胶散,或用鼠头骨为末,腊月猪脂调敷,亦治狗咬。又有破伤水湿,口噤强直者,用牡蛎为末敷之,仍以甘草煎汤,调服二钱。

病痉又恐气亦乏;任是风邪不可攻,只宜大补令浃洽。

或病已十分安痉,而忽有口噤、反张、筋搐、痰壅,似破伤风证,又似痉证,其实乃气血俱虚也。凡痈疽溃后,脓血大泄,阳随阴散变证,只宜大补气血,果系风痉,亦不宜以风药治之。血虚者,四物汤加参、术;气虚者,补中益气汤去升、柴、陈皮,加酒炒黑黄柏、五味子、麦门冬、肉桂,大剂服之;气血俱虚,汗多作渴,寒热者,十全大补汤加桂、附、麦门冬、五味子;呃逆者,托里温中汤。若妄投风药者,死。

《外科活人定本》(明·龚居中 撰)

【卷之四】破伤风

破伤风症,河间云:风者善行数变,入脏甚速,死生在反掌之间,宜急分表里虚实而治之。破伤风邪在表者,则筋脉拘急,时或寒热,筋惕搐搦,脉浮弦也,宜散之。

羌活防风汤,治破伤风,邪初在表者,急服此药以解之,稍迟则邪入于里,与药不相合矣。羌活、防风、甘草、川芎、藁本、当归、白芍各一钱,地榆、细辛各五分。上剉一剂,水煎热服。

破伤风邪在半表半里者,则头微汗,身无汗也,宜和之。

羌活汤,治伤风在半表半里,急服此汤。稍缓,邪入于里,不宜用。白茯苓、羌活、菊花、麻黄、川芎、蔓荆子、石膏、防风、前胡、黄芩、细辛、甘草、枳壳各五分,薄荷、白芷各二分半。上剉一剂,水煎服。

破伤风邪传入里者,舌强口禁,项背反张,筋惕搐搦,痰涎壅盛,胸腹满闷,便溺闭赤,时或汗出,脉洪数而弦也,宜导之。

大芎黄汤,治破伤风在里,宜疏导,急服此汤。川芎、羌活、黄芩、大黄各二钱。上剉一剂,水煎温服,脏腑通和为度。

一人斗殴，眉棱被打，破伤风，头面肿大，发热，以九味羌活汤热服取汗，外用杏仁捣烂，入白面少许，新汲水调敷疮上，肿消热退而已。

金刀如圣散，治破伤风。苍术八钱，白芷、川芎、细辛、麻黄各五钱，川乌（炮）、草乌（炮）各四钱，薄荷一钱。上为末，每服一钱，热黄酒调服，盖覆遍身，汗出有验，如治痛风，加滴乳香一钱。

玉真散，治破伤风及金刀伤，打扑伤损，并癫狗咬伤，能定痛生肌。天南星（为防风所制，服之不麻人）、防风各等分。上为末，破伤风以药敷疮口，然后以温酒调一钱。如牙闭紧急，角弓反张，用药二钱，童便调下。

又方，治破伤风，槐子一合，炒黄，好酒一碗，煎八分，热服，汗出为愈。

又方，治破伤风，用野苏子半生半炒，为末，炼蜜丸如指顶大，每服一丸，热黄酒下。

破伤外治之法，治跌打破头面，及刀伤破手足，大口血流不止。用松香，不拘多少，碾为细末，将所伤破口用手捏凑一处，用药末厚敷上，将净布帛扎住，不怕风，不惧水，旬日即痊。

又方，治破伤风，用甘草、甘遂各等分，研成末，将蜂蜜并来年葱头，共捣一块，将疮甲揭起，微将麝香先撒于上，然后擦药在上，点香至四寸，浑身汗出即愈。

灸法，治破伤风及癫狗咬伤，此方最易而神效。用桃核半边，内填稠人粪满，仍用槐白皮衬加伤处，用艾灸桃壳上，灸之。若遍身汗出，其人大困即愈。若年远，只在疮上灸之亦愈。

《外科百效全书》（明·龚居中 撰）
【卷之六】破伤风

《内经》曰：风者百病之始也。清静则腠理闭拒，虽有大风苛毒而弗能为害也。若夫破伤风症，乃因事击破皮肉，往往视为寻常，不知风邪乘虚而客袭之，渐而变为恶候。又诸疮久不合口，风邪亦能内袭，或用汤淋洗，或着艾焚灸，其汤入之毒气亦与破伤风邪无异。其为症也，皆能传播经络，烧烁毒气，是以寒热间作，甚则口噤目邪，身体强直，如角弓反张之状，死在旦夕，诚可哀悯！法当同伤寒处治，因其有在表、在里、半表半里三者之不同，故不离乎汗、下、和三法也。是故在表者汗之，在里者下之，在半表半里之间者宜和解之。又不可过其法也。

定风散,治破伤风及金刃伤、打扑伤损并癫狗咬伤,能定痛生肌。天南星(为防风所制、服之不麻)、防风各等分,上为细末,破伤风以药敷口,然后以温酒调一钱服。如牙关紧急,角弓反张,用药二钱,童便调下。

一字散,治破伤风搐搦,角弓反张。蜈蚣(去毒,炒)一条,全蝎一对(炒去毒并头足)。上为细末,如发时用一字擦牙缝内或吹鼻中。

羌活防风汤,治破伤风初传在表。当归、川芎、白芍、防风、羌活、藁本、细辛、地榆、甘草(炙)各一钱。上锉一剂,水煎热服。若大便闭加大黄,热加黄芩。

水调膏,治初破伤风,热红肿,风邪欲将传播经络而未入深者。用杏仁(去皮,细研)、飞白面各等分。上和匀,用新汲水调如膏,敷伤处,肿消热退。

第七节 臁疮

臁疮是发生于小腿下部的慢性溃疡,其特点是溃疡发生前患部长期皮肤瘀斑、粗糙,溃疡发生后疮面经久不能愈合,又称裤口毒、裙边疮,俗称"老烂腿"。相当于西医的下肢静脉曲张继发小腿慢性溃疡。

《世医得效方》收录了众多的经验方,如牛黄金虎丹、应效三圣散、花蕊石散、复元通气散、追风独活散、槟榔散、粉麝散、牡蛎散等内外用方。《万氏秘传外科心法》记载,内臁生于两足臁骨内,由湿热而生,或撞破皮肤溃烂而成,痛痒不一,外臁生于正臁骨上,两者均可先用炒盐和椒茶煎水洗,次用桐油纸燃火熏,后用黄蜡、麻油、枯矾等煎膏敷贴,待脓尽上生肌散。书中还指出患者需注意饮食,"必节口味,鸡能生风,鱼能助火,猪肉属阳,亦助火也,须戒慎之。"《外科活人定本》记述与《万氏秘传外科心法》类同,但强调了外臁更为难治,并提出了年久不愈者,多因肾水虚败下流,可服苦参丸补肾水,用解毒生肌定痛散,后用秘传隔纸膏药。《外科百效全书》补充了一些经验药方。《外科真诠》记载,"臁疮生于两胫内外臁骨,外膝属足三阳经,湿热结聚,早治易于见效;内臁属三阴有湿兼血分虚热而成,难于见效。其症红者多热,肿者多湿,痒者多风,痛胜属实,朝宽而暮肿者属气虚下陷。初起者风热湿毒为多,日久者下陷湿热为胜",对臁疮的病机和愈后进行判断,同时提出了初起宜内服五神汤,外搽太极黑铅膏,日久不愈用补中益气汤、六味地黄汤,外以夹纸膏贴的综合治疗方法。

盱江医学外科学论治

《世医得效方》(元·危亦林 撰)

【卷第十九·疮肿科】臁疮

牛黄金虎丹,治足面生疮,下连大指,上延外踝臁骨,每发兼旬,昏暮痒甚,爬搔出血如泉,痛楚不可忍。夜分渐已,明日复然。每服一丸,新汲水下。脏腑有所下即愈。天雄(炮,去皮脐一两)、白矾(枯过)、天南星(汤洗)、天竺黄(腻粉研)各二两一钱,腻粉(研)、牛黄(研)二钱,雄黄(研飞)十二两半,生龙脑四钱,金箔六十五片为衣。上为末,炼蜜搜和,每一两半作十丸,金箔为衣。

应效三圣散、花蕊石散(方见产科保产类)、复元通气散(方见前)、追风独活散(方见风科通治类)。上各一贴合和,酒调,空心服。

又方,治生疮于脚肕,名下疰疮,俗谓之裤口疮,或因物打扑而成者。其疮口狭,皮内极阔,皮薄如竹膜,极痒痛,终日黄水流,延蔓而生,甚者数年不愈。又易于染过他人。患此者须忌房室则易愈。内外臁疮皆治之。韭菜地上地龙粪,干为末,入轻粉,清油调敷。白犬血亦可。

又方,治脚肚上生疮,初则如粟渐大,爪搔不已,成片包脚相抟,黄水出,痒不可忍,久成痼疾,最难愈。百药煎研细,津唾调,逐运涂敷,自外而入。先以贯众煎汤淋洗,后用药。

又方,石榴皮煎取浓汁,稍冷拂疮上,冷如冰雪,即成痂。

又方,用鳝鱼数条,黄色者尤妙,打死,先用清油涂其腹上,置疮上,盘屈令遍,帛子系定,食顷觉疮痛不可忍,然后取鳝鱼看腹下有针眼大窍子,皆虫也。如未尽,再以数条依上再缚。虫去尽,却用死人脚胫骨烧灰,清油调敷。或以骨灰一两,入好茶末二钱同调亦可。

又方,亦可治打扑脚胫上成疮,此最难愈。槟榔(半两)、龙骨(一分)、轻粉(半钱)、干猪屎(半两,烧存性)。上为末,先以甘草、盐汤净洗疮口,软绵拭干,清油调敷,一日一换,五日定瘥。忌无鳞鱼鱼鲊热面。

又方,治冷臁疮,鹿角灰、发灰、乳香为末,清油调敷。

又方,治足上生疮,臭秽溃烂,漏蓝子一枚,烧为末,入腻粉少许,井水调涂效。

槟榔散,治同上。全蝎(七个)、斑蝥(十四个)、巴豆(十四粒)、槟榔(一个）。先用清油两半，慢火煎，先入全蝎，次斑蝥，次巴豆，随下槟榔，见黑色，方入黄蜡一两，候熔，去药滓不用，只用蜡油，入后药：黄柏皮（炙）、蛇床子（研）各二钱，雄黄（研）、硫黄（研，生者）、黄丹（火飞）、海螵蛸各一钱，白胶香、黄连、杏仁、轻粉、清油（胶香与油先溶），上为末，同入清油中调，敷疮上立效。

单方，治臁疮成旧，累月不干，上等好砂糖，先用盐汤淋洗，后绵帛拭干，以津唾涂，却以敷上，三日愈。神效。

粉麝散，治外臁疮臭烂，数十年不愈者。生龟一个，乌者，打死去肉取壳，酸醋一碗炙，醋尽为度，仍煅令白烟尽，存性，用瓦盖地上，出火毒。上为末，轻粉、麝香拌匀。临用，先以葱水洗干，方用药。

牡蛎散，收敛疮口令干。牡蛎（一块，用破草生包缚，入火内煅令通红，去火候冷，取出研），上随用时，旋入枯飞过白矾少许拌和，敷疮口上。

秘方，治脚胫骨上作疮久，烂黑或发孔，或臭秽不可近，用蜒蚰十数条，小竹签穿定，瓦上焙干为末，真清油调敷。划时取效。

秘方隔壁膏，用多年老杉木节烧灰，真清油调，箬叶盛隔，贴在疮上，以绢帛系定，不数贴而愈。

洗药，用海桐皮、石榴皮等分，煎汤淋洗令净，然后用熏药。

熏药，用牛蒡子半两，研为末，入纸捻子内烧熏之，然后涂药。

《万氏秘传外科心法》（明·万全 撰）

【卷之六】侧图形十一症/内臁

内臁生于两足臁骨内，由湿热而生，或撞破皮肤溃烂而成，痛痒不一。宜用炒盐和椒茶煎水洗之，次用桐油纸燃火熏之，后用黄蜡一两，麻油五钱，枯矾五分，共入锅内煎熔，以油纸摊膏贴之，待脓尽，上生肌散。

二味敷方，螵蛸一两，枯矾五分。共为末，以椒茶盐水洗净敷之。

又方，雄黄、猪胆。以桐油调搽之，亦效。

【卷之六】侧图形十一症/外臁

外臁生于正臁骨上，洗法同前方。不论内外经年不愈，以成顽疮粉毒者有之，以致脚疮。血虚又加涉水之劳，洗淋过度，此血脉污浊凝滞不能行而疮痛，或遇夜痛甚，营血行于阴也。患者必节口味，鸡能生风，鱼能助火，猪肉属阳，亦助火也，须戒慎之。治法宜托里流气饮和血为主。止痛用泽兰叶敷之，甚效。

十八味托里流气饮：苍术、灵仙、栀子、红花、连翘、木瓜、乳香、没药、川柏、牛膝、杏仁、赤芍、当归、川芎、生地、防风、羌活、皂角刺。量大小虚实各等分，生姜引，水煎，空心服。服后以三白膏贴之。

三白膏：白蜡一钱，轻粉一钱，猪油三两。捶烂以油纸摊膏贴之。未贴三白膏之先，用陈泥燉（即点烛陈泥座），捶细以水和之，摊薄饼转传患处，用灯草二根为水路，取陈艾燃二支灸泥饼上，要灸得痛至痒，痒至痛方住，再上三白膏。

五宝丹：钟乳（火煅）三钱，冰片二分，琥珀三钱五分，珍珠二分，朱砂二分，灰面三钱。六味共为末，分作十二股，外用土茯苓六斤，每半斤捶细煎浓汤，将前药每夜配一服置掌中吮之，以土苓汤咽之，次日将汤作茶，忌盐十二日，并一切发物。

又方：臁疮初起，用青布包乳香、没药、螺蛸、艾叶在内卷成筒，或桐油或麻油浸透，于疮上四围照而熏之，痛要熏痒，痒要熏痛，仍以雄黄、猪胆搽。用泽兰煎汤洗亦好。

又方：无论内外二臁俱效。将黏谷草包陈艾熏过数次后，用葱、椒、炒盐、五加皮煎水洗疮，再将松节烧炭研灰，麻油调敷，以伞纸包，将针刺几眼贴肉，如干以油调润之。

又方：以百草霜一味空心入口，嚼成泥敷之。

四味敷方：用靴皮，不拘多少，火煅存性为末，加乳香、没药、槟榔、血竭。共为末，后以椒茶盐煎水，洗净展开，用麻油搽疮一遍，再用药末敷之。

又方：黄柏一两，以猪胆汁搽，黄柏灸之，灸干，又搽又灸，以透为度，研末入冰片一分，调匀，再将椒茶、盐汤洗净拭干，四围搽之，恐生内大急。

又方：黄蜡七钱，清油四两，凤凰衣（出鸡蛋壳）、妇人发。以文武火煅成膏，滴水成珠时，速下百草霜一两，人中白一两，摊隔纸膏贴之。

【附】杂症便方

裙裥疮方，凤凰衣二钱，黄柏二钱，乱发二钱，人乳一钟，麻油一碗熬，隔纸膏贴之。

又方：陀参五钱，黄柏五钱，青矾二钱五分。共为末，麻油调敷效。

又方：团鱼壳（煅存性）五钱，入冰片二分，麻油调搽，如湿干敷效。

又方：白松香一两，灌红一两，生熟石膏各五钱，枯矾一钱。共研细末，桐油调，青布摊膏贴之。先用松枝、葱根、花椒煎水洗净，后贴此药。

又方：川松香末一两，苦参末调搽之，效。

《外科活人定本》(明·龚居中 撰)

【卷之二】图形十一症/内臁疮

此疮生于两足臁骨内侧,由湿热浸骨而生,或跌撞破皮浸烂而成。神方用点椒、细茶、飞盐煎水洗净,用桐油纸燃熏之,再洗再熏,用黄蜡一两,清油五钱,枯矾五分,共入锅内煎熔,油单纸摊开贴疮上,待脓水尽,然后用生肌散敷之,败肉自落,新肉自生。

一方:用螵蛸一两,枯矾五分,研末,椒茶水洗净,敷之即效。

又一方:用雄黄,猪胆,桐油,共调匀搽疮上,甚妙。如年久烂脓汁淋,臭不可当者,用乳香、没药、樟脑、细茶各一钱,血竭八分,轻粉、龙骨各一钱,胆矾四分,汞渣一钱,制乳没炒出油方止。以上九味共研细末,要鸭嘴一个,烧灰存性,称多少重,女发烧灰,与鸭嘴般重,俱末,入前药,真麻油调匀,用伞纸二重洗干,夹药于中,将布紧紧扎,名曰隔纸膏。每日下午用药水洗贴,或二日一换,肉将平,四日一换亦可。忌牛肉、笋鸡、小鹅、麦食。

洗疮药:艾叶一掬,花椒一钱,千年桃枝,葱根。水一罐煎,每日一洗。临洗时先用飞矾略掩疮上,停少许,用絮将药水轻轻洗去腐肉及脓,拭干方贴膏药于上,神验。

【卷之二】图形十一症/外臁疮

此疮生于两足臁骨外侧,亦因湿热浸肉而生,或撞抓破皮而生。治法俱同内臁,只正臁骨生者尤毒。神方用点椒、雀茶、盐水洗净脓,用乳没、螵蛸末,以熟艾均火纸作筒,青布包卷,桐油浸透,点于疮上,照四围。若痒熏至痛,痛熏至痒,仍以雄黄、猪胆、桐油调匀,搽之则愈。如年久不愈者,多因肾水虚败下流,可服苦参丸补肾水,用解毒生肌定痛散,后用秘传隔纸膏药,老松香、樟脑、黄丹炒、水龙骨、轻粉。不愈,加白芷、川芎、螵蛸共为末,熔化松香,加些清油和之,以油纸随疮大小糊袋,盛叶夹之,用水洗疮,缚在疮上,二日一换,四日一换。若单用白芷、川芎、螵蛸三味煎水洗之亦效。

一方:黄蜡一两,头发一拳大,香油一两,轻粉二钱(另研),猪胆二个。上先将香油熬四五沸,次下黄蜡,又熬四五沸,再后下头发,文火熬,用槐柳条不住手搅,候发消化滤净,后下轻粉略熬一时,取起放磁碗内,冷水浸少须即成膏。一切湿疮、臁疮贴半日,黄水流出拭干,加药再贴,一七瘗愈。

又方,用大风子肉、杏仁、松香、花椒、葱头捣烂,作饼如疮样贴之,每日一换,贴膏时用米泔水洗之。

又方，用黄丹、官粉各等分为末，用油纸将黄蜡熔化，涂纸上，将药搽贴疮上，立效。

《外科百效全书》（明·龚居中 撰）

【卷之四】手足部/内外臁疮

初起用独脚乌柏或根叶、三七、生地、枢柴表、新茶叶共捣烂盖，每日一换，盐茶洗。不效或用螺蛳、龙骨、乳香、没药、儿茶、黄柏末、血竭各一钱五分，鲜猪油一两，轻粉五分，冰片三分，鸡子油五钱，黄白蜡各一钱，麻、桐油各半盏，枫油一匙。以上七味为细末，轻粉、片脑各另包，先将各油及黄白蜡熔化去渣，将七味入锅内熬沸数次，提起倾入碗内候略冷，将轻粉在内调匀极冷，将冰片在内摊膏，每毒但用一七则愈，一日一换。

应圆制治臁疮神方，用黄蜡四两，开化入黄丹一两，轻粉二钱，搅匀作隔纸膏，贴绢片紧扎，三日一换。每先以盐茶洗之，如贴膏肉白将愈，则以黄丹、轻粉为极细末，一摊即干水结盖，神效。

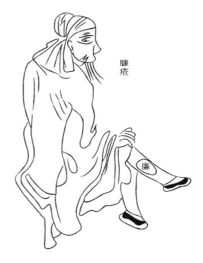

《外科百效全书》臁疮

又臁疮作痛者，宜用诸般神膏类金华隔纸膏或四应膏，神效。疮作痛者，宜用五油隔纸膏。顽臁久不收口或烂疼臭秽，法当贴隔纸白玉膏，内服蜡矾丸之类，且翘足端坐，勿多行履，庶可瘥愈。

【卷之四】手足部/裙襕疮

裙襕疮症，生于脚胫，或因物打扑而成。其疮口狭，皮肉极阔，皮薄如竹膜，极痒痛，终日黄水流，延蔓而生，甚者数十年不愈，又易染人，患者须忌房室则易愈。初起用塘内久浸过株叶贴数次，不效再用黄蜡二钱，麻油一两半火熬，后入飞过黄丹二两，细火熬成膏，随疮口大小摊膏、如铜钱厚贴之，或用四应膏亦妙。

妇人裙襕疮，用红花（焙干）、枯矾、五倍共为末撒。

向前疮，治宜黄连五钱，牡蛎（火煅）三钱为末，井水调敷。或用松香、黄蜡熔化为膏贴，以绢巾紧扎，盐茶洗，一日一换，七日瘥愈。

脚肚上疮，初如粟渐大，抓搔不已，成片黄水流出，痒不可忍。先用贯众煎汤淋洗，后用百药煎为末，津唾调敷，自外而入。

脚疮肿痛作痒，抓破汁流，或打扑成疮，治宜猪屎（火煅）、槟榔各五钱，片脑一分，花椒、龙骨各三分。有脓水加轻粉一钱。湿则掺，干则麻油调搽。

《外科真诠》（清·邹岳 撰）

【卷上】胫部/臁疮

臁疮生于两胫内外臁骨，外臁属足三阳经，湿热结聚，早治易于见效；内臁属三阴有湿兼血分虚热而成，难于见效。其症红者多热，肿者多湿，痒者多风，痛胜属实，朝宽而暮肿者属气虚下陷。初起者风热湿毒为多，日久者下陷湿热为胜。初起宜内服五神汤加赤芍、甘草，外搽太极黑铅膏，日久不愈，补中益气汤、六味地黄汤随宜酌用，外以夹纸膏贴之。

【卷上】胫部/裙边疮

裙边疮生妇女内外踝骨之上，极其缠绵，难于见效。初起外用太极黑铅膏搽之；若日久不愈者，内服二黄解毒汤，外搽大风膏治之，或用夹纸膏贴亦可。

二黄解毒汤：黄芪三钱、黄柏一钱、茯苓三钱、米仁二钱、红花一钱、荆芥一钱、甘草七分、乌柏根三钱，引。

大风膏：大枫子二百枚、枯白矾五分、扫盆粉一钱、川椒米一钱，用真柏油调搽。

第八节　其他周围血管性疾病

一、青蛇毒

本病特点是体表筋脉肿胀灼热，红硬压痛，可触及条索状物。相当于西医的血栓性浅静脉炎。《外科真诠》记载"青蛇毒生于小腿肚之下，形长二三寸，结肿紫块僵硬，头大尾小，憎寒壮热，大痛不食"，该病由肾经素虚，膀胱湿热下注导致。可以通过"蛇头向下者，毒轻而浅，蛇头向上者，毒深而恶"进行愈后判断，采用"急用针刺蛇头，点人龙散，上盖五虎追毒丹盖膏"以截断毒邪发展,同时内服荆防败毒散,溃后宜内服六味地黄汤加减。

旴江医学外科学论治

《外科真诠》（清·邹岳 撰）

【卷上】胫部/青蛇毒

青蛇毒生于小腿肚之下,形长二三寸,结肿紫块僵硬,头大尾小,憎寒壮热,大痛不食,由肾经素虚,膀胱湿热下注而成。蛇头向下者,毒轻而浅,蛇头向上者,毒深而恶。急用针刺蛇头,点人龙散,上盖五虎追毒丹盖膏,内服荆防败毒散加菊花根三钱,溃后宜内服六味地黄汤加怀牛膝、车前治之。

二、脱疽

脱疽发生于四肢末端,初起患肢末端发凉、怕冷、痠痛、麻木,间歇性跛行,继而出现夜间疼痛,严重时指(趾)节坏死脱落,又称为脱骨疽。相当于西医的血栓闭塞性脉管炎和闭塞性动脉硬化症。

《外科真诠》对脱疽一病的病因病机及临床表现有较为详细的论述,"脱疽生足指上,手指生者,间或有之。盖手足十指,乃脏腑枝干。未发疽之先,烦躁发热,颇类消渴,日久始发此症。初生如粟,黄疱一点,皮色紫暗,犹如煮熟红枣,黑气侵漫腐烂,延开五指,相传甚则攻于脚面,痛如汤泼火燃,腥臭之气,异香难解",本病发病原因多由膏粱、药酒及房术、丹石、热药,以致阳精煽惑,淫火猖狂,蕴蓄于脏腑,消烁阴液而成。古人多采用手术割去患部,邹岳则认为脱疽主要为气血亏虚所致,若早期治疗得法,大补气血,益之泻毒之品,或可避免割除,治疗宜初起内服顾步汤,外用大粟米煮饭,拌芙蓉叶、菊花叶各五钱贴之。

旴江医学外科学论治

《外科真诠》（清·邹岳 撰）

【卷上】足部/脱疽

脱疽生足指上,手指生者,间或有之。盖手足十指,乃脏腑枝干。未发疽之先,烦躁发热,颇类消渴,日久始发此症。初生如粟,黄疱一点,皮色紫暗,犹如煮熟红枣,黑气侵漫腐烂,延开五指,相传甚则攻于脚面,痛如汤泼火燃,腥臭之气,异香难解。多由膏粱、药酒及房术、丹石、热药,以致阳精煽惑,淫火猖狂,蕴蓄于脏腑,消烁阴液而成。斯时血死心败,皮死肺败,筋死肝败,肉死脾败,骨死肾败,见此五败,虽遇灵丹,亦难获效。古法必以割去其指为上,而亦不尽然也。人身气血周流于上下,则毒气断不结聚于一处,火毒聚于一处者,亦乘气血之亏也。脱疽之生,止四余之末,气血不能周到,非虚而何?大补气血,益之泻毒之品,自可奏功如响,但宜治之早耳。初起内服顾步汤,外用大粟米煮饭,拌芙蓉叶、菊花叶各五钱贴之。不痛者,宜先用阳隧锭灸之,日后调理,补中益气汤、六味地黄汤随宜酌用。按书诸论脱疽,卑生于足大指,别指生者名敦疽。此非确论,然脱疽生于属阴经之指者多,屡经如此。

顾步汤,黄芪一两、人参三钱、金钗一两、当归一两、银花三两、牛膝一两、菊花五钱、甘草三钱、蒲公英五钱、紫花地丁一两。口渴者加天花粉三钱。

附:外伤及周围血管性疾病医案

汤火

一男子火伤,两臂焮痛、大小便不利,此火毒传于下焦。用生地黄、当归、芍药、黄连、木通、山栀、赤茯苓、甘草,一剂便清利,其痛亦止。乃以四物、参、芪、白芷、甘草,而坏肉去,又数剂而新肉生。(《万病回春》)

一男子,因醉被热汤伤腿,溃烂发热,作渴饮水,脉洪数而有力,此火毒为患。用生地黄、当归、芩、连、木通、葛根、甘草十余剂,诸症渐退;却用生芪、川芎、当、芍、炙草、白芷、木瓜,新肉将完。因劳忽寒热,此气血虚而然也。仍用参芪之药而五味、酸枣而安。又月余而疮瘥。(《万病回春》)

臁疮

一男子两臁生疮,渐至遍身发热,吐痰,口燥咽干,盗汗心烦,溺赤,足热,日晡益甚,形体日瘦,延余诊治。按其六脉细数无力,乃肾经虚火也,名为肾脏风。内服六味地黄汤,外贴夹纸膏,不一月诸症皆愈。(《外科真诠》引吴锦堂先生医案)

脱疽

一乌莄左足指患一泡,麻木色赤,次日指黑,五日其足黑,冷不知疼痛,延余诊治。六脉沉细,乃脾胃受毒所致。即用飞龙夺命丹一服,翌日令割去指上死肉,割后骨始痛,乃用十全大补汤,连服三十剂渐次而愈。此症若用攻伐之药,则元气愈虚,邪愈盛,乘虚上侵,必致不救。(《外科真诠》引吴锦堂先生医案)

参考文献

［1］谢强，周思平，黄冰林. 盱江流域及盱江医学地域分布今考［J］. 江西：江西中医学院学报,2012，(6)：11－14.

［2］谢强. 盱江医学史考（先秦—汉晋）［J］. 江西：江西中医药，2016，(1)：3－5.

［3］谢强. 盱江医学史考（南北朝—五代）［J］. 江西：江西中医药,2016，(2)：3－7.

［4］谢强. 盱江医学史考（宋代·上）［J］. 江西：江西中医药，2016，(3)：3－6.

［5］谢强. 盱江医学史考（宋代·下）［J］. 江西：江西中医药，2016，(4)：3－8.

［6］谢强. 盱江医学史考（元代·上）［J］. 江西：江西中医药，2016，(5)：3－5.

［7］谢强. 盱江医学史考（元代·下）［J］. 江西：江西中医药，2016，(7)：3－8.

［8］谢强. 盱江医学史考（明代·上）［J］. 江西：江西中医药，2016，(9)：9－14.

［9］谢强，黄冰林. 盱江医学发展纪年［J］. 江西：江西中医学院学报,2013，25(3)：15－23.

［10］邱隆树，吴亚梅，朱晓燕，等.《外科真诠》学术思想浅析［J］. 北京：中国中医基础医学杂志,2014,20(1):21－22.

［11］陆德铭. 中医外科学［M］. 上海：上海科学技术出版社,2002.

［12］(宋)陈自明. 外科精要［M］.(明)薛已,校注. 北京：人民卫生出版社,1982.

［13］盛维忠. 陈自明医学全书［M］. 北京：中国中医药出版社,2005.

［14］(宋)陈自明. 外科精要［M］. 北京：中国医药科技出版社,2011.

［15］(元)危亦林. 世医得效方［M］. 北京：中国中医药出版社,2009.

［16］(明)万全. 万氏秘传外科心法［M］. 罗田县卫生局,校注. 湖北：湖北科学

技术出版社,1984.

[17]傅沛藩,姚昌绥,王晓萍.万密斋医学全书[M].北京:中国中医药出版
社,2003.

[18](明)龚廷贤.万病回春[M].张秀琴,校注.北京:中国医药科技出版
社,2014.

[19](明)张三锡.医学六要[M].王大妹,陈守鹏,点校.上海:上海科学技术
出版社,2005.

[20](明)龚廷贤.寿世保元[M].鲁兆麟,主校.北京:人民卫生出版社,2014.

[21](明)李梴.医学入门[M]金嫣莉,注.北京:中国中医药出版社,1999.

[22](明)龚居中.外科活人定本[M].张英强,刘川,校注.北京:中国中医药
出版社,2015.

[23](明)龚居中.外科百效全书[M]. 王缙,校注.北京:中国中医药出版
社,2015.

[24](清)邹岳.外科真诠[M].张毅,吴亚梅,蒲小兰,杨文宇,校注.北京:中
国中医药出版社,2016.

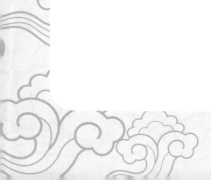

附录　方剂索引

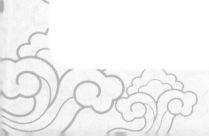